卫生执法监督
法律基础

国家卫生健康委综合监督局　组织编写

国家卫生健康委卫生健康监督中心　编著

赵延配　胡　光　主编

人民卫生出版社

图书在版编目（CIP）数据

卫生执法监督法律基础 / 国家卫生健康委卫生健康监督中心编著 . —北京：人民卫生出版社，2019

ISBN 978-7-117-28391-5

Ⅰ . ①卫… Ⅱ . ①国… Ⅲ . ①卫生工作 – 执法监督 – 中国②计划生育 – 执法监督 – 中国 Ⅳ . ①D922.16

中国版本图书馆 CIP 数据核字（2019）第 072377 号

人卫智网	**www.ipmph.com**	医学教育、学术、考试、健康，购书智慧智能综合服务平台
人卫官网	**www.pmph.com**	人卫官方资讯发布平台

卫生执法监督法律基础

编　　著：国家卫生健康委卫生健康监督中心
出版发行：人民卫生出版社（中继线 010-59780011）
地　　址：北京市朝阳区潘家园南里 19 号
邮　　编：100021
E - mail：pmph @ pmph.com
购书热线：010-59787592　010-59787584　010-65264830
印　　刷：三河市潮河印业有限公司
经　　销：新华书店
开　　本：710×1000　1/16　印张：28
字　　数：517 千字
版　　次：2019 年 6 月第 1 版　2019 年 6 月第 1 版第 1 次印刷
标准书号：ISBN 978-7-117-28391-5
定　　价：85.00 元

打击盗版举报电话：010-59787491　E-mail：WQ @ pmph.com
（凡属印装质量问题请与本社市场营销中心联系退换）

编写委员会

主　　编：赵延配　胡　光
副 主 编：何　翔　高小蔷
　　　　　胡玉鸿　邹学海
执行主编：冯　光　吴建军　庞　凌
编　　委：
　　　　　胡玉鸿　庞　凌　熊赖虎　陈　仪　黄文煌　许小亮
　　　　　吴　俊　周群霞　李锡玲　倪川明　蔡　平
编　　务：张鸿斌　刘　昊　黄　静

前　言

　　卫生执法监督是深入推进依法行政、有效推动法治政府建设、推进治理能力现代化，维护人民健康的重要保障。党的十九大提出实施健康中国战略，为人民群众提供全方位全周期的健康服务。为更好地服务健康中国战略，增强基层执法监督队伍适应新时代中国特色社会主义的发展要求，规范卫生执法行为，推进综合监督执法，国家卫生健康委综合监督局委托监督中心为基层执法监督人员组织编写了《卫生执法监督法律基础》。

　　本书以普及法律基础知识为目的，结合卫生执法监督工作特点，内容涵盖了中国特色社会主义法治基本理论、法理学、宪法、行政法、民法、刑法、诉讼法等相关内容，基本满足了卫生监督员对各方面法律知识的需求。

　　本书在编写过程中，得到了苏州大学王健法学院、江苏省卫生监督所、苏州市卫生监督所的大力支持，在此表示诚挚感谢！

　　由于水平有限，本书在编写过程中难免有错漏和不妥之处，敬请批评指正。

编者
2019 年 5 月

前　言

目 录

第一章
中国特色社会主义法治基本理论

第一节　法治的一般原理

一、法治的基本概念

什么叫法治？简单地说,法治是以保障人权为目的、以控制权力为核心的国家治理模式,标志着法律在社会中至高无上的地位的良好状态。理解这一概念,必须注意的问题主要有：

1. 法治的目的是保障人权。在当代中国,之所以要施行法治这样一种治理方式,就是为了使人民的权利和利益受到法律周全的维护。党的十九大报告明确指出："人民是历史的创造者,是决定党和国家前途命运的根本力量。必须坚持人民主体地位,坚持立党为公、执政为民,践行全心全意为人民服务的根本宗旨,把党的群众路线贯彻到治国理政全部活动之中,把人民对美好生活的向往作为奋斗目标,依靠人民创造历史伟业。"[1] 不仅如此,国家的一切权力属于人民,人民是国家权力的源泉和基础,人民建立国家的目的就是为了更好使自由、权利得以实现。所以,确立法治这一目标,就是要使权力服务于权利,而不是相反："尽管法治概念内容常有所变化,但它仍然是对抗野蛮独裁的坚固盾牌。"[2] 因而,在法治的制度建构中,首要注重的是对人民权利的保障,并且在权力滥用时,必须赋予人民控诉、抗议的权利。我国已故著名学者龚祥瑞也认为,法治就是经人们同意的统治,就是民主的政治,而不是个人专断。在法治下,人们可以做立法机关所规定的事,也可以按照自己的意志做法律未加规定的事。[3] 正是因为法治体现了对人权的护卫,因而它才具有强烈的道义基础,成为现代国家普遍采行的治理方式。

2. 法治的核心是控制权力。法治理念所强调的是,权力行使者必须根据

---

[1] 习近平：《决胜全面建成小康社会　夺取新时代中国特色社会主义伟大胜利——在中国共产党第十九次全国代表大会上的报告》,人民出版社 2017 年版,第 21 页。
[2] [美]埃尔曼：《比较法律文化》,贺卫方、高鸿钧译,三联书店 1990 年版,第 95 页。
[3] 龚祥瑞：《西方国家司法制度》,北京大学出版社 1993 年版,第 87 页。

法律规定行使权力,法律是最高的权威,统治者也在法律支配之下。可以说,正是对权力可能造成的危害的关注,才产生了法治的观念。正如美国学者埃尔曼所言:"从古代起,'西方人'便激烈而无休止地讨论着法律与权力的关系,这种争论奠定了法治观念的基础。"[4]法治的源头在于对国家权力的正确定位及法律控制。当权力的负面作用日益危及人民的利益与安全时,通过法律措施来监控权力的实施,就成为民主社会的必然要求。对国家权力进行合理的分工,这是权力监控的基本前提;分工的实质即在于明确各自的权力限度,对权力进行一定程度的量化。权力僭越是分工要求所严格禁止的,越权无效因之成为法律的基本原则。不仅如此,权力运行对社会的破坏性,更主要的是权力滥用。权力具有扩张性、侵略性、腐蚀性的特点,任何一种不受制约的权力最终都会成为社会的毒瘤,形成权力异化现象。因此,在权力合理分工的基础上,必须加强对权力的控制、约束。不如此,建立法治社会、形成法治机制都只能是一句空话。

3. 法治是一种国家治理模式。就治国的方式而言,既有依照法律的治理,也有依靠道德的约束、执政者个人的贤明以及政策的调控等其他方式,然而,从人类历史而言,治国方略可以分别为法治与人治两端:前者强调的是一种规则之治,后者则力求找到一个"尧舜"式的君主。自然,法治本身也是有着极大的代价的,它在一定程度上牺牲了人的主观能动性,然而,相对于人治而言,法治则因它的客观性、稳定性而能够给社会提供更为安全的机制。因而,自亚里士多德以来,法治即成为人们的一种追求,[5]它表明了人类社会在经历了长时期的"试错"过程之后,终于为国家治理模式找到了一个相对理想的形态。英国学者欧克肖特就此指出:"我们的经验向我们揭示了一种在使用权力上惊人经济的统治方法,因而特别适合维护自由:它被称为法治。"[6]不难发现,法治之所以在对政府严密监控的基础上仍然是一种极具活力的政治安排,不外乎这样几个原因:

(1)法治保证了政府活动的前后一致,防止了随意违反先例及背弃人民意志的可能。

(2)法治抑制了统治者改造世界、造福人类的无限冲动,使社会在和平与常态中得以持续发展,实际上,权力的折腾的危害更甚于权力的无能。

(3)法治在强调政府治理作用的同时,也为社会组织的自治和人民的首

---

[4][美]埃尔曼:《比较法律文化》,贺卫方、高鸿钧译,三联书店1990年版,第92页。
[5]当然,如果从渊源上而言,亚里士多德的老师柏拉图可以说是主张法治的更早的思想家。柏拉图早年主张人治,强调"哲学王"在理想国家中的地位,然而,现实使他认识到,这样一种"哲学王"是不可能存在的,因而其晚年著作《法律篇》即转而寻求法治。
[6][英]迈克尔·欧克肖特:《政治中的理性主义》,张汝伦译,上海译文出版社2003年版,第110页。

创精神留下了空间,从而有利于多元共治局面的形成。

（4）法治强调在政府履行公共职能和提供公共服务的同时,公民个人仍然要以其自主、自立的负责态度,参与国家治理,履行个人义务。实际上,当国家自身将权力划定在一个较为特定的范围内运作时,其所节省的社会成本以及所调动的民众的参与积极性,本身就为一种高效而经济的国家治理方式提供了基础。

4. 法治代表着一种社会理想。作为人类社会所追求的目标,法治代表着人们对社会未来发展的一种观念与期望。如果说,社会科学的研究不仅是关注人、社会这样两个基本范畴,那么,"社会理想"可以恰当地归入人类学术所必须追问的终极问题。法治正是如此。一方面,法治的理论与制度建构代表着人们对自身"恶性"的一种审视,它承认人非完人,没有制度的约束,任何圣人也都会犯错;另一方面,它也体现了人们对社会问题解决的乐观态度,它表明,人类已经找到了一种解决自我局限的办法,那就是通过客观的规则来约束人们的主观意志,从而可以保证人的主观与客观的统一与协调,从而达到人与社会的平衡与和谐。当然,既然是一种理想,那也就意味着法治永远不会有个尽头:只要人类法律问题存在,那么,如何找出最好的办法来解决人与社会之间的矛盾与张力,就成为法治永恒的任务。这也同时说明,法治无论在理论上还是在实践上,都是一个人们不断探索与实践的发展过程;人们总是在接近理想,使法律日益人性化、规范化。

二、法治国家及其标志

法治的制度形态,即法治国家。关于法治国家的概念,在法理上有诸多定义,[7] 其核心则包含这样几个基本要素:①法律:这是实现法治的依据。②内容:主要是涉及国家权力与个人权利两个方面。③成效(或者说状态):则是指通过法律来调整国家权力与个人权利所达到的一种平衡与和谐的状态。大致说来,法治国家是指以良法为依据,强调法律至上、依法办事所形成的控制国家权力与保护个人权利的国家政治状态。

那么,作为法治国家要具备哪些要素呢? 大体而言,这可以包括如下几项主要内容:

1. 法律优良。简单地说,这即是"良法"的理念。也就是说,对于成为法治依据的法律规范而言,它必须是"品质优良"的法律。这一观念从亚里士多德开始即已存在,他所定位的法治,就是制定的法律是良好的法律,并且这种

---

[7] 例见张文显主编:《法理学》,法律出版社 1997 年版,第 240~241 页;北岳:《论依法治国的理论基础》,载刘海年等主编:《依法治国建设社会主义法治国家》,中国法制出版社 1996 年版,第 143 页。

法律能够得到切实的执行。《中共中央关于全面推进依法治国若干重大问题的决定》中明确指出："法律是治国之重器,良法是善治之前提。"这既是对亚里士多德以来"法治乃良法之治"传统理念的回应与尊重,也可以视为是中国共产党人在新的历史时期对法治方略认识上的进一步深化。众所周知,自从党的十一届三中全会以来,法治建设的主要任务在于完备法律制度和法律体系,"有法可依"曾成为 20 世纪 80、90 年代的主旋律,但是,有了齐全的法律体系并不等于就有了法治建设的真正前提,因为只有"良法"才是法治国家得以型构的基础。良法从实体标准上来说,必须体现理性、自由和正义等为人类社会所珍视的价值。例如马克思就认为,"法典就是人民自由的圣经"。[8] 可见,优良的法律必须体现自由、保障自由。法典是用来保卫、维护人民自由的,而不是用来限制、践踏人们的自由的;如果法律限制了自由,也就是对人性的一种践踏。从形式标准而言,法律规定必须明确而普遍。"明确"或称"确定",从法理上而言,是指法律规范的表述应当清晰、明确,不能使人感觉模棱两可,无所适从:"含糊和语无伦次的法律会使合法成为任何人都无法企及的目标"。[9]法律的普遍性方面,主要是要求法律应当针对普遍的人、普遍的事作出规定,而不应当是就个别的人和个别的事进行调整。

　　2. 法律至上。法治与人治之不同之处,就在于通过法律规定来施行国家治理,法律成为调整社会的最为权威的规则。可见,法治的要义,就是法律至上,它意味着法律高于一切规范,也高于一切组织和个人,当全社会普遍遵守法律的规定并以之作为行为的准则时,就可以说是达到了一种良好的法治状态,正因如此,早在古希腊,亚里士多德就将"已成立的法律获得普遍的服从"作为法治的标志。[10] 法律如不被施行,其后果比无法状态还要严重得多。必须强调的是,虽然说普遍守法也包含着对人民大众的要求,但更应该强调的是公共机构和公职人员对法律的尊重。正如拉兹所指出的那样:"'法治'的字面意思是:法律的统治。从广义上看,它意味着人们应当遵守法律并受法律的统治。但是,政治和法律理论均在狭义上解读它,即政府受法律的统治并尊重它"。[11] 这不仅因为统治者不守法对法治的伤害更大,更因为上行下效,有权者的不尊重法律必定会导致大众的普遍不守法。正因如此,习近平总书记一再告诫领导干部要牢固树立宪法法律至上的理念,"要做尊法的模范,带头崇尚法治、敬畏法律;做学法的模范,带头了解法律、掌握法律;做

---

[8] 马克思:《第六届莱茵省议会的辩论(第一篇论文)》,《马克思恩格斯全集》第 1 卷,人民出版社 1995 年第 2 版,第 176 页。
[9] [美]富勒:《法律的道德性》,郑戈译,商务印书馆 2005 年版,第 76 页。
[10] [古希腊]亚里士多德:《政治学》,吴寿彭译,商务印书馆 1965 年版,第 199 页。
[11] [英]约瑟夫·拉兹:《法律的权威——法律与道德论文集》,朱峰译,法律出版社 2005 年版,第 185 页。

守法的模范,带头遵纪守法、捍卫法治;做用法的模范,带头厉行法治、依法办事"。[12]

3. 控制权力。权力是一柄双刃剑,没有强大的国家权力,社会将陷入无政府状态之中,从而出现霍布斯所断言的那种人与人之间的战争状态;然而,权力本身又是具有侵略性、扩张性、腐蚀性的能量,不加以防范与控制,则将为演变为压迫人们的暴力,正因如此,"把权力关在笼子里"业已成为人们的共识。党的十九大报告明确指出:"要加强对权力运行的制约和监督,让人民监督权力,让权力在阳光下运行,把权力关进制度的笼子。强化自上而下的组织监督,改进自下而上的民主监督,发挥同级相互监督作用,加强对党员领导干部的日常管理监督。"[13] 怎样控制权力的负面影响呢? 这不外权力分工与权力制约两大路径。前者是就对处于纵向(如中央与地方)与横向的权力进行清晰明确的职责划分,以使各种权力机构能独立决断自己管辖范围内的事务;后者则是建立以权力制约权力的法律机制,使任何一种权力在逾越其职权范围时,都会招致其他部门的反制。总起来说,权力的驯化不是使权力无能,而是使权力温顺,即按照人民的意志来设定权力运行的目标,以宪法和法律来作为权力运作的依据。实际上,只有当权力能够被控制时,社会才可能有基本的安全,人权也才会有基本的保障。

三、社会主义制度与法治国家

1999 年,全国人大通过宪法修正案,规定:"中华人民共和国实行依法治国,建设社会主义法治国家。"由此将建立法治国家的目标正式纳入根本大法之中。实际上,这是社会主义制度本身所要求的。从政治体制、法律制度上而言,社会主义制度本身要求最为完善、最为有效地保护人民的权利,体现"中华人民共和国的一切权力属于人民"的宪法规定。独裁、专制不是社会主义,权力滥用、漠视人权也不是社会主义。加强民主与法制建设,建立完善的人权保障机制与权力制约制度,这是社会主义制度的客观要求。

对于社会主义制度与法治国家之间的关系,习近平总书记进行了明确而清晰的论述。在他看来,"依法治国是坚持和发展中国特色社会主义的本质要求和重要保障,是实现国家治理体系和治理能力现代化的必然要求"。一方面,"法律是治国之重器,法治是国家治理体系和治理能力的重要依托。全面推进依法治国,是解决党和国家事业发展面临的一系列重大问题,解放和增强

---

[12] 习近平:《领导干部要做尊法学法守法用法的模范》,载《习近平谈治国理政》(第 2 卷),外文出版社 2017 年版,第 127 页。

[13] 习近平:《决胜全面建成小康社会　夺取新时代中国特色社会主义伟大胜利——在中国共产党第十九次全国代表大会上的报告》,人民出版社 2017 年版,第 67 页。

社会活力、促进社会公平正义、维护社会和谐稳定,确保党和国家长治久安的根本要求"。简言之,法治作为国家治理的重器,必将在社会主义建设事业中发挥着不可替代的作用。另一方面,全面推进依法治国,也是深刻总结我国社会主义法治建设成功经验和深刻教训作出的重大抉择。习近平指出,"我们党对依法治国问题的认识经历了一个不断深化的过程":在建国初期,在废除旧法统的同时,抓紧建设社会主义法治,初步奠定了社会主义法治的基础;但是在后来,"党在指导思想上发生'左'的错误,逐渐对法制不那么重视了,特别是'文化大革命'十年内乱使法制遭到严重破坏,付出了沉重代价,教训十分惨痛!"[14]党的十一届三中全会吸取"文革"十年内乱的教训,提出"有法可依,有法必依,执法必严,违法必究"的法制建设的"十六字"方针,法治建设才得以恢复。

1999年,"依法治国,建设社会主义法治国家"正式写入宪法,标志着法治中国建设的正式起步。而在2014年10月召开的中国共产党第十八届四中全会上,在党的历史上第一次以全会的方式专题讨论法治问题,并通过了意义至为深远的《中共中央关于全面推进依法治国若干重大问题的决定》,对如何全面推进依法治国,加快社会主义法治国家建设进行顶层设计和全面部署,使我国法治建设步入新的历史阶段,站在了新的历史起点上,为社会主义法治国家建设进程制定了"路线图"。党的十九大又一次将依法治国提到了新的历史高度,大会重申:"全面依法治国是中国特色社会主义的本质要求和重要保障。必须把党的领导贯彻落实到依法治国全过程和各方面,坚定不移走中国特色社会主义法治道路,完善以宪法为核心的中国特色社会主义法律体系,建设中国特色社会主义法治体系,建设社会主义法治国家,发展中国特色社会主义法治理论,坚持依法治国、依法执政、依法行政共同推进,坚持法治国家、法治政府、法治社会一体建设,坚持依法治国和以德治国相结合,依法治国和依规治党有机统一,深化司法体制改革,提高全民族法治素养和道德素质。"[15]

第二节　中国特色社会主义法治建设的基本原则

党的十八届四中全会《决定》指出:"全面推进依法治国,总目标是建设中国特色社会主义法治体系,建设社会主义法治国家。这就是,在中国共产党领

---

[14] 参见中共中央文献研究室编:《习近平关于社会主义政治建设论述摘编》,中央文献出版社2017年版,第80、82~83页。

[15] 习近平:《决胜全面建成小康社会　夺取新时代中国特色社会主义伟大胜利——在中国共产党第十九次全国代表大会上的报告》,人民出版社2017年版,第22~23页。

导下,坚持中国特色社会主义制度,贯彻中国特色社会主义法治理论,形成完备的法律规范体系、高效的法治实施体系、严密的法治监督体系、有力的法治保障体系,形成完善的党内法规体系,坚持依法治国、依法执政、依法行政共同推进,坚持法治国家、法治政府、法治社会一体建设,实现科学立法、严格执法、公正司法、全民守法,促进国家治理体系和治理能力现代化。"为确保这一目标的实现,必须坚持中国共产党的领导,坚持人民主体地位,坚持法律面前人人平等,坚持依法治国与以德治国相结合,坚持从中国实际出发。以下分而述之。

一、坚持中国共产党的领导

"坚持党对一切工作的领导。党政军民学,东西南北中,党是领导一切的。"[16] 在法治建设的过程中,必须强调党的领导地位。"党的领导是中国特色社会主义最本质的特征,是社会主义法治最根本的保证。"[17] 为此,必须"把党的领导贯彻到依法治国全过程和各方面",且要"成立中央全面依法治国领导小组,加强对法治中国建设的统一领导"。[18] 在谈到党与法治的关系时,习近平总书记指出:"党和法治的关系是法治建设的核心问题。全面推进依法治国这件大事能不能办好,最关键的是方向是不是正确、政治保证是不是坚强有力,具体讲就是要坚持党的领导,坚持中国特色社会主义制度,贯彻中国特色社会主义法治理论"。[19] 可见,党的领导决定了社会主义法治建设的根本方向,提供了社会主义法治建设的根本保证。必须强调的是,党领导人民制定宪法法律,党也领导人民实施宪法法律,"党自身必须在宪法法律范围内活动"。习近平总书记提醒我们,如果说"党大还是法大"是一个伪命题,那么"权大还是法大"则是一个真命题:"纵观人类政治文明史,权力是一把双刃剑,在法治轨道上行使可以造福人民,在法律之外行使则必然祸害国家和人民"。[20] 为此,各个领导干部不能以党自居,"不能把党的领导作为个人以言代法、以权压法、徇私枉法的挡箭牌。"[21]

---

[16] 习近平:《决胜全面建成小康社会　夺取新时代中国特色社会主义伟大胜利——在中国共产党第十九次全国代表大会上的报告》,人民出版社 2017 年版,第 20 页。

[17] 中共中央文献研究室编:《习近平关于社会主义政治建设论述摘编》,中央文献出版社 2017 年版,第81 页。

[18] 参见习近平:《决胜全面建成小康社会　夺取新时代中国特色社会主义伟大胜利——在中国共产党第十九次全国代表大会上的报告》,人民出版社 2017 年版,第 22、38 页。

[19] 中共中央文献研究室编:《习近平关于社会主义政治建设论述摘编》,中央文献出版社 2017 年版,第81 页。

[20] 中共中央文献研究室编:《习近平关于社会主义政治建设论述摘编》,中央文献出版社 2017 年版,第100 页。

[21] 中共中央文献研究室编:《习近平关于社会主义政治建设论述摘编》,中央文献出版社 2017 年版,第100 页。

二、坚持人民主体地位

《中共中央关于全面推进依法治国若干重大问题的决定》指出:"人民是依法治国的主体和力量源泉,人民代表大会制度是保证人民当家作主的根本政治制度。必须坚持法治建设为了人民、依靠人民、造福人民、保护人民,以保障人民根本权益为出发点和落脚点,保证人民依法享有广泛的权利和自由、承担应尽的义务,维护社会公平正义,促进共同富裕。必须保证人民在党的领导下,依照法律规定,通过各种途径和形式管理国家事务,管理经济文化事业,管理社会事务。必须使人民认识到法律既是保障自身权利的有力武器,也是必须遵守的行为规范,增强全社会学法尊法守法用法意识,使法律为人民所掌握、所遵守、所运用。"由此可见,保障人民当家作主、依法维护人民权益不仅是法治建设的总体目标,同时也是立法、执法、司法、守法等具体法治制度上的根本要求。可以说,一部法律文件是否合理、恰当,取决于其对人民权益的保护程度;一个法律裁决是否公平公正,必须由人民群众来直接感知;一国法律制度是否权威、有效,源于人民群众是否自觉维护。这正如马克思早就指出的那样,"只有当法律是人民意志的自觉表现,因而是同人民的意志一起产生并由人民的意志所创立的时候,才会有确实的把握,正确而毫无成见地确定某种伦理关系的存在已不再符合其本质的那些条件,做到既符合科学所达到的水平,又符合社会上已形成的观点。"[22] 在这里,"人民的意志"既是法律存在的基础,又是法律有效的根据。[23] 可见,坚持法治建设上的人民主体地位,直接关系到法治的社会主义性质,也与法治的效能和作用密切相关,是法治建设中不可动摇的基本原则。

三、坚持法律面前人人平等

《中共中央关于全面推进依法治国若干重大问题的决定》指出:"平等是社会主义法律的基本属性。任何组织和个人都必须尊重宪法法律权威,都必须在宪法法律范围内活动,都必须依照宪法法律行使权力或权利、履行职责或义务,都不得有超越宪法法律的特权。必须维护国家法制统一、尊严、权威,切实保证宪法法律有效实施,绝不允许任何人以任何借口任何形式以言代法、以权压法、徇私枉法。必须以规范和约束公权力为重点,加大监督力度,做到有

---

[22] 马克思:《论离婚法草案》,《马克思恩格斯全集》第 1 卷,人民出版社 1995 年第 2 版,第 349 页。

[23] 恩格斯认为,对于"人民主权"的实现,正确的途径应当是"人民管理"而非"人民立法",也就是,法律虽然应当体现人民的意志,但并不等同于就是由人民直接立法。恩格斯认为"人民立法"这种制度存在于瑞士,"如果它还能带来点什么东西的话,那么带来的害处要比好处多。"参见恩格斯:《给奥·倍倍尔的信》,《马克思恩格斯选集》第 3 卷,人民出版社 1995 年第 2 版,第 324 页。

权必有责、用权受监督、违法必追究,坚决纠正有法不依、执法不严、违法不究行为。"可见,平等体现为对所有社会成员权利赋予、义务设定、责任追究上的一视同仁。从法治所涵盖的范围而言,这大致可以包括三个方面的内容:

1. 立法上的平等。这主要是指在权利、义务、利益、资源的分配方面,法律应当对所有人一视同仁,不得在社会成员中确定不同的行为标准,从而导致一部分人的权利被歧视、限制乃至剥夺。事实上,立法平等是法律上平等的核心。正如马克思所作的经典表述那样,"如果认为在立法者偏私的情况下可以有公正的法官,那简直是愚蠢而不切实际的幻想!既然法律是自私自利的,那么大公无私的判决还有什么用处呢?法官只能一丝不苟地表达法律的自私自利,只能无所顾忌地运用它。在这种情况下,公正是判决的形式,但不是判决的内容。内容已被法律预先规定了。如果诉讼无非是一种毫无内容的形式,那么这种形式上的琐事就没有任何独立的价值了。"[24]

2. 执法上的平等。这里的"执法"既包括行政执法,也包括司法活动。行政机关和审判机关必须在法律执行中做到不偏不倚,任何对一方的优先或对他方的歧视,都是法律所不允许的。不仅如此,执法机关还必须平等地保护人们参与行政活动与诉讼活动的条件。这在法律上,也多称为"要求公正审理权"。所谓要求公正审理权,也称程序参与权,是指那些权益可能会受到裁判或诉讼结局直接影响的主体应当有充分的机会富有意义地参与裁判的制作过程,并对裁判结果的形成发挥其有效的影响和作用。[25]这既是法院存立的正当基础,也是保障人权的具体体现。

3. 守法上的平等。任何个人都是平等的主体,都拥有遵守法律的义务,不得使一部分人可以享有法律上的特权。同时,在追究法律责任时,也应当对当事人平等对待,不得因身份、地位、阶级、民族、种族、教育程度等作出厚此薄彼的裁决。

在法学上,平等以其强烈的伦理色彩而被法律推崇为根本准则之一。"现在的社会,无论从哪一方面看,除了平等的信条外,再没有别的基础"。因而,平等"是一种神圣的法律,一种先于所有法律的法律,一种派生出各种法律的法律"。[26] 按照这一原则要求,国家必须把每个人都视为是理性、尊严的主体,不得因人的各种外在条件(如种族、肤色)和主观能力(如贤愚之分与良莠之别)的不同而实行差别待遇;所有的法律规定,如无正当理由证明某种差别对待是合理的(例如对弱者的特殊保护),即可判定为违反正义的"恶法"。

---

[24] 马克思:《第六届莱茵省议会的辩论(第三篇论文)》,《马克思恩格斯全集》第 1 卷,人民出版社 1995 年第 2 版,第 287 页。

[25] 参见陈瑞华:《刑事审判原理论》,北京大学出版社 1997 年版,第 61 页。

[26] [法]皮埃尔·勒鲁:《论平等》,王允道译,商务印书馆 1988 年版,第 1 页。

四、坚持依法治国与以德治国相结合

习近平总书记指出："必须坚持依法治国和以德治国相结合。法律是成文的道德，道德是内心的法律，法律和道德都具有规范社会行为、维护社会秩序的作用。治理国家、治理社会必须一手抓法治、一手抓德治，既重视发挥法律的规范作用，又重视发挥道德的教化作用，实现法律和道德相辅相成、法治和德治相得益彰。"[27]这深刻指出了法律与道德之间的关系。法律与道德之间固然应当作适度区分，但这不意味着两者之间就是楚河汉界，老死不相往来。相反，在很多的场合，法律与道德之间可以相互渗透，相互支持，共同维系社会的存在与发展。

从道德对法律的积极意义来说：

1. 道德为法律内容的确立提供了一个必要的参照标准，使法律不至于滑向公道的对立面。虽然说法律不是道德，但法律是最低限度的道德，起码不能与道德的要求公然对抗。"一个法律体系若不打算在实施中掩饰或避免做出有可能违背多数人的道义标准的判决的话，其处境总是危险的。"[28]道理很简单，普通的人虽然达不到圣人那样的道德标准，但并不意味着这些标准的无用。正是这些道德准则的存在，使积极向上的人们会以圣贤的榜样要求自己，所以，如果法律公然逆道德而立，必定会遭到人们的唾弃与反抗。实际上，道德也好，法律也罢，都只是在督促人们做正当的事情，只不过道德的要求更高于法律而已。

2. 法律原则在法律上的确立，本身也是道德渗透进法律的显著体现。所谓法律原则，无非就是社会根本的伦理准则在法律中的转换而已，伦理性由此成为法律原则最为本质的特性。也就是说，一个法律规范能够称为法律原则，是因为它积淀了千百年来人们对社会生活的理想图景，体现为一种社会所公认的合理价值，因而立法者将之确立为法律原则，用以增强法律的道德色彩，密切法律与社会的实际联系，同时用来矫正规则可能产生的弊端。[29]例如，法律平等、诚实信用、公序良俗、契约自由等原则，既可以说是规定在法律文本中的权威原则，也可以说是社会伦理生活的理想模式。关于法律原则的伦理特征，德沃金给予了明确的回答。他指出：法律原则"通过自身的协调反映了我们的道德情感，使法律获得了道德特征，获得了道德权

---

[27] 中共中央文献研究室编：《习近平关于社会主义政治建设论述摘编》，中央文献出版社 2017 年版，第 87 页。
[28] [美] 约翰·麦·赞恩：《法律的故事》，刘昕、胡凝译，江苏人民出版社 1998 年版，第 326 页。
[29] 这正如郭华成先生所言："基本原则反映了一定社会中在行政、经济上占统治地位的法律正义观念。"参见郭华成：《法律解释比较研究》，中国人民大学出版社 1993 年版，第 39 页。

威"；[30] 而且"正是法律的这种由法律原则所给予的道德特征,给了法律特别的权威,也给予了我们对法律的特别的尊敬"。[31] 总结起来,德沃金对法律原则的基本定性包括:①法律原则实质是一种道德要求。②法律原则的伦理内涵使法律获得了道德支持。③法律原则允许人们在解决案件时考虑道德因素,从而形成原则的"可诉性"。

3. 在特定情形下,道德规范可以用于矫正法律规范的不当,弥补法律规范的漏洞。正如博登海默所言:"由国家确立的实在法制度必然是不完整的、支离破碎的,而且它的规则也充满着含义不清的现象。"这就需要用相关的非正式渊源来加以填补。虽然"有些理念、原则和标准同正式的法律渊源相比,可能更加不明确,但是它们不管怎样还是给法院裁决提供了某种程度的规范性指导,而只有诉诸这些理念、原则和标准才能克服实在法制度所存在的那些缺点。"在博登海默看来,如果没有包括社会价值观念在内的法律非正式渊源,"那么在确定的实在法规定的范围以外,除了法官个人的独断专行以外,就什么也不存在了。"[32] 显然,社会价值观念同时也就成为制约法官自由裁量权的锐利武器,保证着司法判决与社会生活的基本关联。

正因如此,在强调依法治国的同时,也必须高度重视道德的作用。《中共中央关于全面推进依法治国若干重大问题的决定》指出:"加强公民道德建设,弘扬中华优秀传统文化,增强法治的道德底蕴,强化规则意识,倡导契约精神,弘扬公序良俗。发挥法治在解决道德领域突出问题中的作用,引导人们自觉履行法定义务、社会责任、家庭责任。"在这里,既强调了法治在解决道德领域突出问题中应有一席之地,同时也说明了强调法治这一作用,主要目的在于督促人们尽到"好公民"的职责,在享受自由、权利的同时,落实自身所应承担的义务与责任。

五、坚持从中国实际出发

任何一个国家的法律都是为了解决本国的实际问题而制定的,因而立足本国国情,制定出符合现实的经济文化社会条件的法律制度,是法律能否有效的根本前提。习近平总书记明确指出:"走什么样的法治道路、建设什么样的法律体系,是由一个国家的基本国情决定的。"[33] 在这一方面,革命导师马克思

---

[30][美]罗纳德·德沃金:《认真对待权利》,信春鹰、吴玉章译,中国大百科出版社1998年版,中文版序言第21页。

[31][美]罗纳德·德沃金:《认真对待权利》,信春鹰、吴玉章译,中国大百科出版社1998年版,中文版序言第21页。

[32][美]E·博登海默:《法理学:法律哲学与法律方法》,邓正来译,中国政法大学出版社1999年版,第445页。

[33]中共中央文献研究室编:《习近平关于社会主义政治建设论述摘编》,中央文献出版社2017年版,第87页。

也就立法者的社会角色与社会责任作了界定:"立法者应该把自己看作一个自然科学家。他不是在创造法律,不是在发明法律,而仅仅是在表述法律,他用有意识的实在法精神把精神关系的内在规律表现出来。如果一个立法者用自己的臆想来代替事物的本质,那么人们就应该责备他极端任性。同样,当私人想违反事物的本质恣意妄为时,立法者也有权利把这种情况看作是极端任性。"[34] 因此,法律是一种被发现的过程而不是被创造的产物,因为在法律制定之先,"事物的本质"就业已存在,立法者的任务不过就是把这种"事物的本质"揭示出来而已。[35] 国情是根本的"事物的本质"。如果在法律制定时脱离国情,那么这样的法律必定会因其背离实际状况而难以产生具体的效用。

必须注意的是,"坚持从我国实际出发,不等于关起门来搞法治。法治是人类文明的重要成果之一,法治的精髓和要旨对于各国国家治理和社会治理具有普遍意义,我们要学习借鉴世界上优秀的法治文明成果"。[36] 可见,从国情出发,从实际出发,并不意味着拒斥人类先进的法治文化经验,而必须抱持海纳百川、有容乃大的心胸,广为汲取人类文明的精华,萃取法律文化的经验,以更好地服务于社会主义法治国家建设。自然在这一过程中,不能搞"全盘西化",不能搞"全面移植",也不能照搬照抄。

第三节 中国特色社会主义法治的基本要求

一、科学立法

如果说良法是法治的前提,那么科学立法则是保证良法得以形成的基础。要保证立法的科学性,就必须重视人民群众的智慧,广泛吸纳人民群众参与立法实践。习近平同志指出:"推进科学立法,关键是完善立法体制,深入推进科学立法、民主立法,抓住提高立法质量这个关键"。[37] 一定意义上说,民主立法是科学立法的前提,必须坚持"以民为本,立法为民"的立法理念,通过提高立法质量来提升立法的引导和推动作用。而立法质量的高低,又取决于其对人民而言是否"公正、公平、公开",就此而言,人民不仅是法律的制定者——人民

---

[34] 马克思:《论离婚法草案》,《马克思恩格斯全集》第 1 卷,人民出版社 1995 年第 2 版,第 347 页。

[35] 孟德斯鸠所持的也是这种观念,他说:"在法律制定之先,就已经有了公道关系的可能性。如果说除了人为法所要求或禁止的东西而外,就无所谓公道不公道的话,那就等于说,在人们还没有画圆圈之前,一切半径都是长短不齐的。"见[法]孟德斯鸠:《论法的精神》(上册),张雁深译,商务印书馆 1961 年版,第 2 页。

[36] 中共中央文献研究室编:《习近平关于社会主义政治建设论述摘编》,中央文献出版社 2017 年版,第 88 页。

[37] 中共中央文献研究室编:《习近平关于社会主义政治建设论述摘编》,中央文献出版社 2017 年版,第 91 页。

通过自己选出的代表行使国家立法的权力,也是法律的承受者与评判者。在吸纳民众参与立法方面,要"健全立法机关和社会公众沟通机制,开展立法协商",而在其中,尤其强调要"拓宽公民有序参与立法途径,健全法律法规规章草案公开征求意见和公众意见采纳情况反馈机制,广泛凝聚社会共识"。立法过程中只有开通了人民参与的渠道,才能集中人民群众的智慧,获得人民群众的理解和支持。当然,在立法的科学性方面,尊重人民群众的集体智慧必须与发挥专家的专业特长相结合。虽然从理论上说,人民群众是创造历史的主体,然而,对于法治事业而言,完全寄望于人民群众的自觉、首创,则明显的是一种不切实际的幻想。原因很多,举其大者可以包括:

1. "由于人类弱点所产生的问题,种类繁多,案件浩如瀚海,必长期刻苦钻研者始能窥其堂奥。所以,社会上只能有少数人具有足够的法律知识,可以成为合格的法官。"[38] 否则,"常人的推理"或"社会的良心"这类名词,只会湮没法律职业的权威与尊严。

2. 在人民群众中间,主体不一,需求多样,要在任何事情上都获得一致的赞同,在价值多元的社会里明显不可能,强调统一则同样会违反民主的基本原则。

3. 人民群众对法律的观感还仅仅处于直观的、心理的层次,要将人民的意愿、需求正确地体现出来,自然离不开对这些需求的归纳、提炼,并在此基础上形成符合法治理念的法律准则,用于规制国家的执法和司法活动。而所有这一切,都与专家的作用密不可分。

二、严格执法

严格执法是针对行政机关的执法活动而言的。习近平总书记指出:"推进严格执法,重点是解决执法不规范、不严格、不透明、不文明以及不作为、乱作为等突出问题。"[39] 既然法治的宗旨即在于控制权力,建立对行政权力的监控更是首当其冲,因为"在所有国家权力中,行政权力是最桀骜不驯的,因为它是唯一不需要借助程序就能行使的权力,所以它有极大的随意性和广阔的空间。严格的法治,首先应建立对行政权的严格控制制度"。[40] 不容否认,我们的政府是人民的政府,行政机关及其工作人员在总体上都能恪尽职守,秉公执法,忠实地维护人民的利益。但是,也应当看到,在行政管理活动中,超越职权、滥用权力等违法行政的情形依然存在,侵犯公民、法人或者其他组织合法权益的现

---

38 [美]汉密尔顿、杰伊、麦迪逊:《联邦党人文集》,程逢如等译,商务印书馆 1980 年版,第 395~396 页。
39 中共中央文献研究室编:《习近平关于社会主义政治建设论述摘编》,中央文献出版社 2017 年版,第 91~92 页。
40 徐显明:《论"法治"构成要件——兼及法治的某些原则及观念》,载《法学研究》1996 年第 3 期。

象也是屡见不鲜,要真正做到"人民政府为人民",就必须健全行政法治,加强法律监督。

要保证严格执法,就必须在实践中贯彻如下准则:

1. 行政执法目的的人本化。简单地说,行政执法必须强调以人为本,把人视为是目的、主体而不是手段、客体,尊重个人的权利、利益,不得假借公共利益、社会利益的名义,随意侵害公民合法的自由与权利。如果说执法要同时追求公正与效率的话,那么也必须将公正置于效率之前,行政机关在作出任何一个涉及行政相对人的决定之前,都必须审慎,考虑周全,行政的效率性要让位于行政的公平性。同时,行政机关作出行政决定时,必须说明理由,从而使行政相对人能够对行政机关所作决定有所了解,并予以申辩、反驳,体现人们的知情权与正当程序权,保证人的尊严的实现。当行政机关不允许人们对拟议中的行政决定提出异议时,这本身反映的就是权力本位的落后观念而不是权利本位的应然追求。

2. 行政执法手段的文明化。现代社会是文明社会,政治文明自然也包含执法文明的要求。就人的尊严来说,它所针对的是对人的羞辱、贬损或者不公平对待,而这些恰恰与执法文明的要求是背道而驰的。为此,行政机关在进行执法活动时,首先要尊重当事人的人格,把当事人视为是程序的参与者而不是程序的局外人,允许他们表达自己的意见和诉求,而不能置之不理或者敷衍了事;其次,要在法定的程序范围内进行执法活动,不能追求法律执行上的强制、暴力,并以此作为震慑社会一般人的工具。例如那种将卖淫者、嫖客公开拉出亮相的行为,就是一种十足的违背文明社会的道德、严重损害人的尊严的行为。在这种权力的行使方式中,当事人只是作为表明行政机关权威、力量的一种工具,明显地损害了人是目的的基本要求;再者,文明要求被当作同样的人来加以对待和尊重,这就要求行政机关在执法时,必须平等地尊重当事人的人格,在适用法律上一律平等,不能因人而异、因事而异。

3. 行政执法结果的正当化。在这里,我们把"正当"作为与"合法"相区分的一个标准,意指行政机关在自由裁量的幅度范围内,应当确保比例原则的实现。换句话说,行政机关追求的目的与采行的手段或方法之间,必须保证适度的平衡,从而导致合理、适当的处理结果。对于某些特定的情形,也应当考虑采用灵活性或者说个别化的处理手段。例如对某些能力缺乏而确实不了解法律的人,应当加以宽恕;对于某些拥有正当理由而触犯法律的当事人,也可以免于其承担的法律责任。法律虽然讲究普遍性,追求形式的正义,但法律毕竟不是磨灭人的独特性的工具,在执法的过程中,要把行为人的背景、能力、动机等综合起来予以考虑,实现"个案的正义"。

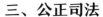

三、公正司法

公正司法是人类司法史上的崇高理念,在推动司法文明与进步的历程中扮演着重要的角色。正如庞德所言,"各个特定时间与地点中的文明都具有一定的法律先决条件,这种先决条件不是法律规则,而是由法律制度、法律律令予以实现的权利观念。法学家的任务就是要确证与系统地阐述一定时间与地点中的文明的法律先决条件,而不是整个文明的法律先决条件——即确证与系统地阐述事先确定的权利与正义观念——并努力使我们所遇到的法律材料具有一定的形式,以便它们能表达那些法律先决条件,并使他们生效。"[41] 在这里,庞德将法律发展的契机定位在"权利与正义观念"的成熟与实现,并拟定法学家的任务即在于确证、阐述这些观念并使其借助制度、法律的形式得以表达出来。用这话来诠释公正司法的观念或许最为恰当不过:公正司法的理念是司法制度发展的先决条件,然而,公正司法理念本身又必须借助相关的制度才能在社会生活中呈现出来。

在推进公正司法方面,习近平同志一再强调的"努力让人民群众在每一个司法案件中感受到公平正义"。的确,对于案件中的当事人而言,他们应当非常清楚自己的曲直是非,也能够较为真切地体悟法官的裁判是否真的公平、公正。为使司法公正得以实现,最为根本的就是遵循法律确定的实体标准与程序规定。《决定》着重指出:"坚持以事实为根据、以法律为准绳,健全事实认定符合客观真相、办案结果符合实体公正、办案过程符合程序公正的法律制度。加强和规范司法解释和案例指导,统一法律适用标准。"这正如西谚所云的那样,"正义必须是看得见的",正义首先就必须通过公正的外观体现出来。就现代意义上的诉讼架构来说,法庭必须是公开的法庭而不是秘密的法庭,对所有人的案件,都应当按照法律的一般规定来予以审理,不得以特别法庭或者特别法的形式,将人民置于秘密法庭与特别法的处置之下。马克思就曾经指出:"本质上公开的、受自由支配而不受私人利益支配的内容,一定是属于公开的自由的诉讼的。"[42] 也就是说,公开的自由的诉讼,本身就是受着自由和社会利益的支配而不是由个人利益来操纵的诉讼形式。所以,诉讼过程必须公诸于众,允许人民旁听案件审理以及新闻媒体单位的报道与评议,将审理过程置于人民群众和社会舆论的监督之下;在法庭的审理程序中,必须贯彻公开的原则,证据材料公开陈示、质证,不得采纳未经法庭查证的证据材料;法官的审判意见也应当公开,从而为人民和舆论的监督提供基本的素材。

---

[41] [美]罗斯科·庞德:《法律史解释》,曹玉堂、杨知译,华夏出版社1989年版,第145页。
[42] 马克思:《第六届莱茵省议会的辩论(第三篇论文)》,《马克思恩格斯全集》第1卷,人民出版社1995年第2版,第287页。

如果说当事人个人对司法的感知还只是一个个别的感知，那么，让广大人民群众来了解诉讼的进程并作出合理的评价，就显得极为重要。为了让全体民众知悉司法过程，《决定》提出要"构建开放、动态、透明、便民的阳光司法机制，推进审判公开、检务公开、警务公开、狱务公开，依法及时公开执法司法依据、程序、流程、结果和生效法律文书，杜绝暗箱操作。加强法律文书释法说理，建立生效法律文书统一上网和公开查询制度"。在这里，既有诉讼事务进程的公开，也有执法司法依据的公开；既有审判、检察活动的公开，也有生效法律文书的公开。可以想象，在这样一种全面公开的制度之下，任何"关系案、人情案、金钱案"都无藏身之处。审判的依据是否合理，诉讼的进程是否正当，法官的说理是否充分，推论的逻辑是否恰当等等，都完全置于阳光之下，从而一方面防止了法律职业者可能会存在的贪赃枉法行为，另一方面又为人民群众对司法充分而有效的监督打下了基础。

四、全民守法

习近平总书记指出："推进全民守法，必须着力增强全民法治观念。要坚持把全民普法和守法作为依法治国的长期基础性工程，采取有力措施加强法制宣传教育"。[43] 在全社会树立法治理念是推行法治社会建设的群众基础。法治的事业是人民的事业，民众的法律意识体现着一个国家法治状况的整体水平。在人们普遍拥有较强的法治观念时，立法、执法、司法活动就可以顺利地得以展开；反之，法律则可能在人们的漠视与规避之下，失去其应有的效用。

要提高全民守法水平，必须采取如下路径：

1. 国家机关及其工作人员必须带头守法，依法办事。政府作为源自于法律、产生于法律的国家机关，依法行事本该是其职责所在。如果政府动辄行为违法或所为没有法律上的依据，那等于是提醒人民，法律只不过是一纸毫无价值的空头文件，脆弱的法律权威远比不上拥有爪牙的国家权力。这样，如果人们不想因为守法而吃亏太多，唯一的途径就只能是背离法律的规定，而去寻找法外空间所可能会有的利益。

2. 要采取奖惩并举的机制，诱导人们自觉守法。只有在人们感觉遵守法律有利可图时，他们才会自觉地依法行事。对于守法上的利益诱导而言，从宏观上说，国家要让人们从服从法律中获得益处，那就必须让人们整体上对国家的现状感到满意；而从微观上说，则是要建立奖惩并举的机制，引导人们自觉遵守法律。

---

[43] 中共中央文献研究室编：《习近平关于社会主义政治建设论述摘编》，中央文献出版社 2017 年版，第 93 页。

3. 必须弘扬全社会的守法精神。守法不能是单个公民的事情,否则违法者可能"投机"而"取巧",守法者则会"吃亏"或"上当",因此,只有当全社会的人们都有普遍的守法精神或曰守法意识时,才可能造就"全民守法"的良好氛围。实际上,如果社会上的人们从法律的存在中普遍获得了益处,那么,从公平的角度说,守法自然也就是他们应尽的义务,如果人人以违法为能事,千方百计地从违法犯罪中捞到好处,表面上看只是损害了他人的利益,然而这种风气一旦蔓延,那当事人自己也会最终受害。因此,在社会上的人们都普遍具有守法精神或者说守法意识时,一个健康的法治社会才可能得以型构,正因如此,全民守法必定要以普遍的守法意识为前提。

4. 要普及教育,增强公民守法的能力。"教育是法治的先决条件",而相反,"文盲是法治的敌人"。教育的重要性恰恰在于,它能够让社会上的人们习得必要的科学知识与社会经验,由此来作为进行独立思考、判断的基础。可以想象,当人们普遍不拥有现代公民所需要的知识、经验时,他们就只能受制于一小撮拥有知识的社会精英和特权阶层的愚弄,而无法进行理性的思考。所以,对于法治来说,它以全社会的人们都拥有较为全面的知识结构和较有主见的独立思考为前提,否则,法治社会就只能是一句空话。

5. 要强调领导干部必须做守法的表率。模仿是人的本能,某些人的行为方式和处事态度,往往会对其他人产生显著的影响,这在守法场景中也不例外。而领导干部是否遵守法律,往往会影响着人们对法律的遵守与否,他们的一言一行,都会对社会产生深刻的意识:当领导人能够尊重法律、信守法律时,会给领导者无特权,法律面前人人平等的现实教育;相反,当领导人不把法律当作一回事时,视法律为无物时,自然也会给人以法律不值得尊重的印象,由此导致人们对法律的轻视与反感。所以,"各级领导干部要对法律怀有敬畏之心,牢记法律红线不可逾越、法律底线不可触碰,带头遵守法律,带头依法办事"。

第二章

法的概述

第一节　法的概念、本质、特征、作用和价值

一、法和法律的含义

（一）汉语中的"法""法律"

在我国古汉语中法和律是分开使用的,据东汉许慎所著《说文解字》的考证,"法"的古体是"灋"。"灋,刑也,平之如水,从水;廌,所以触不直者去之,从去。"[44] 其含义包括:1. 法和刑通用,古代的"刑"字,有刑戮、罚罪之意,也有规范的意思。2. 平之如水,有公平之意。也有人认为"平之如水"是将罪者放在水上顺水飘去,即法有驱逐之意。3. 廌,所以触不直者去之,意指法有明断曲直之义。"律,均布也。""律者,所以范天下之不一而归于一,故曰均布也。"均布是古代调整音律的工具。因此,"律"的含义接近于"规范",有规范、划一的意思。据《尔雅·释诂》记载,在秦汉时期,"法"与"律"二字就已同义。中国古代最早称法为刑,如夏之"禹刑"、商之"汤刑",后来改刑为法。商鞅变法后,又改法为律,此后我国历代封建王朝多将法典称为律。"法"和"律"合用成"法律"主要是近代以来的用法。清末以来,"法"和"法律"是并用着的。

在现代汉语中,法和法律基本同义,也常常混用。但现代法学意义上说,法和法律往往代表着不同的意义。"法"多用来指法的整体,包括国家制定或认可的各种规范性法律文件。"法律"则有广义和狭义两种,广义的"法律"与"法"同义,包括宪法、法律、行政法规、地方性法规等各种规范性文件。狭义的"法律"专指全国人民代表大会及其常务委员会制定或认可的规范性法律文件。

（二）西语中的"法""法律"

西语中,除英语中的 law 对应汉语的法律外,在欧洲大陆国家语言中,法和法律分别用不同的词来表达。如拉丁语中的 jus 和 lex,法语中的 droit 和 loit 等。Jus、droit 等词不仅有"法"的意思,还有权利、公平、正义等含义。总体

---

[44] 许慎:《说文解字》(影印版),中华书局 1963 年版,第 202 页。

而言,西方法律思想史上,"法"更多代表着自由、权利,是永恒的、普遍有效的正义原则和道德公理,寄寓着人们对法律的理想;而"法律"则为一种国家所制定的成文规范。为了区别起见,西方学者也常使用主观法和客观法的称谓。

二、法的本质

在哲学上,法的本质是相对于法的现象的一个范畴。法的本质是深藏于法现象背后的法这一事物的内在的、必然的联系。关于法的本质,资产阶级法学家提出过意志说、理性说、命令说、规则说等各种各样的论述。马克思、恩格斯在《共产党宣言》中对资产阶级法律制度进行了无情的批判,马克思、恩格斯指出:"你们的观念本身是资产阶级的生活关系和所有制关系的产物,正像你们的法不过是被奉为法律的你们的这个阶级的意志一样,而这种意志的内容是由你们这个阶级的物质生活条件来决定的。"[45]在这里,马恩批判性地揭示出了资本主义的法本质:

1. 法的阶级性,即资本主义法是作为统治阶级的资产阶级意志的体现。

2. 法的国家意志性,即法是被"奉为法律的"统治阶级的意志。

3. 法的物质制约性,即法所体现的统治阶级意志的内容是由其物质生活条件所决定的。

通过对资产阶级法的批判,革命导师实际上也指明了,资本主义国家的法律仅仅体现特定统治阶级的利益和意志,这样的法律只不过是压迫、掠夺、奴役其他阶级的工具,这样的法律严格来说已失去了法应有的基本品质。由此可见,当马克思主义者以追求人的自由、人的解放为自己的历史使命时,其所设想的法律图景应当是反映理性的,体现最广大人民意志和利益的行为规范体系,而不是反映私人利益或少数人利益的暴力工具。[46]

三、法的基本特征

法的基本特征是法的本质的外化,是法与道德规范、习俗礼仪规范、宗教规范、政党政策、社会组织内部规章制度等相区别的显著特点。法的基本特征大致可以概括为以下四点:

(一)法是调整人们行为的社会规范

社会规范是在人类社会生活中调整人们之间交互行为的准则、规范。社会规范种类繁多,法律规范只是其中之一。法这种社会规范是通过规范人们的行为以达到调整社会关系的目的的。法通过设定普遍性的行为规范,确定

---

[45] 马克思、恩格斯:"共产党宣言",《马克思恩格斯选集》第1卷,人民出版社1995年版,第289页。
[46] 参见胡玉鸿主编:《法律原理与技术》(第二版),中国政法大学出版社2007年版,第69~70页。

人们行为的方向、模式(何者可为、当为和禁为)和主要界限,从而使得社会公众有一个基本的行为准则。

法只调整人的行为,但法并不会对人的所有行为都进行规范,也不会对所有社会关系都进行调整,它只调整它认为重要的并且适合由法来调整的具有社会性、可评价性等条件的行为和社会关系。作为社会规范,法也区别于社会组织、思想意识和技术规范等。法作为社会规范在形式上具有规范性、一般性、概括性的特点,它调整的是一般的人和事,可以反复普遍适用的,因此区别于国家机关针对特定的人和事所作出的决定、命令、判决书、裁定书等非规范性法律文件。

(二)法是由国家和社会制定或认可的行为规范

制定和认可是国家创制法的两种方式。制定是指有立法权的国家机关按照法定程序创制规范性法律文件的活动。通过这种方式产生的法,称为制定法或成文法。认可是指有立法权的国家机关或司法机关赋予社会上已经存在的某种行为规范(如习惯、道德规范、风俗等)以法律效力的活动。通过这种方式产生的法,称为不成文法。法由国家制定或认可,由此,法就具有体现国家意志的权威性、统一性和法的效力的普遍性。

法主要由国家制定或认可而产生,但国家并非唯一造法主体,诸如公民大会直接制定法律、全民公决法案、国际社会造法、社会运行中的习惯、公认价值观、权威理论等形式的社会造法是客观存在的现象。[47]社会造法虽不如国家法那么正式、权威,但公众的普遍认同、相对固化的行为方式、长期积淀的价值共识等原因,常常使社会造法更具实效性。

(三)法是以权利和义务为主要内容的社会规范

法对人们行为的规范主要是通过规定人们可以怎样行为、应当怎样行为以及禁止怎样行为的方式,也就是通过权利和义务内容的设定和运行来实现的。法通过权利义务的规定进行利益和不利益的分配,影响人们的行为动机,进而影响和指引人们行为,调节社会关系,因此法也具有利导性。

现代社会的法,在肯定权利义务的统一性、互补性的同时,更强调在价值层面上法以权利为本位。法的这一特征一定程度上可以区别于其他社会规范,如道德、宗教等规范更侧重通过义务的设定来规范和调整人们的行为。政党、社会团体章程、单位规章等虽然也规定成员的某些权利义务,但在性质、内容、范围和保障力量方面,与法律规定的权利义务还是有很大的不同的。

(四)法是由国家强制力保证实施的社会规范

从保证实施的力量看,法区别于其他社会规范的一个重要特征就是法是

---

[47] 参见周永坤:《法理学——全球视野》(第四版),法律出版社 2016 年版,第 255 页。

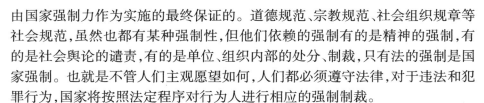

由国家强制力作为实施的最终保证的。道德规范、宗教规范、社会组织规章等社会规范,虽然也都有某种强制性,但他们依赖的强制有的是精神的强制,有的是社会舆论的谴责,有的是单位、组织内部的处分、制裁,只有法的强制是国家强制。也就是不管人们主观愿望如何,人们都必须遵守法律,对于违法和犯罪行为,国家将按照法定程序对行为人进行相应的强制制裁。

必须注意的是,正确认识法的国家强制性特征,不能把法与国家强制、国家暴力等同。实际上,法的国家强制力常常是备而不用的。法以国家强制力为保证,只是在最终意义和整体意义上讲的,并不是说所有的法的实现都要依靠国家强制力,也不是法的每一次实现都要依靠国家强制力,更不是说法的实现主要依靠甚至只能依靠国家强制力。不能脱离法的正当性而片面强调法的国家强制性,否则法就容易蜕变为纯粹的国家暴力。法的实现更主要的是依赖于法本身的正当性,法得到人民的真心认同和拥护。

四、法的作用

法的作用是法对人的行为和社会关系产生的影响。从法作用的对象和方式看,法的作用分为规范作用和社会作用。法的规范作用是法对人们的行为加以规范、指导、划一的作用,或者说是因法的规范性而具有的作用。法的社会作用是借助于法的规范作用而对社会所产生的影响。

（一）法的规范作用

法的规范作用包括指引作用、评价作用、预测作用、教育作用和强制作用。

1. 法的指引作用是指法作为社会规范,具有提供人们行为模式并指引人们在法的范围内正当行为的作用。法的指引可以分为确定性指引和选择性指引;原则指引和具体指引等。

2. 法的评价作用是指法作为社会规范,具有衡量、评价人们行为是否合法有效的评价标准的作用。法的评价作用的对象是人的行为,与道德规范等其他社会规范相比,法的评价标准是较为规范、客观、统一和稳定的。

3. 法的预测作用是指人们可以根据法的规定,预先估计自己行为和他人行为的法律后果、自己行为后他人的可能反应等,从而对自己行为作出取舍安排的作用。法的预测作用是建立在法的可预测性之上的,这种可预测性又是以法的规范性、确定性为条件的,法所规定的行为模式和法律后果的逻辑联系越是确定、单一,法的预测作用就越容易实现。法的预测作用的强弱也是一国法的形式发达程度的重要标志。

4. 法的教育作用是指通过法的规定和实施,教育、培养和提高人们的法律意识,引导人们合法行为的作用。法的教育作用包括法规范内容本身具有的教育人们弃恶扬善正当行为的静态的教育作用以及借助法的实施发挥的对合法行为的保护、奖励,对违法犯罪行为的法律制裁的正反两面的动态的教育作用。

5. 法的强制作用是指法运用国家强制力制裁、强制违法犯罪行为以维护法律秩序的作用。法的实现虽然主要依靠人们的认同和自觉,但必要的强制还是不可或缺的。法的强制作用的对象是违法犯罪者的行为。法的强制作用也是法的其他作用得以实现的保障。

（二）法的社会作用

1. 法的执行社会公共事务的作用。法的社会公共事务作用,是基于法的社会性或共同性,而对社会公共事务所具有的管理作用。它主要表现为:

（1）维护人类社会基本生活条件、维护社会整体利益,如维护基本社会秩序、保障人身安全、保护环境、保障交通等。

（2）维护生产和交换条件,如通过立法和法的实施维护生产管理、保障基本劳动条件等。

（3）对经济和社会整体发展予以规划和指引,促进经济、教育、科学、文化事业等的发展。

（4）对不测事件的受难者予以救济和提供各种形式的社会保险。[48]

2. 法的维护阶级统治的作用。在阶级对立的社会中,统治阶级会利用国家制定和实施法律建立有利于统治阶级的社会关系和社会秩序,达到维护阶级统治的目的。法在维护阶级统治方面的作用表现在政治、经济和社会文化等各个领域。需要指出的是,从实然的角度,法的阶级统治的作用是客观存在的,但也并非所有的法律都与维护阶级统治作用直接相关。在法治成为共识和普遍追求的今天,法的阶级统治的作用更不应被放大。

（三）法的作用的局限性

法以其特有的优势通过规范作用和社会作用对国家治理和社会生活发生着重要的影响,是治国之重器。在大力发展社会主义市场经济,全面推进依法治国的今天,必须充分认识和高度重视法的作用。特别是对于我国这样一个过去长期受封建思想、人治传统影响的国家,我们必须坚决反对和摒弃轻法治,重人治的“法律无用论”思想。与此同时,也要防止在举国追求法治的进程中,过于理想化地夸大法在国家社会治理中的作用,不能科学认识法的作用的限度,陷入“法律万能论”的误区。应该认识到法的作用是极为重要的,但法也不是无所不能的,法的作用又是有限的。就法的作用的局限而言,主要表现在:

1. 法只是调整社会关系的一种手段,但并不是唯一手段。除法律之外,

---

[48] 参见周永坤:《法理学——全球视野》(第四版),法律出版社 2016 年版,第 124 页。

还有经济、政治、行政等手段,以及道德、政策、宗教、纪律、习俗等规范可以综合运用。有的时候,对于某些社会关系的调整和规范,法也不是成本最低、效果最好的手段和方法。

2. 法通常调整的是人的行为,它的调整范围不是无限的。有些社会关系、社会生活领域是法律不适宜介入的,例如涉及人的思想、信仰、个人情感等私人领域问题。

3. 法自身的特点带来的局限性。例如法的权威决定了法要保持相对稳定,不能朝令夕改,这样法的内容就可能滞后于社会实践的要求;受制于人的认识能力限制,法的漏洞、模糊乃至错误在所难免等等。

4. 法的实施要受到人与物质条件等因素的制约等。

五、法的价值

(一)法的价值概念

价值一般是指客体对主体而言的有用性,是一个用来表达人们的某种需求或对事物的相关评价的概念。法的价值是指法这种规范体系(客体)有哪些为人(主体)所重视、珍视的性质、属性和作用。具体而言,法的价值首先体现了它是由作为主体的人对作为客体的法的认识,因此,法不论其内容和目的,都必须符合人的需要,这是法的价值存立的基础。其次,法的价值表明了法对于人们而言所拥有的正面意义。再者,法的价值不仅包括对实然法的认识,还包括了对理想的法的追求。[49]概言之,法的价值是法满足人们需要及对法律需要的评价,也是法内在的"善"及其评价标准问题。

(二)法的价值的确定

法的价值包括哪些内容,这是个众说纷纭的问题。正义、自由、秩序、平等、效益、安全、利益、文明、人权等都被不同学者总结为是法的价值。我们认为,法的价值内容可以是多方面的,但却是有层次性的。最重要的法的价值应该是秩序、正义和自由。秩序是法的工具性价值,它要受正义的评价;个人自由是法的终极价值,是人的尊严的体现。

(三)法的基本价值

1. 秩序。秩序反映了事物的一种有条不紊的常态,表明事物的某种程度的一致性、连续性和稳定性。与秩序相反的状态是无序。社会秩序指社会中存在某种程度的关系的稳定性、进程的连续性、行为的规则性以及财产和心理的安全性。社会离不开秩序,有效的社会管理即意味着秩序的形成,而法是人用来防止无序的主要手段,甚至法本身即是秩序,所以秩序就成为法最基本的

---

[49] 参见胡玉鸿主编:《法律原理与技术》(第二版),中国政法大学出版社2007年版,第80页。

价值。

法维护社会秩序的手段主要有:将重要的社会秩序内化在法律中,使之成为法律秩序;用立法创设某种重要的社会秩序;建立物质强制力及其运行秩序。法维系的基本秩序包括人身和财产安全等社会生活秩序、经济秩序、公权力运行秩序等。

2. 正义。正义是人类普遍公认的崇高价值。在中文里,就是公正、公平、公道。正义既是古往今来人们不懈追求的价值目标,又是一个变幻不定、歧义丛生的概念。我们认为,正义是合适、正当、合理地分配利益和责任的状态。正义根据不同标准可以分为个人正义和社会正义;分配正义和矫正正义;实质正义和形式正义;制度正义和个案正义等。

作为法的价值的正义,既有主观性的一面,又有客观性基础。人们对于正义的认知,既有差异性、历史流变性等相对的一面,又有绝对性的一面,甚至正是不变的正义标准彰显人类社会是一个观念共同体,这些不变的正义标准又是需要法律特别加以保障的。这些最低限度的正义标准起码包括:正义要求利益和责任的分配不是任意的,而是应当按照人们可以理解的标准进行的;正义要求实现按一定标准的平等,即相同情况的相同对待;正义要求裁判者保持最低限度的中立。[50]

“法是公平与善良的艺术”,古老的法律格言早已表明法与正义的关系,法是或应当是实现正义的手段,正义是法着力维护和保障的价值。就正义对法的意义而言:

(1)正义是法的基本标准。法只有合乎正义准则时才是真正的法,法的制定必须以正义观念为指导。

(2)正义对法具有评价作用。正义是衡量法优劣的尺度。

(3)正义推动法的进化。正义推动法的精神的进化;正义促进法律地位的提高;正义推动法的内部结构的完善;正义也提高法的实效。就法对正义的意义看,虽然个别法律或某个时期的法律可能存在有悖正义、阻碍正义的实现的问题,但就整体而言,法对于正义的实现是有积极作用的。这表现在:①通过法的规范性使正义要求规范化、明确化,有助于促进和保障正义的实现。②通过法的实施,惩恶扬善,化解纷争,恢复正义、伸张正义。

3. 自由。自由是所有表达人们内在需求的最光辉、最神圣的字眼,“不自由毋宁死”。就西文字意看,自由指从约束中解放出来,或者说是一种不受约束的状态。自由有哲学上的自由和法学上的自由;有积极自由和消极自由等不同用法。法学意义上的自由是个人在法的范围内,按照自己意志进行活动

---

[50] 参见周永坤:《法理学——全球视野》(第四版),法律出版社2016年版,第190页。

的权利,也是个人免于他人和国家专断意志的干预的状态。自由在本质上就是法律下的自由,只有法律才能真正使人免于他者的强制和干预。所谓哪里没有法律,哪里就没有自由。自由受法律的保障,自由和法律权利常常通用。自由的边界是不能从事法律所禁止的行为。

自由是人的本质,自由也是法的终极价值,在法的价值体系中处于特别重要的地位。就法与自由的关系而言:一方面,自由是法律进化的恒久动力。人们对于自由的不懈追求,不断推动法的精神进化,推动人的法律主体地位和尊严的提升,推动公民权利的扩张。只有奠基在自由的基础上,确认、体现和保障更多人的更多自由的法才具有正当性。另一方面,法律是自由实现的形式。法通过将主体自由权利化、确定自由的范围等方式确认和保障自由。

自由不是绝对的,法律在保障自由的同时,也会基于社会生活条件的制约、为了社会及他人的利益、为了行为人自身利益、为了各项自由的协调等原因而限制个人自由。但法律对自由的限制绝不能是任意的,而必须有合理的理由和条件,找到合理的限制界限。

第二节　法的渊源、分类和效力

一、法的渊源

（一）法的渊源的含义

法的渊源简称法源,从词源上讲是指法的源泉、来源、源头。在法学界,法的渊源是一个有着多种不同含义的法律名词。大致说来,人们在以下几个方面使用这一概念:

1. 历史渊源,即法律的效力、形式与特定历史事件、历史行为的连续性或关系。如11世纪英国历史上的普通法是英国法的历史渊源、西方大陆法系的渊源是古代的罗马法等。

2. 实质渊源（本质渊源）,也即法律的本源或根源,例如通常人们所言的"理性"与"正义"等,往往作为法律的基本标志。

3. 效力渊源,也即法律拘束力和保护力的来源,一般是由于国家权力、法律权威或民众认同而形成。

4. 文件渊源,即记载法律规则、法律原则及权威性解释的文件。如英美法系的判例汇编、我国的各种法律法规汇编、权威的法学文献等。

5. 形式渊源,即法律的具体表现形式,也称为法律的存在形态。简单地说,它是指国家或社会的法律规范以何种形式表现出来。按照我国法学界的通说,人们主要是从形式渊源的角度来使用法的渊源这一概念。必须注意,法的渊源作为法的适用过程中可以援引的规范,必须具有司法适用性。就此而言,对法的渊源的进一步的定位应当是:由国家或社会所形成的,能被司法适用并对司法审判有拘束力或影响力的不同效力等级的法律规范的各种表现形式。

（二）法的渊源的种类

法的渊源的种类受各国政治体制、国家结构形式、法律传统、历史文化等诸多因素影响呈现出多样化的特点。从不同的角度我们可以对法的渊源进行不同的分类,其中最主要的分类是将法的渊源分为正式渊源与非正式渊源两类。

1. 法的正式渊源。法的正式渊源是由国家权力的介入或认可所形成的法的表现形式,一般包括制定法、判例法、习惯法和国际条约等。

（1）制定法。又称成文法,一般是指由国家立法机关或经立法机关授权的国家机关制定通过的成文的规范性文件。根据制定机关的不同制定法可分为议会制定法和授权制定法;根据效力高低可分为宪法、法律、行政法规、地方性法规等。在西方,制定法是大陆法系国家的最重要的法源。我国历来就有编纂法典的传统,目前最重要的法的渊源也是制定法。

（2）判例法。判例法就是因法院判决而形成的法律。具体而言,是指最高法院或上级法院对某一案件判决中的判决理由（或称司法决定）对以后本院和下级法院同类案件的裁判具有约束力,判决理由因而具有与法律相当的地位,可以成为解决类似案件的法律依据。必须注意的是,所谓判例法并不是指整个判决书,而是仅指判定某项事实或者确定某项法律原则的判决理由。判例作为法的渊源主要是因为把先例看作一个规范,并且对其后的裁判具有约束力。在判例法制度中最重要的原则是“遵循先例”,其意思是维护先例和不反对已经固定的观点。这一原则在英美法系中有着悠久的传统,而其原因则如学者所归纳的,“平等、可预见、经济和尊敬”[51]。遵循先例既体现了同等事情同等对待的法律原则,又利于民众根据判例而预测自己行为的后果。同时,法官在面对类似案件时,只需沿用判例,可以节省司法成本;这一传统也有利于对前代法官的尊敬,从而延续司法传统。当然,这一原则也不是绝对的,太严格的遵循先例可能限制法律的发展,并在特殊个案中无法实现公正。判例法是英美法系国家的主要法源,然而随着两大法系的日益靠拢,判例在大陆法系国家也日益发挥重要作用。

（3）习惯法。习惯法是以习惯形式存在着的法律。能够成为法的渊源的习惯,除了由立法者通过法律文本加以采纳之外,一般必须通过司法途径将其作为判决的依据。习惯成为法的渊源,是因为它创设了明确、有强制性的权利

---

[51] 朱景文:《比较法社会学的框架和方法——法制化、本土化和全球化》,中国人民大学出版社 2001 年版,第 189 页。

义务关系,并且为人们所认同和遵守。习惯法作为最古老的法律渊源,在人类文明社会的早期曾是最主要的法源形式。近现代以来随着制定法、判例法的发展,习惯法地位日渐下降,其作用领域逐渐缩小。但这并不意味着习惯法的力量已经枯竭,在某些不宜由国家干预的领域,例如行业管理方面,行业规范仍然是重要的法律依据;同样,在制定法有缺漏的地方,习惯法可以成为有效的补充。当然也不是所有的习惯都能成为法律,一个习惯要能被作为法源引用,必须具备以下条件:

1)习惯必须得到公众持续不断的遵守和实施从而成为惯行。

2)习惯内容合理并为相应领域的人所周知。

3)习惯涉及人们的权利义务。

4)习惯调整的领域是制定法没有规定的,或虽有规定但制定法作出了允许例外的明示的。此外现代社会还强调,习惯的效力不得及于惩罚性内容,例如刑事处罚、行政处罚等。

(4)国际条约。国际条约是国家及其他国际法主体间所缔结的确定相互关系间的权利义务的协议。就一国而言,凡是国家缔结或加入的国际条约(声明保留的除外)应对本国有约束力,在经过法定程序为有关国家机关认可后,成为本国的法的渊源之一。随着全球化进程的加快,国际条约的法源地位日益突出。

2. 法的非正式渊源。法的非正式渊源是没有国家权力的介入,而是由社会所认同的行为规范,它们可以作为法律实践的基本依据,如权威法学理论、公平正义等公认价值、公共政策、道德信念、社会倾向等。

一般情况下,有正式法源可以作为法律适用依据时,要优先适用正式法源。但是当正式法源存在空白、缺漏等模糊性时,或者在特殊情况下正式法源适用的结果极其不正义、不合理时,非正式法源可得适用,并起到拾遗补阙,甚至结合个案纠正正式法源的讹误的作用。

(三)当代中国法的渊源

当代中国法的渊源是以宪法为核心、以制定法为主的表现形式。习惯、公共政策、指导性案例等起到补充作用的法源形式也是存在的。当代中国的正式法源主要包括:

1. 宪法。宪法是我国首要的法律渊源,在法源中居于最高地位。宪法是全体人民意志的体现,规定的是国家生活中最根本的政治、经济和社会制度。宪法的核心内容又可通过权利、权力两个方面体现出来,宪法规定了公民的基本权利,是公民权利的保障书;宪法又是以确立权力分工与权力限度为其主要内容的,因而是一切国家权力的渊数。在法律渊源中,宪法具有最高法律效力,凡与宪法相冲突的法律法规均无法律效力。新中国成立以来,先后制定了四部宪法,即 1954 年宪法、1975 年宪法、1978 年宪法和 1982 年宪法。

2. 法律。法律是我国仅次于宪法的法源,它是由全国人民代表大会及其常务委员会制定的规范性法律文件。根据宪法规定,法律分为基本法律和基本法律以外的法律两种。基本法律由全国人民代表大会制定和修改,内容涉及调整国家和社会生活中最基本和最重要的关系。基本法以外的法律由全国人民代表大会常务委员会制定和修改,调整除应由基本法调整以外的国家和社会生活某一方面的关系。此外,全国人民代表大会及其常务委员会所作出的具有规范性内容的决议、决定也是法律。

3. 行政法规。行政法规是国务院为了履行行政管理职责,根据宪法和法律制定的规范性法律文件,效力仅次于宪法和法律。行政法规的名称一般采用条例、办法和规定三种。

4. 地方性法规。地方性法规是省、自治区、直辖市以及设区的市的人大及其常委会在法定权限内根据本行政区域的具体情况和实际需要制定的适用于本地方的规范性法律文件。地方性法规不得与宪法、法律和行政法规相抵触,并要报全国人大常委会和国务院备案,其中设区的市的人大及其常委会制定的地方性法规须报省、自治区的人大常委会批准后施行。

5. 自治条例和单行条例。自治条例和单行条例是根据宪法和民族区域自治法等法律的规定,民族自治地方的人民代表大会依照当地民族的政治、经济和文化特点制定的规范性法律文件。自治条例和单行条例可以对法律和行政法规作出变通规定,但不得违背法律或行政法规的基本原则,不得对宪法和民族区域自治法的规定以及有关专门就民族自治地方所作的规定作出变通规定。自治区制定的自治条例和单行条例要报全国人大常委会批准后生效。自治州、自治县制定的自治条例和单行条例要报省或自治区的人大常委会批准后生效,并报全国人大常委会备案。

6. 经济特区法规。经济特区法规是指经济特区所在地的省、市的人大及其常委会根据全国人大的授权决定,制定的在经济特区范围内施行的规范性法律文件。经济特区法规属于授权立法,内容范围限于经济领域。经济特区法规根据授权可以对法律、行政法规、地方性法规作变通规定。

7. 部门规章。部门规章是国务院各部、各委员会、中国人民银行、审计署和具有行政管理职能的直属机构按照宪法、法律和行政法规的规定,在本部门的权限范围内发布的具有规范性的规章、命令、指示等文件。它的效力低于宪法、法律和行政法规。部门规章规定的事项应当属于执行法律或者国务院的行政法规、决定、命令的事项。没有法律或者国务院的行政法规、决定、命令的依据,部门规章不得设定减损公民、法人和其他组织权利或者增加其义务的规范,不得增加本部门的权力或者减少本部门的法定职责。

8. 地方政府规章。地方规章是省、自治区、直辖市和设区的市的人民政府根据法律、行政法规和本省、自治区、直辖市的地方性法规制定的适用于本地方的规范性法律文件。它不得与宪法、法律、行政法规以及地方性法规相抵触。没有法律、行政法规、地方性法规的依据，地方政府规章不得设定减损公民、法人和其他组织权利或者增加其义务的规范。

此外，军事法规、军事规章、特别行政区的规范性法律文件、我国缔结或加入的国际条约等也是当代中国法的正式渊源。

二、法的分类

（一）成文法和不成文法

这是以法的表达形式、创制方式为标准对法所作的分类。成文法是有关国家机关制定和公布的，以成文形式出现的法律，也称制定法。不成文法是指具有法律效力的不以法条等成文形式存在的法律。不成文法主要是指习惯法。判例法虽然也有成文的形式，但它不具有法律条文的清晰、明确性，因而一般将它归于不成文法。

（二）根本法和普通法

这是根据法的地位、效力和内容的不同对法所作的分类。根本法即指宪法，它具有最高的地位和法律效力，规定的是国家的基本制度、公民的基本权利义务以及国家权力等最重要的问题。普通法是指宪法以外的法律，它规定的是社会关系某个领域的问题，其产生依据和效力来源于根本法，内容不得与根本法相抵触，是根本法的子法。

（三）实体法和程序法

这是依据法规定内容的不同所作的分类。实体法主要是以规定人们实体权利义务为主的法律，如刑法、民法等；程序法是以规定保证实体权利义务得以实现的有关程序为主的法律，如刑事诉讼法、民事诉讼法等。实体法和程序法并非完全不可交叉重合，实体法中也可能涉及一些程序性的规定，程序法中也可能涉及实体权利义务的内容。

（四）一般法和特别法

这是以法的适用范围为标准对法的分类。一般法是针对一般人、一般事、一般时间、在全国普遍适用的法；特别法是针对特定人、特定事、特定地区、特定时间内适用的法。但是，一般法与特别法的区分远非那么简单。

1. 一般法与特别法是相对的概念，也就是说特别法总是相对一般法才能称为特别法，反之亦然。

2. 一般法与特别法存在着多种情形：

（1）两部法律整体上存在一般法与特别法的关系。

（2）两部法律中的某些条款存在一般法与特别法关系。

（3）两部法律的某些条款互为一般法与特别法关系。

3. 区分一般法与特别法主要标准不仅是适用范围，更重要的是其内容。就同一事件规定的范围较为宽泛，且为一般性质的规定者为一般法，规定的范围较为狭小，且为专有的特殊的规定者为特别法；就同一事件的某一部分内容，规定较为简略者为一般法，规定较为详尽者为特别法。[52]在法的适用方面，同一位阶的特别法效力优于一般法。

（五）国内法、国际法和超国家法

这是根据法的生成主体和适用范围的不同进行的分类。国内法的生成主体一般是该国的立法机关、法院等组织，它适用于主权管辖内的一切组织、个人甚至在某些法律关系中包括国家本身，主要调整国内的社会关系。国际法主要是由参与国际关系的国家（地区）相互协商缔结的国际条约、国际惯例、权威公法理论等组成，它旨在调整国家与国家间的关系。伴随全球化和区域一体化进程，超国家法正在形成，如欧洲议会制定的法律、欧洲法院的判例，这是既不同于国内法又不同于国际法的一种新型法律形式。

（六）公法和私法

公法和私法的划分开始于古罗马。在当时，公法调整政治关系以及国家应当实现的目的，其主旨在于"罗马国家的稳定"；私法则调整公民个人之间的关系，为个人利益确定条件和限度，"涉及个人福利"。17、18世纪，随着资本主义商品经济的发展，公法、私法的分类为大陆法系国家承继。一般认为公法是有关国家机关的组织、权限以及控制国家权力行使的法律。私法是有关调整平等主体间的基于自由意志形成社会关系的法律。公法通常包括宪法、行政法、刑法、诉讼法等；私法主要是指民商法律，如物权法、合同法、继承法、婚姻家庭法、海商法、票据法、公司法、保险法等。

第二次世界大战以来，西方国家加强了对经济、社会生活的干预，法学思潮上发生了由"个人权利本位"向"社会权利本位"的转变，法律制度上也随之而呈现出"公法私法化"和"私法公法化"的特点，这对公法、私法二元架构的法律体系带来了极大的冲击，由此形成了新的法的分类——社会法。

我国改革开放以来，随着市场经济和法学的发展，越来越多的人认识到在我们这样一个国家主义盛行、个人主义缺失、公法文化异常发达的国度里，重视发展私法对市场经济、民主法治建设具有重要意义。特别是人权保障机制，尤其需要通过私法的完备来建构。

---

[52] 管欧：《法学绪论》，自印本，1982年增订第44版，第125~126页。

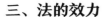

三、法的效力

（一）法的效力的含义

"法的效力"一词在不同意义上被广泛使用着,有的指规范性法律文件的约束力,有的指非规范性法律文件的效力,有的指法律的效力范围,还有的指行为的合法有效性。我们认为,法的效力应包括形式效力与实质效力两个方面:从形式效力上而言,它源于国家权力的权威性,指通过国家权力所生成的规范性法律文件,对其所规制的对象具有约束力与保护力;从实质效力上而言,则是指法律为人们所自愿服从的程度。这就意味着,真正有效的法律是能为主体所认同并被内化的规则体系,为人们所自觉遵从。这是衡量法是否真正具有效力的标志。

法的效力与法律实效是两个既紧密联系又相互区别的概念。法律实效是指生效的法律在实际上被人们遵守或被有权机关执行和适用,属于实然范畴,用于分析法律的实施状况;法的效力则是法的生命的过程与存在的表现,属于应然范畴。两者的联系在于,法的效力总是要通过一定的实效表现出来的并受实效状况的影响的。

（二）法的效力范围

法的效力范围指法的约束力和保护力所及的范围,包括法的时间效力、空间效力、对人效力和对事效力四个维度。

1. 法的时间效力。即法何时生效、何时终止效力以及对法律生效前的事件和行为有无溯及力的问题。

（1）法的生效时间规定的主要方式有:

1）自公布之日起生效。

2）规定具体生效时间,通常是在公布后经过一定时间开始生效。

3）以特定事件的发生为标准确定生效时间。

此外,在我国法的生效的情形中,还有过试行、暂行等生效方式。

（2）法的效力终止可以分为明示废止和默示废止两种类型。具体形式有:

1）新法生效,旧法效力终止。

2）新法中规定废除旧法。

3）通过专门决定、决议废止法律。

4）法律本身规定的有效期限届满,法律自动失效。

5）法律规定的特定任务的完成而自行失效。

法的溯及力又称法律溯及既往的效力,是指法律对其生效前发生的事件和行为是否适用的问题,如果适用就具有溯及力;如果不适用就没有溯及力。1787美国宪法第1条第9款规定的"溯及既往的法律不得通过",成为最早确立法不溯及既往原则的立法。近代以来各国大都坚持法不得溯及既往原则。因为有理性的人们只能按照现有的法律规范自己的行为,它无法预见自己的行为是否符合尚未制定的法律。如果法律溯及既往就破坏了法律的可预见性、法律的安定和社会秩序的稳定。而且以今天生效的法律处罚过往的行为,这是对公民人权的侵犯和对理性的蔑视,是极不公正的。当然,法不溯及既往原则也不是绝对的,如果溯及既往可以更有利于保护公民权利也可以采取溯及既往的规定。例如,刑法中通行的"从旧兼从轻"。我国《立法法》规定:"法律、行政法规、地方性法规、自治条例和单行条例、规章不得溯及既往,但为了更好地保护公民、法人和其他组织的权利和利益而作的特别规定除外"。

2. 法的空间效力。即法在多大的空间范围内有效。根据法律内容和制定机关的不同,空间效力可分为域内效力和域外效力两方面。域内效力,是指法在主权范围内所有领域有效力。域外效力是指法不仅在本国管辖空间内有效,而且在域外也有一定效力。这是伴随国际交往的频繁、特别是经济全球化带来的各国法律的联系日益紧密的结果。一国法律在对他国具有域外效力的同时,也要接受他国法的域外效力。

3. 法的对人效力。即法对哪些人发生效力。这里的人包括自然人和团体人(法人和非法人组织)。确定法对人效力的原则主要有:

(1)属人主义原则,即凡是本国人,不论其在国内还是在国外,都一概适用本国法。

(2)属地主义原则,即一国法律对它主权管辖范围内的一切人都有效力,而不论他的国籍。

(3)保护主义原则,即指以保护本国利益为基础,不论行为人的国籍和所在地域,只要其行为损害了本国利益,都要适用该国法律。

(4)结合主义原则,即以属地主义为主,以属人主义、保护主义为补充的对人效力原则。当代各国法在对人效力上大都采用结合原则。我国也采用这一原则。

我国法律的对人效力包括两个方面:

(1)对中国公民(包括法人或者其他组织)的法律效力。中国公民在中国领域内一律适用中国法律;中国公民在国外,中国法律能否对其发生效力比较复杂。原则上根据属人主义仍能适用,但当中国法律与公民所在国法律冲突时,要区别不同情况来确定是否适用中国法。

(2)对外国人的法律效力。这又可分为两种情况:一是中国法律对在中国境内的外国人,除法律另有规定的以外,一般都适用中国法。二是中国法律对在中国境外的外国人,除法律另有规定以外,一般不适用中国法。

4. 法的对事效力。即法对何种事项发生效力,是法的效力的事项维度。它强调法只对其所规定的特定事项发生效力,而对不属于该法所规定的事项则无效力。例如行政处罚法只对属于行政违法并应受到行政处罚的行为适用,而对构成刑事犯罪的行为则不适用。法的对事效力有助于提高法律的规范性、可预测性,防止法律的滥用。

（三）法的效力的竞争及解决原则

1. 法的效力竞争和冲突。由于多种因素的存在,不同的法其效力会有层级、先后的竞争关系。当不同的法律对同一人、同一事发生效力冲突时,法律效力层级和先后竞争关系就会对法律选择适用产生决定性影响。因此确定法律效力竞争的选择规则就显得十分重要。

对法的效力竞争关系产生影响的因素主要有:

（1）制定主体。法律制定主体的地位高低、权力的等级差异会影响法的效力层级。

（2）制定时间。就同一调整领域或同类调整关系而言,同一主体制定在后的法律的效力要优于制定在前的法律的效力。

（3）法律内容。同一主体制定的内容较为原则、多为一般规定的法律的效力要低于内容较为具体、针对性明确的法律。

（4）其他因素。如法律性质等。

2. 法的效力竞争冲突的解决原则

（1）上位法优先于下位法。上位法、下位法是创制法的权力在来源、性质上的不同而表现出的等级差异导致的法的位阶的高低。对于处于不同位阶之间的法律,如果涉及法律竞合的情况下,必须优先适用上位法。而当上、下位阶法对相同事项调整并无冲突时,则应优先适用下位阶法而非上位阶法。

根据我国《宪法》《立法法》等的规定,我国法的位阶关系大致为:宪法具有最高的法律效力;法律的效力高于行政法规、地方性法规、规章;行政法规的效力高于地方性法规、规章;地方性法规的效力高于本级和下级地方政府规章;省、自治区的人民政府制定的规章效力高于本行政区域内的设区的市的人民政府制定的规章。

就下位法与上位法相抵触的认定标准,根据 2004 年 5 月 18 日最高人民法院《关于审理行政案件适用法律问题的座谈会纪要》的规定主要有:

1）下位法缩小上位法规定的权利主体范围,或者违反上位法立法目的扩大上位法规定的权利主体范围。

2）下位法限制或者剥夺上位法规定的权利,或者违反上位法立法目的扩大上位法规定的权利范围。

3）下位法扩大行政主体或其职权范围;下位法延长上位法规定的履行法

定职责期限。

4）下位法以参照、准用等方式扩大或限缩上位法规定的义务或者义务主体的范围、性质或者条件。

5）下位法增设或者限缩违反上位法规定的适用条件。

6）下位法扩大或限缩上位法规定的给予行政处罚的行为、种类和幅度范围。

7）下位法超出上位法规定的强制措施的适用范围、种类和方式，以及增设或者限缩其适用条件。

8）法规、规章或者其他规范性文件设定不符合行政许可法规定的行政许可，或者增设违反上位法的行政许可条件。

（2）特别法优先于一般法。我国《立法法》规定：同一机关制定的法律、行政法规、地方性法规、自治条例和单行条例、规章，特别规定与一般规定不一致的，适用特别规定。这是在一般法与特别法之间进行法律选择的原则。对于不同位阶的特别法与一般法（如省级人大制定的特别法与全国人大的一般法）之间发生的冲突，应当适用法律位阶制度进行法律选择。

（3）新法优先于旧法。我国《立法法》规定：同一机关制定的法律、行政法规、地方性法规、自治条例和单行条例、规章，新的规定与旧的规定不一致的，适用新的规定。法律、行政法规、地方性法规、自治条例和单行条例、规章不溯及既往，但为了更好地保护公民、法人和其他组织的权利和利益而作的特别规定除外。

在实践中，还可能存在特别法优先与新法优先原则竞合的情况，即新的一般法与旧的特别法之间发生冲突的问题，在这种情形下，应当是适用新的一般法还是旧的特别法呢？《立法法》第 94 条规定，"法律之间对同一事项的新的一般规定与旧的特别规定不一致，不能确定如何适用时，由全国人民代表大会常务委员会裁决。行政法规之间对同一事项的新的一般规定与旧的特别规定不一致，不能确定如何适用时，由国务院裁决。"

最高法院对立法法的规定作出过解读指出：①新的一般规定允许旧的特别规定继续适用的，适用旧的特别规定。②新的一般规定明确废止旧的特别规定的，适用新的一般规定。③不能确定新的一般规定是否允许旧的特别规定继续适用的，则提请有权部门裁决。

提请裁决必须满足：①规定不一致。②且不能确定如何适用。值得注意的是，这种以国家机关裁决的形式来确定何者优先适用的规定，我们认为将使人们无法事前对冲突的法律进行效力预测，也无法进行行为方式的选择，有悖法律的确定性要求。

第三节　法的要素、法律体系和法系

一、法的要素

法的要素是指构成法这一相对逻辑自足的系统所不可缺少的并且相互联系的各种因素。它是从微观层次认识法律的结构。一般认为,法律由法律规则、法律原则和法律概念三个要素构成。

（一）法律规则

1. 法律规则的含义。法律规则是指具体规定人们法律上的权利、权力、义务及相应的法律后果的准则,或者说是明确赋予一个事实状态以法律意义的一般性规定。法律规则是法律制度中最面广量大的元素、最基本的粒子,是构成法律的最主要的要素。这里所言"最主要"是从量上而言的,也就是说,对于法律而言,其基本内容就在于为人们提供相应的行为规则,因而法律的内容最主要的就是规则性的规定。相对于其他社会规则而言,法律规则具有确定性、权威性、稳定性、可预测性等优点,是现代社会构建社会秩序和保障公民权益的最主要依据。

2. 法律规则的特点。作为法律要素的规则必须具备两个条件:一个是规范性,即规则是有拘束力的要求,其或者是人们的行为标准或者是裁判标准;其二是满足一般性。区别于个别命令,规则不是针对特定人、特定事的,是针对不特定人可以反复适用的。只要在规则效力范围内,对规则设定的所有"此类"事件均可适用。

与法律原则等其他法律构成要素相比,法律规则具有以下特征:

（1）概括性程度较低。这是因为规则适用必须有特定的条件、专门的对象,而不像原则那样,可以就社会生活的某一方面作出整体性的规定,因而,法律规则覆盖的社会关系的面较窄,更具有微观的指导性。

（2）确定性、可预测性。法律规则内容确定性程度高,它通过行为模式和相应法律后果的逻辑联系使人们能借此预测自己和他人可能的行为及其后果。

（3）直接适用性。法律规则内容的相对明确,使执法、司法等法律职业者可以径直适用法律规则处理法律案件。并且一般而言,如果有可得适用的法律规则存在,是不允许抛开规则而直接适用抽象的法律原则、法律精神等来处理案件的。

法律规则作为一种行为规范、裁判规范,是要被反复、普遍适用的,也是要具有可预测的。作为一种由语言文字构成的规范,它的含义总体是具有确定性的,但又不可避免地具有模糊性。有时,立法者还会有意借助一些不确定的概念、语词来涵摄更宽泛的社会关系,在维护规则安定性的同时,增强法律规则适应社会变迁的能力,这也即所谓的规则的开放性。当然在规则的确定性、模糊性、开放性间,确定性无疑是规则最重要、主要的方面。因此,对待规则,基于规则的确定性,我们首先要尊重规则,严格遵守和执行规则;同时,基于规则难以避免的模糊性和有意追求之开放性,我们又要在尊重规则的同时,审慎避免过于僵化的对待规则,避免死抠条文。特别是法律职业者,有时必须作为法律规则的解读者,来揣摩该规则所涉及的意义问题,要善于在尊重规则基础上通过对规则的解释等方法,更为准确全面的理解、把握和运用规则。

3. 法律规则的结构。法律规则的结构指法律规则由哪些要素逻辑地组合而成的,因此又被称为法律规则的逻辑结构。对这一问题国内学界主要有三要素说(假定、处理和制裁)和两要素说。两要素说较为合理并能涵盖各种法律规则情况。两要素说认为法律规则由行为模式和法律后果两部分组成。行为模式有三种类型,即可以这样行为、应该这样行为和禁止这样行为;法律后果包括肯定性后果和否定性后果两种。肯定性法律后果是对行为方式的合法性、有效性的肯定或奖励;否定性法律后果是对违反行为模式要求的行为方式给予的否定制裁等不利的后果。

实际上,法律规则发挥规范作用,实现塑造和调整社会关系目的的机制就在于:首先描述特定的事实类型(事实构成、行为模式),而后赋予相应的法效果,表达立法者的评价态度,将事实构成与应有的法效果连接起来是法律规则发挥规范作用的关键。

4. 法律规则的主要分类

(1) 授权性规则、义务性规则和权义复合性规则。这是按照法律规则调整方式和内容的不同作出的分类。授权性规则是规定人们可以为或不为一定行为以及要求他人为或不为一定行为的法律规则。它是赋予公民、组织以权利、自由的规则。授权性规则一般以"可以""有……权利""有……自由"等词语表达。

义务性规则是规定人们必须为或不得为一定行为的法律规则。由于义务包括积极性义务(积极地作为)和消极性义务(消极地不作为),因此将义务性规则和禁止性规则并列是不科学的,禁止性规则是为义务性规则所包含的。义务性规则区别于授权性规则的最主要特点是其强制性,面对"不利"自己的规则要求,义务主体不具有行为的选择权。义务性规则是社会成员正当权益、社会秩序维护的需要,是授权性规则实现的保障。义务性规则通常以"应当""必须""不得""有……义务""禁止"等词语表达。

权义复合性规则是兼具授予权利、权力和设定义务双重属性的法律规则。它包括权力义务复合和权利义务复合两种。前者如法律关于国家机关及其工作人员的职权的规定。后者如宪法关于公民劳动权、教育权的规定,它既是公民的权利又是公民的义务。

(2)强制性规则和任意性规则。这是按照法律规则内容的刚性程度不同、当事人是否可以拒绝或改变规则内容及适用的不同作出的分类。强制性规则是指所规定的权利义务具有确定、肯定的性质,不允许任意变动的规则。如《行政处罚法》第9条规定"限制人身自由的行政处罚,只能由法律设定。"就是典型的强制性规则。前述义务性规则大都是强制性规则。

任意性规则是指允许由当事人在规则规定的范围内确定具体权利义务的规则。如《婚姻法》规定"离婚时,如一方生活困难,另一方应给予适当的经济帮助。具体办法由双方协议;协议不成时,由人民法院判决。"

(3)严格规则和衡平规则。这是按照法律规则对法院等主管机关拘束力的强弱而分的。严格规则指当规则的构成要件被满足时,法律后果就无例外的发生,法院或其他主管机关不享有裁量余地的规则。衡平规则是法院或其他主管机关对系争法律效果享有裁量余地的规则。

(4)调整性规则和构成性规则。这是按照法律规则所调整的行为在逻辑上是否独立于该规则,对法律规则作出的分类。调整性规则是对已经存在的行为方式进行调整的法律规则,它所调整的行为在逻辑上独立于规则,其功能在于对行为模式的控制。如婚姻法中规定父母必须抚养未成年子女。构成性规则是指以本规则的产生为基础而导致某些行为方式的出现,并对其加以调整的规则,他们调整的行为在逻辑上依赖于规则。如民法中的财产制度由有关取得、使用和转让的法律规则构成。

5. 法律规则与法律条文法律规则在成文法国家,通常主要通过法条表述。借助法条,实现法律规则的规范意义。当然法条不同于规则,判断规则的标准主要是行为模式与法律后果的规定。一个法律规则可以由一个法条来表现,也可以由不同的数个法条来表现,甚至可以由不同性质的规范性文件中的不同法条共同来表达。

(二)法律原则

1. 法律原则的含义。法律原则是指能够作为法律规则的基础或本源的综合性、稳定性原理和准则。在法律要素中,法律原则具有法律基本原理的地位,它为其他要素提供了一个前导性的说明,法律原则是法律的精神支撑,统领着其他法律要素。

2. 法律原则的特点

(1)法律原则的特征体现在:

1)高度概括性。作为法律要素的核心,法律原则是从广泛的社会现实和社会关系中抽象出来的,它的覆盖面和适用范围十分广泛,因而具有高度概括性。

2）超强稳定性。法律原则最直接体现了法的精神本质,集中反映一定时期的社会利益和法律调整目的,是社会重大价值的积淀,具有高度稳定性。只要法的本质没有重大变化,法律原则就不会轻易改变。

3）特殊的不可违反性。一般而言,在法律中并不直接规定违反法律原则的后果,但这并不意味着人们可以随意违反法律原则而不承担责任。实际上,法律原则的强制性是通过相关的法律规定来实现的。例如宪法上的法律统一原则,就可以通过立法监督制度来保障实施。

（2）法律规则与法律原则虽同为法律的基本要素,但两者存在着诸多区别。

1）法律规则的要求是具体的,它可以用明确的命令和禁令加以系统地表述,以行为模式和法律后果的规定为其内容,从而较为确定。而法律原则虽也对人们行为产生指引,但其具有不确定性。

2）法律规则是以完全有效或完全无效的方式适用的,它要么被遵守,要么被违反。一个原则可以在某些情况下适用在其他情况却不适用。

3）在法律体系内部,法律规则之间若发生冲突,则意味着其中一条必然是无效的,至于谁无效则由规则以外的因素解决;而法律原则之间发生冲突矛盾,并不导致某个原则的失效。解决两个原则的冲突,必须考虑有关原则份量的强弱。在一个场合某个原则可能占优,在其他场合又可能相反。

3. 法律原则的分类

（1）基本原则与具体原则。这是根据法律原则调整的社会关系的范围不同所作的分类。基本原则是法律对各种社会关系进行调整时所依据的最基本的准则,是整个法律的指导思想和出发点,反映了一国法律的基本价值倾向。基本原则如法律面前人人平等、罪刑法定原则等。具体原则是法律对某一领域的社会关系进行调整时所依据的准则,它以基本原则为基础,是基本原则在部门法中的具体化。

（2）政策性原则和公理性原则。这是根据法律原则产生的依据、基础的不同作出的分类。政策性原则是国家关于必须达到的目的或目标,或实现某一时期、某一方面的任务而作出的政治决定,一般来说是关于社会的经济、政治、文化、国防的发展目标、战略措施或社会动员等的问题的。例如我国宪法第25条规定的"国家推行计划生育,使人口的增长同经济和社会发展计划相适应。"公理性原则是从社会关系的本质中产生出来的、得到广泛承认并被奉为法律的公理。例如宪法中的"公民在法律面前一律平等"、民法中的"自愿、公平、等价有偿、诚实信用"等就是公理性原则。公理性原则具有极强的权威性,并在很大程度上具有超越时空的普遍性。

4. 法律原则的适用

（1）法律原则的适用情形。法律原则在法律实务中得以适用的主要情形包括如下三种:作为法律解释和推理的依据;作为弥补法律漏洞的依据;作为纠正法条失误的依据。要注意的是,在不同的法律领域中,法律原则的适用情形是不完全相同的。通常,私法领域中原则适用更多一些,而在刑法、行政处罚等领域一般并不允许运用法律原则来矫正规则或弥补规则漏洞,进而作出不利于人权保障的处罚决定或判决。

(2)法律原则适用的方法

1)适用法律原则进行价值判断时必须依据客观标准。法律原则的适用是由法官等针对个案依价值判断进行法益衡量得出结论的。因之,适用法律原则的过程也就是引入价值判断的过程,法官在进行价值判断时必须依据客观标准。

2)法律原则必须在实践中具体化并充分说理的基础上方可适用。

3)在有具体法律规则可得适用或类推适用时,不得径直适用法律原则,即"禁止向一般条款逃逸"。

4)适用法律原则而放弃或突破成文法作为例外,应受到极为严格限制,应有"更强的适用理由"。

5)建立法律原则适用的类型谱,提高原则适用的确定性和统一性。

6)不能将脱离法律背景的道德原则以法律原则的名义直接适用。

(三)法律概念

1. 法律概念的含义。法律概念是对各种法律事实进行概括,抽象出它们的共同特征而形成的权威性范畴。法律概念是法律结构中基本要素之一。法律概念有的来自法律家的创造,如时效、除斥期间、不可抗力、留置权等非日常用语的特殊概念。更多的法律概念则来源于日常生活,然而,作为法律概念的词汇因在立法场合中被特定化,而大多与日常使用的含义有别。如"善意""恶意"等法律概念,就不能以日常用语来对之加以诠释。法律概念的形成具有编纂性,它是立法者在舍弃概念所不必要的特征后形成的,反映了立法者的规范目的。

2. 法律概念的分类。法律概念按照不同标准可以作出不同分类:

(1)按照法律概念所涉及的因素,可以分为:主体概念,如自然人、公民;关系概念,如行政权、给付义务;客体概念,如标的物,国家财产;事实概念,如出生、紧急避险;其他概念。

(2)按照法律概念的功能不同,可以分为:描述性概念和规范性概念,前者如婚姻、租赁等概念,后者如违法等。

(3)按照法律概念的确定性程度的不同,可以分为:确定性法律概念和不确定法律概念,前者如盗窃、存单等;后者如公序良俗、显失公平等。

3. 法律概念的功能

(1)法律概念的认识功能。法律概念是用来对法律事实进行定性的,这既包括确定事件、行为和客体等方面的"自然性质"和"社会性质",又确定它们的"法律性质",从而为人们认识和评价法律事实提供了相应的认识标准,为人们认识、理解和表达法律,为相应法律规则和法律原则的运用创造前提条件。

（2）法律概念的价值传递功能。立法者设计法律概念总是有目的的,法律概念总是内在地包含着一定的法律价值,借助法律概念总是传递一定的价值信息,并减轻主体考虑多种价值可能性的思维负担。

（3）法律概念还使法律成为专门化的概念体系,提高了法律的专业化、合理化、科学化程度,并促进法律工作的职业化。

二、法律体系

法的要素是法的微观构成,法律体系则是从宏观、系统的角度考察一国法律的整体构成问题。

1. 法律体系的概念。法律体系,又称"法的体系",是指由一国现行全部法律按照不同的法律部门所组成的有机联系的统一整体。理解法律体系概念要注意:第一,法律体系是一个国家的全部现行法律构成的整体。法律体系不同于比较法学上的法系概念,它不是几个国家的法律构成的整体;法律体系也不包括本国历史上的法律或者尚未制定生效的法律。第二,法律体系的基本单位是法律部门,虽然法律规则、原则是法律体系的最终基础,然而,从法律的宏观结构而言,法律体系是在不同的法律部门基础上得以形成的;第三,法律部门虽然是法律体系的基础,但并不意味着有了法律部门就会有法律体系,法律体系概念的存在,表明这些法律部门之间是有机联系的、相互统一的整体。

法律体系概念的产生是近现代法学理论发展的产物,但古代的思想家就已尝试对法律结构进行宏观分析。如古希腊的亚里士多德就将法律分为基本法和非基本法;罗马法学家将法律分为公法和私法。近代理性主义则直接催生了将法律进行宏观分类的思想。法国拿破仑首创宪法、刑法、民法、商法、刑事诉讼法和民事诉讼法的六法体系。中国古代自秦以降,素有将国家重要法律内容编撰在一部统一的法典的习惯,以期"鸿纤备举""垂范后世"。

2. 法律部门。法律部门,又称"部门法",是指按照一定的标准和原则划定的同类法律规则、原则等要素组成的结构形式。它是法律体系的组成部分。在法律部门内部也有自身的结构,它由具体法律制度组成的数个子部门法构成,而具体法律制度又由一定的法律规则、原则等基本要素构成。正是上述联系形成了法律由微观到宏观的逻辑结构的传递。

按照学界的通说,法律部门的划分标准主要是法律调整的对象,其次则是法律调整的方法。法律的调整对象即法律所调整的社会关系。例如,民法部门就是由调整有关平等主体之间的财产关系和人身关系的法律构成的。调整对象是法律部门划分的主要标准,也是区分此法与彼法的关键。法律调整方法主要是指确定法律制裁的不同方法、确定法律关系的不同主体以及法律关系主体之间的不同权利义务关系的形式。如将以刑事制裁方法为特征的法律文件归入为刑法部门;将以补偿为主的民事责任方式的法律文件归入为民法部门。

3. 当代中国的法律体系。对于当代中国的法律体系主要划分为哪些法律部门,学界存有争议。一般来说,当代中国的法律体系主要包括以下法律部门:

(1)宪法及宪法相关法部门。

(2)民商法律部门。

(3)行政法律部门。

(4)经济法律部门。

(5)刑法法律部门。

(6)社会法法律部门。

(7)环境法律部门。

(8)诉讼法律部门等。

三、法系

(一)法系的概念

法系是 19 世纪末 20 世纪初西方法学家首先使用的概念,在比较法学中具有重要意义。比较法学家使用"法系"这一概念对法律加以分类,用来涵盖具有相同或相似的法律传统和实践的法律体系。在英文中,法系常用"Genealogy of Law""Legal Family"表示,也称"法族"。所谓法系是指有着相同法律传统或存在渊源关系、在法律制度及其运作上相似的数个国家(地区)法律所组成的法律大家族。

(二)法系的分类

法系是借鉴生物分类法而成的概念,但却并不存在类似生物学上的实体的法系,通常法的分类只具有学理上的意义,划分法系的标准也是多元而不是单一的。1884 年日本法学家穗积陈重提出"法律五大族"的分类,即印度法族、中国法族、回回法族、英国法族和罗马法族,以后又增加了日耳曼法族和斯拉夫法族,扩展到七大法族。1964 年法国的比较法学家达维德将法系分为:罗马——日耳曼法系、社会主义法系和普通法系以及其他法系(包括伊斯兰法、印度法、远东法、马达加斯加和非洲各国法系)。就当代而言,西方的大陆法系和英美法系是相对影响比较大的两大法系。

(三)西方两大法系

1. 大陆法系。大陆法系又称罗马法系、民法法系、法典法系、罗马——德意志法系,它是以罗马法为基础、以《法国民法典》和《德国民法典》为范本产生和发展起来的各国法律的总称。属于大陆法系的国家和地区主要有:法国、德国为代表的欧洲大陆国家,包括比利时、意大利、西班牙、荷兰、卢森堡、葡萄牙、奥地利、瑞士和希腊;曾是法国、德国、葡萄牙和荷兰四国殖民地或受其影响的国家和地区,如日本、土耳其、泰国、埃塞俄比亚等。

2. 英美法系。英美法系又称普通法系、判例法系、英国法系等,它是继承日耳曼法传统,以英国中世纪以来的普通法为基础、以判例法为主要形式发展起来的各国法律的总称。这一法系的范围除英国(不包括苏格兰)外,主要包括曾是英国历史上的殖民地、附属国的国家和地区,如美国、加拿大、印度、巴基斯坦、孟加拉、缅甸、马来西亚、新加坡、澳大利亚、新西兰以及非洲的个别国家和地区。

3. 西方两大法系的比较。虽然两大法系作为资本主义法律制度的典型代表,都服务于资本主义的市场经济和民主政治,其主要内容和原则是相同或相似的。但由于两者各自的历史背景、形成过程,他们也有着明显的区别。主要的有:

(1)法律渊源方面的差别。在大陆法系国家,制定法是其主要的法律渊源,判例一般不被作为正式的法源形式,对法官审判没有法律约束力,至多只是作为参考材料。在英美法系,判例是主要的法律渊源,当然英美法系也承认制定法的法源地位。

(2)法典编纂方面的差别。大陆法系国家强调人的理性力量,重视法典编纂,将重要的法律部门法典化。英美法系则视经验为获取知识的唯一形式,因而一般不倾向于法典形式,其制定法一般都以单行法律、法规形式出现。

(3)法律分类方面的差别。大陆法系国家法律的基本分类是公法和私法。英美法系国家法律的基本分类是普通法和衡平法。

(4)法律适用技术方面的差别。在大陆法系国家,法官审理案件,首先考虑的是制定法的规定,而且十分重视对制定法的解释,将制定法的规定作演绎式推理进行裁判。在英美法系国家,首先考虑的是以前类似案件的判例,将本案与判例加以比较,运用"区别技术"找到可以适用于本案的规则、原则,具有归纳式的特点。

(5)在诉讼程序方面的差别。大陆法系有"职权主义"特点,诉讼中多采用纠问制审判方式,法官积极主动发挥作用,处于主导地位。英美法系则采"当事人主义",诉讼中采用控辩制审判方式,发挥争辩双方的作用,法官作用相对消极,处于中立的裁判者的地位。

此外,英美法系相对来说法官地位较高,大陆法系则更重视立法者、法学家在规则创造中的作用。两大法系在法学教育、法律概念、法院体系等其他方面也还有不少差别。但必须看到,伴随世界经济全球化、法律全球化,两大法系间的差别正在逐渐缩小。

第四节　法 的 内 容

一、法律权利和法律义务

（一）法律权利

1. 法律权利的概念。法律权利是法学的基本范畴之一,也是构成法的内容的核心。但对于什么是权利,却是众说纷纭,莫衷一是,正所谓"法学之难者,莫过于权利也"。权利本身是包含多种要素,具有丰富内容的概念,人们可以从任何一个要素或层面去理解和界定权利,由此形成了"资格说""主张说""自由说""利益说""法力说""可能说""规范说""选择说"等多种权利概念学说。我们认为,法律权利是规定或隐含在法律规范中的,主体可以自主的作为或不作为或者要求他人作为、不作为的方式获得一定的物质或精神利益的资格和能力。就权利的要素看,最主要的应由资格、主张、利益、权能、自由等构成。

2. 法律权利的特点

（1）法定性。法律权利不同于纯粹的道德权利、习惯权利、宗教权利,它是必须由法律加以明示或默示的规定的,任何没有法律依据的权利都不能称之为法律权利。所谓默示规定是指法律尽管没有规定权利主体的具体权利,但根据"法无禁止即授权"的原则,可以推定权利主体所享有的权利。

（2）自主性。法律权利是法律赋予权利人的一种可能性,因此权利是否行使取决于权利人的主观意志。权利人可以在不违背法律的前提下对自己的权利进行处置。

（3）求利性。权利本身不等于利益,但任何法律权利的行使都与一定的物质或精神利益相关。

（4）有限性。权利的有限性是指权利人行使权利的范围是有限的。权利意味着自由,但是自由并不是绝对的。行使权利超越法律的限度就构成权利的滥用。

3. 法律权利的分类

（1）民事权利、政治权利和社会权利。民事权利包括财产权、人身权;政治权利是社会成员参与政治活动的权利,如选举权和被选举权、言论、宗教信仰自由等权利;社会权是社会成员从社会获得帮助的权利,如受教育权、男女平等权等。

（2）对世权和对人权。对世权所针对的对象是权利人之外的一切人。也即是说,权利人之外的一切人均负有不妨害权利人行使权利的义务。因此,对世权也称为绝对权利,如物权等。对人权的对象是特定的义务人,权利人只能请求特定的义务人为一定行为或不为一定行为,而不能向该义务人之外的第三人主张权利,也称相对权,如债权等。

（3）基本权利和普通权利。基本权利是指由国家宪法及基本法律所确认的,作为公民应当享有的最基本的权利,如平等权、政治自由权、人身自由权以及社会经济权利等。它体现公民在政治、经济和社会生活关系中地位。普通权利是指由宪法以外的一般法律所确认的权利。

（二）法律义务

1. 法律义务的概念。法律义务是指义务人根据法律的规定或者依据法律的规定而由当事人相互约定的,为配合权利的行使而应当作出或抑制一定行为的约束手段。法律义务是与法律权利相对应而存在的,两者构成了法律的核心范畴。

2. 法律义务的特点

（1）法定性。凡是当事人履行的义务必须是法律明确加以规定的,或者是依据法律的规定而由双方加以约定的。与法律权利不同的是,作为当事人的义务一般限于明文规定,不能扩大推定。特别是对于国家机关没有法律依据违法要求当事人履行义务的,可以诉诸法律,寻求行政或司法的救济。

（2）强制性。强制性是法律义务的最本质的特征。面对表面不利自己的行为要求,义务人没有选择的空间,是处于受拘束的状态的。

（3）从属性。法律义务是从属法律权利而存在的。

3. 法律义务的分类

（1）积极义务与消极义务。积极义务也称作为的义务,是指要求人们实施一定积极行为的义务。消极义务也称为不作为的义务,是指要求人们不实施一定行为的义务。前者表现为应为,后者表现为禁为。

（2）法定义务、约定义务和预先义务。法定义务是指由法律直接规定义务人应当履行的义务,如服兵役的义务;约定义务是指根据法律的规定,当事人通过合同等而由双方协商确定的义务。预先义务是指由于义务人的先前行为而应承担的义务。这类义务既不是来源于法律的直接规定,也不是来源于合同的约定,而是由于义务人自己的行为而引起的。如义务人携带邻居小孩外出时,就负有保障该小孩人身安全的义务。

（三）法律权利和法律义务的关系[53]

1. 结构上的相关关系。权利义务是互相关联、对立统一的。权利与义务

---

[53] 参见张文显主编:《法理学》(第四版),高等教育出版社、北京大学出版社 2011 年版,第98~100页。

一个带来利益,一个带来表面的不利或负担,两者是对立、排斥的关系。同时,一方的权利对应另一方的义务,"没有无权利的义务,也没有无义务的权利",两者又相互依存、相互贯通。

2. 数量上的等值关系。权利与义务在总体上是相等的。一个社会的权利总量和义务总量是相等的。在具体权利义务关系中,权利的范围就是义务的界限,反之也然。

3. 功能上的互补关系。法以权利义务为主要内容,又通过权利义务的设定来指引人的行为,调整社会关系。权利、义务以不同方式相向而行,实现功能互补。权利以赋予利益的形式,义务以增加不利益的方式指导行为;权利以赋予自由和选择的方式,义务以受拘束、强制的方式各自发挥作用,并实现互补。

4. 价值上的主次关系。法律的内容总表现为权利和义务,只不过在不同的社会中,法律所确认的侧重点不同。由此而形成了"权利本位说"与"义务本位说"的争论。现代社会一般认为,权利是第一性的,是义务存在的根据和前提。义务来源于权利,义务从属于权利。法律设定义务的目的是为了保障权利的实现。

二、法律权力

(一)法律权力的概念

权力是社会学、政治学和法学共同的基本概念。就法学意义上的权力而言,主要是指合法确认和改变人际关系或者处理他人财产或人身的能力。合法支配和强制是法律权力的关键,法律权力是依据法律通过表面平等的社会机制而确立起来的一种不平等的命令与服从的社会关系。法律权力与法律权利有着密切的关系,协调规范好两者的关系常常是衡量一国民主法治状况的重要标尺。

(二)法律权力的特点

就现代国家的法律权力而言,一般应具有以下特点:

1. 法律权力以合法性为前提。法律权力不同于纯粹暴力的关键就在于权力的合法性。权力的取得、行使在实体和程序等方面都要符合宪法和法律。

2. 法律权力的公益性。法律权力的设定和行使应以社会公益为目标,不得以权力设定者和行使者的私利为目标。公民对公权力主体的服从就是基于对法律的服从,对公益的服从,而非对权力行使者个人的服从。

3. 法律权力具有合法侵害性和处分公共产品的能力。法律权力基于公益,必须具有对权利的合法侵害的能力,如征税;也必须具有公共产品的处分能力,如提供政府服务等。正是因为权力的合法侵害性和处分公共产品的能力,为了保障权利、维护社会秩序的需要,必须规范国家权力的取得和行使。

4. 法律权力不可放弃。法律权力的公益性决定了放弃法律权力将损害公益,因此,权力不可像权利那样自由行使或放弃、转让。

（三）法律权力的分类

依不同标准可以对权力作出不同的分类,如将权力分成社会权力、国家权力和超国家权力等。就与法律实践联系紧密的国家权力言,人们公认的主要有三种基本类型:

1. 立法权,即国家立法机关所享有的各种权力的总和。立法权的中心内容是创制国家法律,包括立法创议权、通过法案权、法律修正权等。但除此之外,还行使财政权(主要是财政预算与决算权)、人事任免权、法律监督权以及按惯例应由立法机关行使的其他权力。

2. 行政权,是指国家行政机关执行法律、管理国家行政事务的权力,具有执行性、法律性、强制性、优益性与不可处分性等特点。

3. 司法权。司法权从狭义的角度而言,也即审判权,是指在具有现实或可能的相反利益的当事人之间,涉及法律问题的实际而且实质性的争执案件中,宣布判决和执行判决的权力。

（四）法律权力与法律权利的区别

法律权力和法律权利都是法律、法学的核心概念,法律权利和法律权力的关系是法律调整对象的重心。可以说两者既有密切的关联,又有显著的区别。就联系来看,一方面,法律权力以法律权利为基础,以实现法律权利为目的,法律权利制约着法律权力。另一方面,某些权利的实现依赖一定的法律权力。就两者的区别看,主要包括:

1. 性质和功能不同。法律权力是国家机关管理社会的力量,具有公共性,追求的是国家、社会的公共利益;法律权利追求的是社会主体的自由和利益,不具有公共性。

2. 行使主体不同。法律权力的行使主体主要是被授予国家权力的国家机关及其公职人员;法律权利的行使主体是一般主体,公民、法人和非法人组织都可以。

3. 运行方式不同。法律权力的运行有强制力的存在或作为后盾,具有国家直接强制力;法律权利的行使或运行更依赖自觉配合,主体在自身权利受侵犯时一般不得对义务方使用强制力,而只能请求国家强制力保护。

4. 行使的自由度不同。法律权力必须依法行使,一般不得放弃或任意转让,并且有权必有责;法律权利一般可以放弃或转让。

5. 推定规则不同。法律权力以法律明文规定为限,遵循法不授权即禁止,不允许对权力作扩张解释和推定,不允许行使法律未规定的"权力";法律权利并不以法律明文规定为限,遵循法不禁止即自由的推定规则。

三、法律责任

(一)法律责任概念

法律责任是法学的基本范畴,法律责任也是法的内容的重要组成部分。法律责任理论对立法、执法、司法等法治环节都极具意义。早期人类社会的立法、司法都是以法律责任的规定、认定和执行为中心展开的。在现代社会,法律责任的设定、认定和归结已成为保障人权、维护社会秩序和法的权威的重要工具。

"责任"一词,通常在两个意义上使用:其一是指分内应做之事,如岗位责任;其二是指没有做好分内之事而应承担的某种不利后果或负担,如违约责任。法律责任一般在第二种意义上使用,因此很多著作将法律责任界定为行为人由于违反法律义务而产生的某种不利的法律后果。但是,承担法律责任的情形比较复杂,不限于因为违法或违约,有些时候可以仅是因为法律的规定;承担法律责任的主体也不限于行为人,有的可能是行为主体的关系人等。据此,我们认为法律责任是由于违反法定义务或契约义务或不当行使权利、权力,法律迫使行为人或其关系人所处的受制裁、强制和给他人以补救的必为状态。

理解法律责任概念要注意将其与法律义务相区别。法律责任通常是以法律义务为前提的,是对没有履行法律义务的主体施加的具有否定评价的强制或制裁。理解法律责任概念也要将其区别于道德责任、政治责任等概念。法律责任不同于其他责任的关键在于:法律是追究法律责任的唯一依据,法律责任具有法定性、国家强制性。

(二)法律责任的种类

按照不同的标准可以对法律责任进行不同的分类,主要的分类有以下几种:

1. 民事法律责任、行政法律责任、刑事法律责任和违宪责任。民事法律责任指民事主体因为侵权、违约或者因法律规定的其他事由而依法承担的不利后果。民事责任是现在社会常见的法律责任,主要是补偿性的财产责任。

行政法律责任指因违反行政法律或因法定事由而应承担的法定的不利后果。行政法律责任可以分为违法行政责任和行政违法责任。前者指行政机关及其公职人员、依法接受授权或委托的社会组织及其人员在行政管理中违法失职、滥用职权或行政不当而产生的行政法律责任;后者指行政管理相对人因违反行政法律、法规的规定而产生的行政法律责任。

刑事法律责任指因刑事犯罪行为而导致的受刑罚惩罚的法律责任,是最严厉的法律责任。

违宪责任指因违宪行为而应当承担的法定的不利后果。违宪主体通常是国家机关、社会组织等。我国全国人大及其常委会负责监督宪法实施,处理违宪行为。

2. 惩罚性责任和补偿性责任。惩罚性责任指以法律的道义性为基础,通过国家强制力对责任主体实施人身、财产等方面惩罚的法律责任。刑事法律责任以及行政法律责任中的行政处罚等是典型的惩罚性责任。

补偿性责任指以法律的功利性为基础,通过当事人要求或者国家强制力为后盾,使责任主体承担赔偿、补偿的法律责任。民事法律责任中的返还财产、赔偿损失、恢复原状等、行政补偿都属于补偿性责任。

3. 过错责任、无过错责任和公平责任。过错责任指以主体存在主观过错作为法律责任构成的必要条件的法律责任。有过错才有法律责任,无过错就无法律责任。这是法律责任最基本的归责原则。

无过错责任指不以主体主观过错的存在作为法律责任构成的必要条件的法律责任。无过错责任是近现代科学技术发展、社会化生产复杂化的产物,对于保障社会安全、人身健康、约束、预防各类危险和事故的发生有重要作用。

公平责任指法无明文规定适用无过错责任,但适用过错责任又显示公平的情况下,由法院根据公平观念,确定当事人合理分担或补偿损失的特殊法律责任。

上述三种责任实际上主要是从归责原则角度对法律责任进行的划分。

(三) 法律责任认定与归结的原则

法律责任的认定与归结是指国家机关根据法律规定,按照法定程序对法律责任进行判断、认定、追究、归结的活动。为防止责任擅断,法律责任的认定和归结只能由国家专门的机关,严格根据法律的规定,按照法定程序进行。一般来说,决定行为人或关系人法律责任的有无、大小的主要因素包括行为、心理状态、损害结果,因果联系等。

现代社会法律责任的认定与归结要遵循的原则主要有:

1. 责任法定原则。该原则要求作为一种负面的法律后果,法律责任应由法律预先设定,当违法行为或法定事由出现时,应按照法律事先规定的性质、范围、程度、期限、方式追究责任主体的责任。责任法定原则坚持法无明文不为罪,法无明文不处罚,反对责任擅断,反对有害追溯。

2. 责任自负原则。该原则要求谁违反了法律,就由谁承担法律责任,反对责任株连。只有法律规定的特殊情况下,才可能发生责任转承情况。

3. 责任相称原则。即法律责任的大小、处罚的轻重应与违法、违约等行为的轻重相适应,做到罪责均衡,罚当其罪。

4. 因果联系原则。即法律责任的确定要考虑行为与损害之间的因果联系。

5. 责任平等原则。这是法律面前人人平等原则的体现,即认定、归结法律责任时,没有人享有特权,应平等对待。

6. 程序保障原则。即认定和追究法律责任必须经过合法的程序。

(四)法律责任的实现和免除

1. 法律责任的主动实现与被动实现。法律责任的实现包括责任主体主动实现和被动实现,前者如主动支付违约金、赔偿金等,主要集中在民事责任领域;后者指由有关国家机关运用国家强制力强制责任主体承担法律责任。

2. 法律责任的承担方式。法律责任的承担方式包括制裁、补偿和强制三种。

(1)制裁是国家通过对责任主体的人身、财产和精神实施制裁的责任方式,是最严厉的法律责任承担方式。包括民事制裁、行政制裁、刑事制裁等。

(2)补偿是通过国家强制力或当事人要求由责任主体以作为或不作为形式弥补或赔偿所造成损失的责任方式。包括民事补偿、行政补偿、国家赔偿等。

(3)强制是国家通过强制力迫使不履行义务的责任主体履行义务的责任方式。包括对人身的强制,如强制传唤、强制戒毒、拘传等;对财产的强制,如强制冻结、划拨、强制变卖等。

3. 法律责任的免除。法律责任的免除也称免责,是指本应承担的法律责任由于法定条件而被部分或全部免除。就我国法律的规定看,主要的免责情形有:时效免责、不诉免责、主体死亡免责、赦免、因履行不能免责、自首或立功免责等。

第五节　法　的　制　定

一、立法的概念

(一)立法释义

在现代社会中,立法是法律生成的主要方式,也是法治得以实现的重要前提。不过,立法是古已有之的活动,并非现代社会的产物,立法一词及立法活动早见于中外古代典籍,只是中西古代典籍都没有关于立法的规范化定义。当代学者则对立法概念作出了各种界说。一般认为,立法也称法律创制、法律制定,是指一定的国家机关依据宪法、法律赋予的职权,通过法定程序制定、修改、废止法律的专门活动。当然,古代社会的君主"以言立法、以言废法"和当代某些超国家组织的立法具有某些特殊性,可能难以为上述概念所涵盖。现代意义上的代议制立法概念是资产阶级革命的产物,具有历史进步意义。在我国,广义的立法概念指所有有立法权的国家机关依法制定、修改、废止规范性法律文件的专门活动;狭义的立法概念则专指国家最高权力机关全国人民代表大会及其常务委员会制定、修改、补充、废止基本法律和基本法律以外的法律的活动。

（二）立法特征

现代国家的立法一般具有以下特点：

1. 立法是依职权进行的活动。这一方面表现为立法只能由享有立法权的机关进行，而立法权的取得，在现代社会强调必须有合理依据和正当性，一般是通过宪法规定来加以确定；另一方面，享有立法权的机关也只能在职权范围内进行立法。这是法治国家对包括立法权在内的国家权力控制的要求和具体体现。

2. 立法是严格依照法定程序进行的活动。立法是为社会进行制度设计，涉及面广并且影响重大，失之毫厘将谬之千里。为保证立法的科学性、民主性，防止不良法律的产生，立法必须遵循严格的程序。

3. 立法是包括制定、认可、修改和废止法律在内的活动。立法不仅是指制定法律的活动，而是一个动态的系统工程。它包含伴随社会变迁而对原有法律的补充修改甚至废止等活动。

4. 立法是旨在创造普适性规范的活动。这也是立法不同于司法和行政的一大特点。司法、行政是事后对法律的运用，而立法则是着眼于事前的制度预设，为未来提供可以普遍适用的规范。立法针对的不是具体特定的人和事而是一般的人和事，因此立法创造的是具有普遍约束力的规则而非个别的命令决定。

二、立法体制

（一）立法体制释义

立法体制即国家立法权限划分的制度，是指安排不同立法主体的权限及其组织体系的制度架构，它主要解决的是中央与地方、整体与局部的立法权限分工，立法体制是立法制度的核心内容。

一国的立法体制主要受到国家政体和国家结构形式的影响。国家政体对立法体制的影响表现为：在专制政体下，立法权为专制者独揽或因专制者的允诺而定；在民主政体下，立法体制也体现民主特征，必须由民意代表机关专事立法。国家结构形式对立法体制的影响则体现在：单一制国家的立法体制一般是一元的，即立法权由中央统一行使。但也有单一制国家允许地方享有一定的从属于中央的地方立法权，如当代中国大陆。而实行联邦制的国家的立法体制则都是多元的，除联邦有立法权外，联邦的成员也有相当的立法权，两者的立法权限由联邦宪法加以明确。如美国宪法第 10 条修正案规定："本宪法所未授予合众国也未禁止各州行使的权力，皆由各州或人民保留之。"瑞士、

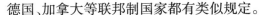

德国、加拿大等联邦制国家都有类似规定。

（二）我国现行立法权限划分体制

对于我国现行的立法体制，学界有"一元说""两元说""多元说"和"一元多级说"等不同的观点，我们赞同"一元多级说"，即作为单一制的国家，我国立法体制是一元的，全国人大及其常委会行使国家立法权。但是，允许其他国家机构在宪法、法律规定的范围内创制规范性法律文件，当然，其他立法主体的立法权都受制于全国人大及其常委会，两者之间是隶属而非并列关系。至于具体的立法权限的划分，根据《立法法》的规定，主要表现在以下几个方面：

1. 全国人民代表大会及其常委会行使国家立法权。全国人民代表大会制定和修改刑事、民事、国家机构的和其他的基本法律。全国人民代表大会常务委员会制定和修改除应当由全国人民代表大会制定的法律以外的其他法律；在全国人民代表大会闭会期间，对全国人民代表大会制定的法律进行部分补充和修改，但是不得同该法律的基本原则相抵触。《立法法》同时规定了立法保留制度，将涉及国家主权的事项、犯罪和刑罚、对公民政治权利的剥夺、限制人身自由的强制措施和处罚等十一大类事项规定为全国人大及其常委会的专有立法事项。

2. 国务院根据宪法和法律，制定行政法规。其权限包括：

（1）为执行法律的规定需要制定行政法规的事项。

（2）宪法第 89 条规定的国务院行政管理职权的事项。应当由全国人大及其常委会制定法律的事项，除了属于绝对保留事项外，国务院根据全国人大及其常委会授权决定可以先制定行政法规，经过实践检验，在制定法律的条件成熟时，国务院应当及时提请全国人大及其常委会制定法律。

3. 省、自治区、直辖市的人民代表大会及其常务委员会根据本行政区域的具体情况和实际需要，在不同宪法、法律、行政法规相抵触的前提下，可以制定地方性法规。设区的市的人民代表大会及其常务委员会根据本市的具体情况和实际需要，在不同宪法、法律、行政法规和本省、自治区的地方性法规相抵触的前提下，可以对城乡建设与管理、环境保护、历史文化保护等方面的事项制定地方性法规，报省、自治区的人民代表大会常务委员会批准后施行。

地方性法规可以就下列事项作出规定：

（1）为执行法律、行政法规的规定，需要根据本行政区域的实际情况作具体规定的事项。

（2）属于地方性事务需要制定地方性法规的事项。除全国人大及其常委会的专有立法事项外，其他事项国家尚未制定法律或者行政法规的，省、自治区、直辖市和设区的市、自治州根据本地方的具体情况和实际需要，可以先制定地方性法规。

4. 民族自治地方的人大可以制定自治条例和单行条例。自治条例、单行条例可以依照当地民族的特点,对法律和行政法规的规定作出变通规定,但不得违背法律或行政法规的基本原则,不得对宪法和民族区域自治法的规定以及其他有关法律、行政法规专门就民族自治地方所作的规定作出变通规定。

5. 国务院各部、委员会、中国人民银行、审计署和具有行政管理职能的直属机构,可以根据法律和国务院的行政法规、决定、命令,在本部门的权限范围内,制定部门规章。

部门规章规定的事项应当属于执行法律或者国务院的行政法规、决定、命令的事项。没有法律或者国务院的行政法规、决定、命令的依据,部门规章不得设定减损公民、法人和其他组织权利或者增加其义务的规范,不得增加本部门的权力或者减少本部门的法定职责。

6. 省、自治区、直辖市和设区的市、自治州的人民政府,可以根据法律、行政法规和本省、自治区、直辖市的地方性法规,制定地方政府规章。

地方政府的规章可以就下列事项作出规定:①为执行法律、行政法规、地方性法规的规定需要制定规章的事项;②属于本行政区域的具体行政管理事项。

设区的市、自治州的人民政府制定地方政府规章,限于城乡建设与管理、环境保护、历史文化保护等方面的事项。

没有法律、行政法规、地方性法规的依据,地方政府规章不得设定减损公民、法人和其他组织权利或者增加其义务的规范。

（三）授权立法

1. 授权立法的概念。授权立法是指国家立法机关将其部分立法职权授予行政机关、地方国家机关以及其他不享有立法权的组织,由这些机关、组织依据授权进行立法活动。授权立法是职权立法的对称,它包含立法机关为将立法职权合法转移而制定的授权法和依据授权法获得立法权的受权机关制定法律两个环节。

2. 我国授权立法遵循的原则。我国《立法法》规定的授权立法必须遵循的原则:

（1）法律保留原则,指对于某些重要事项只能由全国人大及其常委会以法律形式进行立法,不得将其授权于其他机构。

（2）明确性原则,该原则要求授权决定应当明确授权的目的、事项、范围、期限以及被授权机关实施授权决定应当遵循的原则等。

（3）合法性原则,指被授权机关应当严格按照授权决定行使被授予的权力。

（4）授权不可转让原则,受权机关只能自己行使授权进行立法,不能将该项权力转让给其他机关。

（5）授权及时收回原则。立法法明确授权的期限不得超过五年，但是授权决定另有规定的除外。

3. 我国目前授权立法的类型

（1）对于全国人大及其常委会的专有立法事项，尚未制定法律的，全国人民代表大会及其常务委员会有权作出决定，授权国务院可以根据实际需要，对其中的部分事项先制定行政法规，但是有关犯罪和刑罚、对公民政治权利的剥夺和限制人身自由的强制措施和处罚、司法制度等事项除外。

（2）经济特区所在地的省、市的人民代表大会及其常务委员会根据全国人民代表大会的授权决定，制定法规，在经济特区范围内实施。

（3）全国人民代表大会及其常务委员会可以根据改革发展的需要，决定就行政管理等领域的特定事项授权在一定期限内在部分地方暂时调整或者暂时停止适用法律的部分规定。

三、立法原则

（一）立法原则概述

立法原则是立法者立法时应当遵循的基本准则，是立法指导思想在立法实践中的重要体现。立法原则集中体现国家立法的性质和特点，对于保障国家法制统一、立法的科学和民主，规范立法权行使具有重要意义。

现代社会，民主法治已蔚为风潮，良法是法治的前提，"法律是治国之重器，良法是善治之前提"。立法原则旨在规范立法主体的立法行为，提高立法质量和民主性，造就良法已为人们共识。相应地学理上形成一些普遍的立法原则：比如在立法追求的价值方面要遵循：民主原则、平等原则、权利保障原则、最大多数人最大利益原则；在形式方面要遵循：位阶原则、明确性原则、相对稳定性原则、不矛盾原则、公开性原则和无溯及力原则等。[54]

（二）我国法定的立法原则

我国《立法法》在第三条中规定了我国立法的总的指导思想，即"立法应当遵循宪法的基本原则，以经济建设为中心，坚持社会主义道路、坚持人民民主专政、坚持中国共产党的领导、坚持马克思列宁主义毛泽东思想邓小平理论，坚持改革开放。"我国的立法原则是在立法指导思想指引下，形成的立法所遵循的基本准则和方法。《立法法》规定的立法原则主要有三条：

1. 依法立法原则。依法立法的原则具体内涵包括：①立法应当依照法定的权限和程序；②立法应当从国家整体利益出发；③立法应当维护社会主义法

---

[54] 参见周永坤：《法理学——全球视野》(第四版)，法律出版社 2016 年版，第 269~273 页。

制的统一和尊严。

2. 民主立法原则。民主立法原则具体内涵包括：①立法应当体现人民的意志；②立法应当发扬社会主义民主；③坚持立法公开；④要保障人民通过多种途径参与立法活动。

3. 科学立法原则。科学立法原则的具体内涵包括：①立法应当从实际出发；②立法应当适应经济社会发展和全面深化改革的要求；③立法应当科学合理地规定公民、法人和其他组织的权利与义务、国家机关的权力与责任；④法律规范应当明确、具体，具有针对性和可执行性。

四、立法程序

立法程序是立法主体在制定、认可、修改、补充和废止法的活动中，所应遵循的法定步骤和方法。严格按照程序立法是法治的要求，也是保障创制良法的条件。

根据《立法法》等法律的规定，我国全国人大及其常委会制定法律的主要程序有：

（一）提出法律案

提出法律案指具有立法提案权的国家机关和个人向法律制定机关提出关于制定、认可、修改、废止法律的议案。根据我国法律规定，有权向全国人民代表大会提出法律案的主体有：全国人大主席团、全国人大常委会、全国人大各专门委员会、国务院、中央军委、最高人民法院、最高人民检察院、全国人大一个代表团或 30 名以上的代表联名。有权向全国人大常委会提出法律案的主体包括：全国人大常委会委员长会议、全国人大各专门委员会、国务院、中央军委、最高人民法院、最高人民检察院、常委会组成人员 10 人以上联名。

（二）审议法律案

审议法律案是立法机关就已经列入会议议程的法律案进行审查讨论。这是立法程序的第二个阶段，也是立法程序的关键阶段。

列入全国人大会议议程的法律案，一般大会全体会议听取提案人的说明后，由各代表团进行审议，由有关的专门委员会进行审议，向主席团提出审议意见，并印发会议。由法律委员会根据各代表团和有关的专门委员会的审议意见，对法律案进行统一审议，向主席团提出审议结果报告和法律草案修改稿，对重要的不同意见应当在审议结果报告中予以说明，经主席团会议审议通过后，印发会议。法律草案修改稿经各代表团审议，由法律委员会根据各代表团的审议意见进行修改，提出法律草案表决稿。

列入常务委员会会议议程的法律案，一般应当经三次常务委员会会议审议后再交付表决。第一次审议法律案，在全体会议上听取提案人的说明，由分组会议进行初步审议。第二次审议法律案,在全体会议上听取法律委员会关于法律草案修改情况和主要问题的汇报,由分组会议进一步审议。第三次审议法律案,在全体会议上听取法律委员会关于法律草案审议结果的报告,由分组会议对法律草案修改稿进行审议。列入常务委员会会议议程的法律案,法律委员会、有关的专门委员会和常务委员会工作机构应当听取各方面的意见。听取意见可以采取座谈会、论证会、听证会等多种形式。

（三）表决法律案

表决法律案是立法机关通过表决来决定法律案能否成为正式的法律的活动,这是决定一部法律案能否最终成为正式法律的关键一环。

全国人大通过法律案,由全体代表的过半数通过。

全国人大常委会通过法律案,由常务委员会全体组成人员的过半数通过。

法律草案表决稿交付常务委员会会议表决前,委员长会议根据常务委员会会议审议的情况,可以决定将个别意见分歧较大的重要条款提请常务委员会会议单独表决。

表决方式上,根据相关法律的规定采用无记名投票方式或举手表决方式或其他方式。现在一般采用按表决器进行表决的方式。

（四）公布法律

公布法律是立法机关通过的法律用一定形式和方式公之于众。公布法律是法律生效的条件之一。

全国人民代表大会及其常委会通过的法律由国家主席签署主席令予以公布。签署公布法律的主席令载明该法律的制定机关、通过和施行日期。法律签署公布后,及时在全国人民代表大会常务委员会公报和中国人大网以及在全国范围内发行的报纸上刊载。

此外,立法法对行政法规、地方性法规、规章的制定程序也作了相应规定。

第六节 法 的 实 施

一、法的实施概述

（一）法的实施的概念

法的实施是法的制定（立法）后的活动,它是指法在社会生活中被人们实际遵守和施行。守法、执法和司法是法的实施的基本形式。法是一种行为规范,法在被制定出来后,尚只是一种纸面上的法律,是一种应然的要求。法的实施就是一个将法律规范的抽象行为要求转化为人们的具体行为的过程;是使法律从纸面上的法律转变为行动中的法律,从应然变成实然的过程,是法的生命力得以体现的过程。

（二）法的实施与法的实现

法的实施与法的实现是两个非常相近又有所不同的概念。法的实现是指法的要求在社会生活中被转化为现实的过程和结果。也就是说，法律规则和法律原则等法律规范所设定的行为模式从当为的要求转化为现实。而这种转化所需要的中介机制，就是法的实施。

两个概念相较而言，法的实现不仅指法律转化为现实的活动，更侧重这一活动所产生的结果，如权利被享有、义务被履行。法的实施则关注法律在社会中的运用、强制贯彻、实际运行，是个活动过程，包括执法、司法等法律适用活动和主体的自觉遵守法律。两者的关系可以说，法律实现是法律实施的直接结果和目的，而法律实施可以看成是法律实现的手段和过程。

（三）法的实施的意义

法的实施在国家法治体系中具有特别重要的意义。保证法的实施，一定意义上讲比法的制定更为重要。

首先，法律的生命力在于实施。法的有效性、法的生命力总是要通过有效的实施来体现的，一个不能实施，不能实现的法律只是象征意义上的法律，不是真正有生命力的法律。

其次，法律的权威也在于实施。法律的权威源自人民的内心拥护和真诚信仰。人民对于法律的拥护和信仰都和法的有效实施密不可分。只有通过法的实施，人民的自由和权利才能得到法的保障；只有法的普遍、平等的实施，人民对于法的认同和信仰才能得以建立。相反，法的虚置，有法不依成为普遍现象时，法的权威必受伤害。

再次，法的实施是实现法律的目的的重要方式、发挥法律的作用的主要途径。立法者立法目的的实现、法对个人及社会的作用的实现都是在法的实施过程中和取得的结果上体现出来的。法律制定的再好，如果不能保证有效实施，也只是一纸空文，甚至沦为少数人谋利的工具。

二、守法

（一）守法的概念

守法也称法的遵守，是指国家机关、社会组织和公民依照法律的规定行使权利、权力和履行义务的活动。守法是对全社会主体的普遍要求，是法的实施的基本形式；守法是法的实现和社会有序的必然要求；守法也是公民权利保障的要求。理解守法概念应注意：守法不仅指依法履行义务，也同样包括依法行使权利、权力。社会主体是否遵守法律，一般来说只能针对主体的行为作出评价。

（二）守法主体

守法主体是指在一个国家和社会中,应当遵守法律的主体。从法治的要求来说,国家和社会中任何个人和组织都有守法义务,都是守法主体。

根据我国现行宪法的规定,守法的主体可以分为以下几类:

1. 一切国家机关、武装力量、政党、社会团体、企业事业组织。国家机关及其工作人员,尤其是国家领导人必须带头严格遵守和维护法律,自觉维护法的尊严和权威。中国共产党作为执政党,"党政军民学,东西南北中,党是领导一切的",执政党的地位要求中国共产党及其党员,特别是党的领导干部更应当带头自觉遵守法律,始终在宪法和法律范围内活动。

2. 我国公民。

3. 在我国领域内的外国组织、外国人和无国籍人。

（三）守法范围

守法的范围是指守法主体必须遵守的法的种类。守法范围直接取决于一国法的渊源的范围。

在我国,守法的范围主要是各种制定法,包括宪法、法律、行政法规、地方性法规、规章、自治条例和单行条例、特别行政区法、经济特区法规以及我国参加或缔结的国际条约、协定和我国承认的国际惯例等。此外执法、司法机关依法作出的非规范性文件也有法律效力,对其的遵守也属广义的守法。守法的范围,一般不包括单位内部的规章、纪律、乡规民约等。

从我国全面推进依法治国的要求看,守法的重点首先是遵守宪法。因为宪法是党和人民意志的集中体现,是通过科学民主程序形成的根本法。坚持依法治国首先要坚持依宪治国,坚持依法执政首先要坚持依宪执政。全国各族人民、一切国家机关和武装力量、各政党和各社会团体、各企业事业组织,都必须以宪法为根本的活动准则,并且负有维护宪法尊严、保证宪法实施的职责。一切违反宪法的行为都必须予以追究和纠正。如果违背宪法,就根本谈不上守法。

（四）守法动力

守法动力是守法主体遵守法律的内在驱动力。一般来说,守法的动力主要有:①对法的内心认同和信仰;②道德修养要求;③社会压力、环境感染、模仿;④惧怕法律惩罚;⑤为获得社会尊重和他人信任;⑥心理惯性;⑦宗教信仰等。

三、执法

（一）执法的概念

执法是法的执行的简称。广义的执法是相对立法而言的,指一切执行法律、适用法律的活动,包括行政执法和司法。狭义的执法仅指国家行政机关和法律授权、委托的组织及其公职人员在行使行政权过程中,依照法定职权和程序,贯彻实施法律的活动。狭义的执法也称行政执法。本章所说的执法,指狭义的执法。

执法是法的实施的重要组成部分和基本实现方式。执法是以行政权为核心的,涉及国家管理和社会生活的方方面面,它是实现国家目的,维护社会秩序,并伸张正义的一项重要活动。以法治要求看,执法既是国家的权力,更是国家的义务。

（二）执法的特征

1. 执法主体的特定性。执法主体必须具备一定的主体资格,它是国家行政机关及其工作人员、法律法规授权的组织及其工作人员、行政机关依法委托的组织和个人。其他任何组织和个人都不能成为执法主体。

2. 执法内容的广泛性。执法是以国家的名义对社会实行的全方位的组织和管理,它涉及政治、经济、文化、卫生、教育、科技、外交、国防等各个领域,内容极为广泛。

3. 执法的主动性和单方性。执法的主动性是指行政机关在执法中一般采取积极主动的行动去履行法定职责,保证法律的贯彻实施。执法可以说是为了保障法律的施行而主动去处理个案,它不同于司法的被动的"不告不理"。执法的单方性指执法中,执法主体不需要得到行政相对人的同意就可以直接作出行政行为。当然,行政复议、行政指导等行政行为不具有单方性。

4. 执法的优先性。执法主体在依法行使执法权时与行政相对人形成有命令服从关系,行政主体具有优先性。执法权具有优先行使和实现的效力。

5. 执法的自由裁量性。由于执法涉及的社会生活极为广泛,加之社会生活本身的复杂多变,相关法律不可能作出全面、非常明确和具体的规定,一般只作概括性规定。执法主体执法中在法无明确规定的情况下可以依据法的精神和原则在一定范围和幅度内进行判断和选择,使得执法常常具有自由裁量的特点。

6. 执法的非终局性。现在社会的行政执法,除了在国防、外交等少数领域,或少数涉及政治问题外,一般执法作出的决定都不是终局性的,而是要接受司法审查的。

（三）执法的分类和体系

1. 执法的分类。按照不同的标准可以对执法进行不同的分类,如抽象执法和具体执法;羁束性执法和自由裁量执法;依职权执法和依申请执法;强制性执法和非强制性执法等。

2. 执法体系。我国的执法体系主要包括:

（1）政府的执法,即中央政府和地方各级人民政府的执法。

（2）政府工作部门的执法，即国务院的下属机构和地方各级人民政府的下属机构的执法。

（3）法律授权的社会组织的执法，即根据法律法规的具体授权而行使特定行政职能的社会组织的执法。

（4）行政委托的社会组织的执法，即受行政机关委托，以行政机关名义行使一定行政职能的社会组织的执法。

（四）执法的原则

1. 合法性原则。合法性原则也称依法行政原则，是指行政机关实施行政管理，应当依照法律的规定进行。这一原则具体内容包括：

（1）执法的主体要合法。行政执法主体必须是依法设立的具有执法职能的国家行政机关或法律、法规授权的组织，以及行政机关依法委托的组织。

（2）执法的权限要合法。执法主体必须在自己的权限范围内执法，不能越权，遵循"法不授权即禁止"原则。

（3）执法的内容要合法。行政执法要符合法律的规定，不与宪法、法律、法规相抵触，不允许违法执法。没有法律依据，执法主体不能作出影响公民、法人和其他组织合法权益或者增加公民、法人和其他组织义务的决定，不能增加本部门的权力或减少本部门的法定职责。

（4）执法的程序要合法。依法行政原则要求执法主体不仅要遵守实体法，而且要遵守程序法，严格按照法定的步骤、顺序和时限进行执法。

2. 合理性原则。合理性原则是合法性原则的补充和延伸。行政执法不仅要合法，也要合理。合理性原则主要针对的是行政自由裁量领域，要求自由裁量权的行使要做到客观、合理、合情、适度。合理性原则具体要求：

（1）平等对待执法相对人，公平、公正、不偏私、不歧视。

（2）行使自由裁量权符合法律目的，排除不相关因素的干扰。

（3）执法采取的手段和措施应当是必要的且是适当的，合乎"比例原则"。

（4）执法手段和措施的使用应尽量避免损害当事人权益。[55]

贯彻行政合理性原则要求要建立健全行政裁量权基准制度，细化、量化行政裁量标准，规范裁量范围、种类、幅度。

3. 效率原则。效率原则指在依法行政前提下，执法应以尽可能低的成本取得尽可能大的收益，获得最大的执法效益。现代法治国家对于行政执法不仅要求合法、合理，还要求高效，"无效率即无行政"。

（1）行政效率原则要求执法时要作必要的可行性分析和成本——效率分析，使执法的效率优化。

---

[55] 参见付子堂主编：《法理学初阶》，法律出版社 2015 年版，第 272~273 页。

（2）严格遵循行政程序和时限，积极履行法定职责，提高办事效率。

（3）对于行政相对人的各项要求应及时回应，执法依据和制度公开，信息共享，克服部门保护、拖拉、懒政等。

（4）不能以高效为借口而违反法律规定，损害相对人合法权益。[56]

4. 公开原则。执法公开是指执法活动、过程和结果除依法需要保密的以外，应一律公开的原则。其本质是对公众知情权、参与权和监督权的保护。执法公开原则包括：①执法依据和标准要公开；②执法程序要公开；③行政信息、情报要公开。[57]

我国正在全面推进政务公开。强调要坚持以公开为常态、不公开为例外原则，推进决策公开、执行公开、管理公开、服务公开、结果公开。各级政府及其工作部门依据权力清单，向社会全面公开政府职能、法律依据、实施主体、职责权限、管理流程、监督方式等事项。凡是涉及公民、法人或其他组织权利和义务的规范性文件，按照政府信息公开要求和程序予以公布。推行行政执法公示制度。推进政务公开信息化，加强互联网政务信息数据服务平台和便民服务平台建设。

除上述执法的基本原则外，执法还应注意遵循：

（1）正当程序原则。该原则与合法性原则有一定交叉，但正当程序原则除了要求在有法律规定时严格执行行政程序法的规定外，还要求在没有法定程序时，执法机关也要在正当程序原则指导下规范执法。

（2）执法责任原则。执法主体必须对自己的执法行为承担责任，执法行为违法、执法行为不当损害相对人利益时必须承担法律责任，做到有权必有责，权责相统一。要全面落实行政执法责任制，严格确定不同部门及机构、岗位执法人员执法责任和责任追究机制。

此外，行政执法要注意避免本位主义和僵化刻板，要关注执法和其他社会管理机制的衔接，例如行刑衔接。特别是要健全行政执法和刑事司法衔接机制，完善案件移送标准和程序，建立行政执法机关、检察机关、审判机关信息共享、案情通报、案件移送制度，克服有案不移、有案难移、以罚代刑现象，实现行政处罚和刑事处罚无缝对接。

四、司法

（一）司法的概念

司法是指国家司法机关依据法定职权和程序，具体应用法律处理案件的

---

[56] 参见张文显主编：《法理学》（第四版），高等教育出版社、北京大学出版社 2011 年版，第 211 页。
[57] 参见葛洪义主编：《法理学》，中国人民大学出版社 2003 年版，第 216 页。

专门活动,是法的实施的重要方式。现代意义上的司法发轫于近代西方,按照三权分立的学说,司法是与立法、行政相对的概念。近代以来,西方各国通行的司法概念与审判同义,司法即审判,司法权即审判权,司法机关仅指法院。司法是法官对争讼居中裁判的活动,司法权不同于行政权的管理和控制的特点,而在本质上是一种判断或裁判权。

我国宪法、法律中指称的司法机关包括人民法院和人民检察院,司法权不仅指审判权,还包括检察权。

(二) 司法的特征

司法是依据法律对案件纠纷作出判断和裁决的活动,与立法的制定规范、行政的执行规范不同,一般认为司法具有以下特点:

1. 司法的专属性。司法权只能由国家司法机关及其公职人员行使,其他任何机关和个人都无权行使,司法因而具有专属性。

2. 司法的专业性。司法是司法机关运用法律处理案件的专门活动,需要专业的知识和经验进行专业的判断,因而具有很强的专业性。

3. 司法的程序性。

司法是司法机关严格按照法定程序进行的专门活动,司法追求裁判结果的公正,更注重裁判过程程序本身的合理和正当,因而具有程序性特点。

4. 司法的被动性。执法具有主动性,司法则以"不告不理"为原则,非因个案争议的存在且一方提请裁断,司法不能主动干预,且裁判的范围受当事人的诉请范围的限制,呈现出被动性特点。

5. 司法的中立性。司法的本质是判断,它必须在两造之间保持中立,不得与任何一方存在利益关系,不得偏袒与歧视任何一方,裁判者与原被告之间呈现以裁判者为顶点的等腰三角形关系。

6. 司法的独立性。司法的独立性是近现代司法的最重要的特点和要求,是制约立法权和行政权的条件和保障,是司法具有权威性、公信力,也是体现和维护法治的必然要求。

7. 司法的终极性。司法的终极性是与立法、执法相比,司法的判断是最终意义上的裁决、最权威的裁决,具有最终效力。行政执法虽有先定力、优先性,但其多数不具终结性,其合法与否要接受司法审查。司法的终极性也是对纷争的最终解决,"一事不再理""禁止双重追诉"等都体现了司法的终极性特点。

8. 司法的公平性。相对而言,执法在价值层面更偏向秩序的实现,效率成为优先选择。司法在价值取向上则侧重公平正义的实现。司法因此也常常被看成是社会正义的守护者,诉诸司法就是讨回公道,司法裁判就是伸张正义。

（三）司法的原则

1. 司法法治原则。司法法治原则是司法的首要原则。司法法治原则指司法过程中，必须严格依法司法，既依照实体法司法，又遵循程序法司法，做到"以事实为依据，以法律为准绳"。

"以事实为依据"指司法必须从案件的实际情况出发，把案件的审理和裁判建立在尊重事实的基础上。这里所说的事实是法律的事实，即被合法证据证明的事实和依法推定的事实。

"以法律为准绳"指司法审判必须严格按照法律的规定办事，以法律规定作为审理案件的唯一尺度。这既包括要求司法机关必须严格依法定职权进行司法；也要求司法裁判必须依法定的时间、空间上的步骤、方式等程序规定进行；还包括事实的认定、争点的归纳和裁判要符合实体法的具体规定，自由裁量权的行使须遵循法律原则的要求，力争做到客观、理性。

2. 司法权独立行使原则。司法权独立行使原则指司法机关在办案过程中依照法律规定独立行使司法权。司法权独立行使是司法的基本原则，也是法治社会的标志性特征之一。司法权独立行使受到国际社会的普遍认可，在一系列国际公约、联合国文件中都确立了该一原则及其标准。司法权独立行使之所以被普遍认同，是因为它是司法属性的要求；是维护法律权威的需要；也是控制权力的需要。

我国宪法明文规定：人民法院、人民检察院依照法律规定独立行使国家的审判权和检察权，不受行政机关、社会团体和个人的干涉。我国的有关组织法、诉讼法也都规定了司法权独立行使的原则。该原则有三方面的含义：①国家的司法权只能由国家的司法机关统一行使，其他任何组织和个人都无权行使此项权力；②司法机关依法独立行使职权，不受其他行政机关、社会团体和个人的干涉；③司法机关行使司法权，必须依照法律规定，准确地适用法律。

司法权独立行使不仅是一项重要的司法原则，也是一种体制和制度的要求和安排。就此而言，许多国家的司法权的独立行使（主要指法院的审判权）还意味着：法院整体的对外独立，不受外部力量的控制和干涉；法院系统内部的独立，各级法院间是监督被监督关系，不存在隶属和服从关系；法官独立，法官在裁判中只服从法律；法官身份的独立和职业保障制度的建立。

必须指出，坚持司法权独立行使原则并不意味着司法机关行使司法权可以不受任何监督和制约。在我国，必须处理好司法权独立行使和坚持党的领导、接受国家权力机关监督、接受其他各类主体的社会监督的关系。

3. 司法平等原则。司法平等原则是我国宪法上的"公民在法律面前一律平等"原则在司法上的体现。它是指司法机关及其司法人员在处理案件、行使司法权时，对于任何公民，不论其民族、种族、性别、职业、宗教信仰、教育程度、财产状况、居住期限等有何差别,也不论其出身、政治历史、社会地位和政治地位有何不同,在适用法律上一律平等,不允许有任何特殊和差别。

司法平等原则的核心是法律的平等适用,司法保障各方当事人的平等的诉讼权利,在确认事实和适用法律时不因人而异,而是予以平等对待。这一原则不仅适用于公民,同样适用于法人和其他社会组织。[58] 应当指出,司法平等是适用法律的平等,不是立法的平等,司法平等不排除在法律规定范围内的区别对待。

4. 司法公正原则。司法公正是司法的生命和本质要求,也是法的正义价值在司法中的体现和要求。正义之法需要公正的司法活动才能转为现实。

司法公正包括司法活动的实体公正和程序公正。它一方面要求司法活动的结果体现公平和正义的精神,做到依法裁判,裁判结论公正适当,富有理性且充分说理;另一方面,要求司法程序的正当:当事人各方在司法过程中受到公平对待、裁判者中立、程序对等、裁判公开、裁判及时等。

公正是法治的生命线。司法公正对社会公正具有重要引领作用。司法公正是司法的永恒主题,也是民众对司法的热切期盼,是我国社会主义法治和社会正义实现的应有之义。

第七节　法律方法和法治思维

一、法律方法

(一)法律方法概述

1. 法律方法的概念。法律方法是法律人认识、判断、解决法律问题所运用的专门方法,它是法律职业共同体旨在提高法律适用的客观性、合法性和合理性而形成和运用的职业性思维和技术。法律方法具有以下特点:

(1)专业性。法律方法是法律人思考解决法律问题的方法,其核心是法律思维,这一方法带有鲜明的法律专业性。

(2)实践性。法律方法面向的是法律实践,用以指导法律职业共同体解决法律问题,具有实践性,区别于法学研究的方法。

(3)法律性。法律方法是依据法律进行思维,依据法律进行法律适用的方法。

(4)程序性。法律方法解决实际法律问题,必须遵守一定的程序性规定。

(5)规范性。法律方法的运用会对人的行为,包括执法、司法主体的行为

---

[58] 参见张文显主编:《法理学》(第四版),高等教育出版社、北京大学出版社2011年版,第214页。

带来约束,因而具有规范性。

2. 法律方法的内容。法律方法的内容很多,主要的有:①法律事实认定的方法;②法律发现,即寻找和确定所要适用的法律的过程;③法律解释;④法律论证,即提出一定的根据和理由来证明法律决定的正确和正当;⑤法律推理。法律推理侧重的是结论形成的实际思维过程;法律论证是将这个过程用语言予以证明,以说服他人,法律论证重在证明所形成的结论的正确性。以下,我们主要介绍法律方法中最为常用的法律解释和法律推理。

（二）法律解释

1. 法律解释的概念。法律解释从字面理解就是对法律内容和含义的解释和说明。广义上讲,任何一个与法律打交道的人都会对法律进行解释。但是解释主体的不同,其所作的解释的效力是不同的。由此,法律解释可以分为有权解释（法定解释）和无权解释（学理解释、任意解释）。狭义的法律解释限于有权解释,有权解释在我国包括立法解释、司法解释和行政解释,指的是有权的国家机关或个人遵循法定的权限和程序,按照一定的原则和方法对法律文本所进行的阐释。

法律解释是法律适用的前提,其存在的必要性在于:法律是抽象的和一般的规定,必须经过解释才能运用于具体案件中;语言文字不可避免的模糊性和歧义也使解释不可或缺;法律难以避免的漏洞要求运用包括解释在内的方法进行漏洞填补;维护法的形势稳定和社会发展的矛盾需要借助法律解释。概言之,明确法律、改良法律、发展法律、巩固法律都需要进行法律解释。

2. 法律解释的原则。法律解释应当遵循的主要原则包括合法性原则和合理性原则。

（1）合法性原则。法律解释的合法性原则指法律解释要符合法律的规定和基本精神,法律解释以发现法律本意为首要任务,不能超越法律。这包括以下几项要求:①有效的法律解释必须由拥有解释权的机关和个人来进行;②法律解释应当在有权进行法律解释的主体的法定权限内,按照法定程序进行;③法律解释的内容应当合法。法律解释应当符合法律文本的具体规定,符合法律原则、立法精神;对低位阶法的解释不得与高位阶法律相冲突等;④法律解释以发现法律本意为任务,不得超越法律,不能以解释之名行立法之实。因此,解释时要遵循语词规则,以语词的通常含义、语法和逻辑规则作为优选的解释方法;整体解释规则,不能断章取义;对剥夺权利和附加义务的规则要从严解释,防止扩张权力和增加公民义务。

（2）合理性原则。法律解释的合理性原则是对合法性原则的补充,指法律解释必须合理,不得作非理性的解释。合理性原则主要在于当法律出现空白、失误、内在矛盾、适用结果明显不合理等情形时,法律解释者应本着理性、良心和社会公认的价值观念作出符合社会公理,尊重公序良俗、合乎情理的解释。

3.法律解释的方法。法律解释的方法有多种,相对共识的是将法律解释方法分为文理解释、论理解释和社会学解释。

(1)文理解释。文理解释又称语义解释、文义解释、语法解释等,它是按照法律的条文的字意、语法以及通常的使用方法对法律所作的解释。这是法律解释的首选方法。法律解释以法律文本为对象,从促进法律的可预期性和安定性而言,文理解释的客观性程度最高,解释结果容易统一,除非有非常充分的理由认为立法确实存在词不达意,否则不能背离法律的字面含义来解释。

(2)论理解释。论理解释指根据一定的学理和逻辑从法律的精神、目的等出发对法律进行的解释。论理解释一般包括:扩张解释、限缩解释、当然解释、体系解释、历史解释、目的解释、比较法解释、合宪性解释等多种。

扩张解释指与立法目的和立法意图相比较,法条的字面含义过于狭窄,通过解释使法条的字面含义扩张,以符合立法目的和立法意图的解释方法。

限缩解释也称缩小解释,指法律规定的文义过于宽泛,与立法者想要表达的意图不符,应当将其加以限制、缩小其适用的范围的解释方法。

当然解释指法律虽无明文规定,但根据法律规定的目的来考虑,如果其事实较之于法律所规定的情况,更有适用的理由,就可以直接适用该法律规定的解释方法。包括"举重以明轻"和"举轻以明重"。

体系解释又称系统解释、整体解释,指将需要解释的法条放在法律文本整体中,结合该法条与其他法条的关系,系统全面分析该法条含义,避免断章取义、片面解释的解释方法。

历史解释又称沿革解释,指通过对立法背景资料、草案说明等立法过程的考察来探求立法目的和意旨,从而阐明法律文本的含义的解释方法。

目的解释指通过探求制定法律文本的目的以及特定法律条文等的立法目的,来阐释法律的含义的解释方法。

反对解释又称反面解释,指依照法律文本规定的正面意思推论出其反对的结果,据此阐明法律条款的含义的解释方法。

比较法解释指引用外国立法例及判例学说,用以阐释本国法律意义内容的法律解释方法。

合宪性解释指在出现复数解释的情况下,以宪法的原则、价值和规则为依据,确定文本的含义,得出与宪法相一致的法律解释结论的解释方法。

(3)社会学解释。社会学解释指在法律文本出现复数解释的情况下,运用社会学方法,通过将社会效果等因素的考量引入到法律解释中,据此在法律条文可能的文义范围内解释法律规范意义内容的解释方法。该解释方法是社会学方法在法律解释中的应用;它以法律在当前社会的妥当性为价值判断标准;它是依据社会效果等因素的考量来阐释法律文本的含义;它仍然是在可能的文义范围内所作的解释。

法律解释各种方法的适用顺序的确定主要考虑各解释方法对立法者本意的尊重程度、客观性程度、达成统一解释结论的可能性等因素。一般来说,文理解释方法优先,而后是论理解释方法(论理解释诸具体方法也按客观性程度等进行顺序的确定),最后是社会学解释方法。

4. 中国现行法律解释体制。根据我国宪法、立法法等的规定,我国已经形成了以立法解释为中心,其他法律解释从属于立法解释并与之分工配合的多元的法律解释体制。

(1)立法解释。狭义上说,凡属法律的规定需要进一步明确具体含义的或者法律制定后出现新的情况,需要明确适用法律依据的,由全国人民代表大会常务委员会解释,是为立法解释。广义上的立法解释还包括:国务院及其主管部门对自己制定的需要进一步明确界限或作补充规定的行政法规、部门规章的解释;省、自治区、直辖市和设区的市等地方立法主体对自己制定的需要进一步明确界限或作补充规定的地方性法规等的解释。

(2)行政解释。行政解释指国家行政机关在依法行使职权时,对有关法律、法规如何具体应用问题所作的解释。包括:国务院及其主管部门对不属于审判和检察工作中的其他法律法令如何具体应用的问题所作的解释;省、自治区、直辖市人民政府主管部门等对地方性法规如何具体应用的问题所作的解释。

(3)司法解释。司法解释是国家最高司法机关在适用法律、法规的过程中,对如何具体应用法律、法规的问题所作的解释。包括:审判解释:属于法院审判工作中具体应用法律法令的问题,由最高人民法院进行解释;检察解释:属于检察院检察工作中具体应用法律法令的问题,由最高人民检察院进行解释;最高人民法院和最高人民检察院的解释如果有原则性的分歧,报请全国人民代表大会常务委员会解释或决定。

(三)法律推理

1. 法律推理的概念。推理即推论和说理,作为一种思维方式,是从已知判断作出新的判断的过程。这种思维活动在法律领域中的运用就是法律推理。狭义上的法律推理主要是法律适用过程中的推理,是指以已确认的案件事实和法律两个已知的判断为前提,运用有效的方法和规则推导出具有法律意义的结论的一种思维活动或方法。

法律推理具有如下特点:

(1)它是法律适用中的一种思维活动。法律适用不仅是一种法的外部宣示的活动,更必然表现为法律推理的思维活动,涉及对法律规范的选择、将抽象规范运用到具体个案中去等思维活动。

(2)它以法律的规定和查明、确认的案件事实作为推理的前提。

(3)它是运用形式逻辑和非逻辑的多种有效方法和规则进行的推理。

(4)它是为了得出具有法律意义的结论并为结论提供正当理由的活动。

2. 形式推理。形式推理是运用形式逻辑进行的推理,包括演绎推理、归纳推理和类比推理。

(1)演绎推理。演绎推理是由一般到特殊的推理,即根据一般性的知识推出关于特殊性的知识。其特点是结论寓于前提之中,或者说结论与前提具有蕴涵关系,所以它又是必然性的推理。只要前提真实,推理形式正确,结论就是必然真实的。演绎推理主要表现为三段论推理。

所谓三段论是由三个直言判断组成的演绎推理,它借助于一个共同的概念把两个直言判断联接起来,从而推出一个直言判断的推理。三段论的逻辑形式是:"所有 A 是 B,C 是 A;因此,C 是 B。"这种形式换上其他内容仍然会保持同样有效的效果。

(2)归纳推理。演绎推理是从一般到特殊的推理,归纳推理则是从特殊到一般的推理。在法律适用过程中运用归纳推理的典型是判例法制度。归纳推理的基本逻辑形式是:

A_1 是 B,A_2 是 B,A_3 是 B……A_n 是 B;

所以,一切 A 都是 B。

法律中的归纳推理是从呈现出共同特征的案例中以归纳的方法获得一般性概括,这一概括未必能符合逻辑的必然性,存在错误的可能。

(3)类比推理。类比推理在逻辑学上是指根据两个或两类对象的某些相同属性,推导出它们在另一些属性方面也存在相同点的推理,简称类推。法律推理中的类比推理,一般表现为把一条法律规则扩大适用于一种并不为该规则的语词所涉及的,但却被认为属于构成该法律规则之基础的原则范围内的事实情形。类比推理在法学上被称为类推适用或比照适用。在法律没有明确规定的情况下,比照相应的法律规定,就属于类比推理。它是填补法律漏洞的方法之一。

类比推理是间接推理,是从特殊到特殊,从个别到个别的推理。它的推理根据是不充分的,其推导的结论不是必然的,而是或然的。

形式推理的规则是客观的,但是推理结论并非必然正确。如类比推理的结论就是或然的,即使演绎推理和归纳推理的结论是否正确也取决于前提是否真实、正确以及推理的过程是否由始至终地遵守逻辑规则。

3. 实质推理。实质推理也称辩证推理,指当作为推理的前提为两个或两个以上相互矛盾的法律命题时,借助辩证思维从中选出最佳命题以解决法律问题的推理方法。实质推理依据的是实质性的理由,而非法律形式上的理由。这种实质性的理由常常和法律适用者的价值观和法律信念相关。

在司法过程中,实质推理只有在形式推理不能实现个案公正时才能运用。使用实质推理的情形主要有:

(1)法律未曾明文规定,而对如何处理该问题存在两种对立的理由。

(2)法律虽有规定,但过于原则甚至模糊,以致根据法律规定可以同时提出两种对立的法律见解。

(3)法律虽有规定,但规定本身存在矛盾,以致一个问题可以适用两个以上互相抵触的前提。

(4)法律虽有规定,但已过时,适用法律规定会产生明显不合理的结果,即出现合法与合理的冲突。[59]

实质推理补救形式推理无法解决的问题。它有利用法律人的自由裁量克服法律的弊病、推动法律发展的积极方面;但也有助长法律适用者恣意司法,进而伤及法的安定权威的风险。

4. 法律推定。法律推定是一种法律规定的假定、推定,是法律规定的从已知事实直接推断出另一事实是否存在的推理方式。其中已知事实是基础事实,推断出的事实为推定事实。法律推定很多,如推定代理、推定过错、无罪推定等。如继承法规定:继承开始后,继承人放弃继承的,应当在遗产处理前,作出放弃继承的表示。没有表示的,视为接受继承。

法律推定与一般法律推理不同,形式推理的依据是法律,实质推理依据的是主观的价值判断、法律目的等,而法律推定则是立法者通过法律设定的,是人为的制度安排。

法律推定包括绝对推定和相对推定。绝对推定是只要基础事实存在,不论推定事实在"事实上"是否存在,在法律上都认定推定事实的存在,即推定是不可反驳和更改的。法律文本中常用"视为"来表示绝对推定。相对推定是可以反驳的推定,指根据基础事实推定出的事实可以由证据推翻的推定。

二、法治思维

"中华人民共和国实行依法治国,建设社会主义法治国家。"这是我国宪法确定的基本方略,党的十八届四中全会通过了"中共中央关于全面推进依法治国若干重大问题的决定",党的十九大强调"坚持全面依法治国。全面依法治国是中国特色社会主义的本质要求和重要保障。"要推进全面依法治国,确

---

[59] 参见葛洪义主编:《法理学》,中国人民大学出版社 2003 年版,第 294~295 页。

保法治在治国理政中发挥重要作用,关键之一,就是要高度重视和充分运用法治思维和法治方式,发挥法治思维与法治方式在法治发展进程中的引领和推动作用。特别是领导干部要自觉提高运用法治思维和法治方式深化改革、推动发展、化解矛盾、维护稳定能力。

(一)法治思维的概念

法治思维是一个新的法学范畴和命题,目前理论界的认识尽管并不完全一致,但基本都是从"法治"出发来对"思维"的过程进行界定和描述的。如有的学者认为"法治思维,是基于法治的固有特性和对法治的信念,认识事物、判断是非、解决问题的思维方式。"[60] 有的学者指出"所谓法治思维,在本质上区别于人治思维和权力思维,其实质是各级领导干部……想问题、作决策、办事情。必须时刻牢记人民授权和职权法定,必须严格遵循法律规则和法律程序,必须切实保护人民和尊重保护人权,必须坚持法律面前人人平等,必须接受法律的监督和承担法律责任。"[61] 概言之,法治思维是主体特别是公权力的享有者和行使者以法治理念和精神为约束和指引,正确运用法律方法想问题、作决策、办事情的思维方式。

法治思维和法治方式是相伴相生的概念,法治方式是社会主体特别是公权力机关及其公职人员基于法治思维、体现法治精神的一种治理方式和行为准则。法治方式是法治思维在实践中的具体体现。

(二)法治思维的特点 [62]

1. 法治思维是合法性思维。合法性判断是法治思维的逻辑起点,就此而言,法治思维是依据法律进行的思维,首先落实为规则思维或法律思维。法治思维意味着人们遇到各种问题时,首先要考虑的是行为或社会关系是否合法合规,将法律作为评价人们行为、社会关系合法正当与否的首要标准。即法治思维首先就是合法性判断的思维。法治思维同时又是一个追求形式合法性与实质合法性相统一的思维。

2. 法治思维是理性思维。法治是依据法律进行的理性治理,法治思维是由理性精神指引的思维方式。合理性判断贯穿法治思维的全过程,法治思维追求形式合理性和实质合理性的统一。

3. 法治思维是实践性思维。

法治思维是实践面向的思维,以实践性为目的,以现实问题为导向,将法治理论与法治实践相结合的思维方式。

---

[60] 汪永清:《法治思维及其养成》,《求是》2014 年第 12 期。
[61] 袁曙宏:《全面推进依法治国》,《十八大报告辅导读本》,人民出版社 2012 年版,第 221 页。
[62] 参见夏锦文主编:《法治思维》,江苏人民出版社 2015 年版,第 12~21 页。

（三）法治思维的主要内容

1. 规则思维。法治是规则之治,规则思维是法治思维的核心要义。规则思维是以法律规则为基准,遵守规则、尊重规则、依据规则、运用规则对所遇到的问题进行理性规范认识、分析、评判、推理和形成结论的思维方式。规则思维是合法性思维;是遵守规则、尊重规则、依据规则并运用规则的思维;是相同情况相同对待的平等思维;是以形式逻辑为优选的逻辑基础的思维;主要是以形式理性的思维。简言之,作为法治思维的规则思维,是凡事于法有据的依照规则的合法性思维;是有权不任性,官民守规矩的遵守规则的平等思维;是普遍优于个别,形式优于实质的尊重规则的形式理性思维。[63]

2. 权利保障思维。现代法治的基本功能在于保障人权和自由,权利保障思维是突出尊重和保障人权,保障人民根本利益,保障多元主体的多元利益,强化权利救济的思维方式。[64]

3. 权力制约思维。权力制约思维是将权力法定、权力有限、权力受到监督制约的精神理念、基本原则运用于权力行使过程的思维方式和习惯,是法治思维的重要内涵。

4. 责任思维。责任思维是责任主体对自身角色、职责内容、相应后果的一种认知活动,以及运用这种观念分析、处理责任问题的思维方式。对于行政执法责任而言,思维要求:责任主体积极履职、敢于担责;依法履职、规范履职;失职必问责、违法必追责。[65]

5. 程序思维。程序思维是尊重程序规范,把程序正义放在优选地位,注重主体程序权利的保障和实现,注重发挥程序的正当化作用,强调"过程好结果才好"的思维方式。程序思维包括程序正义思维、程序保障思维、程序效力思维、程序优先思维、程序民主思维等内涵。[66]

6. 公平正义思维。公平正义是法治的价值追求和灵魂,公平正义思维是将公平正义这一法治的价值目标作为认识事物、行为选择、判断是非、解决法律问题的价值指引的思维方式。

---

[63] 庞凌:《作为法治思维的规则思维及其运用》,《法学》2015 年第 8 期。
[64] 参见夏锦文主编:《法治思维》,江苏人民出版社 2015 年版,第 94 页。
[65] 参见夏锦文主编:《法治思维》,江苏人民出版社 2015 年版,第 159、164~166 页。
[66] 参见夏锦文主编:《法治思维》,江苏人民出版社 2015 年版,第 185~188 页。

第三章

宪法法律制度

第一节　宪法制度概述

一、宪法的概念与演进

（一）宪法的概念

在中国古籍文献中,宪法一词并不鲜见。《尚书·说命》有云:"监于先王成宪,其永无愆。"《管子·七法》亦言:"在一体之治,故能发号令,明宪法矣。"《康熙字典》又释"宪"为:"悬法以示人曰宪,从害省,从心从目,观于法象,使人晓然知不善之害,接于目,怵于心,凛乎不可犯也。"可见,宪法之传统含义无非是法律抑或规矩,并且侧重于罪罚之相;其含义与现今国人之所指存差异巨大。

现今国人所言之宪法,其含义更多植根于西方传统。在研究古希腊城邦制度的不朽著作《政治学》中,亚里士多德将宪法定义为城邦机构及其权限的法律,与普通法律相区别。可以说,亚里士多德设定了西方宪法概念的基本框架。古罗马时期,宪法很多时候意指皇帝的诏书或谕旨,例如《法学总论》序言中的宪法含义[67];中世纪时,宪法通常指教会及世俗统治者的特权及其与国家的关系。可以说,西方传统宪法的含义只包括有关公共(教会的或者世俗统治者的)权力的法律。而到了近代,随着民族国家的崛起以及人权观念的普及,宪法在法律体系中具有了更加突出的地位和作用,其内容不仅仅局限于政府权力,还包括了公民权利。

因此,可以这么说,宪法就是一国(或独立法域)法律体系中位阶最高、效力最高,总纲性地规定政府权限与公民权利的特殊法律。

（二）宪法的演进

近世以来,发端最早、影响最久和体系最复杂的宪法当属英国宪法。英国宪法的范围比较宽泛,最早的部分可以追溯至 1215 年的《大宪章》,也包括 1628 年的《权利请愿书》、1679 年的《人身保护法》、1689 年的《权利法案》和

---

[67]【罗马】查士丁尼:《法学总论——法学阶梯》,张企泰译,商务印书馆 2009 年版,第 3 页。

1701 年的《王位继承法》,此外,20 世纪有关议会、国民参政和人民代表等的诸多法案也属于其宪法部分。由于没有一部独立、完整和体系化的宪法,以至于有人批评英国没有宪法。作为对这种批评的回应,戴雪于 1885 年发表了《英宪精义》。在这部著作中,他界定了宪法概念,并提出了英国宪法的三个原则,即议会主权原则、法律之治原则和宪法法律与宪法惯例并举原则。

英国宪法所受到的批评是基于美国式或法国式标准的。1787 年制订的美国《联邦宪法》是近代史上第一部成文宪法。据说,这部宪法是被非法制定的,因为当时所谓的制宪会议并没有获得制定宪法的授权。但是,在随后的两年内,制宪者们纷纷发表讨论性质的文章(其文集即为著名的《联邦党人文集》),力图劝说人民通过这部宪法。终于,在 1789 年春,这部宪法获得通过。这部宪法明显受到了孟德斯鸠权力分立理论[68]的影响,设计了立法权、司法权和行政权各自独立而又相互制衡的联邦主义的国家权力模式,是为人类政法制度方面的一项伟大创造。在最初的文本中,这部宪法只是规定了联邦政府的权力体系,并没有公民权利的内容。不过,在通过两年之后,美国国会以补充的形式一次性通过由 10 条法案组成的宪法修正案,而这些法案均关涉公民权利,又被称为《权利法案》。美国宪法不仅塑造了其国内的法律与政治秩序,而且产生了广泛的域外影响:中华民国时期的诸部宪法明显移植了很多美国宪法的内容;二战之后,日本、德国和韩国等国的宪法均是在美国的主导之下制定的,其美国宪法的痕迹十分明显;欧盟宪法在权力结构的设计方面也受益于美国宪法,并将美国式的"三权分立"标准推及其成员国,例如,2009 年英国最高法院从议会中的彻底分离和独立就是在欧盟的要求之下进行的。

法国宪法与美国宪法基本是同时出现的,不过也略有不同。于 1789 年问世的《人权与公民权利宣言》(简称《人权宣言》)是法国宪法的开端。但是,严格意义上来讲,它并不是一部真正的法国宪法,这是因为,一方面,该宣言所设定的人权之"人"的范围并不是法国人,而是所有人,即它是基于世界主义立场的;[69]另一方面,它设定了一个宪法存在与否的标准,即"权利得不到保障和分权不存在的地方就没有宪法",由此,它被认为是"宪法的宪法"或者"高级法"。在该宣言的指引之下,在大革命的不断动荡轮回之中,法国于 1791 年、1793 年、1795 年和 1799 年先后制定了多部宪法。毋庸置疑,这些宪法均受到了启蒙思想的指引,于其中平等与自由思想和人权保护与权力分立制度均成为了普遍基础。比较美法两国宪法,可以得出这样的结论:美国宪法是在政府权力生成的基础之上保护公民权利,法国宪法则是在公民权利标准已定的理

---

[68]【法】孟德斯鸠:《论法的精神》,张雁深译,商务印书馆 1963 年版,第 185~197 页。
[69]【美】亨特:《人权的发明———部历史》,沈占春译,商务印书馆,2011 年版,第 97 页。

想之下构造政府权力,这种反差来自于两国国情的差别;但是,它们均坚持一种共通的理念,即政府权力仅仅是一种实现和保护公民权利的方式,且其必须遵循分立并制衡的模式。

英美两国相比,似乎可以说,成文宪法更加简明并具有可移植性。但是,这一结论并不具有普遍性。我国的宪法是成文性质的,但是因为特殊的历史和现时原因,其体系也相当复杂。首先,很大程度上移植了美国宪法的民国宪法依然在台湾地区具有效力;其次,香港特别行政区和澳门特别行政区的基本法也属于当地的宪法;再次,作为最广大的区域,中华人民共和国法域内的宪法也经历了多次的更新。为了讨论的方便,本教材后文所说的"我国宪法"一般只指我国内地宪法。

通说认为,我国历来的宪法包括 1954 年、1975 年、1978 年和现行的 1982 年宪法。但也有一种说法认为,我国的首部宪法应为 1949 年 9 月 29 日颁布的《中国人民政治协商会议共同纲领》(简称《共同纲领》),其理据大致为,中华人民共和国是依据《共同纲领》而建立的,后者是尽管可以看作是临时宪法,但确是新中国的合法性根基,故而不应被排除在宪法之外。以通说为例,不难看出,我国 1949 年之后的包括现行宪法在内的四部宪法,均受到了苏联宪法及其法律思想的直接影响,其基本标识就在于:对公权力之滥用本性的克服与驯化,直接否定前述美国式或法国式的权力分立制衡理论,而采用了权力(的自我)监督理论,特别是将检察机构的权力直接界定为法律监督。

我国现行宪法是于 1982 年 12 月 4 日由全国人民代表大会第五次会议通过,并分别于 1988 年、1993 年、1999 年、2004 年和 2018 年进行了修正。鉴于宪法的特殊重要地位,2001 年国务院决定将每年的 12 月 4 日设定为"法制宣传日",2014 年 11 月 1 日第十二届全国人大常委会决议将该日确定为"宪法日"。我国现行宪法,由一个较长的序言和四个章节组成,共 143 条;其中,为了体现对公民权利的保护,特意将"公民的基本权利和义务"一章置放于"国家机构"一章的前面。

二、宪法的地位、功能和运作机制

(一)宪法的地位

我国现行宪法序言最后写到:"本宪法以法律的形式确认了中国各族人民奋斗的成果,规定了国家的根本制度和根本任务,是国家的根本大法,具有最高的法律效力。"该表述具有两层的含义。一方面,作为法律之一种,宪法在我国的法律体系中具有最高的地位和效力。这是现代国家法律体系的普遍特征。也就是说,所有的法律都不得与宪法相冲突,如有冲突,则该法律之全部或者冲突之部分失去效力,而不论该法律是否先于宪法而产生;新法律的制定,必须依据宪法的规定而展开,其内容、形式和制定程序都必须符合宪法的要求,并且其效力最终只能来源于宪法。另一方面,宪法所规定的内容是我国的根本制度和根本任务。这是我国宪法的特色之一。根本制度包含了我国的国体、政体、经济与分配制度、民族与特别行政区制度和计划生育政策等,这些都是不允许任何人(包括组织)以任何方式(除非宪法得到修改)予以改变的;根本任务充分地体现于对公民基本权利的保护之中,例如人权保护原则、政治自由、信仰自由、人身财产权利以及社会成员之间互相帮助的权利等,这些都是不允许任何人——特别是有关的执法部门——以任何无法律依据的借口和方式予以侵犯的。可以说,宪法的最高效力,既体现于法律体系内部,也体现于社会生活之中。

(二)宪法的功能

宪法对国家法治具有保障功能。法治国的理想是当今世界各国的普遍追求。而要实现法治,最简便可行的方法就是将法治所要求的各项原则、制度和机制规定于宪法之中,从而成为全国公民的思想共识和行为底线,这对于后法治国家而言尤其如此。著名法学家哈耶克就认为,美国的宪法就是其法治的保障,也是其对世界法治的重要贡献。[70]我国现行宪法第五条总纲性地规定了"建设社会主义法治国家"的目标,这表明:法治,既是宪法所欲实现的社会理想,也是理解和解释宪法所必须遵循的价值基础。相反,如果宪法不能对法治目标进行确认,那么法治的实现也就丧失了最根本的保障。

宪法对政府权力具有规范功能。正如阿克顿勋爵所言,权力趋向腐败,绝对的权力绝对地趋向腐败。这一规律,概莫能外。因此,世界各国都面临着规范政府权力的命题。规范政府权力,一般有两种方法,即权力的分立制衡模式(以美国为典型)和权力的监督模式(以前苏联为典型),我国采纳的是后一种方式。尽管各国所采方法有别,但却均由宪法对其予以确认和安排。宪法,必须规定政府产生、权力内容、人员甄选和责任负担等基本内容,以使政府权力能服务于自身的应然目的,更不能使其具有自身的特权。所谓权力清单,即是说,除了宪法、法律和行政法规所列举的权力条目以外,政府也不得自我创设任何其他权力。

宪法对公民权利具有保护功能。现代世界的开启,是以公民的觉醒和对其权利的捍卫为重要标识的,例如,法国《人权与公民权利宣言》对其国民国家及外部世界深远影响。为了充分巩固来之不易的公民权利成果,各国普遍将其纳入宪法之中;我国现行宪法将公民权利置于政府权力之前,即是为了体现对公民权利实施保护的优先性,也可以说,后者就是前者存在和运行的目标

---

[70]【英】哈耶克:《自由宪章》,杨玉生等译,中国社会科学出版社1999年版,第266页。

与根据。在此,需要指出的是,尽管几乎所有的宪法都是以列举的方式来宣示公民权利,即所谓权利清单,但是,这并不表明公民权利是因为宪法而产生的,也并不表明只有被列举的权利才会受到宪法和法律的保护,而仅仅表明,被列举出来的是那些最具根本性和最易受侵犯的权利。

宪法对整个社会具有凝聚功能。一个国家的众多公民之所以能够团结成为一个整体,并不一定是因为民族、信仰、观念或者利益,因为这些因素往往存在着差异甚至冲突,当然,这些因素也是团结的重要根基;而宪法能够有效地将这些因素进行统合,因而,如果宪法能够成为人们社会生活中的一部分,那么整个社会就可以被有效地凝聚。绝大多数国家不仅会重视宪法的法律实效,还会发扬宪法的形式价值。2015年7月1日,全国人大常务委员会通过了关于宪法宣誓制度的决定,规定中央权力机构的重要公职人员就职之前必须进行宪法宣誓。这一决定充分体现了宪法的凝聚功能,能够从形式上和心理上使宣誓者体认自己因为职权而担负的责任,对全体国民也具有教育和提示的作用。

(三) 宪法的运作机制

宪法首先是以法律的形式存在的,也就是说,它必须得到人们的普遍遵守。这里的人们不仅仅是指作为个体的自然人,还包括作为组织的政府机构和各类其他社会团体。对于后者来讲,由于其往往具有类似拟制之人的法律地位和形象,因此,宪法会设定其行为的法定边界与定位。这对政府机构来讲,尤其如此。最具影响力的美国宪法总共只有七条,其中前三条分别设定了立法权、行政权和司法权;其设计理念在于,将(联邦)政府组织视作一种人为(类似于机器)的发明,而宪法就是它的操作规程和使用手册。对于前者来讲,由于现代国家普遍接受了"天赋人权"观念的影响,宪法只是对人们固有权利的承认与宣示,其所名定的权利只是那些最根本、最紧迫和最容易被侵犯因而也需要特别保护的权利。宪法对政府权力的拟制性规范构成了公共权力的来源。立法机构、司法机构和行政机构,以及它们的组成人员,必须依据宪法所设定的组织形式分享权力和负担责任。宪法对公民权利的名定构成了个人行为合法性的根基。相反地,违反宪法的行为也主要包括两方面,即政府对公共权力的滥用和公民基本权利的被侵犯;并且这两方面往往是相关联的,即前者往往是后者的原因。

法律的实施必须依靠外在的机制予以保障,即必须存在一个独立和公正的第三者对违法行为予以裁断。宪法作为一种法律,概莫能外。普通法律的实施必须依靠法院,宪法的实施也必须依靠法院。在判例法体系国家,由于传统上并不会区分个人和国家的根本分别,或者说到了现代基本都将个人主义奉为立国根基,因此,其所有类型的案件均由普通法院予以管辖,违宪案件通常交由最高法院审理,例如美国联邦最高法院。在大陆法系国家,由于普遍具有浓烈的专制传统,且法官相较于其他官员并不具有太多的超越性地位,因此,违宪性案件并不由普通法院进行审理,而是由专门的宪法性裁判机构予以管辖,例如德国的宪法法院和法国的宪法委员会。

宪法性案件裁判的特殊性还体现在,其目的不仅仅如普通案件那样在于解决案件的纠纷,而更在于对政府(包括立法和行政)行为及其结果进行定性。宪法性案件的裁决结果,通常直接地表现为对立法机构或行政机构之非宪法性法律或其他类法律规范的合(宪)法性与否的判断,和间接地表现为对公民基本权利的承认和保障。这就是我们通常所说的违宪性审查。

三、宪法的基本内容

通览各国宪法,可以发现,其内容存在较大的差异。不过,我们可以将这些内容大致分为两类,一类是具有普遍性构成的内容,一类是具有特殊性构成的内容。前一类是各国宪法一般必然包含的内容,也是宪法之为宪法的必备要件;后一类是一国基于其特殊传统和理念所做的特殊宪法安排。

(一)宪法的普遍内容

宪法的普遍性内容一般包括政府权力的构成和公民权利的申明。

绝大多数现代国家或多或少都受到社会契约理论的启迪,因而普遍地将政府权力的来源及其功能视为契约的践履。几乎所有的成文宪法都会名定政府的组织形式、权力分配和运行机制。从政府权力的运作机理来看,这部分内容大致有权力分立模式和权力监督模式两种形态。权力分立模式,就是通常所说的三权分立模式;该模式将政府权力分为立法、司法和行政三个分支,各有其范围,并相互制衡,其典型代表就是美国宪法,也包括受美国宪法影响的诸多宪法。权力监督模式,通常盛行于中央集权制的国家,它通常不对整体权力进行分割,而只是运用另一种权力来监督前一种权力,其特征性安排就是将检察机关的首要职责定义为法律监督,其典型代表就是(前)苏联宪法以及受其影响的我国现行宪法。政府权力的(宪)法定性意味着,没有合法来源的权力是违法的和需要被追责的。

现代国家宪法中公民权利内容的设定基本都建立在天赋人权观念的基础之上。基本所有的宪法都会包含着一个公民权利的清单,将基本的公民权利列举其中。这些权利十分广泛,涉及公民、政治、经济、社会和文化等诸多领域;尽管其数量和表述差异巨大,但是现代社会公民最重要的基本权利,并且其义务主体均指向国家本身。也就是说,公民基本权利的实践,更多是一个国家实现自身承诺和职责的过程。通过列举的方式表述公民权利,似乎表明它是一个封闭式的概念,亦即列举即全部;然而,事实上,它是一个开放式的概念,列举只是表明这些权利是具有根本性的和最急迫需要保护,至于未被列举的那些权利并不是不重要的,而是有可能通过进一步的立法或者法官的判断将其间接纳入清单的,甚至于,已被列举的也有可能被扩充。

这两部分内容之间并非是孤立无关的,恰恰相反,确是紧密联系的。一般而言,绝大部分国家都会承认,政府权力来自于人们对自身公民权利的让渡,并且,前者的存在并没有自身独立的目的和价值,它只是实现公民权利的最为重要的手段和最佳方式。因此,政府权力是手段,公民权利是目的。关于这两部分内容在宪法文本中的顺序安排方面,有的国家采纳了先政府权力后公民权利的方式,例如美国宪法,有的国家则刚好相反,例如我国现行宪法。这种顺序安排的不同,更多与一国立法者的语言及思维习惯相关,而并不能引申出对其目的与手段的关系的相反解释。

（二）宪法的特殊内容

宪法的特殊内容立基于各国立宪时的特殊历史情景和国情状况。这主要体现于各国的宪法序言之中。比较各国宪法,可以发现其序言存在很大的差异。有些国家宪法的序言篇幅很短,且没有任何有价值的内容,完全可以视作没有序言,例如美国宪法就是如此。而很多国家的宪法序言却篇幅很长,其内容也十分丰富。一般来讲,这些宪法的序言的内容主要涉及建政历史、政治理想、立宪根据、人权条款和政府体制等。我国宪法从1954年的《共同纲领》到现行1982年的《中华人民共和国宪法》均包括序言。我国现行宪法的序言长达十三个段落,其内容包括历史叙述、国家根本任务和指导思想、实现根本任务的国际国内条件和宪法之根本法地位与效力的宣示等内容。构成中美宪法序言差异的原因主要在于,美国的历史相对比较简单,从宣布独立到获得实际独立的历史非常短暂,其1776年《独立宣言》中的内容已经构成了整个社会的历史性共识,1787年《联邦宪法》只是要建构和宣布独立之后的国家与政府形式的问题,而中国的历史则要复杂得多,近代以来的封建主义、外来侵略和国内战争使得人们的历史共识相当混乱,因此宪法有必要对其进行一个一贯的梳理和解释以便凝聚共识,并在此基础之上,申明因缺乏共识而无法形成的社会目标。

宪法序言的存在,必然会引申出来其法律效力的问题。有的学者主张宪法序言不具有任何的法律效力,有的学者则主张宪法序言具有和正文条款相同的效力。本教材采纳第三种折中的主张,即宪法序言不具有和正文条款相同的直接效力,而具有对正文条款进行统合和体系化解释时判断性间接效力。

另外,特殊的内容还表现于正文条款中。就政府权力方面而言,因为各国传统不同就会做不同安排。美国联邦政府的权力是在各个州联合的基础之上而形成的,是一种自下而上的权力,因此其宪法就必须划定州与联邦权力的边界;而我国作为大一统的中央集权制国家,权力的逻辑是自上而下的,但又囿于地域、民族、宗教和文化的巨大差异,不得不规定民族区域自治和特别行政区的权力分配。公民权利也会由于各国意识形态的差异,而表现出巨大的差异。由于法国启蒙时代"自由、平等、博爱"观念的普及和《人权宣言》的强大号召力,使得公民权利具有很强的自由与平等的特征;而我国由于坚持社会主义的发展道路,则采取了与之配套的制度安排,例如,公民权利的差异性和公有财产制的优先性。

第二节　我国公民的基本权利和义务

一、公民基本权利的概念

在宪法中,个人是以公民身份而具有宪法地位、享有权利和负担义务的。一个人通常以获得国籍的方式而取得一个国家的公民身份。国籍通常有因出生而取得和因加入而取得这两种方式。各国的国籍法各有不同,这也造成了国籍上的冲突现象,特别是导致了无国籍人和多重国籍人的存在。我国法律不承认多重国籍,因此,通过各种方式取得他国国籍的人会丧失中华人民共和国国籍。

在我国宪法中,还有一个与公民概念容易混淆的主体概念,即人民。不过需要注意的是,人民和公民这两个概念存在显著的不同。首先,两者的性质不同。人民是一个政治学概念,而公民则是一个法学概念。人民的对应概念是敌人。就我国宪法文本来看,人民概念更多出现在宪法序言之中,公民概念则贯穿于宪法条款之中。其次,两者的范围不同。由于我国是社会主义国家,政治身份决定法律身份,因此人民构成了公民的前提,前者的范围要较后者的范围宽广。再次,两者的数量不同。公民通常是一个个体性概念,是单数的,而人民是一个整体性概念,是复数的。

作为国家的根本大法,宪法的重要内容在于规定公民的基本权利。公民的基本权利最早由西方近代宪法所确认,其包括两个层面的内容,即人权和公民权利。在西方文明的启蒙时代,以英国的洛克和法国的卢梭为代表的思想家们,提出了"天赋人权"学说。根据这一学说,人生来就天然具有生命、自由和财产等诸项权利。这些权利具有不可被剥夺和限制的属性,先于和独立于国家的存在而存在。这一学说对人类现代宪法制度的实践产生了极其深刻的影响。1776年的美国《独立宣言》第一次将人权提升到了国家根本法的地位。1789年的法国议会通过了人类历史上第一个以人权命名的文件,即《人权和公民权利宣言》。此后,人权就成为了各国宪法的最主要的内容之一。第二次世界大战结束之后,人权和公民的基本权利在国际层面得到了普遍认同。《联合国宪章》径直申明:"决心要保全后世以免再遭我们这一代人类两度身历的惨不堪言的战祸,重申对于基本人权、人格尊严和价值以及男女平等权利和大小各国平等权利的信念。"1979年,联合国人权委员会又通过了人权决议,指出人权不仅包含个人人权,还包括集体人权,后者主要是指民族自决权和发展权。

公民的法律权利种类丰富、范围广泛,既包括基本权利,也包括普通权利。作为国家根本法的宪法,不可能也无必要对公民的各种权利进行穷尽式的规定。因此,宪法所确认的只是基本权利,即那些对公民个人来讲最重要、最根本和最可能被侵犯的权利。这些权利不仅构成公民生存和发展的基础因而是不证自明的和不可剥夺的,也是公民其他各项权利能够得以产生的原生性权利。

需要注意的是,公民的基本权利与人权这两个概念既有联系又有区别。后者一般是指"人之为人"所应当享有的权利与自由,既包括法律中的权利,又包括法律之外的权利,如道德权利或习惯权利等。由此,前者也是后者的一部分,其特殊性在于它必须以法律的形式得以呈现,继而受到司法的规范。

我国现行宪法对公民的基本权利的规定具有以下特点:第一、将公民的基本权利和义务一章由原来的第三章提到了第二章国家机构之前,位于第一章总纲之后,突出了公民基本权利的优先性,也反映了公民权利与国家机构之间的目标与工具之间的关系;第二、公民的基本权利条款数目有所增加,内容更加丰富广泛,例如,这一内容的条款数目,1954年宪法是14条,1975年宪法只有2条,1978年宪法是12条,而现行1982年宪法则是18条;第三、坚持权利与义务相一致原则,现行宪法明确规定,公民享有宪法和法律规定的权利,同时还必须履行宪法和法律规定的义务。另外,2004年的宪法修正案在公民的基本权利和义务一章的第一条明确规定"国家尊重和保障人权",从而将人权和公民的基本权利融合在一起,并直接突出了国家的法定义务。

二、我国公民的基本权利

通览我国宪法,可以发现,我国公民享有的基本权利广泛而又充分。可以将这些基本权利划分成下述几类:

(一) 平等权

平等权是现代社会中公民享有的最重要、最广泛和最具拓展性的权利。我国宪法第33条第2款规定:"中华人民共和国公民在法律面前一律平等。"这一规定首先表明,我国公民不分民族、种族、性别、职业、家庭出身、宗教信仰、教育程度、财产状况和居住期限等,都一律平等地享有宪法和法律所规定的权利,并且也都需要平等地履行宪法和法律所规定的义务。这种平等是法律适用上的平等,即任何公民的合法权益都一律平等地受到法律保护,任何公民的违法犯罪行为都要依法予以追究。这种平等本身包含着权利与义务的对应与对等性,即公民在享有基本权利的同时,必须履行与之相对应的公民义务。需要说明的是,平等权是意象普遍的权利,它涵盖了各个领域的基本权利。这也集中体现于我国宪法第 48 条。该条特别强调了性别平等权的重要性和广泛性。

（二）政治权利

政治权利是指宪法规定的公民依法享有管理国家事务、参与国家政治生活的民主权利,以及在政治上表达个人见解和意愿的权利,主要包括以下两个方面。

1. 选举权和被选举权。选举权和被选举权是公民参加国家政治生活的一项最基本、最重要的权利。其中,选举权是指选民有权按照自己的意愿依法选举代议机关代表和特定国家机关公职人员的权利;被选举权是指选民依法被选举为代议机关代表和特定国家机关公职人员的权利。我国宪法第 34 条规定:"中华人民共和国年满十八周岁的公民,不分民族、种族、性别、职业、家庭出身、宗教信仰、教育程度、财产状况、居住期限,都有选举权和被选举权;但是依照法律被剥夺政治权利的人除外。"可见,对公民选举权和被选举权的剥夺与限制必须依据法律并经法定程序方可有效。

2. 政治自由,具体包括言论、出版、集会、结社、游行和示威等自由。言论自由是指公民通过口头、书面和行为等方式表达自己意见的自由,是政治自由的核心。出版自由是指公民以出版物形式表达自己思想和见解的自由。集会自由是指公民为某一共同目的临时集合在一定场所讨论问题或者表达意愿的自由。结社自由是指公民为一定宗旨组织或者参加具有持续性的社会团体的自由。游行自由是指公民采取列队行进等方式表达意愿的自由。示威自由是指公民为表示其强烈意愿而聚集在一起,以显示其决心和力量的自由。政治自由是公民参与国家政治生活,表达自己意愿的前提,是我国民主政治的基础。依照我国法律规定,公民在行使政治自由时,必须经过主管部门批准,并遵守相关法律规定。

（三）宗教权利

大多数现代国家都遵循政教分立原则,我国也不例外。作为一个多元社会,我国公民的宗教信仰也是多元的。我国宪法第 36 条第 1 款规定:"中华人民共和国公民有宗教信仰自由。"关于这一条款的经典解释是,我国公民有信仰宗教与不信仰宗教的自由;有信仰这种宗教的自由,也有信仰那种宗教的自由;在同一宗教中,有信仰这个教派的自由,也有信仰那个教派的自由;有过去信教而现在不信教的自由,也有过去不信教而现在信教的自由;任何国家机关、社会团体和个人不得强制公民信仰宗教或者不信仰宗教,不得歧视信仰宗教的公民或者不信仰宗教的公民。总之,宗教信仰是公民个人自由,国家不得强制。

宗教信仰自由同时伴随着国家的保障义务。我国宪法第 36 条第 2、3 款对此做了细致的规定。另外,我国还坚持国内宗教事务独立于国外势力的原则。

（四）人身自由权

人身自由权是公民参加各种社会活动和享受其他权利的权利。人身自由权相当广泛,主要包括人身以及与人身相联系的人格尊严、住宅和通信等四个方面。

1. 公民的人身自由不受侵犯。这是指公民的人身不受非法限制、搜查、拘留和逮捕。任何公民非经人民检察院批准或者决定或者人民法院决定,并由公安机关执行,不受逮捕。禁止非法拘禁和以其他方法非法剥夺或者限制公民的人身自由,禁止非法搜查公民的身体。

2. 公民的人格尊严不受侵犯。我国宪法第 38 条规定:"中华人民共和国公民的人格尊严不受侵犯。禁止用任何方法对公民进行侮辱、诽谤和诬告陷害。"所谓人格,在法律上是指公民作为法律关系主体的独立资格应当受到尊重,包括人的名誉、荣誉、自尊等。公民的人格权是指公民作为平等的人的资格应该受到国家承认和尊重的权利,包括姓名权、肖像权、名誉权、荣誉权、隐私权等。

3. 公民的住宅不受侵犯。我国宪法第 39 条规定:"中华人民共和国公民的住宅不受侵犯。禁止非法搜查或者非法侵入公民的住宅。"住宅是公民日常生活、工作、学习和休息的地方,也是个人情感、隐私和安全的最终保障。保护公民住宅不受侵犯,就是使公民居住安全、生活安定和社会和谐。非依法律规定,任何机关或者个人不得随意侵入、搜查、查封或者破坏公民的住宅。

4. 公民的通信自由和通信秘密受法律保护。我国宪法第 40 条规定:"中华人民共和国公民的通信自由和通信秘密受法律的保护。除因国家安全或者追查刑事犯罪的需要,由公安机关或者检察机关依照法律规定的程序对通信进行检查外,任何组织或者个人不得以任何理由侵犯公民的通信自由和通信秘密。"通信,包括电话、电报、信件、电子邮件、手机短信以及新型网络方式等。通信自由是指公民有权通过电报、电话、邮件、短信和网络等方式,自由地与其他主体进行信息的交流,任何组织或个人都不得扣押、隐匿或毁弃。通信秘密,是指公民的通信内容作为公民的个人秘密受法律保护,任何组织或个人不得私阅、窃听和利用。

（五）批评建议权,申诉、控告、检举权和取得赔偿权

作为国家的普通公民和国家的主人,我国公民有权利对政府机构和政府

工作人员的行为提出批评、意见和建议。我国宪法第 41 条规定："公民对于任何国家机关和国家工作人员,有提出批评和建议的权利;对于任何国家机关和国家工作人员的违法失职行为,有向有关国家机关提出申诉、控告或者检举的权利,但是不得捏造或者歪曲事实进行诬告陷害。""对于公民的申诉、控告或者检举,有关国家机关必须查清事实,负责处理;任何人不得压制和打击报复。""由于国家机关和国家工作人员侵犯公民权利而受到损失的人,有依照法律规定取得赔偿的权利。"

(六) 社会经济权利

社会经济权利是指公民依法享有的在经济生活和物质利益方面的权利,是公民实现其他权利的物质基础性权利。它主要包括下述几部分:

1. 公民合法的私有财产不受侵犯。2004 年的宪法修正案进一步完善了对公民私有财产的保护。我国宪法第 13 条规定："公民的合法的私有财产不受侵犯。国家依照法律规定保护公民的私有财产权和继承权。国家为了公共利益的需要,可以依照法律规定对公民的私有财产实行征收或者征用并给予补偿。"

2. 劳动的权利。《宪法》第 42 条规定："中华人民共和国公民有劳动的权利和义务。"在我国,劳动既是公民的一项基本权利,也是公民的一项基本义务。劳动权是指有劳动能力的公民有获得劳动并按照劳动的数量和质量取得报酬的权利。国家有义务通过各种途径创造劳动就业条件、加强劳动保护、改善劳动条件,并在发展生产的基础上,提高劳动报酬和福利待遇。

3. 劳动者的休息权。我国宪法第 43 条规定："中华人民共和国劳动者有休息的权利。国家发展劳动者休息和休养的设施,规定职工的工作时间和休假制度。"

4. 退休人员的生活保障权。我国宪法第 44 条规定："国家依照法律规定实行企业事业组织的职工和国家机关工作人员的退休制度。退休人员的生活受到国家和社会的保障。"

5. 获得物质帮助的权利。我国宪法第 45 条规定："中华人民共和国公民在年老、疾病或者丧失劳动能力的情况下,有从国家和社会获得物质帮助的权利。国家发展为公民享受这些权利所需要的社会保险、社会救济和医疗卫生事业。国家和社会保障残疾军人的生活,抚恤烈士家属,优待军人家属。国家和社会帮助安排盲、聋、哑和其他有残疾的公民的劳动、生活和教育。"同时,我国宪法第 14 条第 4 款规定："国家建立健全同经济发展水平相适应的社会保障制度",这是对实现物质帮助权的进一步客观而具体的宪法保障。需要注意的是,政府机构和国家工作人员在实施这些行为的同时,必须顾及被帮助者的人格尊严。

（七）文化教育权利

文化教育权利是公民在社会文化与教育领域享有的基本权利。这一基本权利不仅关涉个人的生存、发展和自我实现,还关涉民族素质的提升、社会文明的进步和国家的形象等。在改革开放的背景之下,公民的这一权利具有涉外的一面。

1. 受教育的权利。我国宪法第 46 条规定:"中华人民共和国公民有受教育的权利和义务。国家培养青年、少年、儿童在品德、智力、体质等方面全面发展。"

2. 进行科学研究、文学艺术创作和其他文化活动的权利。我国宪法第 47 条规定:"中华人民共和国公民有进行科学研究、文学艺术创作和其他文化活动的自由。"我国宪法还进一步规定:"国家对于从事教育、科学、技术、文学、艺术和其他文化事业的公民的有益于人民的创造性工作,给以鼓励和帮助。"

（八）婚姻家庭的权利

这一权利主要涉及婚姻、家庭,和母亲、儿童与老人的特别保护。我国宪法第 49 条规定:"婚姻、家庭、母亲和儿童受国家的保护。夫妻双方有实行计划生育的义务。父母有抚养教育未成年子女的义务,成年子女有赡养扶助父母的义务。禁止破坏婚姻自由,禁止虐待老人、妇女和儿童。"

三、我国公民的基本义务

我国宪法坚持"权利与义务相一致"设计理念,在赋予公民广泛权利的同时,又施加了相应的基本义务。这些义务具有多层次性。在家庭方面,夫妻双方有实行计划生育的义务,父母有抚养教育未成年子女的义务,成年子女有赡养扶助父母的义务;在社会层面,我国公民有接受教育和参加劳动的义务和维护民族团结的义务;在国家层面,我国公民有维护国家统一、安全、荣誉和利益、依法服兵役和依法纳税的义务。

第三节 我国国家机构的设置和权力运行

一、国家机构的设置与职权

现代国家的国家机构十分复杂。现代西方国家普遍根据孟德斯鸠三权分立的思想设计其政府组织结构。政府权力被分为立法、司法和行政三个分支,这三个分支之间并立而又相互制衡。我国的政府机构设置并未采用这一设计理念,而是沿袭了前苏联的传统。根据 2018 年的宪法修正案,我国的国家机构由全国人民代表大会、主席、国务院、中央军事委员会、地方各级人民代表大会和地方各级人民政府、民族自治地方的自治机关、监察委员会、人民法院和人民检察院八个部分构成,其中监察委员会为新设国家机构。

(一)全国人民代表大会

1. 全国人民代表大会是我国的最高国家权力机关。它的主要职权包括:

(1)修改宪法,制定和修改基本法律。

(2)选举、决定和罢免最高国家领导人员,包括国家主席、副主席、中央军委主席、国家监察委员会主任、最高人民法院院长和最高人民检察院检察长;决定国务院组成人员和中央军委副主席、委员;罢免由它选举和决定的国家机关领导人。

(3)决定国家重大问题,主要包括:审查和批准国民经济和社会发展计划和计划执行情况的报告;审查和批准国家预算和预算执行情况的报告;改变或撤销全国人大常委会不适当的决定;批准省、自治区、直辖市的建制;决定特别行政区的设立及其制度;决定战争与和平问题等。全国人民代表大会每届任期五年,下设民族委员会、宪法和法律委员会、财政经济委员会、教育科学文化卫生委员会、外事委员会、华侨委员会和其他需要设立的专门委员会。

2. 全国人民代表大会常务委员会是全国人民代表大会的常设机关,两者任期相同。前者的主要职权包括:

(1)解释宪法,监督宪法的实施。

(2)制定和修改除应当由全国人民代表大会制定的法律以外的其他法律。

(3)在全国人民代表大会闭会期间,对全国人民代表大会制定的法律进行部分补充和修改,审查和批准国民经济和社会发展计划、国家预算执行过程中所必须作的部分调整方案。

(4)解释法律等。

全国人民代表大会代表享有特殊的豁免权,非经全国人民代表大会会议主席团许可,在全国人民代表大会闭会期间非经全国人民代表大会常务委员会的许可,不受逮捕或者刑事审判;其在全国人民代表大会各种会议上的发言和表决不受法律追究。

(二)中华人民共和国主席

中华人民共和国主席是我国的国家元首,对外代表国家。国家主席的职权主要有:

1. 根据全国人大及其常务委员会的决定,公布法律,发布特赦令、戒严令、动员令。

2. 任免国家国务院组成人员。

3. 授予国家的勋章和荣誉称号。

4. 接受外国使节,派遣和召回驻外全权代表。

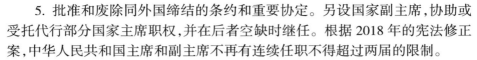

5. 批准和废除同外国缔结的条约和重要协定。另设国家副主席,协助或受托代行部分国家主席职权,并在后者空缺时继任。根据 2018 年的宪法修正案,中华人民共和国主席和副主席不再有连续任职不得超过两届的限制。

（三）国务院

国务院,即中央人民政府,是我国的最高行政机关。国务院由总理、副总理、国务委员、各部部长、各委员会主任、审计长和秘书长组成;其中,由总理、副总理、国务委员和秘书长组成国务院常务会议。国务院实行总理负责制,各部、委实行部长和主任负责制。国务院总理、副总理和国务委员的任期为 5年,可以连任 1 次。

国务院的职权主要包括:

1. 制定和发布行政法规。

2. 规定行政措施。

3. 提出议案。

4. 领导和监督地方各级国家行政机关。

5. 领导和管理各项国家行政事务。

（四）中央军事委员会

中央军事委员会是我国武装力量的最高领导机关。中央军委主席由全国人大选举产生,副主席、委员由主席提名并由全国人大或其常委会决定。中央军委任期 5 年,实行主席负责制,主席对全国人大及其常委会负责。

（五）地方各级人民代表大会和地方各级人民政府

地方各级人民代表大会及其常务委员会是地方国家权力机关,包括省（含自治区和直辖市）级、市（含自治州）、县（含不设区的市）和镇（含乡）四个次层级。县和镇级的人民代表由选民直接选举产生,省和市级的人民代表由其下一级的人民代表大会间接选举。地方各级的人大代表任期均为 5 年。地方性权力机构的职权主要包括:①保障宪法、法律、行政法规和上级人大及其常委会决议的遵守和执行;②决定重大的地方性国家事务;③选举和罢免本级国家机关的负责人;④行使对本级人大常委会、人民政府、人民法院和人民检察院的监督权;⑤在职权范围内通过和发布决议。另外,省级和设区的市级的人民代表大会可以制定和颁布地方性法规。

地方各级人民政府是地方行政机关。它们既要对本级人大及其常务委员会负责并报告工作,还要对上一级国家行政机关负责并报告工作。地方各级人民政府实行首长负责制,其任期与同级人大相同。县级以上地方政府的主要职权包括:①执行本级人大及其常委会的决议,以及上级行政机关的决定和命令;②规定行政措施、发布命令;③管理有关政治、经济、文化等方面的行政事务;④依法保护和保障公民权利;⑤领导并监督其下属工作部门和下级人民政府的工作;⑥任免、考核和奖惩行政机关工作人员。

(六) 民族自治地方的自治机关

由于我国实行民族区域自治的基本国策,因此,民族自治地方的自治机关构成了特殊的地方权力和行政机关。民族自治地方的人民代表大会有权依照当地民族的政治、经济和文化的特点,制定自治条例和单行条例;自治机关有管理地方财政的自治权,并在国家计划的指导下,自主地安排和管理地方性的经济建设事业。

(七) 监察委员会

监察委员会是我国的最高监察机关。其组成人员包括主任、副主任和委员,其任期与全国人民代表大会相同。监察委员会依照法律规定独立行使监察权,不受行政机关、社会团体和个人的干涉。监察机关办理职务违法和职务犯罪案件,应当与审判机关、检察机关、执法部门相互配合,相互制约。

国家监察委员会对全国人民代表大会和全国人民代表大会常务委员会负责。地方各级监察委员会对产生它的国家权力机关和上一级监察委员会负责。

(八) 人民法院和人民检察院

人民法院是我国的审判机关。我国人民法院体系由最高人民法院、地方各级人民法院和专门人民法院组成,其中,最高人民法院是我国的最高审判机关,最高人民法院院长是中华人民共和国首席法官。各级人民法院,依照宪法、法院组织法和法官法的规定,独立行使审判权,不受行政机关、社会团体和个人的干涉。最高人民法院向全国人大及其常务委员会负责并报告工作,地方各级人民法院向地方各级人大及其常务委员会负责并报告工作;最高人民法院监督地方各级人民法院的审判工作,上级人民法院监督下级人民法院的审判工作。

人民检察院是我国的检察机关,其首要职责是法律监督。我国人民检察院体系由最高人民检察院、地方各级人民检察院和专门人民检察院组成,其中,最高人民检察院是我国的最高检察机关,最高人民检察院检察长是中华人民共和国首席检察官。各级人民检察院,依照宪法、检察院组织法和检察官法的规定,独立行使检察权,不受行政机关、社会团体和个人的干涉。最高人民检察院向全国人大及其常务委员会负责并报告工作,地方各级人民检察院向地方各级人大及其常务委员会负责并报告工作;最高人民检察院领导地方各级人民检察院的检察工作,上级人民检察院监督下级人民检察院的检察工作。

(九) 国旗、国歌、国徽、首都

一个国家也必须通过一定的形式来传递该共同体的理念共识,并通过它们在国内凝聚共识,在国际交往中提供识别。我国宪法第四章对国旗、国歌、

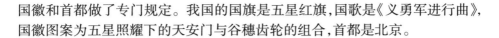

国徽和首都做了专门规定。我国的国旗是五星红旗,国歌是《义勇军进行曲》,国徽图案为五星照耀下的天安门与谷穗齿轮的组合,首都是北京。

二、我国国家权力运行的基本制度

(一)人民代表大会制度

人民代表大会制度是我国政权的组织形式,是我国的政体。由人民选举代表组成各级人民代表大会,并以人民代表大会为基础建立全部国家机关来行使国家权力,是我国的根本政治制度。其主要内容包括:

1. 全国人民代表大会和地方各级人民代表大会由民主选举产生,受人民监督、对人民负责。

2. 国家行政机关、监察机关、审判机关、检察机关和军事机关由人民代表大会产生,受其监督、对其负责。

3. 全国人民代表大会是最高国家权力机关,地方各级人民代表大会是地方最高权力机关。

4. 全国人民代表大会常务委员会是全国人民代表大会的常设机关,县级以上的地方各级人民代表大会设立常务委员会,人民代表大会的部分权力可以由其常务委员会行使。

5. 人民代表大会实行民主集中制原则。

(二)选举制度

选举制度是关于选举人民代表和国家公职人员的各项制度的总称。我国的选举制度主要包括下述四项原则。第一、选举权的普遍性原则。凡是年满18周岁的中华人民共和国公民,除依法被剥夺政治权利的人和不列入选民名单的精神病患者外,不分民族、种族、性别、职业、家庭出身、宗教信仰、教育程度、财产状况和居住期限,都有选举权和被选举权。第二、选举权的平等性原则。选民在每次选举中只能在一地享有一个投票权。第三、直接选举和间接选举并用原则。不设区的市、市辖区、县、自治县、乡、民族乡、镇的人大代表由选民直接选举;全国人民代表大会和省、自治区、直辖市、设区的市、自治州的人民代表大会代表由下一级人民代表大会选举。第四、无记名投票原则。无记名投票是指选民不写自己的姓名,亲自书写选票,并把选票投入密封票箱的投票方法。我国选举法规定,全国和地方各级人民代表大会代表的选举,一律采用无记名投票的方法。另外,我国选举法还规定了选举的组织、选区的划分、选民的登记、代表候选人的提名、对代表的罢免和补选等内容,体系较为完备。

(三)民族区域自治制度

我国是一个统一的多民族国家,国情复杂。鉴于这一现实,我国的地方权力并没有遵循统一的模式。由于各民族习惯、传统、风俗和文化的巨大差异，我国在主要的少数民族聚居区域施行民族区域自治制度。现行宪法关于此制度的主要内容包括：

1. 申明了"各民族平等、团结和共同繁荣"的原则。宪法序言强调："在维护民族团结的斗争中，要反对大民族主义，主要是大汉族主义，也要反对地方民族主义。"并在第二章将维护民族团结的义务确立为公民的基本义务。

2. 设立了系统性的宪法内容。宪法第三章第六节专门规定了"民族自治地方的自治机关"，内容涵盖了机关的组成民族成分标准、地方性经社文卫体等方面的自主权和中央的倾斜性支持等。

3. 制定了专门的民族区域自治法，进一步扩充、落实和保障了民族自治地方的自治权。

（四）物权与经济制度

与西方的私有制经济不同，我国坚持社会主义的公有制经济。现行宪法规定，社会主义经济制度的基础是社会主义公有制，即全民所有制和劳动群众集体所有制。生产资料的社会主义公有制决定了我国社会主义经济制度的本质特征，是实现工人阶级的领导地位和加强工农联盟的基础。其中，全民所有制经济，就是国有经济，是指代表人民利益的国家占有生产资料的一种所有制形式。由于国有经济是我国国民经济的主导力量，因而不仅控制着国家的经济命脉，决定着国民经济的社会主义性质，关系着我国改革开放和社会主义现代化建设的速度和水平，而且对其他经济形式都起着指导、帮助和制约的重要作用。劳动群众集体所有制经济是指，由集体经济组织内的劳动者共同占有生产资料的一种公有制形式，包括农村家庭承包经营为基础、统分结合的双层经济体制和农村中生产、供销、信用、消费等各种形式的合作经济，以及城镇中的手工业、工业、建筑业、运输业、商业、服务业等行业的各种形式的合作经济。

在公有制经济之外，我国宪法还规定和保障了社会主义的非公有制经济形式。这些形式主要有：

1. 个体经济，即由城乡个体劳动者占有少量生产资料和产品，以自己从事劳动为基础的一种经济形式。

2. 私营经济，即在法律所允许的范围内，生产资料由私人所有，并存在雇佣劳动关系的一种经济形式。

3. 外商投资经济，即以中外合资经营企业、中外合作经营企业和外商独资企业为代表的，具有外国资本成分的经济形式。

与社会主义公有制经济相匹配的是，我国施行以按劳分配为主体的分配制度。我国的分配制度是经济制度的重要组成部分。由于生产资料的社会主义公有制是我国经济制度的基础，并以此为前提允许其他经济形式的存在和

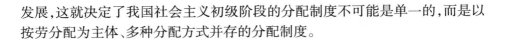

发展,这就决定了我国社会主义初级阶段的分配制度不可能是单一的,而是以按劳分配为主体、多种分配方式并存的分配制度。

三、执法过程中的宪法理念

执法人员在执法的过程中,应当始终贯彻宪法的基本理念,这既是保障执法对象以及第三人合法权益的需要,也是保障执法人员自身权益的需要,并间接地也影响着政府和国家的形象。基于此,执法人员在执法过程中应当奉行下述理念。

1. 权力的合法性理念。权力的合法性理念包括两个层面,即权力来源的合法性和权力行使的合法性。就权力的来源而言,包括执法人员在内的行政机关工作人员必须明白,其身份和权力均来自于宪法与法律的规定。法律是权力的来源和基础。其间接的含义在于,行政机关及执法人员不得自设权力。也就是说"法无授权不可为"是一切执法人员之权力刚性约束条件,这就要求执法人员在行使其权力,特别是行使新的权力时,必须审视其法律基础,并且当被执法对象质疑其权力合法性时,必须明确而详尽地告知其该权力的法律基础。就权力的行使而言,权力的执行方式必须具有法律基础。以何种方式、何种程序和何种幅度执行权力,必须在法律所规定的范围之内。执行权力必须以公开、非暴力的和规范的方式进行,这就要求权力的执行过程必须有迹可循,即是要做好完整的记录,特别是那些对自身不利的文字、录音录像等资料不得裁剪或销毁。

在所有的法律之中,宪法是最为重要和最为根本的法律,也是产生和评价其他一切法律之合法性的最终依据。因此,权力的合法性首先是权力的合宪法性。执法人员只有发自内心地认同、遵守和践行宪法,才能做到真正地领会和恪守法律。宪法理念是权力合法性理念的基石。

2. 人权保障理念。就世界范围内而言,人权观念是现代宪法产生的最主要的基础之一,它构成了世界各国宪法的公约数,也是国际性的法律要求。自从 2004 年宪法修正案增加"国家尊重和保障人权"的条款之后,我国宪法中的人权因素更加突出和直接。这不仅是对国际社会和全体公民作出的庄严承诺,更是对包括执法人员在内的政府组织及其工作人员提出的职责要求。

人权理念首先要求执法人员承认执法对象的人权。在现实的执法过程中,被执法对象往往都是具有违规甚至违法嫌疑的人员,这往往会引起执法人员强烈的阻止或者中止其某些行为的冲动。但是须明白,除了那些紧迫而又明显的犯罪行为以外,执法人员必须按照法定的程序和方式进行处置,特别是要保障被执法者的生命、财产和申诉方面的基本权利,以及需要其照顾者,例如婴儿的基本权利;在法定执法方式可能模糊不清而需要自由裁量的情况下,必须顾及被执法者的人格尊严。一般而言,包括犯罪嫌疑人在内的任何人的基本权利都不可以被未经司法裁定地剥夺。

人权理念还要求执法人员明白其职责的最终目的在于,保障包括被执法对象在内的全体公民的人权。所以,执法是手段,而保障人权则是最终目的。当手段明显或者严重背离其最终目的时,需要引起执法者的反思和改变。人权理念也还要求执法人员必须谨记,执法过程中的人权保障关乎国家与政府的形象,执法者违法或者破坏人权是对宪法承诺的破坏。因此,一切破坏人权的行为,诸如暴力执法、秘密执法和钓鱼执法等,都是违法的。

3. 为本国人民服务的理念。宪法的基础在于拥有本国国籍的公民。公民构成了一国宪法最根本的主体。公民的基本权利是本国公民的基本权利,政府组织的职能也在于维护本国公民基本权利。因此,执法人员必须清醒地认识到自己肩负的责任,其核心要素有二,其一是本国公民为主体,其二是服务为本职。主体理念要求,执法者在执法过程中,要始终和优先保障本国公民的基本权利。在改革开放的早期,有些地方和部门为了工作政绩的考虑,不自觉甚至故意地给予了他国公民的超国民待遇。这种失衡的做法在执法领域中也不时出现。需要指出的是,这些做法尽管有其现实的驱动力,但是其在性质上是违背宪法和法律精神的。服务意识则要求,执法者必须意识到,服务是政府的本质。政府权力源自于本国公民的授予和认同,政府权力也被用来服务于本国公民自身。因此,服务理念应当贯穿于政府的所有行为过程。每一个执法者都应当秉持"全心全意为人民服务"的理念,其对象必然包括被执法对象。

4. 言行妥当的理念。行政执法人员一般都属于公职人员序列。而公职人员是我国全体公民中相对优秀和愿意为公共事务服务的一部分。从这个意义上来讲,执法人员理应成为遵守宪法法律的典范。也就是说,在遵守宪法和法律方面,执法人员应当践行比普通公民更高的标准。这包括两个方面和两个领域。两个方面是指言辞和行为,两个领域是指职权行使的公共领域和个人生活的私人领域。在执行职务的过程中,执法人员的言辞和行为必须符合宪法法律的要求自不待言。更重要的是,执法人员在自己的个人生活领域中的言行必须让普通公民相信其做到了对宪法和法律的认同和践行,而不是仅仅将公职行为视作是一种谋生甚至发财的手段。这意味着执法人员的言行在实际生活中必然受到一定的限制。

第四章

行政法律制度

第一节　行政法概述

一、行政法的概念和基本原则

（一）行政法的概念

行政法是调整行政关系的法律规范的总称。具体而言是关于调整国家行政主体的组织、职权和行使职权的方式、程序以及对行使行政职权的法制监督的法律规范的总称。

行政法的具体内容有行政组织法、行政行为法、行政程序法和行政法制监督与救济法。

1. 关于行政权的授予和组织行政机关的规范。行政法首先要说明行政权的承受主体以及权力授予问题，包括行政机关的设置、编制确定、职权分配、人员管理等内容，这些法律规范统称为行政组织法。

2. 关于行政权的行使和运作的规范。这不仅包括行政权行使条件、对象、内容等实体规则，还包括行政权行使的方式、步骤、顺序、时限等程序规则。涉及上述内容的法律规范统称为行政行为法。

3. 对行政权的行使进行监督和对后果进行补救的规范。此部分涉及两方面内容：一是对行政权的行使进行监督的规范，包括权力机关的监督、司法机关的监督、行政机关的监督等。二是作为管理对象的公民、法人和其他组织的权益受到行政行为侵害而产生实际损失时，对其后果予以补救的规范等。涉及上述内容的法律规范统称为行政（法制）监督与救济法。

（二）行政法的基本原则

行政法的基本原则是贯穿于行政法治实践全过程并对行政法的制定、执行、适用与遵守具有规范和指导功能，体现行政法价值内核的根本准则，是宪法理念和宪法原则在行政法领域的具体化和实践。行政法的基本原则主要包括：

1. 依法行政原则。或称行政法治原则，是各国行政法的共同理念或基本

原则,其基本含义在于行政机关和其他行政公务组织必须依法行使行政权或从事行政管理活动。具体而言,又包括以下三个方面:

(1)职权法定:职权法定是依法行政原则的基本要求之一。所谓法定,是指国家行政机关以及其他组织的行政职权,必须由法律予以规定或授予。否则,其权力来源就没有法律根据。行政权力的行使,与公民权利的拥有及行使有着明显的区别。对于公民而言,凡法律没有禁止的,即视为自由。但对行政机关而言,一般来说需要有法律授权或法律的规定,否则即属违法。

(2)法律优先:法律优先原则又称为消极的依法行政,是指行政活动均不得与民意代表机关制定的法律相抵触,即法律优先于行政。这一原则主要有两方面的含义:一方面含有规范位阶的意义,凡行政活动在位阶上均低于法律,即法律的效力均高于行政行为;另一方面,行政行为至少不得与法律规定相违背。

(3)法律保留:法律保留又称积极的依法行政,与职权法定的内涵存在一定重合与交叉,具体是指行政机关的行为必须有明确的法律授权,法律无明文授权即无行政。[71]这里的法律是狭义的,仅指全国人大及其常委会制定的法律。如果宪法或宪法性法律将某些事项保留在立法机关,则须由立法机关通过法律加以设定或规定。在法律保留原则下,行政活动的作出必须要有法律(或授权法)的明文依据,否则不得为之。法律保留原则,一般适用于干涉行政领域或者对公民权益影响重大的领域。

2. 行政合理性原则。现代行政法虽然要求职权法定,但立法者不得不授予行政主体广泛的行政裁量权。但从正义原则的要求和保障人权的目标考虑,即使是裁量权,也不可恣意妄为,而应符合合理的要求。为了评价和控制行政裁量权,行政合理性原则得以提出并获得广泛认可,其内涵主要表现为比例和平等对待两个方面。

(1)比例原则:比例原则起源于德国,是指行政主体实施行政行为应兼顾行政目标的实现和保护相对人的权益,如果行政目标的实现可能对相对人的权益造成不利影响,则这种不利影响应被限制在尽可能小的范围和限度之内,二者应符合适当的比例。通说认为比例原则包含适当性原则、必要性原则和狭义比例原则三个子原则。

(2)平等对待:即非有正当理由不得为区别对待,即非歧视性原则,其具体要求主要表现在两个方面:一是行政主体应平等地对待行政相对人;二是国家应平等对待行政主体与行政相对人。

---

[71] 马克思主义理论研究和建设工程重点教材《行政法与行政诉讼法学》编写组:《行政法与行政诉讼法学》,高等教育出版社 2017 年版,第 38 页。

3. 程序正当原则。法律正义包括实体正义与程序正义两个方面。程序正当是法治国家公认的行政法基本原则之一。作为行政法的基本原则,程序正当原则的内涵主要表现在行政公开、程序公正和公众参与三个方面。

（1）行政公开:阳光是最好的防腐剂,同理,行政过程公开透明也是预防行政主体恣意、滥权和腐败的有效手段。基于此,行政公开成为第二次世界大战以后各国行政程序法追求的目标之一。行政公开原则的基本要求主要有以下几个方面:①行政立法和行政政策公开。②行政执法行为公开。③行政裁决和行政复议行为公开。④政府信息公开。⑤行政诉讼及裁判结果公开。

（2）程序公正:程序公正是法律正义的基本内涵。行政程序公正的基本要求包括:①行政机关工作人员不得处理与自己有利害关系的行政案件;②行政主体作出对当事人可能产生不利影响的行政决定,必须事先听取利害相关人的意见;③行政主体作出行政决定时,特别是作出对当事人不利的决定时,负有说明理由的义务,包括说明作出行政决定的法律原因和事实原因;④行政主体在作出处理决定前,不得与一方当事人单方面接触,以防止偏听偏信或先入为主,从而导致不公平。

（3）公众参与:指作为行政相对人的公民、法人或其他组织有权参与行政过程,有权对行政主体即将作出的行为表达意见,而且其意见应获得行政主体的尊重。

4. 诚信原则。诚实信用是人类社会的核心价值观,也是行政法的基本原则,其基本内涵包括诚实守信和信赖保护两个方面。

（1）诚实守信:从字义上看,诚实指真实无伪,守信是信守诺言,不反言。在行政法中,诚实守信指:行政主体不得为自身利益欺骗行政相对人,不得"钓鱼执法""养鱼执法"。政府在制定法律、政策、决定和作出承诺前,必须充分考虑各种复杂的情形,听取多方意见,在慎重考虑的基础上作出决定,以免事后无法执行。行政主体必须依法行政,不得任意反悔,如果的确因客观情况的变化不得不反悔的,应当承担相应的法律责任。法律规范应具有稳定性和不可溯及性。行政活动应具有真实性与确定性。

（2）信赖保护:它是指人民基于对国家公权力行使结果的合理信赖而有所规划或举措,由此产生的信赖利益应受保护。

5. 高效便民原则。指行政机关应当高效率、高效益地行使行政权,最大限度地方便人民群众,从而更好地服务于人民和实现行政管理的目标。

6. 监督与救济原则。"有权力必有监督""有权利必有救济"是基本的法律原理与原则。因此,监督与救济原则是行政法的基本原则。所谓监督原则,即监督行政的原则,是指有权国家机关、公民、法人或其他组织对行政机关或授权组织的行政活动有权进行监督和问责。救济原则指当公民、法人或其他组织认为自己的合法权益受到行政违法或不当侵害时,有权要求其损害得到法律的弥补与救济。

二、行政法律关系

(一) 行政法律关系的概念和特征

行政法律关系是指由行政法所调整的国家行政机关在行政管理活动过程中所发生的各种权利和义务关系。行政法律关系除具备一般法律关系的共同特征外,还具有自己的特征:

1. 行政法律关系的主体必有一方是国家行政机关。国家行政机关是行政职权的行使者,是构成行政法律关系的最主要当事人。

2. 行政法律关系主体在行政管理活动过程中的地位是不平等的。这主要表现在:一方面,行政法律关系的产生、变更或消灭,一般不需要以双方的合意为条件,只要行政主体单方面的意思表示即可;另一方面,行政机关是以国家的名义行使职权,参加法律关系的,往往不需要征得对方当事人同意,可以强制其履行义务。

3. 行政法律关系争议的解决方式较特殊。国家行政机关拥有处理行政法律关系争议的行政司法权。当行政法律关系当事人发生争议,虽然国家行政机关是争议的一方,但它有处理争议的权利,即使需要有法院作为最终裁决的争议,有的国家行政机关也拥有先行处置权。

(二) 行政主体

1. 行政主体的概念与特征。行政主体是指享有行政权力,能以自己的名义行使行政权,做出影响行政相对人权利义务的行政行为,并能独立承担由此产生的相应法律责任的社会组织。

行政主体具有下列三个特征:

(1) 行政主体是享有国家行政权力,实施行政活动的组织。这是行政主体与其他国家机关、组织的区别所在。

(2) 行政主体是能以自己的名义行使行政权的组织。这是行政主体与行政机关内部的组成机构和受行政机关委托执行某些行政管理任务的组织的区别。

(3) 行政主体是能够独立对外承担其行为所产生的法律责任的组织。这是行政主体具有独立法律人格的具体表现,也是一个组织成为行政主体的必备条件。

在我国,行政主体包括国家行政机关和法律、法规、规章授权的组织。

2. 行政机关。行政机关是最主要的行政主体,指依宪法和组织法的规定设立,行使国家行政权力,管理国家行政事务的机关。

（1）我国的国家行政机关具有以下特点：

1）它是国家权力机关的执行机关，由权力机关产生，对权力机关负责和报告工作，并受其监督。

2）它行使的职权是宪法和组织法赋予的行政权，担负着国家的行政管理职能。从其设立之时，即具有行政主体资格。

3）它实行首长负责制，这是由行政机关的性质和职能所决定的。

（2）根据不同的标准，可对行政机关作不同的分类。

1）根据管辖的地域范围，可将行政机关分为中央行政机关和地方行政机关，中央行政机关即国务院、国务院各部委、国务院直属机构、国务院部委管理的国家局。地方行政机关即地方各级人民政府及其职能部门，以及县级以上地方各级人民政府的派出机关。

2）根据业务范围，可将行政机关分为一般权限机关和部门权限机关。在我国一般权限机关即国务院和地方各级人民政府，部门权限机关即国务院和地方各级人民政府的各个工作部门。

此外，根据行政机关在行政活动中的不同作用，还可分为决策机关、执行机关、监督机关等。

3. 法定授权组织。根据行政管理的实际需要，国家有时通过法律、法规、规章将某些行政权力授予给行政机关的内部机构、临时机关、派出机构以及非行政机关的社会组织来行使，这就产生了法定授权组织，即根据法律、法规、规章的授权而享有行政权力、从事特定范围的行政管理活动的组织。

法定授权组织具有如下特征：

（1）法定授权组织是指除行政机关以外的组织。除行政机关外的组织，既包括行政组织系统内的行政机构，也包括行政组织系统外的社会组织。前者如行政机关的某些内部机构、政府职能部门的某些派出机构，后者如某些事业单位、企业单位和社会团体等。

（2）法定授权组织的权力来源于法律、法规、规章的明文规定。只有法律、法规、规章才能授权某一社会组织以某项或某一方面的行政职权，该组织行使职权必须以法律、法规、规章的明文规定为依据。

（3）法定授权组织依法享有行政职权和履行行政职责，具有行政主体资格。[72] 基于法律、法规、规章的授权引起行政职权和职责的同时转移。被授权的组织不仅应依法行使行政职权和履行行政职责，而且也应依法独立承担由此而产生的法律责任，即意味着法定授权组织取得了行政主体资格。

---

[72] 参见《行政诉讼法》第2条："公民、法人或者其他组织认为行政机关和行政机关工作人员的行政行为侵犯其合法权益，有权依照本法向人民法院提起诉讼。前款所称行政行为，包括法律、法规、规章授权的组织作出的行政行为。"

4. 行政委托组织与法定授权组织的区别。行政委托组织是指接受行政机关的委托而代替行政机关行使部分行政职权的组织。行政委托组织也被称为"受委托的组织"。行政委托组织与法定授权组织的区别主要有：

（1）权力来源不同：法定授权组织的权力来源于法律、法规、规章的明文授予，而行政委托组织的权力来源于行政机关的委托行为。行政机关可以根据行政管理工作的实际需要，依法将一部分行政职权委托给有关行政机关、社会组织行使，而受委托的组织则基于行政机关的委托而行使一定的行政权力。

（2）法律地位不同：法律、法规、规章授权的组织基于法律、法规、规章的明确授予而取得了行政职权，因此，可以以自己的名义行使权力并独立承担法律责任。这表明，法定授权组织具有行政主体资格，能够成为行政复议的被申请人和行政诉讼的被告。而行政机关委托的组织并没有因行政机关的委托行为而获得法定的职权职责，即行政机关的委托行为并不引起行政职权和职责的同时转移，受委托的组织只能在委托的范围内以委托的行政机关的名义来行使行政职权，并由委托的行政机关来承担该行政行为引起的法律责任。因此，受委托的组织不具有行政主体资格，不能成为行政复议的被申请人和行政诉讼的被告。

（3）组织的性质和形态不同：法律、法规、规章授权组织既可以是企业组织，也可以是事业组织，而行政机关委托的组织只能是事业组织。行政的公共性和企业组织的盈利性是水火不容的，所以被委托的组织不能是企业组织。但是，企业组织可以被授权，这是在迫不得已的情况下，比如行政机关改制为企业，遗留下来的行政权，或者是特大型企业内部有一些公共的事务。此外，法定授权组织包括被授权的行政机关的内部机构、临时机构、派出机构和某些社会组织，行政委托组织包括受委托的有关行政机关和某些社会组织。可见，法定授权组织不包括行政机关，行政机关自成立时就取得了行政主体资格，属于职权性行政主体。

（三）行政相对人

1. 行政相对人的概念和特征。行政相对人是指行政管理法律关系中与行政主体相对应的另一方当事人，即行政主体的行政行为影响其权益的个人或组织。这是行政法学上的概念，而非制定法上的概念。在制定法上"行政相对人"一般称为"公民、法人和其他组织"。

（1）行政相对人是行政法律关系中与行政主体相对应的一方当事人。行政相对人包括个人与组织两种基本形态，但个人和组织并不是在任何时间、任何场合都可以成为行政相对人。当个人和组织不与行政主体发生行政法上的权利义务关系时，他们就不是行政相对人。如在民事活动中，个人和组织就只能成为民事法律关系主体。只有当个人和组织与行政主体形成某种行政法律关系时,才能成为行政相对人。行政相对人是个人和组织在行政活动过程中的一种特定身份,这种身份表明他们是行政法律关系中与行政主体相对应的另一方主体,而不是被行政主体支配和管理的客体。

(2)行政相对人是指行政管理法律关系中与行政主体相对应的另一方当事人的个人和组织。在行政管理法律关系中行政主体享有国家行政权,能依法对对方当事人实施管理,作出影响对方当事人权益的行政行为,而行政相对人则有义务服从管理、依法履行相应行政行为确定的义务。

(3)行政相对人是指在行政管理法律关系中,其权益受到行政主体行政行为影响的个人、组织。作为个人、组织,无论其权益受到行政主体行政行为的直接影响还是间接影响,都是行政相对人。

2. 行政相对人的权利义务。行政相对人在行政法律关系中享有权利义务,行政相对人的权利与行政主体的义务相辅相成,行政主体对行政相对人的权利具有相对应的义务。行政相对人在行政法律关系中主要享有下列权利:

(1)申请权:这是指行政相对人请求行政主体作为或不作为,以满足其某种利益需求的权利。

(2)参与权:行政相对人有依法参与管理的权利。包括参与行政法规、规章及行政政策的制定,参与与自身有利害关系的具体行政行为的相应程序等权利。

(3)知情权:行政相对人有权依法了解行政主体的各种行政信息。包括各种规范性法律文件、会议决议、决定、制度、标准、程序、规则,以及与行政相对人本人有关的各种档案资料和其他有关信息。除法律、法规、规章规定应予以保密的事项外,行政相对人均有权查阅、复制。

(4)受保护权:即行政相对人的各种合法权益在受他人妨碍、侵害时,有请求行政主体保护的权利。

(5)受益权:即行政相对人通过行政主体的行政活动获得现实利益或可得利益的权利。

(6)受平等对待权:即行政相对人有受到行政主体平等对待的权利。

(7)陈述、申辩权:行政相对人在行政主体作出与自身权益有关、特别是不利的决定时,有权陈述自己的意见、看法,提供有关证据材料进行说明和辩解,并驳斥行政主体的理由、依据。

(8)抵制违法行为权:即行政相对人为保护自身合法权益而抵抗行政主体实施的明显违法或重大违法行为的权利。如拒绝行政主体乱摊派的权利、拒缴没有法律依据的罚款的权利等。

(9)行政监督权:即行政相对人依法享有对行政主体及其工作人员实施的违法、不当的行政行为提出批评、控告、检举的权利,并有权就如何改善行政主体的工作和提高行政管理和服务质量提出建议、意见,包括批评权、申诉权、控告权、检举权、建议权等。

（10）救济权：行政相对人认为行政主体实施的违法与不当的行政行为,或是行政主体实施的合法行政行为侵犯了自己的合法权益的,有获得相应行政救济的权利,包括申请行政复议权、提起行政诉讼权、请求行政赔偿权、行政补偿权等。

行政相对人在行政法上享受一定权利,同时也必须履行行政法上的义务。行政相对人在行政法律关系中的义务主要有：

（1）服从行政管理的义务：具体包括遵守行政机关制定、发布的行政法规、规章和其他规范性文件的义务；执行行政命令、决定的义务。

（2）协助行政主体正常执行公务的义务：行政相对人对行政主体及其工作人员执行公务的行为,有予以协助的义务。

（3）接受行政监督的义务：行政相对人在行政法律关系中,要接受行政主体依法实施的监督,包括审查、检查、检验、鉴定等。

（四）公务员法律制度

《中华人民共和国公务员法》于2005年4月27日由十届全国人大常委会第十五次会议通过,于2006年1月1日起施行。公务员法分为总则,公务员的条件,义务与权利,职务与级别,录用,考核,职务任免,职务升降,奖励,惩戒,培训,交流与回避,工资福利保险,辞职辞退,退休,申请控告,职位聘任,法律责任和附则,共18章107条。《公务员法》是我国第一部属于干部人事管理总章程性质的重要法律。

1. 公务员的范围及分类。《公务员法》规定,公务员是指依法履行公职、纳入国家行政编制、由国家财政负担工资福利的工作人员。因此,公务员须具备三个条件：一是依法履行公职,二是纳入国家行政编制,三是由国家财政负担工资福利,这就扩大了公务员的范围,除了国家行政机关外,将中国共产党机关、人大机关、政协机关、审判机关、检察机关、民主党派和人民团体机关的工作人员等都纳入公务员管理,充分体现了我国现行政治制度的基本特点。

我国实施多年的公务员制度只提供了领导职务和非领导职务两个职务系列,公务员的职业发展阶梯过于单一,《公务员法》则在综合管理类职位外,增加了专业技术类职位和行政执法类职务等。致力于建立多元化的公务员职业发展途径。行政机关根据工作需要,可以对专业性较强的职位和辅助性职位实行聘任制。

2. 公务员的权利义务

（1）根据《公务员法》的规定,公务员享有下列权利：

1）获得履行职责应当具有的工作条件。

2）非因法定事由、非经法定程序,不被免职、降职、辞退或者处分。

3）获得工资报酬,享受福利、保险待遇。

4）参加培训。

5）对机关工作和领导人员提出批评和建议。

6）提出申诉和控告。

7）申请辞职。

8）法律规定的其他权利。

（2）公务员应当履行下列义务:

1）模范遵守宪法和法律。

2）按照规定的权限和程序认真履行职责,努力提高工作效率。

3）全心全意为人民服务,接受人民监督。

4）维护国家的安全、荣誉和利益。

5）忠于职守,勤勉尽责,服从和执行上级依法作出的决定和命令。

6）保守国家秘密和工作秘密。

7）遵守纪律,恪守职业道德,模范遵守社会公德。

8）清正廉洁,公道正派。

9）法律规定的其他义务。

公务员执行公务时,认为上级的决定或者命令有错误的,可以向上级提出改正或者撤销该决定或者命令的意见;上级不改变该决定或者命令,或者要求立即执行的,公务员应当执行该决定或者命令,执行的后果由上级负责,公务员不承担责任;但是,公务员执行明显违法的决定或者命令的,应当依法承担相应的责任。

3. 公务员的申诉控告。公务员对涉及本人的人事处理不服的,可以自知道该人事处理之日起三十日内向原处理机关申请复核;对复核结果不服的,可以自接到复核决定之日起十五日内,按照规定向同级公务员主管部门或者作出该人事处理的机关的上一级机关提出申诉;也可以不经复核,自知道该人事处理之日起三十日内直接提出申诉。对省级以下机关作出的申诉处理决定不服的,可以向作出处理决定的上一级机关提出再申诉。复核、申诉期间不停止人事处理的执行。

公务员认为机关及其领导人员侵犯其合法权益的,可以依法向上级机关或者有关的专门机关提出控告。受理控告的机关应当按照规定及时处理。

三、行政行为概述

（一）行政行为的含义与分类

1. 行政行为的概念。行政行为是指行政主体在实施行政管理活动、行使行政职权过程中作出的具有行政法律效果的行为。行政行为具有以下几个基本要素：

（1）行政行为的主体是行政主体。根据《行政诉讼法》第2条的规定，行政行为包括行政机关和行政机关工作人员作出的行政行为以及法律、法规、规章授权的组织作出的行政行为。行政机关工作人员和行政机关委托的组织或个人并非行政行为的主体而只是行政行为的实施者，行政机关工作人员、行政机关委托的组织或个人必须以行政机关的名义作出行政行为，并由行政机关对其行为负责。

（2）行政行为是行政主体行使行政职权、履行行政职责的行为。这是行政行为的职权、职责要素。能够成为行政主要的各个社会组织，并非其从事的任何行为都是行政行为，如行政机关购买办公用品或租用办公用房的行为，就不是行政行为。只有行政主体行使行政职权、履行行政职责的行为才是行政行为。

（3）行政行为是具有法律意义的行为。即行政行为具有行政法律意义，产生行政法律效果。这是行政行为作为法律概念的法律要素。行政主体从事的有些行政活动，如气象预报、发布统计数字等行为，就不具有行政法律意义。

2. 行政行为的分类。行政行为依据不同标准可以进行不同的分类，主要的行政行为分类包括如下几种。

（1）行政立法行为、行政执法行为和行政司法行为。这是以行政行为的性质为标准所做的分类。行政立法行为是指行政主体制定、发布普遍性行为规则的行为，是抽象行政行为的一部分。行政执法行为是指行政主体将法律法规的一般规定适用于具体的管理相对人，并与相对人发生行政法律关系的行为。行政司法行为是指行政主体以第三人的身份受理和裁决发生在特定双方当事人之间的争议纠纷的行为。

（2）抽象行政行为与具体行政行为。行政行为以其对象是否特定分为抽象行政行为与具体行政行为。

抽象行政行为是指行政机关针对不特定对象制定和发布普遍性行为规范的行为，其行为形式体现为行政立法（行政法规、行政规章）和行政规范性文件。

具体行政行为是指行政主体针对特定对象所作的，能够引起具体行政法律关系产生、变更和消灭并直接产生法律效果的行为，如行政处罚、行政强制执行决定等。

抽象行政行为通常是具体行政行为的依据，而具体行政行为则将这种规定具体化，使某种行政法律关系实际产生、变更和消灭。

（3）羁束行政行为和自由裁量的行政行为。行政行为以受法律法规拘束的程度为标准，分为羁束行政行为和自由裁量的行政行为。

羁束行政行为是指法律法规对行为的适用条件、内容、方式、程序都有明确、具体、详细规定,行政主体依照法律法规的羁束规定所作出的行政行为,这种行政行为的特点在于行政主体在作出行政行为时不能以自己的主观意志参与其间。

自由裁量的行政行为是指法律法规对行为的内容、方式、程序或适用条件规定了一定的范围或幅度,行政主体可以在法定的范围或幅度内根据行政管理的实际情况,通过自己的主观判断而作出的行政行为。

这一分类是区分行政行为合法性与合理性的重要标准。

(4)内部行政行为与外部行政行为。这是以行政行为作用的对象为标准所做的划分。

内部行政行为是指行政主体对其内部事务实施管理所作的行政行为,如行政机关对行政机关工作人员的奖惩,任免决定;外部行政行为是指行政主体对行政主体之外的被管理的公民、法人及其他组织所作出的行政行为。

在行政法上,内部行政行为主要由行政组织法规范和调整,外部行政行为主要由行政行为法规范和调整;在行政诉讼中,只有外部行政行为才能成为司法审查的对象,内部行政行为引起的争议我国目前尚不能诉诸司法解决。

(5)依职权的行政行为和依申请的行政行为。这是以行政主体是否可以主动作出一定行政行为为标准所做的划分。

依职权的行政行为是指行政主体依法律法规所规定,无须相对人申请而主动作出的行政行为,如税收征收、行政处罚;依申请的行政行为是指行政主体根据相对人申请所作出的行政行为,这类行政行为如没有相对人申请,行政主体不能主动为之,如行政许可。

这种划分对判断行政主体的不作为及延迟作为具有重要作用。

(6)授益行政行为与负担行政行为。行政行为以其对行政相对人利益的不同影响为标准,分为授益行政行为与负担行政行为。授益行政行为是指行政主体依法授予行政相对人权利或免除相对人义务的行为,如行政许可、行政给付等;负担行政行为是指行政主体加予行政相对人义务或对相对人给予处罚、制裁的行为,如行政征收、行政强制、行政处罚等。

(二)行政行为的效力

行政行为的效力是指行政行为所发生的法律上的效果和作用,行政行为的效力内容包括以下四种效力。

1. 公定力。公定力指行政行为一经作出,对任何人都有被推定为合法有效而予以尊重的效力,即行政行为即使违法,在由有撤销该行为权限的机关将其撤销前,任何人都不得否定其拘束力。但行政行为的公定力不是无限的,对于那些普通人都能显而易见属于严重违法的行政行为,即无效行政行为来说,则不应该承认其有公定力。

2. 确定力。确定力,即行政行为一经作出就具有不得任意改变的效力。任何国家机关非依法不得变更、撤销与废止该行政行为;行政相对人如果超过行政复议和行政诉讼期限,也不得对该行政行为的效力提出异议;在复议、诉讼期间,非经法定程序,也不得停止对该行政行为的执行。

3. 拘束力。拘束力也称约束力,行政行为的拘束力是指行政行为一经作出,并有效成立后,行政法律关系主体各方必须遵守和服从该行政行为,并接受其拘束。

4. 执行力。行政行为的执行力是指行政行为内容具有完全实现的效力。即是指行政行为有效成立后对行政机关而言,按行政行为内容必须由其执行者行政机关执行,对相对人而言,也必须履行行政行为所确定的内容。如果相对人拒绝履行或拖延履行,相应行政主体可以依法采取强制措施强制其实现行政行为的内容或者依法申请人民法院强制执行。

（三）行政行为的成立与合法要件

1. 行政行为的成立要件。行政行为的成立是指行政行为在完成了法定程序,具备了相应法律要件后对外发生法律效力。

（1）抽象行政行为的成立要件:抽象行政行为的成立一般须具备三个要件:第一,经有权机关讨论决定;第二,经行政首长签署;第三,公布。其中,行政立法必须以行政首长令发布,并在法定刊物登载。非立法性抽象行政行为可以以一般行政公文的形式发布,既可在正式出版物上登载,也可以布告、公告、通告等形式在一定的公共场所或行政办公场所张贴,或通过广播电视等媒体播放。

（2）具体行政行为的成立要件

1）行政主体作出决定。具体行政行为一般均以行政决定的形式作出,尽管这种行政决定有时在名称上不一定称为"行政决定",如许可证的颁发与拒绝。不管行政决定的形式如何,它都是行政主体向行政相对人作出的一种可产生法律效力的意思表示。而这种意思表示是具体行政行为成立的必要条件。

2）行政决定已经送达行政相对人。行政主体作出正式行政决定后,必须在一定期限内将行政决定文书送达行政相对人。行政送达的方式包括直接送达、留置送达、邮寄送达、公告送达等。

3）行政决定文书已经行政相对人受领。行政主体作出正式行政决定后应在法定期限内将行政决定文书送达行政相对人,并通过一定方式确认相对人受领,行政行为才算正式成立。

确认行政相对人受领的规则与送达规则相对应。直接送达的,受送达人签收即视为受领;留置送达的以送达人将行政决定文书留于受送达人住所,并

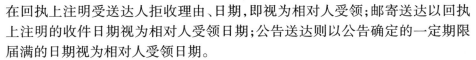

在回执上注明受送达人拒收理由、日期,即视为相对人受领;邮寄送达以回执上注明的收件日期视为相对人受领日期;公告送达则以公告确定的一定期限届满的日期视为相对人受领日期。

具体行政行为一般经过上述三道程序,也即具备了决定、送达、受领三个要件才能正式成立,从而对外产生法律效力。

2. 行政行为的合法要件。行政行为的成立要件与合法要件是两个不同的概念。行政行为的合法要件是指评价、判断和认定行政行为合法性的条件或标准。具备这些要件的行政行为具有实质的法律效力,在行政复议、行政诉讼中不致被撤销或确认无效。而不具备这些要件的行政行为即使成立,也仅具形式上的法律效力,行政相对人通过行政复议、行政诉讼等法定途径可请求有关国家机关确认该行为违法和撤销该违法行为,或确认该行政行为无效。

因此,行政行为的成立实际上是法律对行政行为合法性的一种假设,至于行政行为是否合法,不是由相对人加以判断,而是由有权国家机关来判断的,这是确保国家行政管理稳定性、连续性的需要。

行政行为合法性要件主要有以下几个方面:

(1)行政行为主体合法。行政行为的直接实施者是行政主体,因此,不具备相应行政主体资格的任何国家机关、社会团体、社会组织、企事业单位都无权作出行政行为。行政行为主体合法的具体要求是:

1)作出行政行为的组织必须享有行政主体的资格。非行政主体作出的行为不属于行政行为(除非接受行政主体的合法委托),因而不具有行政行为的效力。

2)行政行为必须是具有国家公务员身份的国家公务人员的职务行为。这一条件要求代表行政主体从事行政行为的人员必须是与国家建立了职务关系或行政委托关系的公务人员,只有这种公务人员职务的行为才能构成行政行为。非公务人员的行为或公务人员的非职务行为均不能构成行政行为。在特殊情况下,非公务人员获得合法授权也可在形式上成为行政行为的实施主体。

3)行政行为的实施者以行政主体的名义实施行政行为。尽管行政行为的主体是行政主体,但行政行为的实施者却不一定是行政主体本身,他们可能是行政主体的工作人员或行政主体委托的组织或其工作人员。但行政主体的工作人员或行政主体委托的组织或其工作人员不得以自己的名义,而只能以行政主体的名义实施行政行为。

(2)行政行为权限合法。作出行政行为的主体必须具有法定职权。行政主体必须在自己法定的职权范围内作出特定的行政行为,若超出了自己的职权范围则其行为是无效的,也即越权无效。

（3）行政行为内容合法。行政行为内容合法要符合以下几方面要求：第一，行政行为有事实根据，证据确凿。即行政行为内容必须有事实根据，而且证据要确凿。第二，行政行为正确适用法律依据，包括法律、法规、规章和其他规范性文件。第三，行政行为内容适当。即行政行为的内容符合实际，公正可行。它包括事实上的可能和法律上的可能两个方面。第四，行政行为符合立法目的和公共利益。行政行为不仅在内容上符合法律等规范性文件的明确规定，而且还必须符合法律的目的，符合社会公共利益。行政主体实施行政行为如果不是为了实现相应立法目的，而是出于某种个人的动机，则其行为就构成滥用职权。

（4）行政行为程序合法。行政程序与行政实体之间有着密不可分的关系。因此，行政行为必须依照法定程序作出才能有效。行政行为的程序要件包括：

1）行政行为符合法定的方式和形式。如法律、法规为行政行为设定了明确的方式时，行政行为必须符合法定方式；

2）行政行为符合法定步骤和顺序：行政行为的步骤是指行政行为必须经过的过程、阶段和手续。行政行为的顺序是指行政行为各步骤的先后顺序，法律、法规为行政行为明确设定了步骤和顺序时，行政行为必须严格遵守法定步骤和顺序。

3）行政行为符合法定时限：为了确保行政行为的效率，法律、法规一般要对行政行为作出明确的时限要求。如果行政行为未在法定时限内作出，即意味着该行为违法。

（四）行政行为的撤销、无效与废止

行政行为可能因撤销、废止和确认无效而失效，也可因行政行为期限届满而失效。

1. 行政行为的撤销。行政行为的撤销是指行政行为在具备可撤销情形时，由有权国家机关作出撤销决定后而失去法律效力。行政行为撤销不同于行政行为的无效，无效的行政行为自始无效，而可撤销的行政行为只在撤销之后才失去效力，尽管这种失效也可一直追溯到行为作出之日。行政相对人在撤销决定作出之前一般要受该行为拘束，而且，可撤销的行为不一定必然被撤销，行政相对人申请行政复议和提起行政诉讼均有一定时限，超过此时限即不能申请撤销，除非行为机关主动撤销或有权机关通过其他法定监督途径撤销。

（1）行政行为的撤销的条件。行政行为的撤销条件具体包括以下两个方面：

1）行政行为合法要件缺损。合法的行政行为必须具备四个要件：主体合法、权限合法、内容合法、程序合法。行政行为如果缺损其中一个或一个以上

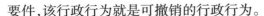

要件,该行政行为就是可撤销的行政行为。

2）行政行为不适当。不适当也可成为撤销行政行为的条件之一,但人民法院一般不能以"不适当"为由(除非"明显不当")撤销行政行为。

（2）行政行为撤销的法律后果

1）相应行政行为通常自撤销之日起失去法律效力,撤销之前仍有效。但根据法律规定的公共利益需要或当事人是否存在过错等情况,行政行为被撤销的效力也可以自撤销之日起失效。但当事人在撤销决定作出之前一直要受该具体行政行为的约束。

2）如果行政行为的撤销是因行政主体的过错引起的,且相应的行政行为是授益行政行为,撤销的效力可不追溯到行政行为作出之日。但如因社会公益的需要必须使行政行为的撤销追溯到行为作出之日,由此给相对人造成的一切实际损失应由行政主体予以赔偿。

3）如果行政行为的撤销是由行政相对人的过错或行政主体与相对人的共同过错所引起的,那么行政行为撤销的效力应追溯到行为作出之日。

2. 行政行为的废止。废止是行政机关依职权使具体行政行为丧失法律效力的行为。行政行为具有确定力,一经作出即不得随意废止,只有在具有某些法定情形的条件下,才能依法定程序废止。

（1）行政行为废止的条件

1）行政行为所依据的法律、法规、规章、政策,经有权机关依法修改、废止或撤销。行政行为如果继续维持效力,将与法律、法规、规章、政策抵触。

2）行政行为所根据的客观事实已经发生重大变化或者已经不复存在,行政行为的继续存在已经没有事实根据。

3）行政行为已完成原定目标、任务,没有继续存在的必要,行政行为自然终止。

（2）行政行为废止的法律后果

1）被废止的行政行为,自废止之日起丧失效力。原则上,行政行为废止之前给予当事人的利益、好处不再收回;当事人也不能对已履行的义务要求补偿。

2）如果废止是因法律、法规、规章、政策的废、改、撤或客观情况的变化,为了公共利益的需要实施的,对此种废止给当事人合法权益造成的损失,行政主体应予以补偿。

3. 行政行为的无效

（1）行政行为无效的条件:《行政诉讼法》第 75 条规定:"行政行为有实施主体不具有行政主体资格或者没有依据等重大且明显违法情形,原告申请确认行政行为无效的,人民法院判决确认无效。"

根据行政法一般原理,除《行政诉讼法》第 75 条所列举的两种情形外,下列情形也可视为"重大且明显违法情形"：

1）行政行为具有特别重大的违法情形：如某市政府命令一个因有爆炸危险而停止向外供气的煤气供应站立即恢复向外供气，此行政命令如执行将造成公民生命财产的重大的无可挽回的损失。

2）行政行为具有明显的违法情形：如某地方政府作出一个行政决定，要求该地所有机关、企事业组织只能购买、使用该地生产的某种产品，而不能购买、使用外地生产的同类型产品。该决定显然属于限制竞争的地方保护主义，明显违法。

3）行政行为的实施将导致犯罪：例如，命令违法侵入公民住宅、发行非法出版物、捕杀珍稀濒危动物并达到违反刑事法律的程度。

4）没有可能实施的行政行为。

5）行政主体受胁迫的行政行为。

6）行政主体不合格不明确或明显超越行政主体职权的行政行为：例如，行政主体实施行政行为时不表明身份，在行政决定上不署相应行政主体的名称，不盖印章，使行政相对人不能确定该行为的主体，在该行为侵犯其合法权益时无法申请行政复议或提起行政诉讼。

（2）行政行为无效的法律后果

1）行政相对人可不受该行为拘束，不履行它所规定的义务，即具有抵制权，且对此不履行不承担法律责任。

2）行政相对人可在任何时候请求有权国家机关（上级行政机关、权力机关、人民法院）宣布该行为无效。

3）有权国家机关可在任何时候宣布该行政行为无效，因为无效行政行为不具有公定力和确定力。

4）行政行为被宣布无效后，原则上应当尽可能恢复到行政行为作出以前的状态。行政机关应当返还从当事人处取得的利益（如罚没款物），取消要求当事人履行的所有义务，赔偿对当事人造成的损失。如果相对人有过错，其所获得的利益应予以收回；如果相对人没有过错，根据信赖保护原则，对其获得的利益，可不予收回。如果此种收回给善意的相对人合法权益造成损害，行政机关应当予以赔偿。

第二节 行 政 处 罚

一、行政处罚的概念和特征

行政处罚是指行政主体对违反行政管理秩序但尚未构成犯罪的公民、法

人或其他组织所给予的行政制裁。行政处罚具有下列特征:

1. 制裁性。行政处罚以行政相对人违反行政管理行为的存在为前提,是行政主体对违反行政管理秩序的行政相对人一种惩罚,对行政相对人造成不利后果,具有制裁性。

2. 处分性。行政处罚与行政命令、行政确认等不同,它是对相对人权利与义务的一种处分。如罚款,其法律效果是导致相对人一定数量的财产被剥夺;行政拘留,意味着相对人的人身自由在一定期限内被剥夺。

3. 法定性。行政处罚作为一种特定的行政行为,其结果是导致相对人权利被剥夺,因而必须依法设定。根据《行政处罚法》的规定,行政处罚的机关、种类、范围、程序等都必须是法定的。

第四,行政性。行政处罚是对违反行政管理秩序但尚未构成犯罪的行为由行政机关给予行政相对人的惩罚,因而,它有别于刑罚。

二、行政处罚法的含义与基本原则

(一) 行政处罚法的含义

行政处罚法有广义和狭义之分。

1. 广义的行政处罚法是指有关行政处罚的法律法规的总称,它不仅包括统一的行政处罚法,而且还包括各单行的法律、法规、规章中有关行政处罚的法律规范。例如,《执业医师法》第五章"法律责任"、《公共场所卫生管理条例》第四章"罚则"部分的规定即属于广义的行政处罚法。

2. 狭义的行政处罚法是指《中华人民共和国行政处罚法》,它于1996年3月17日由第八届全国人民代表大会第四次会议通过,于1996年10月1日起施行。

(二) 行政处罚法的基本原则

根据《行政处罚法》的规定,行政处罚的运用和实施应当遵循下列基本原则。

1. 行政处罚法定原则。《行政处罚法》第三条规定:"公民、法人或者其他组织违反行政管理秩序的行为,应当给予行政处罚的,依照本法由法律、法规或者规章规定,并由行政机关依照本法规定的程序实施,没有法定依据或者不遵守法定程序的,行政处罚无效。"《行政处罚法》的这一规定确定了行政处罚的法定原则,这一原则包括以下几层含义:

(1) 实施处罚的主体必须是法定的行政主体。

(2) 实施处罚必须要有明确的法律依据:即法无明文规定不得处罚,同时,依行政处罚法的规定,这里的"法"是指法律、法规和规章,除此之外的其他规范性文件都不能作为行政处罚的依据。

（3）行政程序合法：这里所说行政处罚程序合法是指行政处罚的程序必须符合《行政处罚法》所规定的程序。

2. 行政处罚公正公开原则。《行政处罚法》第四条规定："行政处罚遵循公正、公开的原则,设定和实施行政处罚必须以事实为根据,与违法行为的事实、性质、情节以及社会危害程度相当,对违法行为给予行政处罚的规定必须公布；未经公布的,不得作为行政处罚的依据。"这是对公正、公开原则的直接规定,这一规定包含了下列几层含义：

（1）处罚公正。所谓处罚公正是指行政主体设定和运用的行政处罚应当与违法的事实、性质、情节及社会危害相适应；

（2）处罚公开。处罚公开是指所有作为行政处罚依据的法律、法规和规章应当一律公布,凡未经公布的决定、规定,一律不得作为行政处罚的法律依据。

3. 处罚与教育相结合的原则。《行政处罚法》第五条规定："实施行政处罚、纠正违法行为,应当坚持处罚与教育相结合,教育公民、法人或者其他组织自觉守法。"这是对处罚与教育相结合的原则的具体规定,它说明,在我国行政处罚不是目的,而是一种手段,即通过行政处罚这一强制手段达到教育相对人守法的目的。

4. 保障当事人权利的原则。《行政处罚法》第6条规定："公民、法人或者其他组织对行政机关所给予的行政处罚享有陈述权、申辩权；对行政处罚不服的有权依法申请行政复议或者提起行政诉讼,公民、法人或者其他组织因行政机关违法给予行政处罚受到损害的,有权依法提出赔偿要求。"这一规定表明,相对人对行政主体给予的行政处罚,享有获得法律救济的权利,包括陈述权、申辩权、申请行政复议权,提起行政诉讼及获得行政赔偿的权利等。

三、行政处罚的种类与设定

（一）行政处罚的种类

1. 行政法学上对行政处罚的分类。在行政法学理论上,通常将行政处罚分为四类：

（1）人身罚,又称自由罚,是指行政主体对违法的公民的人身自由权利进行限制或剥夺的行政处罚,行政拘留是典型的人身罚；

（2）行为罚,又称能力罚、资格罚,是指行政主体限制或剥夺违法相对人某项特定行为能力或资格的处罚,责令停产停业,暂扣或者吊销许可证和执照便属这类行政处罚；

（3）财产罚,是指行政主体通过剥夺违法相对人的一定的财产所有权而对相对人实施的处罚,罚款、没收违法所得、没收非法财物是财产罚的主要形式；

（4）申诫罚，又称荣誉罚、声誉罚、精神罚，是指行政主体通过对违法相对人名誉、荣誉、声誉等施加不利影响以督促当事人引以为戒的一种处罚方式，警告、通报批评、取消荣誉称号都是申诫罚的表现形式。

2.《行政处罚法》的分类。我国《行政处罚法》从形式上对行政处罚进行了分类，根据该法第八条的规定，行政处罚分为六种，它们是：警告；罚款；没收违法所得，没收非法财物；责令停产停业；暂扣或者吊销许可证、暂扣或者吊销执照；行政拘留。

此外，考虑到我国行政处罚的复杂性，行政处罚法在列举规定了六种行政处罚之外，又为其他的处罚留下了一定空间，即除上述六种处罚之外，法律、行政法规还可以规定其他的行政处罚。

（二）行政处罚的设定

行政处罚的设定是指规范性文件可以授予行政主体行政处罚权的权限，根据《行政处罚法》第9条至第14条的规定，行政处罚的设定权限划分如下：

1. 法律的设定权。法律可以设定各种行政处罚，限制人身自由的行政处罚只能由法律设定。

2. 行政法规的设定权。行政法规可以设定除限制人身自由以外的行政处罚，这里的"限制人身自由的行政处罚"在我国主要是指行政拘留。

3. 地方性法规的设定权。地方性法规可以设定除限制人身自由、吊销企业营业执照以外的行政处罚。

4. 国务院部委规章的设定权。尚未制定法律、行政法规的，国务院部委规章可以设定警告或者一定数量的罚款的处罚，罚款的限额由国务院规定。

5. 地方政府规章的设定权。尚未制定法律、法规的，地方政府规章可以设定警告或者一定数量罚款的行政处罚，罚款的限额由省、自治区、直辖市人大常委会规定。

6. 其他的规范性文件。法律、行政法规，地方性法规和政府规章以外的其他规范性文件不得设定行政处罚。

四、行政处罚的实施机关

行政处罚的实施机关是有权实施行政处罚的主体，根据《行政处罚法》的规定，我国行政处罚的实施主体有三种：一是法定的行政机关；二是法律、法规授权的组织；三是行政机关委托的组织。

（一）行政机关

我国《行政处罚法》第15条规定："行政处罚由具有行政处罚权的行政机关在法定职权范围内实施"。第16条规定："国务院或者经国务院授权的省、自治区、直辖市人民政府可以决定一个行政机关行使有关行政机关的行政处罚权,但限制人身自由的行政处罚权只能由公安机关行使。"根据上述两条的规定,我国行使行政处罚权的行政机关必须具备以下条件:

1. 该行政机关必须拥有行政处罚权。

2. 拥有行政处罚权的行政机关必须在法定职权范围内实施行政处罚。

3. 一个行政机关行使其他行政机关的行政处罚权必须要有法定行政机关即国务院或者国务院授权的省、自治区、直辖市人民政府的决定。

（二）法律、法规授权的组织

《行政处罚法》第17条规定:"法律、法规授权的具有管理公共事务职能的组织可以在法定授权范围内实施行政处罚。"根据这一规定,法律、法规授权的组织行使行政处罚权必须具备下列条件:

1. 必须是具有管理公共事务职能的组织。

2. 必须经由法律、法规的授权。

3. 必须在法定授权范围内实施行政处罚。

（三）行政机关委托的组织

根据《行政处罚法》第18条规定:"行政机关依照法律、法规或者规章的规定,可以在其法定权限内委托符合本法第19条规定条件的组织实施行政处罚,行政机关不得委托其他组织或者个人实施行政处罚,委托行政机关对受委托的组织实施行政处罚的行为应当负责监督,并对该行为的后果承担法律责任,受委托组织在委托范围内,以委托行政机关名义实施行政处罚;不得再委托其他组织或者个人实施行政处罚。"这一规定为受委托行使处罚的组织设定了相应的条件,这些条件包括:

1. 行政处罚的委托方必须是国家行政机关,非行政机关的其他组织不得委托其他组织实施行政处罚。

2. 行政机关委托其他组织实施的行政处罚必须在其法定的权限范围内,也就是说,行政机关只能将自己职权范围内的处罚权委托给其他的组织行使。

3. 行政处罚的委托必须要有明确的法律、法规或者规章的规定,也就是说,行政处罚的委托必须有明确的法律依据。

4. 行政处罚受委托方必须符合行政处罚法所规定的条件。根据《行政处罚法》第19条的规定,受委托组织必须符合以下条件。

（1）依法成立的管理公共事务的事业组织。

（2）具有熟悉有关法律、法规、规章和业务的工作人员。

（3）对违法行为需要进行技术检查或者技术鉴定的,应当有条件组织进行相应的技术检查或者技术鉴定。

上述所提及的是实施行政处罚的主体,但它们并非全部是行政处罚的主体,由于受委托的组织是以委托的行政机关的名义实施的行政处罚,其行为的法律后果亦归属于委托的行政机关,因而,它们虽然是行政处罚的实施主体,但并非行政处罚的行政主体。

五、行政处罚的管辖和适用

(一)行政处罚的管辖

行政处罚的管辖是指某个具体的行政违法案件应由哪一个行政机关受理和处理的法律规定,我国《行政处罚法》第 20 条规定:"行政处罚由违法行为发生地的县级以上地方人民政府具有行政处罚权的行政机关管辖,法律、行政法规另有规定的除外。"根据这一规定,我国行政处罚的管辖原则如下:

1. 在地域管辖方面以违法行为发生地行政机关管辖为原则。
2. 在级别管辖方面以县级以上行政机关的管辖为原则。
3. 在职权管辖方面以具有行政处罚权的行政机关管辖为原则。
4. 法律、行政法规另有规定除外的原则。
5. 对管辖发生争议的,报请共同的上一级行政机关指定管辖。
6. 违法行为构成犯罪的,行政机关必须将案件移送司法机关,依法追究刑事责任。

此外,要注意的是根据既有案件的判决,违法行为发生地不仅指违法行为的实施地,还包括着手地、结果地、经过地。[73]

(二)行政处罚的适用

行政处罚的适用是指在相对人的行为已经构成违法的情况下,行政主体依法决定是否给予相对人以行政处罚以及给予何种行政处罚的行政执法过程。

1. 不予行政处罚的情形。根据《行政处罚法》的规定,下列三种情形不予行政处罚:

(1)无责任能力的人违法不予处罚。无责任能力违法又有两种情形:一是未达责任年龄的人违法的情形,《行政处罚法》第 25 条规定:"不满 14 周岁的人有违法行为的,不予行政处罚,责令监护人加以管教";二是精神病人违法情形,《行政处罚法》第 26 条规定:"精神病人在不能辩认或者不能控制自己行为时有违法行为的,不予行政处罚,但应当责令其监护人严加看管和治疗"。

(2)违法行为轻微的不予行政处罚。《行政处罚法》第 27 条规定:"违法行为轻微并及时纠正,没有造成危害后果的,不予行政处罚"。

(3)违法行为已过追诉时效的,不予行政处罚。《行政处罚法》第 29 条规

---

[73] 万迪森诉武汉市工商行政管理局江岸分局履行查处违法行为法定职责案[(2010)武行终字第 16 号],参见最高人民法院行政审判庭编:《中国行政审判案例》(第 4 卷),中国法制出版社 2012 年版,第 136 页。

定："违法行为在两年内未被发现的,不再给予行政处罚,法律另有规定的除外,前款规定的期限,从违法行为发生之日起计算;违法行为有连续或者继续状态的,从行为终了之日起计算"。即违法行为在两年内未被发现,一般不再给予处罚,但如果违法行为处于连续或继续状态的,两年期限的起算应从行为终了之日起计算。

2. 应予从轻或者减轻处罚的情形。根据《行政处罚法》第 25 条和第 27 条的规定,有下列情形之一的,应当从轻或者减轻处罚:

（1）已满 14 周岁不满 18 周岁的人有违法行为的。

（2）主动消除或者减轻违法行为危害后果的。

（3）受他人的胁迫有违法行为的。

（4）配合行政机关查处违法行为有立功表现的。

（5）其他依法应当从轻或者减轻行政处罚的情形。

3. 行政处罚适用中的其他几个问题

（1）实施行政处罚的同时应责令当事人纠正违法行为。《行政处罚法》第 23 条规定:"行政机关实施行政处罚法时,应当责令当事人改正或限期改正违法行为,"这一规定旨在纠正长期以来行政执法领域存在的"罚而不管"或者"以罚代管"的现象。

（2）一事不得重复罚款。《行政处罚法》第 24 条规定:"对当事人的同一个违法行为,不得给予两次以上罚款的行政处罚",这是一事不再罚原则在罚款中的运用和体现,它对于控制行政机关的"滥罚款""多头罚款"等现象具有重要意义。

（3）行政处罚与刑罚的衔接。行政处罚与刑罚都是法律对违反行为人的法律制裁,但刑罚是比行政处罚更为严厉的一种制裁方式。《行政处罚法》第 7 条特别强调:违法行为构成犯罪,应当依法追究刑事责任,不得以行政处罚代替刑事处罚。

例如,《刑法》第 336 条第一款规定了非法行医罪:"未取得医生执业资格的人非法行医,情节严重的,处三年以下有期徒刑、拘役或者管制,并处或者单处罚金;严重损害就诊人身体健康的,处三年以上十年以下有期徒刑,并处罚金;造成就诊人死亡的,处十年以上有期徒刑,并处罚金。"但对如何认定"非法行医"以及"情节严重""严重损害就诊人身体健康的"并未规定具体的条件。

《最高人民法院关于审理非法行医刑事案件具体应用法律若干问题的解释》[74]对非法行医罪的认定条件进行了进一步解释。具有下列情形之一的,

---

[74] 2008 年 4 月 28 日最高人民法院审判委员会第 1446 次会议通过,根据 2016 年 12 月 12 日最高人民法院审判委员会第 1703 次会议通过的《最高人民法院关于修改〈关于审理非法行医刑事案件具体应用法律若干问题的解释〉的决定》修正。

应认定为刑法第 336 条第一款规定的"未取得医生执业资格的人非法行医"：①未取得或者以非法手段取得医师资格从事医疗活动的；②被依法吊销医师执业证书期间从事医疗活动的；③未取得乡村医生执业证书，从事乡村医疗活动的；④家庭接生员实施家庭接生以外的医疗行为的。具有下列情形之一的，应认定为刑法第 336 条第一款规定的"情节严重"：①造成就诊人轻度残疾、器官组织损伤导致一般功能障碍的；②造成甲类传染病传播、流行或者有传播、流行危险的；③使用假药、劣药或不符合国家规定标准的卫生材料、医疗器械，足以严重危害人体健康的；④非法行医被卫生行政部门行政处罚两次以后，再次非法行医的；⑤其他情节严重的情形。具有下列情形之一的，应认定为刑法第 336 条第一款规定的"严重损害就诊人身体健康"：①造成就诊人中度以上残疾、器官组织损伤导致严重功能障碍的；②造成三名以上就诊人轻度残疾、器官组织损伤导致一般功能障碍的。非法行医行为系造成就诊人死亡的直接、主要原因的，应认定为刑法第 336 条第一款规定的"造成就诊人死亡"。非法行医行为并非造成就诊人死亡的直接、主要原因的，可不认定为刑法第 336 条第一款规定的"造成就诊人死亡"。但是，根据案件情况，可以认定为刑法第 336 条第一款规定的"情节严重"。该解释所称"医疗活动""医疗行为"，参照《医疗机构管理条例实施细则》中的"诊疗活动""医疗美容"认定。该解释所称"轻度残疾、器官组织损伤导致一般功能障碍""中度以上残疾、器官组织损伤导致严重功能障碍"，参照《医疗事故分级标准（试行）》认定。因此，卫生执法机关和执法人员应严格参照《刑法》《医疗机构管理条例实施细则》《医疗事故分级标准（试行）》和司法解释的规定对行为人的非法行医行为及其后果进行认定。如果违法行为人的行为符合"未取得医生执业资格的人非法行医"的四种情形之一，且其非法行医的后果又符合"情节严重"的五种情形之一或符合严重损害就诊人身体健康的两种情形之一或造成就诊人死亡的，卫生执法行政机关就应将上述案件移送司法机关，不得以行政处罚代替刑罚。

（4）追究刑事责任时行政处罚应折抵刑罚。《行政处罚法》第 28 条规定："违法行为构成犯罪，人民法院判拘役或者有期徒刑时，行政机关已经给予当事人行政拘留的，应当依法折抵相应刑期，违法行为构成犯罪，人民法院判处罚金时，行政机关已经给予当事人罚款的，应当折抵罚金。"

六、行政处罚的决定

（一）行政处罚决定的一般要求

行政处罚决定的一般要求是指行政主体在作出行政处罚决定时所应当遵守的一般准则，从《行政处罚法》的规定看，行政处罚决定的一般要求有三个方面：

1. 必须查清事实。《行政处罚法》第 30 条规定："公民、法人或者其他组织违反行政管理秩序的行为,依法应当给予行政处罚的,行政机关必须查明事实;违法事实不清的,不得给予行政处罚。"这一原则表明,任何行政处罚决定的作出,都必须以查明事实为前提。

2. 应当事前告知。《行政处罚法》第 31 条规定："行政机关在作出行政处罚决定之前,应当告知当事人作出行政处罚决定的事实,理由及依据,并告知当事人依法享有的权利。"告知是行政主体作出行政处罚决定应当遵循的基本原则,是行政处罚决定程序中行政主体应当履行的基本义务,也是当事人在行政处罚程序中享有的基本权利。

3. 必须听取当事人陈述、申辩。《行政处罚法》第 32 条规定："当事人有权进行陈述和申辩,行政机关必须充分听取当事人的意见,对当事人提出的事实、理由和证据,应当进行复核;当事人提出的事实、理由或者证据成立的,行政机关应当采纳,行政机关不得因当事人申辩加重处罚。"行政处罚决定在作出之前,当事人有陈述和申辩的权利,在作出之后,当事人有申请行政复议和提起行政诉讼的权利,从而充分体现有处罚必有救济的精神。

此外,为了保障行政主体上述告知义务的履行及当事人陈述、申辩权利的行使,《行政处罚法》第 41 条规定："行政机关及其执法人员在作出行政处罚决定之前,不依照本法第 31 条、第 32 条的规定向当事人告知行政处罚的事实、理由和依据,或者拒绝听取当事人的陈述,行政处罚决定不能成立;当事人放弃陈述或者申辩的除外。"

（二）行政处罚的简易程序

行政处罚的程序分为简易程序和一般程序,简易程序是行政处罚程序中的一种。

1. 简易程序的适用条件。《行政处罚法》第 33 条规定："违法事实确凿并有法定依据,对公民处以 50 元以下,对法人或者其他组织处以 1 千元以下罚款或者警告的行政处罚的,可以当场作出行政处罚决定。"这一规定表明,适用简易程序的行政处罚案件,必须符合三个条件:

（1）违法事实确凿,违法事实简单、清楚、证据充分。

（2）法律依据明确。

（3）处罚较轻,适用简易程序进行的处罚只限于对公民 50 元以下的罚款,对组织 1 千元以下的罚款以及警告。

2. 简易程序的特征。简易程序不是不要程序或者没有程序,根据《行政处罚法》第 34 条、第 35 条的规定,行政主体及其执法人员适用简易程序进行处罚应当遵守下列规则:

（1）表明身份:即执法人员当场作出处罚决定的,应当向当事人出示执法身份证件。

（2）填写行政处罚决定书：执法人员当场作出行政处罚决定的，应当填写预定格式、编号的行政处罚决定书，行政处罚决定书应当载明当事人的违法行为，行政处罚依据，罚款数额、时间、地点以及行政机关，并由执法人员签名或者盖章。

（3）报所属机关备案：执法人员当场作出的行政处罚决定，必须报所属行政机关备案。

（4）当事人不服当场作出的行政处罚决定，可以依法申请行政复议或者提起行政诉讼。

（三）行政处罚的一般程序

行政处罚的一般程序也称行政处罚的普通程序，是简易程序以外的处罚程序，它由以下几个阶段和步骤所构成：

1. 调查取证。根据《行政处罚法》第 36 条、37 条的规定，除按规定当场可以作出的行政处罚外，行政机关发现公民、法人或者其他组织有依法应当给予的行政处罚的行为的，必须全面、客观、公正地调查、收集有关证据；必要时，依照法律、法规的规定，可以进行检查。

行政机关在调查或者进行检查时，执法人员不得少于两人，并应当向当事人或者有关人员出示证件，当事人或者有关人员应当如实回答询问，并协助调查或者检查，不得阻挠，询问或者检查应当制作笔录，包括《现场笔录》《询问笔录》。

行政机关在收集证据时，可以采取抽样取证的方法。以卫生执法为例，在进行抽样取证时，卫生行政机关应当依法制作《产品样品采样记录》《非产品样品采样记录》《产品样品确认告知书》，并对采集的样品贴上封条。对检验结果应以《检验结果告知书》的方式对当事人及时予以告知。在证据可能灭失或者以后难以取得的情况下，经行政机关负责人批准，行政机关可以先行登记保存，并应当在 7 日内及时作出处理决定，在此期间，当事人或者有关人员不得销毁转移证据。对证据先行登记保存的，应依法制作《证据先行登记保存决定书》《证据先行登记保存处理决定书》。

在调查取证的过程中，为保证案件的公正，还应适用回避制度，即执法人员与案件的处理有利害关系的，应当回避。

2. 告知。根据《行政处罚法》第 31 条、第 32 条、第 41 条、第 42 条的规定，行政机关在作出行政处罚决定之前，应当告知当事人行政处罚的事实、理由、依据，并应告知当事人依法享有的权利；按规定应举行听证的案件，应告知当事人有要求举行听证的权利。

3. 听取陈述，申辩或举行听证。根据《行政处罚法》第 32 条、第 41 条、第

42条的规定,行政机关在作出行政处罚决定之前,应当听取当事人的陈述和申辩;如果按规定应举行听证,当事人要求听证的,应当举行听证。

4. 作出行政处罚决定。根据《行政处罚法》第38条、第39条的规定,行政机关在调查终结并听取当事人的陈述、申辩或者举行听证后,行政机关负责人应当对调查进行审查,根据不同情况,分别作出如下决定:

(1)确有应受行政处罚的违法行为的,根据情节轻重及具体情况,作出行政处罚决定。

(2)违法行为轻微,依法可以不予行政处罚的,不予行政处罚。

(3)违法事实不能成立的,不得给予行政处罚。

(4)违法行为已构成犯罪的,移送司法机关。

对情节复杂或者重大违法行为给予较重的行政处罚,行政机关的负责人应当集体讨论决定。

行政机关给予行政处罚,应当制作行政处罚决定书,行政处罚决定书应当载明下列事项;

(1)当事人的姓名或者名称、地址。

(2)违反法律、法规或者规章的事实和证据。

(3)行政处罚的种类和依据。

(4)行政处罚的履行方式和期限。

(5)不服行政处罚决定,申请行政复议或者提起行政诉讼的途径和期限。

(6)作出行政处罚决定的行政机关名称和作出处罚决定的日期。

行政处罚决定书必须盖有作出行政处罚决定的行政机关的印章。

5. 送达行政处罚决定书。依据《行政处罚法》第40条的规定,行政处罚决定书应当在宣告当场交付当事人;当事人不在场的,行政机关应当在7日内依照民事诉讼法的有关规定,将行政处罚决定书送达当事人。

(四)行政处罚的听证程序

行政听证程序是一种准司法程序,它是指行政主体在作出影响相对人权益的行政决定前,应当听取当事人的陈述、申辩,并应给予当事人质证的机会的程序。在行政法上,听证既是一项制度,又是一种法定的行政程序,同时,它又是当事人在行政程序法律关系中享有的一项权利,行政处罚中的听证是指行政主体在作出行政处罚决定之前,就当事人的违法事实及基于此的法律适用问题举行听证会以听取当事人的陈述、申辩、反诘、质证的一项法律制度。严格说来,听证程序不是行政处罚中与简易程序、普通程序相并列的第三种程序,而是普通程序中的一种特别的程序。

1. 听证所适用的范围。根据《行政处罚法》第42条的规定,行政机关在作出责令停产停业、吊销许可证或者执照,较大数额罚款等行政处罚决定之前,应当告知当事人有要求举行听证的权利,当事人要求听证的,行政机关应当组织听证,从这一规定看,我国行政处罚中的听证只适用于较重的行政处罚,较轻的行政处罚案件不适用听证。

此外,《行政处罚法》第 42 条规定,当事人对限制人身自由的行政处罚有异议的,依照《治安管理处罚法》有关规定执行,而《治安管理处罚法》并无对限制人身自由的处罚的听证的规定,因此,对于限制人身自由的行政拘留目前不适用听证程序。

2. 听证的具体程序。根据《行政处罚法》的规定,行政处罚听证的具体程序如下:

(1)告知:凡按规定应举行听证的行政处罚,行政机关作出行政处罚决定之前,应告知当事人有要求举行听证的权利,当事人要求听证的,应当在行政机关告知后 3 日内提出。

(2)通知:行政机关应当在听证的 7 日前,通知当事人举行听证的时间、地点。

(3)听证举行:除涉及国家秘密、商业秘密或者个人隐私外,听证公开举行;听证由行政机关指定的非本案的调查人员主持,当事人认为主持人与本案有直接利害关系的,有权申请回避;当事人可以亲自参加听证,也可以委托一至二人代理;举行听证时,调查人员提出当事人违法的事实、证据和行政处罚建议,当事人进行申辩和质证;听证应当制作笔录,笔录应当交当事人审核无误后签字或者盖章;听证结束后,行政机关按照《行政处罚法》第 38 条的规定作出决定。

七、行政处罚的执行

(一)行政处罚执行的一般原则

《行政处罚法》为行政处罚的执行规定了一般的原则,这些原则包括:

1. 当事人自觉履行在先、强制执行在后的原则。《行政处罚法》第 44 条规定:"行政处罚决定依法作出后,当事人应当在行政处罚决定的期限内,予以履行",也就是说,行政处罚决定生效后,首先由当事人履行,只有当事人逾期不自觉履行行政处罚决定,才能开始强制执行。

2. 行政处罚决定不因行政复议或行政诉讼而停止执行的原则。《行政处罚法》第 45 条规定:"当事人对行政处罚不服申请行政复议或者提起行政诉讼的,行政处罚不停止执行,法律另有规定的除外"。而《行政复议法》及《行政诉讼法》亦对复议和起诉不停止执行的原则及其例外情形做了明确规定。

3. 以申请人民法院强制执行为原则,以行政机关自行强制执行为例外的原则。根据《行政处罚法》的规定,对行政处罚决定的强制执行有两种情形:

一是行政机关自行强制执行,二是由作出处罚决定的行政机关申请人民法院强制执行,在两者关系上,以申请人民法院强制执行为原则,以行政机关自行执行为例外。

(二) 行政处罚强制执行的措施

根据《行政处罚法》第 51 条的规定,当事人逾期不履行行政处罚决定的,作出行政处罚决定的行政机关可以采取下列强制措施:

1. 到期不缴纳罚款的,每日按罚款数额的 3% 加处罚款。

2. 根据法律规定,将查封、扣押的财产拍卖或者将冻结的存款划拨抵缴罚款。

3. 申请人民法院强制执行。

(三) 关于罚款决定的执行

针对我国实际生活中罚款滥用及混乱状况,《行政处罚法》专门对罚款决定的执行进行了详细的规定,并确立起一系列崭新的制度,这些制度包括:

1. 实行作出罚款决定的机关与收受罚款机构的分离,由指定的银行收受罚款。《行政处罚法》第 46 条规定:"作出罚款决定的行政机关应当与收受罚款的机构分离,除依照本法第 47 条的规定、第 48 条的规定当场收缴的罚款外,作出行政处罚决定的行政机关及其执法人员不得自行收缴罚款,当事人应当自收到行政处罚决定书之日起 15 日内,到指定的银行缴纳罚款,银行应当收受罚款,并将罚款直接上缴国库。"由于作出罚款决定的机关通常也就是罚款决定的执行机关,因此,实行罚款的决定机关与收受罚款机构的分离,实际上也就是意味着罚款的收缴与罚款的决定及执行的分离。

2. 严格限定行政机关自行收缴罚款的范围。根据《行政处罚法》的规定,行政机关及其执法人员自行收缴罚款的范围,仅应限于当场收缴的罚款和依法采取执行措施收缴的罚款。

关于行政机关及其执法人员当场收缴罚款的情形,《行政处罚法》做了明确规定,依该法第 47 条、第 48 条的规定,有下列情形之一的,执法人员可以当场收缴罚款:①依法给予 20 元以下的罚款;②不当场收缴事后难以执行的;③在边远、水上、交通不便地区,行政机关及其执法人员依法作出罚款决定后,当事人向指定的银行缴纳罚款确有困难,经当事人提出的。

为进一步规范执法人员当场收缴罚款的情形,《行政处罚法》第 49 条规定:"行政机关及其执法人员收缴罚款的,必须向当事人出具省、自治区、直辖市财政部门统一制发的罚款收据;不出具财政部门统一制发的罚款收据的,当事人有权拒绝缴纳罚款。"

关于行政机关采取执行措施收缴罚款的情形,《行政处罚法》未做具体规定,我们认为,凡是通过银行等金融机构划拨的应当将扣划的款项直接划拨到收受罚款的银行的账户内;通过拍卖、变卖等方式变价抵缴罚款的,如果抵缴的款项可以通过银行转账的,则应直接汇付收受罚款的银行,无法划拨而必须交付现金的,可以由行政机关其执法人员代收;以查封、扣押的货物作价抵缴的,可以由行政机关作价后收受该财产;如果执行所得为现金的,可以由行政机关自行收缴。

3. 明确规定行政机关自行收缴罚款的处理办法。关于行政机关依法收缴的罚款,《行政处罚法》第 50 条规定:"执法人员当场收缴的罚款,应当自收缴罚款之日起 2 日内,交至行政机关;在水上当场收缴的罚款,应当自抵岸之日起 2 日内交至行政机关;行政机关应当在两日内将罚款缴付指定的银行。"

4. 建立罚没款全部上缴国库的制度。针对有些地方罚款可以由财政按比例返还,以及有些地方和部门将罚款作为机关创收或地方财政收入的手段的做法,《行政处罚法》第 53 条规定:"除依法应当销毁的物品外,依法没收的非法财物必须按照国家规定公开拍卖或者按照国家有关规定处理。罚款、没收违法所得或者没收非法财物拍卖的款项,必须全部上缴国库,任何行政机关或者个人不得以任何形式截留、私分或者变相私分;财政部门不得以任何形式向作出行政处罚决定的行政机关返还罚款、没收的违法所得或者返还没收非法所得财物的拍卖款项"。

第三节 行 政 许 可

一、行政许可概念与特征

行政许可因具有对特定活动范围进行事先控制的功能而被各国政府作为一种行政管理手段广泛采用。根据《行政许可法》第 2 条的规定,行政许可,是指行政机关根据公民、法人或者其他组织的申请,经依法审查,准予其从事特定活动的行为。

行政许可具有以下法律特征:

1. 行政许可是一种依相对人申请的行政行为。行政许可不同于行政主体依照职权主动赋予管理相对人权利和免除义务的行为,行政主体实施行政许可行为必须以相对人提出的书面申请为前提。没有管理相对方的申请,行政主体不能主动予以行政许可。

2. 行政许可以一般禁止为前提条件。许可与禁止是相对的,对一般人禁止的行为,对特定人解除禁止就是许可。如果没有法律、法规的一般禁止,行政许可就没有存在的必要。任何个人和组织未取得行政机关的准许而从事一般禁止从事的行为,即构成违法。

3. 行政许可是赋予行政相对人某种权利和资格的行政行为。行政相对人一旦获得行政许可,即取得了相应的权利和资格。如取得药品生产许可证、公共场所卫生许可证的个人和组织,则分别获得了药品生产经营、公共场所开业等方面的权利;取得执业医师资格证书者,则取得了医师执业的资格。

二、行政许可的基本原则

(一) 合法原则

设定和实施行政许可,应当依照法定的权限、范围、条件和程序。即设定行政许可的法律文件必须符合法定权限和程序,下位法不得与上位法的规定及其精神相抵触。实施行政许可,必须严格遵守依法行政的原则。

(二) 公开、公平、公正的原则

设定和实施行政许可,应当遵循公开、公平、公正的原则。有关行政许可的规定应当公布;未经公布的,不得作为实施行政许可的依据。行政许可的实施和结果,除涉及国家秘密、商业秘密或者个人隐私的外,应当公开。符合法定条件、标准的,申请人有依法取得行政许可的平等权利,行政机关不得歧视。

(三) 便民效率原则

实施行政许可,应当遵循便民的原则,提高办事效率,提供优质服务。

(四) 保障相对人合法权益原则

公民、法人或者其他组织对行政机关实施行政许可,享有陈述权、申辩权;有权依法申请行政复议或者提起行政诉讼;其合法权益因行政机关违法实施行政许可受到损害的,有权依法要求赔偿。

(五) 信赖保护原则

公民、法人或者其他组织依法取得的行政许可受法律保护,行政机关不得擅自改变已经生效的行政许可。行政许可所依据的法律、法规、规章修改或者废止,或者准予行政许可所依据的客观情况发生重大变化的,为了公共利益的需要,行政机关可以依法变更或者撤回已经生效的行政许可。由此给公民、法人或者其他组织造成财产损失的,行政机关应当依法给予补偿。

(六) 监督检查原则

县级以上人民政府应当建立健全对行政机关实施行政许可的监督制度,加强对行政机关实施行政许可的监督检查。行政机关应当对公民、法人或者其他组织从事行政许可事项的活动实施有效监督。

三、行政许可的范围、设定和形式

行政许可是国家对社会经济、政治、文化活动进行宏观调控的有力手段,有助于从直接命令式的行政手段过渡到间接许可的法律手段。但是行政许可也不是万能的,并非所有管理领域都可以设定行政许可,也并非许可事项越多越好。在运用行政许可这一手段时,必须要考虑实施成本、管理范围以及管理结果等因素。

(一) 行政许可的范围

行政许可的范围,即哪些事项可以设定行政许可,哪些事项不可以设定许可。从世界各国实行许可制度的范围看,大多数的许可事项都集中于两个方面:一是关系到公民、社会、国家利益的特殊行业、经营活动;二是关系到公民生命、自由、财产利益的特殊职业,如律师职业、医疗、护理专业人员的执业许可。

1. 设定行政许可的原则。根据《行政许可法》的规定,设定行政许可,应当遵循三个基本原则:

(1) 设定行政许可应当遵循经济和社会发展规律。

(2) 设定行政许可应当有利于发挥公民、法人或者其他组织的积极性、主动性,维护公共利益和社会秩序。

(3) 设定行政许可应当促进经济、社会和生态环境协调发展。

2. 可以设定行政许可的范围。根据《行政许可法》第 12 条规定,下列事项可以设定行政许可:

(1) 直接涉及国家安全、公共安全、经济宏观调控、生态环境保护以及直接关系人身健康、生命财产安全等的特定活动,需要按照法定条件予以批准的事项。

(2) 有限自然资源的开发利用、公共资源配置以及直接关系公共利益的特定行业的市场准入等,需要赋予特定权利的事项。

(3) 提供公众服务并且直接关系公共利益的职业、行业,需要确定具备特殊信誉、特殊条件或者特殊技能等资格、资质的事项。

(4) 直接关系公共安全、人身健康、生命财产安全的重要设备、设施、产品、物品,需要按照技术标准、技能等资格、资质的事项。

(5) 企业或者其他组织的设立等,需要确定主体资格的事项。

(6) 法律、行政法规规定可以设定行政许可的其他事项。

3. 不能设定行政许可的事项。根据《行政许可法》第 13 条的规定,通过下列方式能够予以规范的,可以不设行政许可:

(1) 公民、法人或者其他组织能够自主决定的。

(2) 市场竞争机制能够有效调节的。

(3) 行业组织或者中介机构能够自律管理的。

(4) 行政机关采用事后监督等其他行政管理方式能够解决的,可以不设行政许可。

卫生行政许可的范围目前主要涉及三大类：①健康相关产品的许可。主要包括对化妆品、消毒产品、放射用品装置、医疗器械、卫生杀虫剂的申报、审批。②公共卫生方面的从业许可。主要包括放射卫生、环境卫生、学校卫生、劳动卫生、国境卫生检疫、爱国卫生、传染病防治以及地方病防治方面的从业许可。③卫生机构与专业人员的许可。主要包括对医疗、妇幼、防疫科研等卫生机构和医疗、护理等专业人员从业行为的许可。[75]

（二）行政许可的设定

行政许可的设定，性质上属于立法性行为。根据我国《行政许可法》的规定，行政许可的设定依据包括：法律、行政法规以及国务院决定、地方性法规、省级地方政府规章。

1. 法律可以设定行政许可。即法律可以对许可法规定能够设定行政许可的各类事项设定行政许可。

2. 尚未制定法律的，行政法规可以设定行政许可。必要时，国务院可以采用发布决定的方式设定行政许可。实施后，除临时性行政许可事项外，国务院应当及时提请全国人民代表大会及其常务委员会制定法律，或者自行制定行政法规。

3. 尚未制定法律、行政法规的，地方性法规可以设定行政许可。

4. 尚未制定法律、行政法规和地方性法规的，因行政管理的需要，确需立即实施行政许可的，省、自治区、直辖市人民政府规章可以设定临时性的行政许可。临时性的行政许可实施满一年需要继续实施的，应当提请本级人民代表大会及其常务委员会制定地方性法规。

但是，地方性法规和省、自治区、直辖市人民政府规章，不得设定应当由国家统一确定的公民、法人或者其他组织的资格、资质的行政许可；不得设定企业或者其他组织的设立登记及其前置性行政许可。其设定的行政许可，不得限制其他地区的个人或者企业到本地区从事生产经营和提供服务，不得限制其他地区的商品进入本地区市场。

行政法规可以在法律设定的行政许可事项范围内，对实施该行政许可作出具体规定。

地方性法规可以在法律、行政法规设定的行政许可事项范围内，对实施该行政许可作出具体规定。规章可以在上位法设定的行政许可事项范围内，对实施该行政许可作出具体规定。法规、规章对实施上位法设定的行政许可作出的具体规定，不得增设行政许可；对行政许可条件作出的具体规定，不得增设违反上位法的其他条件。

---

[75] 吴崇其、张静主编：《卫生法学》，法律出版社 2015 年版，第 100 页。

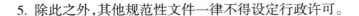

5. 除此之外,其他规范性文件一律不得设定行政许可。

四、行政许可的实施机关

我国实施行政许可的主体,根据《行政许可法》的有关规定,包括了三类:行政机关、法律法规授权的组织和行政机关委托的组织。

1. 行政许可由具有行政许可权的行政机关在其法定职权范围内实施。

2. 法律、法规授权的具有管理公共事务职能的组织,在法定授权范围内,以自己的名义实施行政许可。

3. 行政机关在其法定职权范围内,依照法律、法规、规章的规定,可以委托其他行政机关实施行政许可。委托机关应当将受委托行政机关和受委托实施行政许可的内容予以公告。委托行政机关对受委托行政机关实施行政许可的行为应当负责监督,并对该行为的后果承担法律责任。受委托行政机关在委托范围内,以委托行政机关名义实施行政许可;不得再委托其他组织或者个人实施行政许可。

4. 集中行政许可权与行政许可的联合办理、集中办理。根据《行政许可法》的规定,经国务院批准,省、自治区、直辖市人民政府根据精简、统一、效能的原则,可以决定一个行政机关行使有关行政机关的行政许可权。

行政许可需要行政机关内设的多个机构办理的,该行政机关应当确定一个机构统一受理行政许可申请,统一送达行政许可决定。行政许可依法由地方人民政府两个以上部门分别实施的,本级人民政府可以确定一个部门受理行政许可申请并转告有关部门分别提出意见后统一办理,或者组织有关部门联合办理、集中办理。

五、行政许可的程序

行政许可程序,是指公民、法人或者其他组织申请行政许可和行政机关或法律法规授权组织审查申请,并向管理相对人颁发许可的方式、步骤、顺序、时限。行政许可的程序一般包括四个步骤:申请、受理、审查和决定。

(一)申请程序

行政许可的申请程序因申请人行使自己的申请权而开始。公民、法人或者其他组织从事特定活动,依法需要取得行政许可的,应当向行政机关提出申请。

行政许可涉及的范围较广,因此申请的内容不尽相同。但是总体而言,申请应符合以下几个基本要求:①申请行为必须向有行政许可权的行政机关提出。②申请人明确的意思表示行为。公民、法人或者其他组织从事特定活动,依法需要取得行政许可的,应当向行政机关提出明确的申请。这种申请一般应是书面的。③许可申请必须有具体的请求。④许可申请必须提交有关的文件或材料。申请人申请行政许可,应当如实向行政机关提交有关材料和反映真实情况,并对其申请材料实质内容的真实性负责。

在行政许可的申请阶段,为体现便民原则和保护相对人合法权益原则,许可法规定,申请人可以委托代理人提出行政许可申请。但是,依法应当由申请人到行政机关办公场所提出行政许可申请的除外。行政许可申请可以通过信函、电报、电传、传真、电子数据交换和电子邮件等多种方式提出。

同时,许可法还要求行政机关应为当事人的申请提供便利、帮助,不得加重申请人负担。行政机关应当将法律、法规、规章规定的有关行政许可的事项、依据、条件、数量、程序、期限以及需要提交的全部材料的目录和申请书示范文本等在办公场所公示。其次,申请人要求行政机关对公示内容予以说明、解释的,行政机关应当说明、解释,提供准确、可靠的信息。再次,申请书需要采用格式文本的,行政机关应当向申请人提供行政许可申请书格式文本。且行政机关提供行政许可申请书格式文本,不得收费。最后,申请书格式文本中不得包含与申请行政许可事项没有直接关系的内容。行政机关也不得要求申请人提交与其申请的行政许可事项无关的技术资料和其他材料。

（二）受理程序

申请人的申请行为只要符合申请行为的有效构成要件,申请人的行为就是合法有效的,并引起行政许可机关的受理义务。一般行政许可申请自行政机关接收申请材料之日即为受理。但是,申请人的合法有效的申请行为并不代表申请人完全符合许可的条件和标准,并不必然导致行政许可机关必须发给许可证。行政机关在收到申请人提交的申请书和有关材料以后,应当在规定的时间内对行政许可申请是否符合法定条件进行初步审查。所谓初步审查是对申请内容、申请主体、申请形式和申请管辖是否符合基本规定和要求的一般性程序审查。经初步审查,行政机关对申请人提出的行政许可申请,应当根据下列情况分别作出处理:

1. 予以受理。申请事项属于本行政机关职权范围,申请材料齐全、符合法定形式,或者申请人按照本行政机关的要求提交全部补正申请材料的,应当受理行政许可申请。

2. 要求当场更正。申请材料存在可以当场更正的错误的,应当允许申请人当场更正。

3. 限期补正。申请材料不齐全或者不符合法定形式的,应当当场或者在五日内一次告知申请人需要补正的全部内容,逾期不告知的,自收到申请材料之日起即为受理。

4. 不予受理。它主要有两种情况:一是申请事项依法不需要取得行政许可的,应当即时告知申请人不受理;二是申请事项依法不属于本行政机关职权范围的,应当即时作出不予受理的决定,并告知申请人向有关行政机关申请。

同时,无论行政机关受理或者不予受理行政许可申请,都应当出具加盖本行政机关专用印章和注明日期的书面凭证。

（三）审查程序

行政机关应当对申请人提交的申请材料进行审查。根据《行政许可法》的规定,审查程序包括形式性审查和实质性审查。形式性审查是指行政机关对申请人提交的申请材料齐全、符合法定形式进行审查。审查合格后,行政机关能够当场作出决定的,应当当场作出书面的行政许可决定。实质性审查则是根据法定条件和程序,需要对申请材料的实质内容进行核实的审查。

《行政许可法》规定,行政机关需要对申请进行实质性审查的,行政机关应当指派两名以上工作人员进行核查。

实践中一般有以下几种实质性审查的方式:①核查,它是指根据法定条件和程序对有关申请实质内容核实是否符合实际情形。②上级机关书面复查。《行政许可法》规定,依法应当先经下级行政机关审查后报上级行政机关决定的行政许可,下级行政机关应当在法定期限内将初步审查意见和全部申请材料直接报送上级行政机关。上级行政机关不得要求申请人重复提供申请材料。③听证核查,这是西方国家许可证制度经常采用的一种方式,在对一些重大的行政许可作出决定前,以召开听证会的方式听取申请人、利害关系人的意见。我国行政许可法也采取了这一方式。

（四）听证程序

作为一种授益行政行为,是否给予行政许可,事关公民、法人和其他组织的切身利益,因而世界各国大都在行政许可程序中规定了重大的行政许可必须经过严格的程序,为所有当事人提供表达意见的权利,行政许可机关在实施许可应听取当事人和利害关系人的意见,允许他们就受到的影响发表观点,出具相关证据,就对方当事人提供的证据进行质证、辩论。

我国《行政许可法》也规定了行政许可听证程序的适用范围和程序环节。应当适用听证程序的许可事项包括两种情形:一是法律、法规、规章规定实施行政许可应当听证的事项,或者行政机关认为需要听证的其他涉及公共利益的重大行政许可事项,行政机关应当向社会公告,并举行听证。二是行政许可直接涉及申请人与他人之间重大利益关系的,行政机关在作出行政许可决定前,应当告知申请人、利害关系人享有要求听证的权利。

行政许可听证的具体程序包括:

（1）告知:行政许可直接涉及申请人与他人之间重大利益关系的,行政机关在作出行政许可决定前,应当告知申请人、利害关系人享有要求听证的权利。

（2）申请：申请人、利害关系人在被告知听证权利后要求听证的，应在被告知之日起 5 日内提出听证申请。

（3）组织听证：申请人、利害关系人要求听证的，行政机关应在收到申请人、利害关系人听证申请之日起 20 日内组织听证。

（4）通知有关事项：行政机关应当于举行听证的七日前将举行听证的时间、地点通知申请人、利害关系人，必要时予以公告。

（5）举行听证：听证应当公开举行。行政机关应当指定审查该行政许可申请的工作人员以外的人员为听证主持人，申请人、利害关系人认为主持人与该行政许可事项有直接利害关系的，有权申请回避。举行听证时，审查该行政许可申请的工作人员应当提供审查意见的证据、理由，申请人、利害关系人可以提出证据，并进行申辩和质证。听证应当制作笔录，听证笔录应当交听证参加人确认无误后签字或者盖章。

（6）决定：行政机关应当根据听证笔录，并在法定期限内作出是否准予行政许可的决定。

（五）决定程序

行政许可通常有三种决定程序。

1. 当场决定程序。申请人提交的申请材料齐全、符合法定形式，行政机关能够当场作出决定的，应当当场作出书面的行政许可决定。

2. 上级机关决定程序。对于某些依法应当先经下级行政机关审查后报上级行政机关决定的行政许可，下级行政机关应当在法定期限内将初步审查意见和全部申请材料直接报送上级行政机关。上级行政机关不得要求申请人重复提供申请材料。

3. 限期作出决定程序。这是最常见的决定程序。行政机关对行政许可申请进行审查后，除当场作出行政许可决定的外，应当在法定期限内按照规定程序作出行政许可决定。许可决定的期限一般都由相应法律作出明确规定。

（六）期限

行政许可期限是许可程序中一个很重要的问题，一般涉及以下几项规定：一是许可决定的作出期限；二是上级机关书面复查审查程序中下级审查期限；三是颁发送达许可证件的期限；四是关于许可决定期限的计算。

根据我国《行政许可法》的规定，除可以当场作出行政许可决定的外，行政机关应当自受理行政许可申请之日起 20 日内作出行政许可决定。20 日内不能作出决定的，经本行政机关负责人批准，可以延长 10 日，并应当将延长期限的理由告知申请人。但是，法律、法规另有规定的，依照其规定。

行政许可采取统一办理或者联合办理、集中办理的，办理的时间不得超过45 日；45 日内不能办结的，经本级人民政府负责人批准，可以延长 15 日，并应当将延长期限的理由告知申请人。

依法应当先经下级行政机关审查后报上级行政机关决定的行政许可,下级行政机关应当自其受理行政许可申请之日起 20 日内审查完毕。但是,法律、法规另有规定的,依照其规定。

行政机关作出准予行政许可的决定,应当自作出决定之日起 10 日内向申请人颁发、送达行政许可证件,或者加贴标签、加盖检验、检测、检疫印章。

（七）变更和延续

变更和延续是行政许可决定的后续程序。被许可人取得行政许可后,可能因为各种原因又要求变更行政许可事项,被许可人要求变更行政许可事项的,应当向作出行政许可决定的行政机关提出申请;符合法定条件、标准的,行政机关应当依法办理变更手续。

被许可人需要延续依法取得的行政许可的有效期的,应当在该行政许可有效期届满 30 日前向作出行政许可决定的行政机关提出申请。但是,法律、法规、规章另有规定的,依照其规定。行政机关应当根据被许可人的申请,在该行政许可有效期届满前作出是否准予延续的决定;逾期未作决定的,视为准予延续。

六、行政许可的监督检查

行政许可的监督检查是作为行政许可权的自然延续,它要求对被许可的事项进行事后监督检查,从而把事前审批与事后监督统一起来。行政许可监督检查一般包括两种情形,一是指上级行政机关对下级行政机关实施行政许可的监督检查,这是行政机关层级监督制度,二是指行政机关依法对被许可人从事行政许可事项的活动进行监督检查,《行政许可法》对后者作了较为详细的规定。

许可的监督要实现促进被许可人合法有效地实施许可,实现许可的目的。许可监督检查机关基于自身权力,可采取多种监管方式,并依据情形不同导致不同的法律后果。主要包括中止许可(暂扣许可证、执照)、变更许可的内容、撤销、吊销、注销许可等后果。

根据《行政许可法》的规定,有下列情形之一的,作出行政许可决定的行政机关或者其上级行政机关,根据利害关系人的请求或者依据职权,可以撤销行政许可:

（1）行政机关工作人员滥用职权、玩忽职守作出准予行政许可决定的。

（2）超越法定职权作出准予行政许可决定的。

（3）违反法定程序作出准予行政许可决定的。

（4）对不具备申请资格或者不符合法定条件的申请人准予行政许可的。

（5）依法可以撤销行政许可的其他情形。

被许可人以欺骗、贿赂等不正当手段取得行政许可的，应当予以撤销。

依照前两款的规定撤销行政许可，可能对公共利益造成重大损害的，不予撤销。

依照本条第一款的规定撤销行政许可，被许可人的合法权益受到损害的，行政机关应当依法给予赔偿。依照本条第二款的规定撤销行政许可的，被许可人基于行政许可取得的利益不受保护。

有下列情形之一的，行政机关应当依法办理有关行政许可的注销手续：

（1）行政许可有效期届满未延续的。

（2）赋予公民特定资格的行政许可，该公民死亡或者丧失行为能力的。

（3）法人或者其他组织依法终止的。

（4）行政许可依法被撤销、撤回，或者行政许可证件依法被吊销的。

（5）因不可抗力导致行政许可事项无法实施的。

（6）法律、法规规定的应当注销行政许可的其他情形。

第四节 行 政 强 制

一、行政强制的概念和特征

行政强制是行政强制行为的简称，包括行政强制措施和行政强制执行，属于负担行政行为。我国于 2011 年制定了《行政强制法》，它是中国行政强制制度的基本法律。

根据《行政强制法》第 2 条第 2 款的规定，行政强制措施，是指行政机关在行政管理过程中，为制止违法行为、防止证据损毁、避免危害发生、控制危险扩大等情形，依法对公民的人身自由实施暂时性限制，或者对公民、法人或者其他组织的财物实施暂时性控制的行为。行政强制执行，是指行政机关或者行政机关申请人民法院，对不履行行政决定的公民、法人或者其他组织，依法强制履行义务的行为。

从定义可以看出，行政强制具有以下几个主要特征：

1. 行政强制的主体是行政机关或法律、法规授权的组织。适用行政强制的行政主体，应有严格的条件限制，必须由法律、法规予以明确规定。行政机关或法律、法规授权的组织在其本身没有强制执行权的情况下，可以依法申请人民法院实施强制。

2. 行政强制的对象是拒不履行行政法义务的行政相对方，或对社会秩序及他人人身健康和安全可能构成危害，或其本身正处在或将处在某种危险状态下的相对人。

3. 行政强制不具有惩罚性。行政强制的目的是保证法定义务的实现,维护正常的社会秩序,或保障社会安全,保护公民的人身权、财产权免受侵害。行政强制只对相对方的权利予以一定范围、一定时限的强行限制,并不是对相对方的权利予以剥夺,因而不具有惩罚性。

4. 行政强制性质上是一种具有可诉性的行政行为。行政强制属单方行政行为,由行政主体单方面作出,无须相对方同意。但相对方不服行政强制,可以依法向人民法院提起诉讼。

二、行政强制的种类与设定

(一)行政强制措施的种类

我国《行政强制法》第9条所确认的行政强制措施的种类有以下5类:

1. 限制公民人身自由。限制人身自由,是行政机关为了实施行政管理的需要,依据法律对公民的人身自由进行短期内限制的行政强制措施。根据目前我国有关法律、法规的规定,对人身自由的强制措施主要有强制扣留、限期出境、强制约束、强制隔离、强制治疗等。

2. 查封场所、设施或者财物。查封场所、设施或财物是行政机关为了预防和制止违法行为,保证行政决定的有效执行,通过"就地封存"的方法,在短时间内禁止对场所进行使用并限制对财物进行使用、毁损、转移和处分的行政强制措施。

3. 扣押财物。扣押措施是指有关行政机关为了预防和制止违法,保证行政决定的有效执行,将涉嫌违法的财物移动至有关地点进行直接控制,在短时间内禁止相对人对扣押财物的使用、毁损、转移和处分的行政强制措施。

4. 冻结存款、汇款。冻结这一措施是指有关行政机关为了防止相对人转移或者隐匿违法资金、毁损证据,或者为了保障行政决定得到有效执行,通过金融机构对相对人的账户采取的停止支付、禁止转移资金的行政强制措施。《行政强制法》对它采用了严格的"法律保留原则"。

5. 其他行政强制措施。《行政强制法》第9条第1~4项所确立的行政强制措施,是实践中最为常见和典型的行政强制措施,但它无法列举完毕。在现实中还有许多行政强制措施尚未列入,如冻结价格、冻结产权、各类行政检查等。为了防止挂一漏万,《行政强制法》第9条第5项规定了一个兜底性规定,即其他行政强制措施。但并非任何文件均可创设行政强制措施,设定行政强制措施必须符合《行政强制法》关于设定的规定。

(二)行政强制执行的方式

根据《行政强制法》第12条的规定,由行政机关采取的强制行政执行方式有以下 6 种：

1. 加处罚款或者滞纳金。加处罚款或者加收滞纳金是行政执行罚的基本方式。它是指相对人拒不履行基础决定所规定的义务，如拒交罚款、逾期不交纳税费、规费时，行政机关依法向相对人设定或增加新的金钱给付义务，来迫使其履行基础决定所规定的义务。

2. 划拨存款、汇款。它是指行政机关对当事人拒不履行行政决定所确定的金钱给付义务的，依照法律规定，通过有关金融机构、邮政机构将义务人账户上的存款或邮寄给其的汇款，直接划入权利人账户的执行方式。

3. 拍卖或者依法处理查封、扣押的场所、设施或者财物。指行政机关对当事人拒不履行行政决定所确定的金钱给付义务的，依法对当事人的已被依法查封、扣押的场所、设施或者财物，通过变现方式实现当事人的金钱给付义务的执行方式。

4. 排除妨碍、恢复原状。排除妨碍、恢复原状的执行方式来自于《民法通则》和《侵权责任法》。在行政强制执行中，指相对人的行为妨碍了社会管理秩序，行政机关责令其予以纠正，在相对人拒不纠正的情况下，行政机关依法直接排除妨碍或直接恢复至原来状态的行政强制执行行为。

5. 代履行。这是在相对人拒不履行行政决定所确定义务时，由行政机关或第三人代替相对人履行该义务，并向相对人收取履行费用的执行方式。

6. 其他强制执行方式。这是《行政强制法》第 12 条第（六）项设置的兜底条款，为其他法律设定行政强制执行手段留下了空间。

上述行政强制执行方式中，加处滞纳金或罚款、代履行属于间接行政强制执行，划拨存款、汇款、拍卖或者依法处理查封、扣押的场所、设施或者财物、排除妨碍、恢复原状属于直接行政强制执行。

（三）行政强制的设定

行政强制的设定是指规范性文件可以授予行政主体行政强制权的权限。

根据《行政强制法》第 10 至第 11 条的规定，行政强制措施的设定权由法律设定。尚未制定法律，且属于国务院行政管理职权事项的，行政法规可以设定除限制公民人身自由、冻结存款、汇款和应当由法律规定的行政强制措施以外的其他行政强制措施。尚未制定法律、行政法规，且属于地方性事务的，地方性法规可以设定查封、扣押的行政强制措施。法律、法规以外的其他规范性文件不得设定行政强制措施。法律对行政强制措施的对象、条件、种类作了规定的，行政法规、地方性法规不得作出扩大规定。法律中未设定行政强制措施的，行政法规、地方性法规不得设定行政强制措施。但是，法律规定特定事项由行政法规规定具体管理措施的，行政法规可以设定除本法第九条第一项、第四项和应当由法律规定的行政强制措施以外的其他行政强制措施。

根据《行政强制法》第 13 条的规定,行政强制执行由法律设定。法律没有规定行政机关强制执行的,作出行政决定的行政机关应当申请人民法院强制执行。

三、行政强制的程序

(一)行政强制措施实施程序

行政强制措施的程序有一般程序和特别程序之分。限制人身自由、查封、扣押和冻结措施程序都属于特别程序。对于特别程序,要优先适用特别程序规范,其次要符合一般程序规范。

1. 行政强制措施的一般程序。实施行政强制措施的一般程序由《行政强制法》第 18 条规定。行政机关实施行政强制措施应当遵守下列规定:

(1)实施前须向行政机关负责人报告并经批准。

(2)由两名以上行政执法人员实施。

(3)出示执法身份证件。

(4)通知当事人到场。

(5)当场告知当事人采取行政强制措施的理由、依据以及当事人依法享有的权利、救济途径。

(6)听取当事人的陈述和申辩。

(7)制作现场笔录。行政强制措施的现场笔录,主要指对实施该行政强制措施的过程的记录,包括:送达有关行政强制措施的行政决定及签收情况;告知当事人有关权利和当事人主张权益的情况;行政强制措施的实施情况等。

(8)现场笔录由当事人和行政执法人员签名或者盖章,当事人拒绝的,在笔录中予以注明。

(9)当事人不到场的,邀请见证人到场,由见证人和行政执法人员在现场笔录上签名或者盖章。

(10)法律、法规规定的其他程序。

2. 限制人身自由的执行程序。在中国,对有关限制公民人身自由权利的事项采用"法律保留原则",即限制人身自由的处罚与强制只能由法律设定。这些对公民人身自由权利的特别保护原则,必然影响法律对限制公民人身自由措施的程序设定和要求。《行政强制法》第 20 条对有关限制公民人身自由的强制的程序作出了特别规定。依照法律规定实施限制公民人身自由的行政强制措施,除应当按照《行政强制法》第 18 条规定的程序外,还应当遵守下列规定:

(1)当场告知或立即通知家属:行政机关对当事人实施限制人身自由的行政强制措施必须当场告知或者实施行政强制措施后立即通知当事人家属实

施行政强制措施的行政机关、地点和期限。这是正当程序的要求。

（2）紧急情况下的补办手续：行政机关在紧急情况下当场实施行政强制措施的，在返回行政机关后，立即向行政机关负责人报告并补办批准手续；

（3）遵守法律规定的其他程序。

（4）实施限制人身自由的行政强制措施不得超过法定期限。实施行政强制措施的目的已经达到或者条件已经消失，应当立即解除。

3. 查封、扣押措施的执行程序。关于查封和扣押，《行政强制法》提出了一些特别要求，也确立了一些原则。

（1）关于查封、扣押的对象范围：《行政强制法》确立了几项原则：一是涉案原则。即查封、扣押限于涉案的场所、设施或者财物，不得查封、扣押与违法行为无关的场所、设施或者财物。二是生活保障原则。即不得查封、扣押公民个人及其所扶养家属的生活必需品。三是禁止重复查封原则。即当事人的场所、设施或者财物已被其他国家机关依法查封的，不得重复查封。

（2）关于查封、扣押的实施程序：行政机关决定实施查封、扣押的，应当制作并当场交付查封、扣押决定书和清单。

（3）关于查封、扣押的期限：《行政强制法》第 25 条规定，查封、扣押的期限不得超过 30 日；情况复杂的，经行政机关负责人批准，可以延长，但是延长期限不得超过 30 日。法律、行政法规另有规定的除外。延长查封、扣押的决定应当及时书面告知当事人，并说明理由。

对物品需要进行检测、检验、检疫或者技术鉴定的，查封、扣押的期间不包括检测、检验、检疫或者技术鉴定的期间。检测、检验、检疫或者技术鉴定的期间应当明确，并书面告知当事人。检测、检验、检疫或者技术鉴定的费用由行政机关承担。

（4）关于查封、扣押的保管和费用：查封、扣押行为发生后，被查封、扣押的物品就处于行政机关的控制之下。被查封、扣押人特别在查封、扣押期间，其处分权和使用权受理限制，但所有权并未转移，依然属于当事人。因此，在对查封、扣押的场所、设施或者财物，行政机关应当妥善保管，不得使用或者损毁；造成损失的，应当承担赔偿责任。并且，因查封、扣押发生的保管费用由行政机关承担，不得向当事人收取保管费。

4. 冻结措施的执行程序。关于冻结措施，行政强制法首先确立了两项原则：一是相当性原则。冻结存款、汇款的数额应当与违法行为涉及的金额相当。二是禁止重复冻结原则。已被其他国家机关依法冻结的，不得重复冻结。其次规定了一些程序要求：

（1）向金融机构交付冻结通知书。

（2）向当事人交付冻结决定书。

（3）金融机构协助冻结。

（4）关于冻结期限：冻结期限为 30 日，延长期限不得超过 30 日。法律另有规定的除外。延长冻结的决定应当及时书面告知当事人，并说明理由。

（5）冻结的处理和解除：在冻结期限内，行政机关应当作出处理决定或者作出解除冻结决定。行政机关逾期未作出处理决定或者解除冻结决定的，金融机构应当自冻结期满之日起解除冻结。

（二）行政机关实施强制执行的程序

行政强制执行的程序分设两类：行政机关实施强制执行的程序和人民法院实施强制执行的程序。其中，行政机关实施强制执行，必须符合执行条件。依据《行政诉讼法》和《行政强制法》的有关规定，行政机关启动行政强制执行必须符合以下条件：①相对人负有行政法上义务；②该义务已由行政基础决定所确定；③相对人逾期不履行该义务；④相对人无正当理由不履行该义务。

行政机关实施强制执行，必须符合基本程序。基本程序包括：催告和送达，陈述和申辩，行政强制执行决定的作出和送达，执行等环节。

1. 催告和送达。行政强制执行中的催告，是指相对人当事人逾期不履行行政决定的义务，行政机关为督促相对人在强制执行前自行履行义务，而向相对人书面发出的要求其在一定期限内履行义务，否则将承担被强制执行后果的一种意思通知。根据《行政强制法》第 35 条规定，催告必须采用书面形式。催告书是催告行为的法定形式，未采用书面方式的催告，如口头、电话等，不被法律所承认，属于违反法定程序。催告书必须包括完整的有关信息，其中应当包括：履行义务的期限；履行义务的方式；涉及金钱给付的，应当有明确的金额和给付方式；当事人依法享有的陈述权和申辩权。催告书必须送达相对人。

2. 陈述和申辩。当事人收到催告书后有权进行陈述和申辩。行政机关应当充分听取当事人的意见，对当事人提出的事实、理由和证据，应当进行记录、复核。当事人提出的事实、理由或者证据成立的，行政机关应当采纳。

3. 强制执行决定的作出与送达。根据《行政强制法》第 37 条规定，经催告，当事人逾期仍不履行行政决定，且无正当理由的，行政机关可以作出强制执行决定。强制执行决定应当以书面形式作出，并载明下列事项：当事人的姓名或者名称、地址；强制执行的理由和依据；强制执行的方式和时间；申请行政复议或者提起行政诉讼的途径和期限；行政机关的名称、印章和日期。在催告期间，对有证据证明有转移或者隐匿财物迹象的，行政机关可以作出立即强制执行决定。催告书、行政强制执行决定书应当直接送达当事人。当事人拒绝接收或者无法直接送达当事人的，应当依照《中华人民共和国民事诉讼法》的有关规定送达。

4. 实施行政强制执行。为促进行政机关文明、规范执法，《行政强制法》明确要求，行政机关不得在夜间或者法定节假日实施行政强制执行。但是，情况紧急的除外。行政机关不得对居民生活采取停止供水、供电、供热、供燃气等方式迫使当事人履行相关行政决定。此外，对违法的建筑物、构筑物、设施等需要强制拆除的，还规定了公告的程序要求。对金钱给付义务的执行、代履行还规定了一些特别程序要求，强化对相对人合法权益的保护，如规定加处罚款或者滞纳金的数额不得超出金钱给付义务的数额。代履行的费用按照成本合理确定，由当事人承担。但是，法律另有规定的除外。代履行不得采用暴力、胁迫以及其他非法方式。

（三）申请人民法院强制执行

人民法院实施强制执行，也称"非诉行政执行"。"非诉行政执行"指无行政强制执行权的行政机关依法作出行政决定后，相对人在法定期限内既不申请行政复议或者提起行政诉讼，又逾期不履行行政决定的，由该行政机关申请人民法院强制执行，人民法院据此对执行申请进行审查并作出是否准予执行的裁定，由人民法院或者行政机关实施执行的法律制度。

1. "非诉行政执行"的程序以行政机关申请人民法院强制执行为启动条件。而在这一程序中的申请人，是作出行政处理决定的行政机关。行政机关就非诉行政执行向人民法院提起强制执行申请，应当符合以下申请条件：

（1）对主体的要求：申请法院强制执行非诉行政执行案件，必须由行政机关向有管辖权的法院提出强制执行申请书。

（2）对执行依据的要求：在非诉执行程序中，行政机关须向法院提供行政决定书及作出决定的事实、理由和依据。

（3）对相对人行为状态的要求：根据《行政强制法》第53条和《行政诉讼法》第97条规定，行政机关申请人民法院强制执行的条件是：当事人在法定期限内不申请行政复议或者提起行政诉讼，又不履行行政决定。"不履行行政决定"，应当包括"没有履行"和"没有完全履行"。

（4）对时间的要求：行政机关在非诉行政执行案件中申请人民法院强制执行，必须满足以下时间条件：其一，相对人不履行义务已超过法定期限；其二，相对人申请行政复议或提起行政诉讼已超过法定期限；其三，行政机关向人民法院申请强制执行必须自以上期限届满之日起3个月内提出；其四，催告书送达10日后相对人仍未履行义务的，行政机关方可向人民法院申请强制执行。

（5）对程序环节的要求：《行政强制法》为实施行政强制执行规定了催告程序环节。行政机关申请人民法院强制执行前，应当催告当事人履行义务。催告书送达10日后当事人仍未履行义务的，行政机关才可以向所在地有管辖权的人民法院申请强制执行。催告书既能催促相对人履行义务,也能为相对人留出自觉履行的时间,有助于缓解执行矛盾。

2. 对符合上述申请条件的执行案件,人民法院必须经历受理、审查、裁定和执行程序环节。

(1)受理:根据《行政强制法》第五章的规定,行政机关按规定的要求向人民法院提出强制执行的申请后,人民法院应当先作形式审查,符合形式条件的应当受理。

(2)审查:人民法院受理行政机关的非诉执行申请后,应当对申请作形式和内容上的审查。人民法院一般对行政机关强制执行的申请进行书面审查,但如发现有《行政强制法》第58条所规定的情形之一的,即明显缺乏事实根据的;明显缺乏法律、法规依据的;其他明显违法并损害被执行人合法权益的,在作出裁定前可以听取被执行人和行政机关的意见。

(3)裁定:人民法院对非诉执行申请经过审查后,如果符合下列条件,应当作出准予执行的裁定:其一,行政机关已经按要求向人民法院提供了规定的材料;其二,作为执行依据的行政决定已具备法定的执行效力;其三,没有出现《行政强制法》第58条所规定的情形。相反,就应当裁定不予执行。

(4)执行:关于人民法院对于非诉执行案件的执行程序,《行政强制法》《行政诉讼法》都未作特别规定。根据《行政诉讼法》第101条的规定,适用《中华人民共和国民事诉讼法》的相关规定。

第五节　其他行政行为

一、行政检查

(一)行政检查的概念与特征

行政检查亦称为行政监督检查,是指行政主体依法单方面强制性实施了解行政相对人遵守法律法规或者履行法定义务情况的活动。行政检查具有三个特征:

1. 行政检查的法定性。行政检查的法定性是指行政主体实施行政检查必须有明确的法律依据,只有依法享有行政检查的行政主体才能实施行政检查行为。行政检查的方式、内容、时限等也应该符合法律的明确规定。

2. 行政检查的强制性。行政检查具有强制性,如果被检查主体不配合检查,行政检查主体有权采取强制措施。例如,《公共场所卫生管理条例》第13条第1款规定:卫生监督员有权对公共场所进行现场检查,索取有关资料,经营单位不得拒绝或隐瞒。

3. 行政检查的独立性。行政检查具有独立性,不依附于其他行政行为。行政检查不仅包括了解实情、收集证据、认定事实,还包括督促行政相对人遵守法律、履行义务。行政检查的整个过程,从检查的启动、运行到检查决定的作出,都是独立完成的。

(二) 行政检查的分类

行政检查广泛存在于行政管理实践中,依据不同的标准可以对其作以下分类:

1. 独立检查和联合检查。从检查主体的角度可以将行政检查分为独立检查和联合检查。独立检查是指单一行政主体在职权范围内独立开展的检查。联合检查是指两个以上的行政主体就某一特定事项联合开展的检查,如卫生行政部门与教育行政部门联合检查学校饮食服务是否符合卫生标准。联合检查在实践中通常表现为一个行政主体主导,其他行政主体参与。相对于独立检查,联合检查更需要加强规范。

2. 定期检查和不定期检查。从检查活动特征的角度可将行政检查分为定期检查和不定期检查。定期检查是行政主体将行政检查的目的、事项尤其是时间已经事先周知,包括告知相对人甚至公示社会,表明将在相对固定的时间段进行的检查;不定期检查是指检查主体对行政检查的目的、事项尤其是时间事先并不公开,以使检查对象始终保持待查状态的检查。不定期检查在实践中通常表现为突击检查,相对于定期检查更需要加强规范。

3. 专项检查和综合检查。从检查内容的角度可以将行政检查分为专项检查和综合检查。专项检查指行政主体就单一事项对行政相对人遵守法律法规情况的检查。比如,公安交警对酒驾进行的路查。综合检查是指行政主体就具有关联性的多个事项对行政相对人遵守法律法规情况进行的检查。例如,对某医疗机构的医师执业、护士管理、消毒管理、临床输血等方面的守法情况进行合并检查。

4. 对人的检查、对物的检查和对场所的检查。从检查对象的角度可以将行政检查分为对人的检查、对物的检查和对场所的检查。安全检查中对人身的检查、公安交警执法中对酒驾人员的检查等均属于对人的检查;对车辆的检查、对包裹的检查等均属于对物的检查;对住所的检查、对生产场地的检查等均属于对场所的检查。

(三) 行政检查的原则

1. 依法检查原则。依法检查原则要求行政检查权的设定和实施都应当符合法律的明确规定。依法检查原则是行政检查的首要原则,包括行政检查主体合法、目的合法、程序合法、手段合法等内容。

2. 公开公正原则。行政检查除应当遵守依法检查原则外,还应当遵守公开公正原则。所谓公开原则,是指行政检查的诸环节应尽可能地向行政相对人和社会公开,自觉接受监督。公开原则有利于提高行政检查的透明性,防止暗箱操作。当然,公开原则也要求对国家秘密、商业秘密、个人隐私给予保障。而公正原则要求行政主体实施行政检查过程中办事公道、不徇私情,平等对待各方当事人。

3. 合乎比例原则。行政检查具有很大的裁量空间,因此,行政检查除应当符合合法原则的要求外,还应当符合合理性原则的要求。合理性原则要求行政检查权的设定和实施要适度、合理,对相对人可能造成的损害不得大于检查行为所能实现的公共利益,不得给行政相对人造成不必要的负担。比如,针对物的检查涉及行政相对人的财产权益,通过抽检能够达到检查目的的,应当进行抽样检查。

4. 特别保护原则。行政检查涉及公民、法人和其他组织的广泛权利,对于多数权利来说,需要依法检查、公开公正、合乎比例等原则加以保护,但对涉及人格尊严的权利,还需要遵循特别保护原则并采取相应保护措施。比如,我国《治安管理处罚法》第 87 条第 2 款规定:"检查妇女的身体,应当由女性工作人员进行。"同时,该条第 1 款还规定:"对确有必要立即进行检查的,人民警察经出示工作证件,可以当场检查,但检查公民住所应当出示县级以上人民政府公安机关开具的检查证明文件。"

（四）行政检查的程序

行政主体进行行政检查必须遵循法定环节、步骤、方式、时限等程序要求。以卫生监督检查为例,其程序主要涉及以下方面:

1. 进入现场。卫生监督主体基于执行公务的目的,在很多情况下需要直接进入相对人的作业现场进行检查,了解掌握相对人的守法情况。但是,卫生监督主体及其卫生监督人员进入现场监督检查,必须由法律明确授权才能实施,进入现场监督检查时,应不少于 2 人。现场检查须进入洁净区域时,卫生监督人员应穿戴洁净衣帽、口罩及一次性手套,并遵守被检查人的卫生、安全的有关规定。

2. 表明身份。卫生监督主体及其卫生监督人员实施卫生监督检查,应当表明身份,即在进入现场时,应向相对人出示监督执法证件。工作证或公务制服不能实际表明具有卫生行政执法权,不能替代卫生行政执法的特殊证件。

3. 告知、说明。行政主体及其工作人员在表明身份的同时,还应向被检查者说明检查目的及依据,并告知行政相对人所享有的各项程序性权利。

4. 陈述申辩。在行政检查过程中,行政主体应当听取行政相对人的陈述和申辩,对于行政相对人和其他行政检查利害关系人的陈述和申辩,行政主体应当予以记录并归入案卷。

5. 提取证据。卫生监督主体及其卫生监督人员在监督检查过程中有权需要提取相关的证据。提取证据的方法通常有：

（1）制作现场笔录、询问笔录：现场监督检查应当场制作现场笔录，由被检查人核对无误后，卫生监督人员和被检查人应在笔录上共同签字，修改之处由被检查人签名或印章覆盖。卫生监督人员可以对被检查人或有关证人进行询问，并当场制作询问笔录，由被询问人核对无误后，卫生监督人员和被询问人应当在笔录上签名。被检查人或被询问人对笔录内容有异议时，可在笔录上说明理由并签名，卫生监督人员应在其后签名。被检查人或被询问人拒绝签名时，由 2 名以上卫生监督人员在笔录签名，并注明被检查人拒绝签名情况，并可请在场的其他人员签名作证。

（2）现场采样或检测：卫生监督人员进行现场采样或检测，应当制作采样记录和检测记录或在现场笔录上记录检测结果，并由当事人书面确认。

（3）调阅相关书面材料。

（4）提取相关物证：提取物证应尽可能是原件、原物，获取原件、原物确有困难的，可由提交证据的单位或个人在复制品、照片等物件上签章，并注明与原件（物）相同字样或文字说明。在证据可能灭失或以后难以取得时，经卫生行政机关负责人批准后，可先行登记保存，并出具由卫生行政机关负责人签发的证据保存通知书。卫生监督主体应当在 7 日内对所保存的证据做出处理决定。

（5）保守秘密：在实施卫生监督检查时，有可能会接触到涉及相对人的技术秘密、业务秘密、个人隐私，卫生监督主体应当承担保守秘密的义务。由于卫生监督主体及其卫生监督人员泄露秘密，造成相对人权益损失的应承担赔偿责任。

（6）即时控制：在实施监督检查时，遇到某些特殊或紧急情况，需要及时采取强制措施或临时控制措施的，可当场采取相应的即时控制措施，并应立即报请所属卫生行政部门批准，并送达卫生行政控制决定书。

二、行政征收

（一）行政征收的概念与特征

行政征收也是一种独立的行政行为。它是指行政主体依法向行政相对人强制性收取税费或私有财产的行政行为。

由于行政征收的效果是剥夺和处分相对人的私有财产权，而公民的财产权是受宪法和物权法特别保护的基本权利，因而行政征收是一项必须由法律直接明确设定的法律制度。它具有四个独特的法律特征：

1. 处分性。行政征收是国家行政主体对行政相对人财产所有权的一种处分,而不是仅限于对其财物使用权的限制。行政征收的直接法律效果,是导致相对人有关财产权的丧失。无论是行政主体向相对人征收税费,还是征收私有财产,如房产等,都意味着同一种结果,即相对人一定范围内的财产权被处分,财产所有权发生转移,从相对人转向国家。正因为如此,行政征收不能纳入不具有处分性的行政强制措施的范畴之内。

2. 强制性。行政征收机关实施行政征收行为,实质上是履行国家赋予的征收权,这种权力具有强制他人服从的效力。因此,实施行政征收行为,不需要征得相对人同意,甚至可以在违背相对人意志的情况下进行,征收的对象、数额及具体征收的程序,完全由行政机关依法确定,无须与相对人协商一致,除非法律另有规定。行政相对人必须服从行政征收使命,否则应承担一定的法律后果。如相对人不依法交纳税款,就将遭受国家税务机关的处罚。

3. 非对价性。国家行政主体向相对人征税是无偿的,作为纳税义务人的相对人有无偿交纳税款的义务。行政收费大多也是无偿的。虽然个别行政收费以提供行政服务为前提,但由于相对人交纳的费用不属于行政服务费,因而不具有对价性。国家征收相对人的个人财产,虽然依法给予补偿,但也是不对价的。因为补偿款是法定的,并不完全根据被征收财产的实际价值支付对价。

4. 法定性。行政征收的强制性和非对价性,决定了其对相对人的权益始终具有侵害性。因此,为了确保行政相对人的合法权益不受违法行政征收行为侵害,必须确立行政征收的法定原则,将行政征收的整个过程纳入法律调整的范围。这就决定了行政征收是一项严格的法律制度,必须由法律直接设定。我国《宪法》在规定行政征收时明确要求"依照法律规定"。我国《立法法》在规定必须由法律规定的 11 项保留事项时,就将"对非国有财产的征收、征用"和"税种的设立、税率的确定和税收征收管理等税收基本制度"纳入其中。这说明,不是法律、法规和规章均可设定行政征收,只有全国人大及其常委会制定的"法律"才能设定。行政征收的法定性,不仅在于行政征收的项目与行政征收主体必须由法律直接设定,还在于行政征收的范围、标准、程序等,都必须有法律上的依据并且须严格依法实施。

(二)行政征收的种类和基本制度

行政征收,是国家凭借其权力参与国民收入分配和再分配的一种方式,其基本目的在于满足国家为实现其职能而对物质的需要。行政相对人的财产一经国家征收,其所有权就转移为国家所有,成为国家财产的一部分,由国家负责分配和使用,以保证国家财政开支的需要。换言之,行政征收是财产的单向流转,一经征收,不再返还相对人,也不给予对价性的回报。在我国,这种制度有下列几个种类:

1. 土地征收。根据《宪法》第 10 条的规定,我国的土地所有制只有两种:

国家所有和集体所有。城市的土地属于国家所有;农村和城市郊区的土地,除由法律规定属于国家所有的以外,属于集体所有;宅基地和自留地、自留山,也属于集体所有。国家为了公共利益的需要,可以依照法律规定对集体所有的土地实行征收或者征用并给予补偿。《土地管理法》也直接设定了土地征收制度。

国家征收集体土地受到严格的法律限制。第一,必须经有权机关审批;第二,必须补偿。根据《土地管理法》第 45 条规定,征收下列土地的,由国务院批准:①基本农田;②基本农田以外的耕地超过三十五公顷的;③其他土地超过七十公顷的。征收前款规定以外的土地的,由省、自治区、直辖市人民政府批准,并报国务院备案。也就是说,作出征收集体土地决定的行政主体只限于国务院或者省级人民政府,其他行政机关都无权决定土地征收。

2. 房屋征收。对集体所有土地上的房屋的征收,是作为被征收土地附属物按照土地征收程序处理的。所以,这里的房屋征收是指国有土地上的房屋征收。房屋征收的直接法律依据是《国有土地上房屋征收和补偿条例》。

作出房屋征收决定的主体限于市、县级人民政府。有下列情形之一,确需征收房屋的,市、县级人民政府可以作出房屋征收决定:①国防和外交的需要;②由政府组织实施的能源、交通、水利等基础设施建设的需要;③由政府组织实施的科技、教育、文化、卫生、体育、环境和资源保护、防灾减灾、文物保护、社会福利、市政公用等公共事业的需要;④由政府组织实施的保障性安居工程建设的需要;⑤由政府依照城乡规划法有关规定组织实施的对危房集中、基础设施落后等地段进行旧城区改建的需要;⑥法律、行政法规规定的其他公共利益的需要。

行政机关征收房屋必须履行《国有土地上房屋征收和补偿条例》规定的征收决定和补偿程序。

3. 财产征收。从广义上讲,土地和房屋都是财产。但是这里的财产征收,指针对土地和房屋以外的集体财产和个人财产的征收。设定财产征收的直接法律依据是我国《宪法》第 13 条第 3 款。该款规定:"国家为了公共利益的需要,可以依照法律规定对公民的私有财产实行征收或者征用并给予补偿。"

财产征收包括对企业的征收。根据《外资企业法》和《中外合资经营企业法》的规定,国家保护外资企业和中外合资经营企业,对其不实行国有化和征收,但在特殊情况下,根据社会公共利益的需要,对外资企业和合营企业可以依照法律程序实行征收,并给予相应的补偿。

4. 税的征收。税,亦称税收,是国家税收机关凭借其行政权力,依法强制无偿取得财政收入的一种手段。按照征税对象的不同,可分为流转税、资源税、收益（所得）税、财产税和行为税五种。按照税收支配权的不同，可分为中央税、地方税和中央地方共享税。国家通过对各种税的征管，达到调节资源分配和收入分配、各行各业协调发展的目的。通过对中央税、地方税和中央地方共享税的合理分配，兼顾中央和地方的利益，有利于市场经济条件下宏观调控的实施。税收的征收必须根据《税收征管法》《个人所得税法》《增值税暂行条例》等法律、行政法规规定的权限、程序来行使。

5. 费的征收。费，是一定行政机关凭借国家行政权所确立的地位，为行政相对人提供一定的公益服务，或授予国家资源和资金的使用权而收取的费用。目前，我国的各种社会费用主要有公路运输管理费、车辆购置附加费、公路养路费、港口建设费、排污费、教育附加费和社会抚养费等。

三、行政给付

（一）行政给付的概念与特征

行政给付指行政主体根据行政相对人的申请，依据法律法规，对一些生活困难者或其他需要救助的相对人，决定无偿给予一定财物的行政行为。行政给付是国家发展到一定阶段的产物，是从"行政国家"向"福利国家"的体现，也是国家的行政从"秩序行政"向"给付行政"转变的反映。行政给付具有以下特征：

1. 财物性。行政给付表现为行政主体给予相对人一定的财物，以金钱或物质为给付内容。不具有"财物性"的给付不属于这种意义上的行政给付。因此，精神奖励不属于行政给付，国家为相对人提供人身权和财产权上的保护也不属于行政给付。

2. 单向性。行政给付与行政征收不同，它不是由相对人向国家交纳财物，而是国家通过行政主体向相对人支付财物，所以具有行政主体针对相对人的单向性。

3. 无偿性。行政给付是国家针对一些生活困难者或其他需要救助的相对人，依法给予救助的行为，它是国家福利政策的表现，因而是无偿的。任何对价性的、有偿的支付均不属于行政给付。如国家对相对人私人财产的征收、征用而给予的补偿，行政机关因违法或合法行为给相对人造成损害而给予的赔偿或补偿等，均不属于行政给付。

4. 依申请性。行政给付属于依申请行为而不是依职权行为。它一般需由相对人向特定的行政主体申请，行政主体对其情况与条件进行审查，并依法决定给予或不给予救助。

（二）行政给付的形式与制度

我国行政给付的形式大体有发放抚恤金、低保金，行政奖励、行政补助等形式。它们散见于几种法律制度之中。

1. 行政保障制度。行政保障制度指行政机关在相对人发生年老、疾病或丧失劳动能力等情况时，或者其他特殊情况下，依照有关法律规定，赋予其实质利益的制度。这是我国目前在行政给付领域法律法规数量最多，也是比较成熟的制度。但我国目前尚无统一的保障法，各类制度渊源分散于《残疾人保障法》《妇女权益保障法》《老年人权益保障法》《国务院关于工人退休、退职的暂行办法》《城市居民最低生活保障条例》等法规之中。

2. 行政救助制度。行政求助制度包括灾害救济制度、社会救济制度两大类临时性、应急性的行政给付制度。

（1）灾害救济制度：包括洪涝灾害救济、防震减灾救济、地质灾害救济、森林火灾救济、突发公共卫生事件救济等。

（2）社会救济制度：主要包括对城市生活无关的流浪乞讨人员救助和农村特困户救济。

3. 行政补助制度。行政补助制度由行政补贴制度、行政助长制度两大类组成。前者包括对不可移动文物保护的补贴、粮食生产补贴、增加农民收入的补贴、促进就业补贴等。后者包括国家助学贷款、义务教育经费。如《义务教育法》第 42 条规定，义务教育经费全面纳入财政保障范围，由国务院和地方各级人民政府依照本法规定予以保障。

4. 行政奖励制度。精神奖励不属于行政给付，物质奖励才属于行政给付。我国的行政奖励制度可分为作出贡献类奖励制度与举报有功类奖励制度。前者包括防震减灾奖励、计划生育奖励、公共机关人民警察奖励、国家公务员奖励、国家科学技术奖励、科技进步奖励等；后者如反假人民币奖励、税务违法案件举报奖励等。

四、行政确认

（一）行政确认的概念与特征

行政确认是指行政主体依法对行政相对人的法律地位、特定法律关系或者有关法律事实进行甄别和确证，并以法定方式予以宣告的行政行为。行政确认具有以下特征：

1. 行政确认的法律性。行政确认并不产生、变更或消灭具体法律关系，不像行政处罚、许可、强制、征收等行政行为那样直接创设或改变行政相对人的权利义务状态，而只是对既存法律关系、法律地位、法律事实等进行确证，因此行政确认的法律性并不明显，甚至有人认为行政确认属于行政事实行为。但行政确认所确证的是具有法律意义的社会关系和事实，它是由享有行政确认权的行政主体，依照法定权限、程序、标准、形式等作出的行政行为，具有公法效力,是行政相对人据以主张权利、对抗第三人的基础根据。

2. 行政确认的独立性。行政确认不是其他行为的一个环节或者附属的程序行为,而是一种独立的行政行为。它不同行政许可、征用、给付等其他行政行为过程中的确认环节。比如行政许可行为中审查认定行政许可申请人是否符合法定条件的确认环节并不具有独立的法律意义,不属于旨在对特定法律事实或法律关系是否存在进行甄别和确证的行政确认范畴。

3. 行政确认的复合性。一般而言,一个完整的行政确认行为是由确证和对外告示两个环节复合而成的,确证是行政确认的前期环节,对外告示是行政确认的后期环节。

4. 行政确认的多样性。行政确认在功能、主体、对象、形式等方面表现出多样性。在实践中,行政确认形式多样,通常以鉴定、认定、认证、证明、确定等多种方式实施。

（二）行政确认与行政许可的关系

行政确认与行政许可既有联系又有区别,二者在形式上有诸多相似之处,譬如,它们都属于外部的具体行政行为,都以相对人的申请为条件,都必须对相对人的申请进行审查,审查结果都以书面形式作出等。但二者也有明显区别,主要表现在:

1. 行为对象不同。行政确认是指对行政相对人既有法律地位、权利义务的确定和认可,主要是指对身份、能力和事实的确认;行政许可的行为对象是许可行政相对人获得为某种行为的权利或资格。一般来说,前者是业已存在,而后者是许可之前不得为之。

2. 行政行为的性质不同。行政确认属于确认性或宣示性行政行为,它仅表明现有的状态,而不以法律关系的产生、变更或消灭为目的。行政许可,从其正常状态(即批准)而言是建立、改变或者消灭具体的法律关系,是一种形成性行政行为。行政许可是对法律限制的解除,相对人获得了行政许可即意味着获得了从事某一领域活动的权利或资格,因此,行政许可实际上是一种授权行为。

3. 审查的内容不同。行政许可审查的内容是申请人的申请是否为法律所限制以及申请人是否具备从事该为法律所限制的活动的能力和条件,凡法律设定行政许可的领域,大多是国家需要对这一领域的活动予以控制和限制,并要求相对人必须具备从事这一领域活动的能力及条件,因此,行政许可审查的是相对人是否具备从事被许可活动的能力和条件,而行政确认审查的是相对人申请确认的事项是否存在,是否合法,从而决定是否给予确认。

4. 法律后果不同。行政许可的法律后果是相对人取得某项活动的权利或资格,而行政确认的法律后果是相对人获得了确定某一事项的真实性及合法性并能够在实践中对抗第三人的有效证明。

（三）行政确认的分类

我国行政确认广泛存在于公安、教育、卫生、工商等行政领域，依照不同的标准可以进行不同的划分。

1. 以确认内容为标准可划分为对身份的确认、对能力的确认和对事实的确认。对身份的确认是指对公民、法人和其他组织在法律关系中的地位的确认，如颁发居民身份证、结婚证。对能力的确认是指对公民、法人和其他组织是否具有从事某种行为的资格或能力的证明，如授予技术等级、专业技术职称，对从事医务、建筑设计、会计、律师、导游等职业的人经考核后颁发相应证书等。对事实的确认是指对公民、法人和其他组织的某种实体权利的确认，如对专利权、商标权的确认等。

2. 以确认形式为标准可分为认定、证明、登记、鉴证等。认定是指对行政相对人已有法律地位、权利义务或法定事项是否符合法律要求进行判定和确认，如产品质量认证、驰名商标认定、工作医疗事故责任认定等。证明是指对法律关系存在状态或者法律地位、法律事实的真实性、合法性等进行明确肯定和确认，如学历和学位证明、无违法犯罪记录证明等。登记是指在政府有关登记中记载法定事项，依法明确某种法律事实或者确认某种法律关系的存在、变更或消灭，并依法予以正式宣告，如工商企业登记、婚姻登记等。鉴定是指对特定的法律事实或客体的性质、状态、质量等进行的客观评价，如纳税鉴定、审计鉴定、会计鉴定等。

五、行政指导

（一）行政指导的概念与特征

行政指导，是指行政机关在其职责范围内为实现一定行政目的而采取的符合法律精神、原则、规则或政策的指导、劝告、建议等不具有国家强制力的行为。

行政指导具有如下重要特征：

1. 非强制性。从行为的法律关系和拘束力角度看，行政指导是不具有强制性、无法律拘束力的行为。

2. 主动补充性。从行为动因和目的角度看，行政指导是适应多样化的社会管理需求的主动行为。

3. 主体优势性。从行政主体的角度看，行政指导主要是由具有综合优势和权威性的行政机关实施的行为。

4. 相对单方性。从行为本身的角度看，尽管行政指导追求相对人的同意和协力，但行政指导是由行政机关单方实施即可成立的行为。

5. 行为引导性。从行为性质的角度看,行政指导是具有利益诱导性或综合引导性、示范性的行为。

6. 方法多样性。从行为方式的角度看,行政指导是适用范围广泛、方法灵活多样的行为。

7. 实质合法性。从行为受约束的角度看,尽管某些行政指导行为没有行政作用法上的具体依据即可作出,但所有行政指导行为都是受到实质法治主义约束的行为。

8. 事实行为性。从行为过程来看,行政指导是不改变法律关系、不直接产生法律效果的行为。

（二）行政指导的基本功能

在现代市场经济条件下,行政指导广泛运用于经济、科技和社会管理领域,特别是在经济管理领域运用得更为普遍并发挥了多种功能。从各国行政指导实践来看,符合现代行政民主和法治精神的行政指导,在现代行政管理过程中具有以下基本功能：

1. 行政指导的补充和替代功能。这一作用又可分为三种情况：其一,由于经济与社会生活加速发展等原因,难免存在"法律空域"的现象,因此及时灵活地采取行政指导措施予以调整,以补充单纯法律手段之不足,就成为客观的要求。其二,已有关于作出行政命令行为的具体法律规定,但采用法律强制手段尚不必要或不及时,或成本太高、效果较差、后遗问题较多,在此情况下也可先行采取行政指导措施,来替代法律强制手段进行调整,以期更为及时有效地实现行政目标。其三,法律明确规定可单独采取或作为行政命令行为的前路程序采取行政指导措施,当然就应依法采取行政指导行为。

2. 行政指导的辅导和促进作用。由于行政机关在掌握知识、信息、政策上的优越性和宏观性,因此其实施的行政指导具有一种特殊的启发、导向和促进作用。

3. 行政指导的协调和疏通作用。社会生活的多元主体之间的利益矛盾和冲突需要协调,由于行政指导的非强制性和自主抉择性,以及指导主体所具有的相对于利益冲突的某种超脱性和中立性,使其在协调、缓解和平衡各方之间的矛盾冲突过程中,使其能通过行政指导措施发挥协调和斡旋作用。

4. 行政指导的预防和抑制作用。社会组织和个人往往存在一种为增加自身利益而不惜损害社会利益的倾向(经济学称此为"外部效应"),对此需要加以有效抑制,行政机关有效的行政指导即可发挥此作用。

（三）行政指导的常用形式

行政指导行为最突出的一个特点是灵活多样、不拘一格和追求效率,行政指导的常用方式大致概括为抽象行政指导行为、具体行政指导行为、抽象具体两可型行政指导行为,及其往下更具体的表现方式。

第一类是抽象的行政指导行为主要包括:①指导性规划、指导性计划;②导向性行政政策、行政纲要;③发布信息、公布实情;

第二类是具体的行政指导行为,包括:①指导、引导、辅导、帮助;②劝告、劝诫、劝阻、说服;③告知、指点、提醒、提议;④商讨、协商、沟通;⑤斡旋、调停、调和、协调;⑥问题约见、事件回访。

第三类是抽象具体两可的行政指导行为,包括:①建议、意见、主张;②赞同、表彰、提倡;③宣传、示范、推荐、推广;④鼓励、激励、勉励。

上述行政指导方式方法相辅相成、相互配合、相互补充,其作用和意义非常重要。随着科学技术和社会生活的不断发展以及政府角色的演化,行政指导的方式方法将会日益增多。

（四）行政指导的法律控制

一般而言,如果行政指导是纯指导性的,即当事人完全出于自愿而作响应的,由此而造成损害,不能提起行政复议或行政诉讼。但如果行政指导名为指导,实为强制,就可看成是具体行政行为,可以申请复议或提起行政诉讼,寻求司法救济。

六、行政协议

行政协议是一种充分体现参与性、互动性、协商性和可选择性的行政管理方式和方法。过去行政实务界和学术界对行政协议长期存在争论,后来渐趋一致,在大陆法系国家和英美法系国家都逐步得到广泛运用。我国改革开放以来,行政协议在行政管理实践中采用得越来越多,行政协议理论已成为我国行政法学体系的重要组成部分。

（一）行政协议的概念与特征

行政协议,在行政活动中常被称为行政合同、行政契约,指行政机关为实现公共利益或者行政管理目标,在法定职责范围内,与公民、法人或者其他组织协商订立的具有行政法上权利义务内容的协议。

行政协议具有以下特征:

1. 行政协议的当事人必有一方是行政主体,享有行政权力。行政协议是行政主体为了实现行政管理目标而签订的,因此,当事人中必有一方主体是行政主体。没有行政主体的参加,不能称为行政合同。但这并不意味着凡有行政机关的合同都是行政协议。行政机关具有双重身份:行政主体和民事主体。当行政机关以民事主体身份签订的合同,如与家具厂签订的购买办公设备合同,该合同是民事合同;只有当行政机关以行政主体身份签订合同时,该合同才是行政协议。

2. 行政协议的目的是实施行政管理。行政主体签订行政协议的目的是实现行政管理职能,维护公共利益,而不是为了自身的经济利益。如为了修建道路、桥梁、机场等公共设施,行政主体与企业签订的共同投资建设合同等。

3. 双方当事人意思表示一致是行政协议的成立要件。

4. 行政主体对于行政协议的履行享有行政优益权。与民事合同主体签订合同是为了自身利益不同,行政主体签订行政合同是实现行政管理目标,维护公共利益。因此,行政主体对行政合同的履行享有民事合同主体不享有的行政优益权。具体体现为对合同履行的监督权、指挥权、单方变更权和解除权。当然,行政主体只有在合同订立后出现了由于公共利益的需要或法律政策的重大调整,必须变更或解除时,才能行使单方变更、解除权。由此造成相对人合法权益损害的,要予以补偿。

（二）行政协议的种类

随着从计划经济向社会主义市场经济的转化,国家所有权和经营权的分离,我国行政机关的行政管理方式发生了很大变化,行政合同的运用日益广泛。目前,我国的行政合同主要有以下几种:政府特许经营协议、土地、房屋等征收、征用补偿协议、国有土地使用权出让合同、国家科研合同、国家订购合同、公共工程承包合同等。可见,行政协议的具体表现形式在行政实务中更常使用"合同"的表述,当然也使用"契约"或"协议"的表述。

（三）行政协议的权利与义务

1. 行政主体适度的主导性权利以及相应义务

（1）行政主体的主导性权利:主导性权利在行政协议订阅时一般是作为强制性条款规定的,对相对一方来说,要签订协议,就必须接受。一般来说,包括以下几个方面:

1）对协议履行的监督权。

2）对不履行协议义务的相对一方的直接强制执行权:若相对方无正当理由不履行协议,而公共利益迫切要求尽快履行行政协议,行政主体可以享有直接强制执行权。当然,如果强制执行发生错误,行政主体应当赔偿损失。

3）作为制裁手段的直接解除协议权:只有在相对一方严重违约,且具有时间上的急迫性,如不解除协议,将对公共利益造成不可挽回的重大损害时,行政主体才能直接解除协议。

4）对严重违约构成违法的相对方处以行政制裁措施的权利。

5）在情势变迁情况下,根据公共利益的需要单方变更与解除协议的权利。

6）对行政协议的解释权:保障相对方合法权益不致因为行政机关滥用解释权而受到侵害,应允许行政相对人申请行政救济。

（2）行政主体的义务:行政主体的义务主要包括:向协议他方兑现应给予

的优惠或照顾；给付价金；给予单方行为引起的物质损害赔偿／补偿，即行政主体因情势变迁和公共利益的需要单方变更或解除行政协议的，如果给相对人造成经济损失，那么从平衡相对方利益的角度，应当给相对方以补偿。

2. 协议相对一方的权利和义务。行政协议相对一方的权利主要包括：获得报酬权；享受优惠或照顾的请求权；给予物质损害赔偿或补偿请求权；必要或有益的额外费用偿还请求权；不可预见的意外和特殊困难补偿请求权等。

行政协议相对一方的义务包括：履行协议；接受监督和指挥等。

（四）行政协议的救济

1. 司法外救济途径。包括三种途径：

（1）协商或者由政府出面调处：这是诸多解决方式中成本最低、效率最高的方式。

（2）仲裁：目前为解决特定行政协议纠纷，行政机关在行政体系内部专门设立了仲裁机构。这种模式对于解决一些特殊的内部协议，特别是行政机关之间、行政机关与所属行政机构及公务员之间缔结的协议引起的纠纷尤具示范作用。[76]

（3）行政复议：在行政实践中存在运用行政复议解决农村经济承包合同案件的实例，《行政复议法》第 6 条第 6 项还明确规定行政复议机关可以受理行政机关变更或废止农业承包合同引发的争议。

2. 司法救济途径。2014 年修订的《行政诉讼法》第 12 条第 1 款第十一项，将"认为行政机关不依法履行、未按照约定履行或者违法变更、解除政府特许经营协议、土地房屋征收补偿协议等协议的"增列入行政诉讼的受案范围。通过司法救济解决行政协议引起的争议，可以更有力地保护行政相对人的合法权益。

第六节　行政复议与行政赔偿

一、行政复议

（一）行政复议的概念与特征

行政复议是指公民、法人或者其他组织认为行政机关的行政行为侵犯其合法权益，依照法律规定的条件和程序，向复议机关提出申请，由复议机关依照法定的程序对该行政行为进行合法性、合理性审查，并作出行政复议决定的

---

[76] 马克思主义理论研究和建设工程重点教材《行政法与行政诉讼法学》编写组：《行政法与行政诉讼法学》，高等教育出版社 2017 年版，第 245 页。

一种法律制度。行政复议是一项非常重要的行政救济制度,是解决行政争议、纠正违法或不当的行政行为,保护相对人的合法权益的重要途径。

行政复议静态看是一项法律制度,动态看是一种行政活动。具体包含以下特征:

第一,行政复议是一种依申请而产生的行政活动。

第二,行政主体做出具体行政行为或不履行法定职责,是可能产生行政复议的前提。

第三,行政复议是上级行政机关对下级行政机关进行层级监督的一种规范性的行政活动。复议机关在履行复议职责的过程中,对具体行政行为的审查,实际上是行政机关对下级行政执法机关行政活动的实施监督的过程,这种监督过程是一种法定的、严格程序化的监督活动。属于行政机关内部层级监督的范围,也是一种最严格的、能够产生法律后果和法律效力的监督。

第四,行政复议是行政机关处理行政争议的一项行政活动,是一种法定的行政救济途径。

第五,行政复议活动必须符合法定的程序。行政复议是一种行政活动,但行政复议不同于一般的行政活动,它是一种监督性、审查性的行政活动,具有准司法的特征,与其他行政活动相比具有更严格的程序要求。《行政复议法》对行政复议的程序做出严格的规定,从申请、受理、答复、审查、决定以至送达,都必须符合法定的实体要件和形式要件,违反了任何一项程序,都可能导致行政复议的违法或无效。

(二) 行政复议的受案范围和管辖

1. 行政复议的受案范围

(1) 可申请行政复议的具体行政行为。根据行政复议法第 6 条的规定,有下列情形之一的,公民、法人或者其他组织可以依照本法申请行政复议:

1) 对行政机关作出的警告、罚款、没收违法所得、没收非法财物、责令停产停业、暂扣或者吊销许可证、暂扣或者吊销执照、行政拘留等行政处罚决定不服的。

2) 对行政机关作出的限制人身自由或者查封、扣押、冻结财产等行政强制措施决定不服的。

3) 对行政机关作出的有关许可证、执照、资质证、资格证等证书变更、中止、撤销的决定不服的。

4) 对行政机关作出的关于确认土地、矿藏、水流、森林、山岭、草原、荒地、滩涂、海域等自然资源的所有权或者使用权的决定不服的。

5) 认为行政机关侵犯合法的经营自主权的。

6) 认为行政机关变更或者废止农业承包合同,侵犯其合法权益的。

7）认为行政机关违法集资、征收财物、摊派费用或者违法要求履行其他义务的。

8）认为符合法定条件，申请行政机关颁发许可证、执照、资质证、资格证等证书，或者申请行政机关审批、登记有关事项，行政机关没有依法办理的。

9）申请行政机关履行保护人身权利、财产权利、受教育权利的法定职责，行政机关没有依法履行的。

10）申请行政机关依法发放抚恤金、社会保险金或者最低生活保障费，行政机关没有依法发放的。

11）认为行政机关的其他具体行政行为侵犯其合法权益的。

第6条第11项的规定属于兜底条款，即除了明确列举的上述十类具体行政行为外，行政相对人认为行政机关的其他具体行政行为侵犯其合法权益的，也可以申请行政复议。

（2）可申请审查的抽象行政行为。除了具体行政行为外，根据《行政复议法》第7条的规定，"公民、法人或者其他组织认为行政机关的具体行政行为所依据的下列规定不合法，在对具体行政行为申请行政复议时，可以一并向行政复议机关提出对该规定的审查申请：（一）国务院部门的规定；（二）县级以上地方各级人民政府及其工作部门的规定；（三）乡、镇人民政府的规定。前款所列规定不含国务院部、委员会规章和地方人民政府规章。规章的审查依照法律、行政法规办理。"

对这一规定，可以作这样的理解：

1）纳入行政复议范围的抽象行政行为包括国务院部门的规定、县级以上地方各级人民政府及其工作部门的规定、乡、镇人民政府的规定。但不包括国务院部、委规章和地方人民政府规章。所以，纳入复议范围的只是部分抽象行政行为。

2）行政相对人对抽象行政行为申请复议，只能针对具体行政行为所依据的抽象行政行为提出。这一点说明，如果抽象行政行为尚未被适用于具体事项和具体相对人，则不能对其提出行政复议。

3）对抽象行政行为申请复议采用与具体行政行为一并提起的方式。即申请人必须在对具体行政行为的复议申请中一并提出对作为具体行政行为依据的抽象行政行为的审查申请。

（3）不得申请行政复议的范围。根据《行政复议法》第8条的规定，不服行政机关作出的行政处分或者其他人事处理决定的，依照有关法律、行政法规的规定提出申诉。不服行政机关对民事纠纷作出的调解或者其他处理，依法申请仲裁或者向人民法院提起诉讼。也就是说，人事行政行为、行政仲裁和民事调解或处理不属于行政复议的范围。

（三）行政复议的程序

1. 行政复议的申请

（1）行政复议机关的确定：申请人申请行政复议，应依法确定复议机关，向有权受理的行政主体提出申请。具体规则如下：

1）对县级以上地方各级人民政府工作部门的具体行政行为不服的，由申请人选择，可以向该部门的本级人民政府申请行政复议，也可以向上一级主管部门申请行政复议。

2）对海关、金融、国税、外汇管理等实行垂直领导的行政机关和国家安全机关的具体行政行为不服的，向上一级主管部门申请行政复议。

3）对地方各级人民政府的具体行政行为不服的，向上一级地方人民政府申请行政复议。对省、自治区人民政府依法设立的派出机关所属的县级地方人民政府的具体行政行为不服的，向该派出机关申请行政复议。

4）对国务院部门或者省、自治区、直辖市人民政府的具体行政行为不服的，向作出该具体行政行为的国务院部门或者省、自治区、直辖市人民政府申请行政复议。对行政复议决定不服的，可以向人民法院提起行政诉讼；也可以向国务院申请裁决，国务院依照本法的规定作出最终裁决。

5）其他行政机关、组织的具体行政行为不服的，按照下列规定申请行政复议：①对县级以上地方人民政府依法设立的派出机关的具体行政行为不服的，向设立该派出机关的人民政府申请行政复议；②对政府工作部门依法设立的派出机构依照法律、法规或者规章规定，以自己的名义作出的具体行政行为不服的，向设立该派出机构的部门或者该部门的本级地方人民政府申请行政复议；③对法律、法规授权的组织的具体行政行为不服的，分别向直接管理该组织的地方人民政府、地方人民政府工作部门或者国务院部门申请行政复议；④对两个或者两个以上行政机关以共同的名义作出的具体行政行为不服的，向其共同上一级行政机关申请行政复议；⑤对被撤销的行政机关在撤销前所作出的具体行政行为不服的，向继续行使其职权的行政机关的上一级行政机关申请行政复议。

有前款所列情形之一的，申请人也可以向具体行政行为发生地的县级地方人民政府提出行政复议申请，由接受申请的县级地方人民政府依法转送有关行政复议机关，并告知申请人。

（2）行政复议的申请规则

1）申请期限：根据《行政复议法》第9条的规定，公民、法人或者其他组织认为具体行政行为侵犯其合法权益的，可以自知道该具体行政行为之日起60日内提出行政复议申请；但是法律规定的申请期限超过60日的除外。即自《行政复议法》施行之后，行政复议的申请期限一般为60日，特别法规定的申请期限少于 60 日的,适用 60 日的申请期限,特别法规定的期限超过 60 日的,适用特别法规定的期限。

2）申请的提出:申请人申请行政复议,可以书面申请,也可以口头申请;口头申请的,行政复议机关应当当场记录申请人的基本情况、行政复议请求、申请行政复议的主要事实、理由和时间,当场制作行政复议申请笔录交申请人核对或者向申请人宣读,并由申请人签字确认。

根据《行政复议法实施条例》的规定,申请人认为被申请人不履行法定职责的,在提出申请时应当提供曾经要求被申请人履行法定职责而被申请人未履行的证明材料;申请行政复议时一并提出行政赔偿请求的,应当提供受具体行政行为侵害而造成损害的证明材料法律、法规规定需要申请人提供证据材料的,应当提供。申请人提出行政复议申请时错列被申请人的,行政复议机构应当告知申请人变更被申请人。

3）申请的限制:《行政复议法》第16条对复议申请提出了两项限制:第一,公民、法人或者其他组织申请行政复议,行政复议机关已经依法受理的,或者法律、法规规定应当先向行政复议机关申请行政复议、对行政复议决定不服再向人民法院提起行政诉讼的,在法定行政复议期限内不得向人民法院提起行政诉讼。第二,公民、法人或者其他组织向人民法院提起行政诉讼,人民法院已经依法受理的,不得申请行政复议。

2. 行政复议的受理。行政复议机关收到行政复议申请后,应当在 5 日内进行审查。行政复议申请符合下列规定的,应当予以受理:①有明确的申请人和符合规定的被申请人;②申请人与具体行政行为有利害关系;③有具体的行政复议请求和理由;④在法定申请期限内提出;⑤属于行政复议法规定的行政复议范围;⑥属于收到行政复议申请的行政复议机构的职责范围;⑦其他行政复议机关尚未受理同一行政复议申请,人民法院尚未受理同一主体就同一事实提起的行政诉讼。

行政复议申请材料不齐全或者表述不清楚的,行政复议机构可以自收到该行政复议申请之日起 5 日内书面通知申请人补正。补正通知应当载明需要补正的事项和合理的补正期限。无正当理由逾期不补正的,视为申请人放弃行政复议申请。补正申请材料所用时间不计入行政复议审理期限。

对不符合《行政复议法》规定的行政复议申请,决定不予受理,并书面告知申请人;对符合法律规定,但是不属于本机关受理的行政复议申请,应当告知申请人向有关行政复议机关提出。除此之外,行政复议申请自行政复议机关负责法制工作的机构收到之日起即为受理。

3. 行政复议的审理

（1）审理前的准备:行政复议机关负责法制工作的机构应当自行政复议

申请受理之日起 7 日内,将行政复议申请书副本或者行政复议申请笔录复印件发送被申请人。

行政复议机构审理行政复议案件,应当由 2 名以上行政复议人员参加。行政复议原则上采取书面审查的办法,但是申请人提出要求或者行政复议机关负责法制工作的机构认为有必要时,可以向有关组织和人员调查情况,听取申请人、被申请人和第三人的意见。

(2)审查证据和依据:被申请人应当自收到申请书副本或者申请笔录复印件之日起 10 日内,提出书面答复,并提交当初作出具体行政行为的证据、依据和其他有关材料。被申请人提交的证据,必须是当初作出具体行政行为时的证据。在行政复议过程中,被申请人不得自行向申请人和其他有关组织或者个人收集证据。用事后收集的证据来证明当初的具体行政行为,属违反法定程序。对这样的证据,复议机关不应予以认定。

行政复议人员向有关组织和人员调查取证时,可以查阅、复制、调取有关文件和资料,向有关人员进行询问。调查取证时,行政复议人员不得少于 2 人,并应当向当事人或者有关人员出示证件。被调查单位和人员应当配合行政复议人员的工作,不得拒绝或者阻挠。

申请人在申请行政复议时,一并提出对规范性文件的审查申请的,行政复议机关对该规定有权处理的,应当在 30 日内依法处理;无权处理的,应当在 7 日内按照法定程序转送有权处理的行政机关依法处理,有权处理的行政机关应当在 60 日内依法处理。处理期间,中止对具体行政行为的审查。

申请人、第三人可以查阅被申请人提出的书面答复、作出具体行政行为的证据、依据和其他有关材料,除涉及国家秘密、商业秘密或者个人隐私外,行政复议机关不得拒绝。

(3)复议申请的撤回:行政复议决定作出前,申请人要求撤回行政复议申请的,经说明理由,可以撤回;撤回行政复议申请的,行政复议终止。申请人撤回行政复议申请的,不得再以同一事实和理由提出行政复议申请。但是,申请人能够证明撤回行政复议申请违背其真实意思表示的除外。

(4)复议和解和调解:公民、法人或者其他组织对行政机关行使法律、法规规定的自由裁量权作出的具体行政行为不服申请行政复议,申请人与被申请人在行政复议决定作出前自愿达成和解的,应当向行政复议机构提交书面和解协议;和解内容不损害社会公共利益和他人合法权益的,行政复议机构应当准许。

有下列情形之一的,行政复议机关可以按照自愿、合法的原则进行调解:①公民、法人或者其他组织对行政机关行使法律、法规规定的自由裁量权作出的具体行政行为不服申请行政复议;②当事人之间的行政赔偿或者行政补偿纠纷。当事人经调解达成协议的,行政复议机关应当制作行政复议调解书。调解书应当载明行政复议请求、事实、理由和调解结果,并加盖行政复议机关印章。行政复议调解书经双方当事人签字,即具有法律效力。调解未达成协议或者调解书生效前一方反悔的,行政复议机关应当及时作出行政复议决定。

4. 行政复议的决定:行政复议机关负责法制工作的机构应当对被申请人作出的具体行政行为进行审查,提出意见,经行政复议机关的负责人同意或者集体讨论通过后,可以作出七种行政复议决定:

(1)维持决定:具体行政行为认定事实清楚,证据确凿,适用依据正确,程序合法,内容适当的,决定维持。

(2)履行决定:被申请人不履行法定职责的,决定其在一定期限内履行。

(3)撤销决定:具体行政行为有下列情形之一的,决定撤销:主要事实不清、证据不足的;适用依据错误的;违反法定程序的;超越或者滥用职权的;具体行政行为明显不当的。

被申请人未依法提出书面答复、提交当初作出具体行政行为的证据、依据和其他有关材料的,视为该具体行政行为没有证据、依据,决定撤销该具体行政行为。决定撤销的,可以责令被申请人在一定期限内重新作出具体行政行为。行政复议机关责令被申请人重新作出具体行政行为的,被申请人不得以同一的事实和理由作出与原具体行政行为相同或者基本相同的具体行政行为。

(4)变更决定:具体行政行为有下列情形之一,行政复议机关可以决定变更:认定事实清楚,证据确凿,程序合法,但是明显不当或者适用依据错误的;认定事实不清,证据不足,但是经行政复议机关审理查明事实清楚,证据确凿的。

(5)确认违法决定:具体行政行为有下列情形之一:主要事实不清、证据不足的;适用依据错误的;违反法定程序的;超越或者滥用职权的;具体行政行为明显不当的,且对系争具体行政行为无法适用撤销、变更和履行决定予以补救时,可以作出确认违法的复议决定。

(6)赔偿决定:申请人在申请行政复议时可以一并提出行政赔偿请求,行政复议机关对符合国家赔偿法的有关规定应当给予赔偿的,在决定撤销、变更具体行政行为或者确认具体行政行为违法时,应当同时决定被申请人依法给予赔偿。申请人在申请行政复议时没有提出行政赔偿请求的,行政复议机关在依法决定撤销或者变更罚款,撤销违法集资、没收财物、征收财物、摊派费用以及对财产的查封、扣押、冻结等具体行政行为时,应当同时责令被申请人返还财产,解除对财产的查封、扣押、冻结措施,或者赔偿相应的价款。

(7)驳回复议申请决定:有下列情形之一的,行政复议机关应当决定驳回行政复议申请:申请人认为行政机关不履行法定职责申请行政复议,行政复议机关受理后发现该行政机关没有相应法定职责或者在受理前已经履行法定职责的;受理行政复议申请后,发现该行政复议申请不符合行政复议法和本条例规定的受理条件的。上级行政机关认为行政复议机关驳回行政复议申请的理由不成立的,应当责令其恢复审理。

行政复议机关应当自受理申请之日起 60 日内作出行政复议决定;但是法律规定的行政复议期限少于 60 日的除外。情况复杂,不能在规定期限内作出行政复议决定的,经行政复议机关的负责人批准,可以适当延长,并告知申请人和被申请人;但是延长期限最多不超过 30 日。

行政复议机关作出行政复议决定,应当制作行政复议决定书,并加盖印章。行政复议实行一级复议制度,复议决定书一经送达,即发生法律效力。被申请人不履行或者无正当理由拖延履行行政复议决定的,行政复议机关或者有关上级行政机关应当责令其限期履行。申请人逾期不起诉又不履行行政复议决定的,或者不履行最终裁决的行政复议决定的,分情况处理:维持具体行政行为的行政复议决定,由作出具体行政行为的行政机关依法强制执行,或者申请人民法院强制执行;变更具体行政行为的行政复议决定,由行政复议机关依法强制执行,或者申请人民法院强制执行。

二、行政赔偿

（一）行政赔偿的概念与特征

1. 国家赔偿。**国家赔偿是一种国家责任,即国家机关及其工作人员侵犯公民、法人或其他组织的合法权益,造成损害,依法由国家进行赔偿的制度。国家赔偿不同于国家补偿,国家赔偿一般是国家机关及其工作人员违法行使职权造成损害承担的赔偿责任,而国家补偿是国家对国家机关及其工作人员的合法行为造成的损害给予的补偿。国家赔偿也不同于民事赔偿。国家赔偿是因国家机关及其工作人员行使职权行为引起的国家责任,而民事赔偿是由发生在平等民事主体之间的侵权行为引起的民事责任。**

国家赔偿分为行政赔偿和司法赔偿。司法赔偿指在民事、行政和刑事诉讼过程中,行使国家侦查、检察、审判职权的机关、看守所、监狱管理机关及其工作人员行使职权,造成公民、法人和其他组织人身权或财产损害而产生的国家赔偿责任。

2. 行政赔偿是指行政机关及其工作人员在行使行政职权的过程中侵犯公民、法人和其他组织合法权益并造成损害,法律规定由国家承担赔偿责任的制度。

行政赔偿制度具有以下特点:

（1）行政赔偿的责任主体是国家,这是行政赔偿区别于民事赔偿的主要特点。承担责任的主体是国家,最终由国库支付,而不是具体行使行政职权的行政机关及其工作人员。行政机关及其工作人员代表国家履行社会管理职能,在管理过程中的履职行为,均以国家公权力为依托,法律后果归属于国家。

（2）行政赔偿的侵权主体是行政机关及其工作人员。这是行政赔偿区别于司法赔偿的主要特点。

（3）行政赔偿针对的是行政机关及其工作人员的违法行为,这是行政赔偿区别于行政补偿的主要特点。

（4）行政赔偿程序是行政程序与诉讼程序的结合,这是行政赔偿的程序特点。行政赔偿程序包括行政处理程序和行政赔偿诉讼两个部分。行政处理程序又分为两种情况:一是赔偿义务机关先行处理程序,即行政赔偿请求人申请行政赔偿时应先向有关赔偿义务机关提出赔偿请求,双方就赔偿事项进行协商或由赔偿义务机关决定,从而解决赔偿争议的一种行政程序;二是行政复议机关受理赔偿请求、确认赔偿义务机关和赔偿责任的程序。行政赔偿诉讼程序则是人民法院对行政赔偿案件进行审理的程序。

（二）行政赔偿责任的构成要件

行政赔偿责任的构成要件是指国家承担行政赔偿责任所应当具备的各种条件。根据我国《国家赔偿法》第二条的规定,行政赔偿责任的构成要件主要包括:

1. 侵权主体是行政主体,也即行政相对人合法权益的损害是行政主体及其工作人员在执行职务中造成的,其他非行政主体或个人造成的损害,国家不承担行政赔偿责任。

2. 侵权行为是职权行为,也即国家负责行政赔偿的损害是行政主体及其工作人员行使职权时造成的。国家行政主体及其工作人员从事与职权无关的民事活动、个人行为造成的损害,国家不承担行政赔偿责任。

3. 损害行为的性质是违法行为,行政赔偿是行政主体及其工作人员违法行使职权所引起的法律责任。没有违法这一前提,就不可能引起行政赔偿责任。

4. 行政赔偿以侵害行政相对人的合法权益并造成损害为条件,即行政主体及其工作人员违法行使职权所侵害的是行政相对人的合法权益,而不是违法权益,而且还必须造成了合法权益的实际损害。

5. 行政赔偿以依法赔偿为原则,即行政赔偿责任是一种法定责任,只有符合法律规定的各项条件,国家才予赔偿。赔偿请求人、赔偿义务机关、赔偿程序、赔偿方式和赔偿标准必须依法进行。

（三）行政赔偿的范围

行政赔偿的范围是指国家对行政行为造成的损害承担赔偿责任的领域,

对此,《国家赔偿法》第二章第一节作了明确的规定。

1. 侵犯人身权的行政赔偿范围。《国家赔偿法》第 3 条规定,行政机关及其工作人员在行使行政职权时有下列侵犯人身权情形之一的,受害人有取得赔偿的权利:

(1) 违法拘留或者违法采取限制公民人身自由的行政强制措施的。

(2) 非法拘禁或者以其他方法非法剥夺公民人身自由的。

(3) 以殴打、虐待等行为或者唆使、放纵他人以殴打、虐待等行为造成公民身体伤害或者死亡的。

(4) 违法使用武器、警械造成公民身体伤害或者死亡的。

(5) 造成公民身体伤害或者死亡的其他违法行为。根据最高人民法院《关于审理行政赔偿案件若干问题的规定》第 1 条的解释,这里所讲的"其他违法行为","包括具体行政行为和与行政机关及其工作人员行使职权有关的,给公民、法人或者其他组织造成损害的,违反行政职责的行为。"

2. 侵权财产权的行政赔偿范围。根据《国家赔偿法》第 4 条规定,行政机关及其工作人员在行使行政职权时有下列侵犯财产权情形之一的,受害人有取得赔偿的权利:

(1) 违法实施罚款、吊销许可证和执照、责令停产停业、没收财物等行政处罚的。

(2) 违法对财产采取查封、扣押、冻结等行政强制措施的。

(3) 违反国家规定征收、征用财产的。

(4) 造成财产损失的其他违法行为。

3. 行政赔偿责任的排除。根据《国家赔偿法》第 5 条的规定,属于下列情形之一的,国家不承担赔偿责任:

(1) 行政机关工作人员与行使职权无关的个人行为。

(2) 因公民、法人和其他组织自己的行为致使损害发生的。

(3) 法律规定的其他情形。

《最高人民法院关于审理行政赔偿案件若干问题的规定》[77] 第 6 条对此作了必要的补充:"公民、法人或者其他组织以国防、外交等国家行为或者行政机关制定发布行政法规、规章或者具有普遍约束力的决定、命令侵犯其合法权益造成损害为由,向人民法院提起行政赔偿诉讼的,人民法院不予受理。"

(四) 行政赔偿请求人和行政赔偿义务机关

1. 行政赔偿请求人。行政赔偿请求人是指因行政机关及其工作人员违法行使职权而使合法权益受到损害,依法请求国家予以赔偿的人,行政赔偿的

---

[77]《最高人民法院关于审理行政赔偿案件若干问题的规定》(法发〔1997〕10 号)。

请求人既可能是公民,也可能是法人及其他组织。

关于行政赔偿请求人的资格,《国家赔偿法》第 6 条规定:受害的公民、法人和其他组织有权要求赔偿;受害的公民死亡,其继承人和其他有抚养关系的亲属有权要求赔偿;受害的法人或者其他组织终止,承受其权利的法人或者其他组织有权要求赔偿。

最高人民法院的司法解释对赔偿请求人作了必要的补充。其第 15 条规定:"受害的公民死亡,其继承人和其他有抚养关系的亲属以及死者生前抚养的无劳动能力的人有权提起行政赔偿诉讼。"第 16 条规定:"企业法人或者其他组织被行政机关撤销、变更、兼并、注销,认为经营自主权受到侵害依法提起行政赔偿诉讼,原企业法人或者其他组织,或者对其享有权利的法人或其他组织均具有原告资格。"

2. 行政赔偿义务机关。行政赔偿义务机关是指依法代表国家履行行政赔偿义务,承担赔偿责任的行政机关及法律法规授权的组织。

关于行政赔偿义务机关的确立,《国家赔偿法》第 7 条、第 8 条规定了以下标准:

(1)以实施侵权行为的行政机关作为行政赔偿义务机关,它又包括以下情形:

1)行政机关及其行政机关工作人员行使行政职权侵犯公民、法人和其他组织的合法权益造成损害的,该行政机关为赔偿义务机关;

2)两个以上行政机关共同行使行政职权时侵犯公民、法人和其他组织的合法权益造成损害的,共同行使职权的行政机关为共同赔偿义务机关。

(2)以法律、法规授权的组织作为赔偿义务机关。法律、法规授权的组织在行使法律、法规授予的行政权力时侵犯公民、法人和其他组织的合法权益造成损害的,被授权的组织为行政赔偿义务机关。

(3)以委托的行政机关作为行政赔偿义务机关。受行政机关委托的组织或者个人在行使受委托的行政权力时侵犯公民、法人和其他组织的合法权益造成损害的,委托的行政机关为赔偿义务机关。

(4)以继续行使职权的行政机关或撤销赔偿义务机关的机关作为赔偿义务机关。赔偿义务机关被撤销的,继续行使其职权的机关为赔偿义务机关;没有继续行使其职权的行政机关的,以撤销该赔偿义务机关的行政机关为赔偿义务机关。

(5)以行政复议机关作为赔偿义务机关。经复议机关复议,以最初造成侵权行为的行政机关为赔偿义务机关,但复议机关的复议决定加重损害的,复议机关对加重的部分履行赔偿义务。

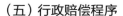

（五）行政赔偿程序

行政赔偿程序是指赔偿请求人提起赔偿请求，赔偿义务机关和人民法院处理赔偿案件的步骤、方法、顺序、时限等。

《国家赔偿法》第9条第2款规定："赔偿请求人要求赔偿应当先向赔偿义务机关提出，也可以在申请行政复议和提起行政诉讼时一并提出。"根据这一规定，我国行政赔偿请求的提出和实现有两种途径：一是受害人单独提出行政赔偿请求，二是受害人在申请行政复议或提起行政诉讼时一并提出。

赔偿请求人在单独提出行政赔偿请求时须履行先行程序，即赔偿请求人单独提出行政赔偿请求的，应当首先向行政赔偿义务机关提出，在赔偿义务机关不予赔偿或者赔偿请求人对赔偿数额有异议时，赔偿请求人才可以依法向人民法院提起行政赔偿诉讼。这种情形通常适用于争议双方对行政侵权行为的违法性没有争议以及该行政侵权行为已被确认为违法或者已被撤销、变更的情形。

一并提出行政赔偿请求是指赔偿请求人在申请行政复议或提起行政诉讼时一并提出赔偿要求，其特点是将确认行政职权行为的违法与要求行政赔偿两项或多项请求一并提出，并要求合并处理。在这种情形下复议机关或者人民法院通常应先对行政行为的违法性予以确认，然后才能以此确认结果为依据决定是否给予行政赔偿。

此外，无论是单独提出行政赔偿请求还是一并提出行政赔偿请求，《国家赔偿法》均确认赔偿请求人可以根据受到的不同损害，同时提出数项赔偿要求。

由于一并提起行政赔偿请求的程序完全适用行政复议程序和行政诉讼法程序，故在此仅阐述单独请求行政赔偿的程序。单独请求行政赔偿的程序主要由以下几个程序环节构成。

1. 行政赔偿请求的提出。**根据《国家赔偿法》第39条规定，行政赔偿请求人请求国家赔偿的时效为两年，自其知道或者应当知道国家机关及其工作人员行使职权时的行为侵犯其人身权、财产权之日起计算，但被羁押等限制人身自由期间不计算在内。在申请行政复议或者提起行政诉讼时一并提出赔偿请求的，适用行政复议法、行政诉讼法有关时效的规定。**

提出行政赔偿应当递交申请书，申请书应当载明下列事项：受害人的基本信息；具体的要求、事实根据和理由；申请的年、月、日。

赔偿请求人书写申请确有困难的可以委托他人代书；也可以口头申请，由赔偿义务机关记入笔录。

2. 对赔偿请求的行政处理。根据《国家赔偿法》第13条规定，行政赔偿义务机关应当自收到申请书之日起两个月内依法处理。行政赔偿义务机关作出行政赔偿决定的,应当制作《行政赔偿决定书》,《行政赔偿决定书》应当载明下列内容:赔偿请求人及其赔偿请求;所认定的事实、理由和依据;赔偿的依据、标准、方式或赔偿金的数额;不服行政赔偿决定的诉权。

赔偿义务机关决定不予赔偿的,应制作《不予赔偿决定书》,不予赔偿决定书应载明不予赔偿的理由和依据,当事人对不予赔偿的决定不服的,可依法提起行政复议或行政诉讼。

3. 行政赔偿诉讼的提起与受理。根据《国家赔偿法》第 14 条的规定,赔偿义务机关逾期不予赔偿或者赔偿请求人对赔偿方式、项目、数额有异议,赔偿请求人可以自期间届满之日起 3 个月内向人民法院提起行政赔偿诉讼。

最高人民法院《关于审理行政赔偿案件若干问题的规定》第 21 条规定,赔偿请求人单独提起行政赔偿诉讼,应当符合下列条件:

(1)原告具有请求资格。

(2)有明确的被告。

(3)有具体的赔偿请求和受损害的事实根据。

(4)加害行为为具体行政行为的,该行为被确认违法。

(5)赔偿义务机关已先行处理或超过法定期限不予处理。

(6)属于人民法院行政赔偿诉讼的受案范围和受诉人民法院管辖。

(7)符合法律规定的起诉期限。

人民法院接到原告单独提起的行政赔偿起诉状,应当进行审查,并在 7 日内立案或者作出不予受理决定,人民法院接到行政赔偿起诉状后,在 7 日内不能确定是否受理的,应当先予受理。审理中发现不符合受理条件的裁定驳回起诉。当事人对不予受理或者驳回起诉的裁定不服的,可以在裁定书送达之日起 10 日内向上级人民法院提起上诉。

4. 行政赔偿案件的审理、判决与执行。根据《行政诉讼法》和相关司法解释的规定,人民法院对行政赔偿案件的审理与判决遵循以下规则:

当事人在提起行政诉讼的同时,一并提出行政赔偿请求,或者因具体行政行为和与行使行政职权有关的其他行为侵权造成损害一并提出行政赔偿请求的,人民法院应当分别立案,根据具体情况可以合并审理,也可以单独审理。人民法院审理行政赔偿案件,就当事人之间的行政赔偿争议进行审理与裁判,人民法院审理行政赔偿案件,在坚持合法、自愿前提下,可以就赔偿范围、赔偿方式和赔偿数额进行调解。调解成立的,应当制作行政赔偿调解书。

原告在行政赔偿诉讼中对自己的主张承担举证责任。被告有权提出不予赔偿或者减少赔偿数额方面的证据。

人民法院对单独提起行政赔偿案件经过审理后,依法作出以下判决:

(1)维持赔偿义务机关作出的赔偿处理决定。

（2）改变赔偿义务作出的赔偿处理决定。

（3）驳回赔偿请求人提出的赔偿请求。

单独受理的第一审行政赔偿案件的审理期限为3个月，第二审为2个月；一并受理行政赔偿请求案件的审理期限与该行政案件的审理期限相同。如因特殊情况不能按期结案，需要延长审理的，应按照行政诉讼法的有关规定报请批准。

发生法律效力的行政赔偿判决、裁定或调解协议，当事人必须履行。一方拒绝履行的，对方当事人可以向第一审人民法院申请执行。

（六）行政赔偿的方式和计算标准

1. 行政赔偿的方式。行政赔偿的方式即国家承担行政赔偿的责任的方式，是指国家以何种形式向相对人承担赔偿责任。根据《国家赔偿法》第32条、第35条规定，我国行政赔偿的方式主要有支付赔偿金（金钱赔偿），恢复原状，返还财产，消除影响恢复名誉、赔礼道歉。

（1）支付赔偿金（金钱赔偿）：《国家赔偿法》第32条第1款规定："国家赔偿以支付赔偿金为主要方式"。根据这一规定，支付赔偿金是国家承担行政赔偿责任的主要形式。

根据《国家赔偿法》第33条、第34条、第35、36条的规定，支付赔偿金主要适用于下列范围和情形：①侵犯公民人身自由权、生命健康权的；②侵犯公民人身权，致人精神损害，并造成严重后果的（精神抚慰金）；③违法查封、扣押、冻结财产并造成财产损坏或者灭失的；④应当返还的财产损坏且不能恢复原状的；⑤应当返还的财产灭失的；⑥财产已经被拍卖的；⑦对公民、组织的财产权造成其他损失的。

（2）返还财产：《国家赔偿法》第32条第二款规定，能够返还财产的，予以返还财产。这一规定说明，返还财产也是我国行政赔偿的方式之一，但返还财产应以原物存在并完好无损或虽有损坏但能够恢复原状为前提条件。在具体形式上，返还财产包括返还金钱和返还其他财物两个方面。

（3）恢复原状：《国家赔偿法》第32条第二款规定，能够恢复原状的予以恢复原状。这说明，恢复原状亦为行政赔偿的方式之一。又据该法第36条第3项的规定："应当返还的财产损坏的，能够恢复原状的恢复原状，不能恢复原状的，依照损害程度给付相应的赔偿金。"因此，能够恢复原状是国家采用恢复原状方式的前提条件。

（4）消除影响、恢复名誉、赔礼道歉：《国家赔偿法》第35条规定："有本法第三条或者第十七条规定情形之一，致人精神损害的，应当在侵权行为影响的范围内，为受害人消除影响，恢复名誉，赔礼道歉"。这一规定明确了上述赔偿方式的适用条件，即：国家机关和国家机关工作人员实施了法律规定的侵犯公民人身权的行为；国家机关及国家机关工作人员实施的侵权行为侵犯了公民的名誉权、荣誉权。

2. 行政赔偿的计算标准

（1）侵犯人身自由权的赔偿标准：《国家赔偿法》第33条规定："侵犯公民人身自由的，每日赔偿金按照国家上年度职工日平均工资计算。"这一规定是对侵犯人身自由赔偿标准的法律规定，适用这一标准应注意以下几个问题：

1）这一规定仅适用于因人身失去自由所应予的赔偿，不包括因侵犯人身权所引起的身体伤害、残疾及死亡所引起的赔偿；

2）侵犯公民人身自由的赔偿金按日计算，每日数额为国家上年度职工的日平均工资。这里的"上年度"应是指赔偿义务机关、复议机关或者人民法院赔偿委员会作出赔偿决定时的上年度。

（2）侵犯公民生命健康权的赔偿标准：根据《国家赔偿法》第34条规定，侵犯公民生命健康的，赔偿金按照下列标准计算：

1）造成身体伤害的，应当支付医疗费、护理费，以及赔偿因误工减少的收入。减少的收入每日的赔偿金按照国家上年度职工日平均工资计算，最高额为国家上年度职工年平均工资的五倍；

2）造成部分或者全部丧失劳动能力的，应当支付医疗费、护理费、残疾生活辅助具费、康复费等因残疾而增加的必要支出和继续治疗所必需的费用，以及残疾赔偿金。残疾赔偿金根据丧失劳动能力的程度，按照国家规定的伤残等级确定，最高不超过国家上年度职工年平均工资的二十倍。造成全部丧失劳动能力的，对其扶养的无劳动能力的人，还应当支付生活费；

3）造成死亡的，应当支付死亡赔偿金、丧葬费，总额为国家上年度职工年平均工资的二十倍。对死者生前扶养的无劳动能力的人，还应当支付生活费。

其中，对上述扶养的无劳动能力的人生活费的发放标准，参照当地最低生活保障标准执行。被扶养的人是未成年人的，生活费给付至十八周岁止；其他无劳动能力的人，生活费给付至死亡时止。

侵犯公民人身权，致人精神损害的，应当在侵权行为影响的范围内，为受害人消除影响，恢复名誉，赔礼道歉；造成严重后果的，应当支付相应的精神损害抚慰金。

（3）侵犯财产权的赔偿标准：根据《国家赔偿法》第36条的规定，侵犯公民、法人和其他组织的财产造成损失的，按照下列处理：

1）处罚款、罚金、追缴、没收财产或者违法征收、征用财产的，返还财产。

2）查封、扣押、冻结财产的，解除对财产的查封、扣押、冻结，造成财产损坏或者灭失的，依照本条第三项、第四项的规定赔偿。

3）应当返还的财产损坏的，能够恢复原状的恢复原状，不能恢复原状的，按照损害程度给付相应的赔偿金。

4）应当返还的财产灭失的,给付相应的赔偿金。

5）财产已经拍卖或者变卖的,给付拍卖或者变卖所得的价款;变卖的价款明显低于财产价值的,应当支付相应的赔偿金。

6）吊销许可证和执照、责令停产停业的,赔偿停产停业期间必要的经常性费用开支。

7）返还执行的罚款或者罚金、追缴或者没收的金钱,解除冻结的存款或者汇款的,应当支付银行同期存款利息。

8）对财产权造成其他损害的,按照直接损失给予赔偿。

（七）行政赔偿费用及特别保障

1. 行政赔偿费用。《国家赔偿法》第 37 条规定:"赔偿费用列入各项财政预算"。国务院于 2010 年制定了《国家赔偿费用管理条例》。该条例第 3 条规定:"国家赔偿费用由各级人民政府按照财政管理体制分级负担。各级人民政府应当根据实际情况,安排一定数额的国家赔偿费用,列入本级年度财政预算。当年需要支付的国家赔偿费用超过本级年度财政预算安排的,应当按照规定及时安排资金。"该条例第 4 条规定:"国家赔偿费用由各级人民政府财政部门统一管理。国家赔偿费用的管理应当依法接受监督。"这些规定解决了我国行政赔偿费用的来源及其管理等问题。

2. 行政赔偿的特别保障规定。为了切实保障行政相对人的实际利益,《国家赔偿法》第 41 条规定:"赔偿请求人要求国家赔偿的,赔偿义务机关、复议机关和人民法院不得向赔偿请求人收取任何费用。对赔偿请求人取得的赔偿金不予征税。"

第五章
民事法律制度

第一节　民法总则

一、民法概述

（一）民法的调整对象

我国《民法总则》第 2 条规定："民法调整平等主体的自然人、法人和非法人组织之间的人身关系和财产关系。"根据该条规定，民法调整的是民事主体之间的人身关系和财产关系，且各主体之间的法律地位平等，不存在隶属关系。例如，卖方与买方、医院和患者、丈夫和妻子，这些主体之间成立的买卖、医疗和婚姻关系，便由民法调整。至于国家机关的权力设置、行政主体实施行政行为以及公检法机关对犯罪行为的追究等等，由于这些主体不以私人身份从事活动，相关的法律关系不具有平等性，上述关系不由民法调整。

1. 民法调整的人身关系。人身关系分为人格关系和身份关系。人格关系指自然人基于其生命、身体、健康、姓名、肖像、名誉、隐私等人格利益而发生的法律关系。例如，人们在使用微信上传送照片时，可能会涉及对他人肖像的利用，也可能涉及他人的名誉或隐私等人格利益的法律保护问题。法人及其他非法人组织基于其名称的使用和名誉保护，也往往涉及由民法调整的人格关系。

身份关系指人们之间基于特定身份而形成的、以某方面身份利益为内容的社会关系。受民法调整的身份关系，主要指以自然人的血缘与婚姻为纽带而形成的亲属关系。例如，夫妻之间基于配偶的身份而具有的忠诚义务和扶养义务，他们对婚前与婚后财产的归属、管理与处分，离婚时对财产的分割，父母子女之间基于亲子关系而具有抚养与赡养义务等等，这些权利义务也由民法加以调整。

2. 民法调整的财产关系。在私人的生活与生产领域，财产是实现自我的重要手段。如何获得财产，如何向他人转让财产，如何行使财产权利等等，均受到民法的调整，从这方面看来，人们的日常生活与经济活动，都与民法息息相关。财产的类型多样，所有能用金钱衡量其经济价值的利益，均可成为民法中广义的财产,根据其表现形态,大致可分为有形财产和无形财产:前者如土地、房屋、汽车、家具、货币等等;后者包括智慧财产(如作品、发明、实用新型、外观设计、商标等)以及具有经济价值的权利(如地理标志、商业秘密、股权、债权等)。

根据财产关系的内容,可将其分为静态财产关系和动态财产关系。

静态财产关系,指财产在民事主体的支配下形成的支配者与其他民事主体之间的法律关系,主要涉及民事主体对有形财产和无形财产的归宿、占有、使用和处分,与此相关的法律关系分别为物权法和知识产权法所调整。动态财产关系又称财产流转关系,指财产由一主体向另一主体移转时所形成的法律关系。例如,通过买卖的方式,出卖人向买受人交付标的物,买受人向出卖人支付价金,由此产生的出卖人和买受人的权利和义务。值得注意的是,动态财产关系既可以发生在平等主体之间,也可以发生在不平等主体之间,后者所涉及的如征纳税关系、财产征收关系等,则行政法等法律部门调整。

（二）民法规范与调整方法

由于民法调整的是平等主体之间的法律关系,当事人在相当程度上可以自由创设、变更或终止他们之间的权利义务关系,只要不违反法律或行政法规的强制性规定。因此,在民事领域奉行自愿原则,民事法律关系大多依民事主体的意志发生,民法规范通常具有一定的补充性,从而大多属于任意性规范,仅在当事人之间就权利义务关系没有约定、约定不明时进行补充。例如,在合同法领域,当事人是否订立合同、和谁订立合同、以什么形式订立合同等事项,只要不违反法律的强行性规定,均可依当事人的意愿确定,合同法规范仅在当事人未作约定或约定不明的情形下加以适用。

法律调整是法律凭借其权威对社会关系施加影响、进行规范的活动,目的在于形成一种理想的社会秩序。民法采用事前调整和事后调整的方法,作用于其范围内的人身关系和财产关系。在事前调整方面,民法为当事人从事民事活动提供一定行为模式,例如确立了民事法律行为制度为民事主体提供实现私法自治的工具,划定人们可以做什么、不能做什么的可能空间,并规定相应的法律后果,从而引导人们作出相应的选择。就事后调整而言,民法通过确立补充性规定弥补当事人思虑的不周,在法律关系遭受破坏时为其提供相应的救济方式。

（三）民事法律关系

1. 民事法律关系的识别。民事法律关系的识别,旨在确定一定事实发生后所产生的法律关系,应由民法还是由其他部门法(例如刑法或行政法)加以调整和处理,这关系到部门法之间的分工。例如,一起医疗事故发生后,如医生被认定为存在重大过错而构成刑事上的处罚,则刑事责任承担问题由刑法调整;受害人如何向医院请求损害赔偿,则涉及侵权责任问题,这方面的法律关系应识别为民事法律关系并依据民法规范加以判断和处理。

具体而言,一定的法律关系是否属于民事法律关系,通常可以从以下方面加以判断。

(1)当事人之间的法律地位是否平等。民事法律关系的最大特点是主体之间的地位平等,不存在隶属或屈从关系。无论是自然人,还是法人或其他组织,只要其参与民事法律关系,其法律地位就是平等的。例如,一位国家机关的公务员到一个报亭那里购买一份杂志,他和报亭经营者之间的法律地位也是平等的,他们之间成立民法上的买卖合同关系。但这位国家机关的公务员,如果他在行政法规定的授权范围内,对违反相关规定的报刊经营者作出行政处罚,则由此产生的法律关系就不属于民事法律关系。

(2)法律关系所赖以产生的法律事实是什么。民事法律关系,通常可以依主体的意愿而发生,民事主体可以在不违反法律规定的范围内,通过自己的意愿创设民事法律关系。《民法总则》第130条规定:"民事主体按照自己的意愿依法行使民事权利,不受干涉。"例如,缔结合同、设立公司、订立遗嘱,均为民事主体自愿创设的民事权利义务关系,这不同于不依赖于当事人意愿的税收缴纳等行政法律关系。当然,在侵权责任和婚姻家庭等领域,由于涉及社会活动的基本准则和伦理底线,当事人之间的权利义务也由法律加以规定,当事人的意思自由受到较多限制。

(3)法律关系的保障方法是否具有惩罚性。在民事法律关系中,当事人之间不存在隶属关系,任何一方均无权对他方施以惩罚。无论在合同关系,还是在侵权损害赔偿情形下,一方的违约或侵权行为导致他方的民事权益受损时,主要应以实际履行或损害赔偿的方式弥补该他方的损失或使其状况回复至假设不受损害的状态。然而,行政法律关系、刑事法律关系的保障具有一定的惩罚性,这种惩罚性处置方式可以和民事的补偿性救济并存。例如,对生产或销售假药的当事人,除了药品管理机关可以对其依法作出罚款之外,遭受了药品损害的受害人还可以要求其承担损害赔偿责任。

2. 民事法律关系的要素

(1)民事法律关系的主体。民事法律关系主体,指参加民事法律关系,享有民事权利、负有民事义务并承担民事责任的人。作为法律关系的主体,民法中的人包括自然人、法人和其他非法人组织。尤须注意的是,国家机关也可能以平等主体的身份参与民事关系,例如为了日常的工作需要而购置办公用品;又如,国家机关的工作人员在执行公务的过程中不法致人损害时,该国家机关应对受害人承担侵权责任,对此,《侵权责任法》第34条规定:"用人单位的工作人员因执行工作任务造成他人损害的,由用人单位承担侵权责任。"

在法律称谓上,民事法律关系主体中享受权利的当事人为权利人,负有义务的一方当事人为义务人,承担责任一方的当事人为责任人。在大多数民事法律关系中,当事人之间的权利义务是对等的,即一方享有权利的同时也要向对方承担义务,例如买卖合同的卖方有权请求支付价金,也负有交付货物的义务。与此不同的是,在具体行政行为中,法律关系的当事人一方为行政机关,另一方为行政相对人,当事人之间不存在对等的权利义务关系,行政机关须依职权实施具体行政行为,相对人须承受该行为的后果。

(2)民事法律关系的内容。民事法律关系的内容,指民事主体所享有的权利和所负有的义务,民事责任旨在为民事法律关系提供保障,因此被称为第二性法律关系。根据民事主体之间不同的权利义务性质和内容,民事法律关系被区分为不同的类型。例如,在民法的调整对象中,人身关系和财产关系的区分,就是依据法律关系的不同性质作出的分类,前者涉及民事主体的人格和身份的权利义务关系,后者关涉民事主体的财产权利义务关系。又如,在财产关系中,又可以分为物权法律关系和债权法律关系,前者指权利人对物的支配并排除他人干涉的权利,后者指权利人有权请求特定义务人为特定行为并受领其履行的权利。

(3)民事法律关系的客体。民事法律关系的客体,指的是民事法律关系的主体的民事权利和民事义务所指向的对象。依照通说,民事法律关系的客体包括三类,即人身利益、财产和行为。但随着现代社会中,财产及具有财产价值的事务日益扩展,民事法律关系的多样性也日益扩张。[78]

人身利益具体表现为人格利益和身份利益,前者指民事主体对其主体性要素的权利和利益,例如自然人的生命、身体、健康、自由、姓名、肖像、名誉、隐私、个人信息等要素,法人的名称、商誉等要素;身份利益指基于身份所产生的不直接具有财产内容的利益,例如父母对其未成年子女的监护利益,配偶之间的身份利益。

财产是指存在于人体之外,能满足权利主体的利益需要,且能被主体所支配的客体,有体物是物权法律关系的客体。在有体物的分类中,最为重要的是动产与不动产之分,动产指能够移动不影响其价值的物,如电子设备、车辆等;不动产指的是不能移动或虽能移动却会影响其价值的物,如房屋、桥梁等。动产与不动产的区分,在其权利归属的变动方式上,具有重大区别。房屋等不动产须完成其权属的登记所有权才发生移转,动产则以交付为其权利的变动方式。无体财产具体包括智力成果(如作品和专利)、具有经济价值的具有区别性特征的标志(如商标)和权利。例如,债权本身也可以构成交易客体,权利

---

[78] 参见梁慧星:《民法总论》第四版,法律出版社 2011 年版,第 62 页。

人可以将其让与给受让人以获得对方一定的对价。

（四）民法的基本原则

民法基本原则,指效力贯穿民法始终的根本性原则,它体现了民法的基本价值,对各项民法制度和民法规范起统帅和指导作用,从而构成民事立法、民事司法和民事活动的基本准则。[79] 依据《民法总则》的相关规定,我国民法的基本原则有合法民事权益不受侵害原则、平等原则、自愿原则、公平原则、诚实信用原则和公序良俗原则。

1. 合法民事权益不受侵害原则。《民法总则》第 3 条规定:"民事主体的人身权利、财产权利以及其他合法权益受法律保护,任何组织或者个人不得侵犯。"该条规定在民法调整对象之后,被置于各民法基本原则条文之首,统领民事法律规范整体,显示出民事权益受法律保护的重要理念。合法民事权利不受侵害原则,除了在平等主体之间适用,尤其可用来对抗公权力对私人权益的侵犯,条文中的"任何组织"即含有此意。

需要指出的是,只要合法取得的民事权益即不受侵害,当权利人的民事权益遭受他人损害时,加害人往往须同时承担民事责任、行政责任和刑事责任。根据《民法总则》第 187 条规定,加害人承担行政责任和刑事责任不影响其承担民事责任;赔偿义务人的财产不足以支付的,优先用于承担民事责任。该条规定的民事责任优先制度,也反映了民事权益不受侵害原则的理念。

2. 平等原则。《民法总则》第 4 条规定:"民事主体在民事活动中的法律地位一律平等。"该条规定的平等原则,既是民法调整对象的根本属性,也是民事立法和民事活动所应遵循的准则。根据平等原则,在民事法律应当为各民事主体提供平等保护,特别应为未成年人、老年人和残疾人等弱者提供特别的保护,以实现实质意义上的平等。在我国的司法实践中,司法解释规定了残疾赔偿金、死亡赔偿金的计算标准,其根据受害人为城镇居民还是农村居民而区别对待,结果因城乡收入的不同,导致赔偿金的数额出现巨大差别。为避免出现过大的差别,《侵权责任法》第 17 条规定在同一侵权行为造成多人死亡的情形,可以以相同数额确定死亡赔偿金,这是平等原则的具体体现。

在现实生活中,平等的实现还受制于当事人的实力,为避免强势一方借助其强大的实力压迫弱势一方,民法也规定了相应的措施。例如,根据《合同法》第 39 条和第 40 条的规定,以预先拟制的合同格式和他人订立合同时,该格式合同的提供方应当采取合理措施提请对方注意免除或者限制其责任的条款,如果格式条款中有免除其责任、加重对方责任或赔偿对方主要权利的,该条款无效。平等原则还要求在民事活动中,一方当事人不能以不合理的方式歧视

---

[79] 参见梁慧星:《民法总论》第四版,法律出版社 2011 年版,第 45 页。

他人,例如在雇佣劳动者的过程中,用人单位不得基于性别、民族、身体状况或城乡户口差异对劳动者实施差异化对待。

3. 自愿原则。《民法总则》第 5 条规定:"民事主体从事民事活动,应当遵循自愿原则,按照自己的意思设立、变更、终止民事法律关系。"该条规定的自愿原则,是民事活动中意思自治或私法自治原则的中国式表达,它指民事主体以"法不禁止即自由"的标准,在不违反法律的禁止性规范、不违背公序良俗的限度内,按照自己的意思安排自己的生活,决定设立、变更或终止一定的民事法律关系。

自愿原则可以说是民法的灵魂,体现在民法的各个部分。例如,民事主体可以采用民事法律行为的方式作出意思表示,进而缔结合同、处分财产、设立法人等。例如,为了实现真正的自愿,民法设立了民事行为能力制度,规定达到一定年龄并且智力和精神正常的行为人才可以独立实施法律行为。再如,民法还规定行为人在遭受他人的欺诈、胁迫等情形下实施违反意愿的法律行为时,有权撤销该法律行为。但私法自治和自愿原则,并非毫无限制,如果行为人的行为侵害他人权利或违背公序良俗,则当事人的自由已逾越了其应有的范围,法律给予其否定的评价,规定此类行为要么可撤销,要么归于无效。

4. 公平原则。《民法总则》第 6 条规定:"民事主体从事民事活动,应当遵循公平原则,合理确定各方的权利和义务。"该条规定强调当事人应以公平方式行事,不得滥用权利或课加给另一方当事人不合理的义务或负担。由于公平原则的含义抽象,主观性较强,难有统一的客观标准,因此该原则的适用应受到较为严格的限制,在法律的适用时法官不得绕过具体的民法制度,径直以公平原则来裁判案件。在确定合同当事人之间权利义务时,虽然在对价方面存在一定程度的不对等,但不能断然否定该合同关系的公平性,只要权利义务是在当事人完全自愿状态下确定的,便要维持合同的效力。仅此而言,公平原则应受到自愿原则的限制。

在具体制度方面,民法规定显示公平的民事法律行为可撤销与合同关系中的情事变更制度,即为公平原则的体现。根据《民法总则》第 151 条规定,一方利用对方处于危困状态、缺乏判断能力等情形,致使民事法律行为成立时显失公平的,受损害方有权请求人民法院或仲裁机构予以撤销。在合同履行时,如果发生了在订立合同时无法预见的、不属于商业风险的客观情况,致使继续维持原合同的权利义务关系将显失公平的,当事人有权请求法院或仲裁机构予以变更或撤销合同。在确定侵权责任的承担方面,《侵权责任法》第 24 条规定,受害人和行为人对损害的发生都没有过错的,可以根据实际情况,由双方分担损害。上述制度,是公平原则的具体体现。

5. 诚实信用原则。《民法总则》第 7 条规定:"民事主体从事民事活动,应当遵循诚信原则,秉持诚实,恪守承诺。"该条对诚实信用原则的八字表述,意在再次阐发语意,以达成引领社会风尚的效果。在传统的民法中,诚实信用原则被誉为是民法中的"帝王条款",它贯穿民法的始终,可以用来确定和调整当事人之间权利义务关系的参照,也可以作为法院裁判案件时解释并发展法律的一般条款。诚实信用原则的含义,既包含有行为人应善意行事的主观方面要求,即所谓的"主观诚信",也包含对当事人权利义务关系公平性的客观要求,即所谓的"客观诚信"。前者要求行为人应尊重他人利益,以对待自己的利益那样去对待他人,不得损人利己;后者涉及在当事人利益关系失衡时,应进行一定的调整,使利益平衡得以恢复,由此维持一定的社会制度。

诚实信用原则具有一定的伦理性,是经济人假说的例外,有道德法律化的意味,属于市场交易中的道德准则,主要适用于财产交换领域,对侵权责任、不当得利和无因管理等法定债务领域,并无适用的余地。例如,在合同关系中,当事人不能出尔反尔,实施与之前行为自相矛盾的行为,否则可能会被认定为丧失权利。在功能方面,诚实信用原则还可以作为解释法律及填补法律漏洞的工具,当出现了立法当时未曾预料到的新情况、新问题时,法院可以依诚实信用原则行使一定的裁量权,对当事人之间的权利义务进行调整。

6. 公序良俗原则。《民法总则》第8条规定:"民事主体从事民事活动,不得违反法律,不得违背公序良俗。"该条属于我国立法中首次使用"公序良俗"表达的条文,此前的民事立法通常使用社会公共利益或社会公德的表述。所谓的公序良俗原则,指民事法律行为的内容和目的不得违反公共秩序或善良风俗,此原则的要求,是对社会正常运行所需要的基本政治秩序、经济秩序和伦理底线的维护。在具体作用方面,公序良俗作为民事法律行为效力的界限,即违背公序良俗的法律行为无效。

公序良俗原则,也具有高度的抽象性,是一个不确定的法律概念,它和诚实信用原则存在一定的共通性,有道德法律化的色彩,也容易在实务中被当成道德审判的工具,因此需要进一步明确其具体含义。具体而言,公序良俗原则仅能发挥其消极控制的功能,不能被用于强制行为人积极实施符合道德要求行为,即该原则是维持社会关系底线的必要工具,不是实现积极自由的手段。在具体制度方面,法律行为的无效制度就典型反映了公序良俗原则,使那些违反法律和公序良俗的合同、遗嘱等民事法律行为不能产生当事人所追求的法律效果,以此来防止民法成为执行非法行为或违反道德的工具。

二、民事主体

(一)自然人

自然人指基于出生而成为民事主体的人,包括本国公民、外国人和无国籍

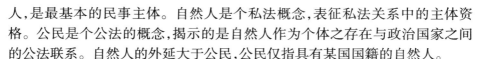

人,是最基本的民事主体。自然人是个私法概念,表征私法关系中的主体资格。公民是个公法的概念,揭示的是自然人作为个体之存在与政治国家之间的公法联系。自然人的外延大于公民,公民仅指具有某国国籍的自然人。

1. 自然人的权利能力。自然人的权利能力,指自然人依法享有民事权利、承担民事义务的资格,是法律赋予自然人的一种法律主体资格,又称为法人格或人格。[80]自然人须具备这种人格,才能作为主体参与民事活动,并取得民事权利、承担民事义务。权利能力人人平等,任何人只要被承认为主体,就可享有权利能力,无论他有无民事行为能力。权利能力具有统一性、平等性、广泛性和不可转让性的特点。由于任何人均有民事权利能力,人和人之间不存在法律意义上的支配和被支配关系。

（1）自然人民事权利能力的开始。根据我国《民法总则》第13条的规定,自然人从出生时起即享有民事权利能力。关于出生时间的认定,我国现行的法律并没有作出明确规定,实践中采用的是独立呼吸说,即自然人须脱离母体且能独立呼吸,即具备"出"和"生"这两个要素时,开始享有权利能力。依《民法总则》第15条规定,自然人的出生时间,以出生证明记载的时间为准;没有出生证明的,以户籍登记或其他有效身份登记记载的时间为准。但如果有其他证据足以推翻上述记载的时间的,以该证据所证明的时间为准。

（2）自然人民事权利能力的终止。根据我国《民法总则》第13条规定,自然人的民事权利能力从死亡时起终止。在法律意义上,自然人的死亡还包括宣告死亡,但宣告死亡只是一种死亡推定,若被宣告死亡的人仍然存活,则它仍具有权利能力。生理死亡指自然人生命的终结,认定死亡的标准有脉搏停止说、心脏搏动停止说、呼吸停止说等。随着现代医学的发展,器官移植水平的提高,在医学上又提出了脑死亡的标准。我国的立法尚未对自然人死亡的时间标准作出规定,实践中一般是以呼吸和心跳均告停止作为生理死亡的时间。自然人在医院死亡的,以死亡证明上记载的死亡时间为准;没有死亡证明的,以其他有效登记记载的时间为准,但如有其他证据足以推翻上述记载,则以该证据证明的死亡时间为准。互有继承权的多人在同一事件中死亡,不能确定死亡时间的,推定没有继承人的人先死亡;死亡人各自有继承人的,推定长辈先死亡;辈分相同的,推定同时死亡。

（3）胎儿利益的保护和死者生前利益的保护。自然人的民事权利能力从出生时方可享有,那么出生前的胎儿尚不具有民事权利能力。但如果严格贯彻这样的标准,既不人道,也将难以保护胎儿的某些合法利益。为此,《民法总则》第16条规定:"涉及遗产继承、接受赠与等胎儿利益保护的,胎儿视为具有

---

[80] 参见梁慧星:《民法总论》第四版,法律出版社2011年版,第65页。

民事权利能力。但是胎儿娩出时为死体的,其民事权利能力自始不存在。"我国《继承法》第 28 条规定:"遗产分割时,应当保留胎儿的继承份额。胎儿出生时是死体的,保留的份额按照法定继承办理。"据此,胎儿尚未出生时,可以由其将来出生时的法定代理人代理行使接受继承、接受赠与和请求损害赔偿等行为。如胎儿出生时为死体的,其监护人代受的遗产或受赠财产,因自始不存在继承人或受赠人而应当返还。如果母亲在生产时和腹中的胎儿一起死亡,即使胎儿死亡的时间后于母亲,也不能继承其母亲的财产。[81]

自然人死亡后,其民事权利能力归于终止,但其生前的某些人格利益仍有受到法律保护的必要,避免他人不法利用或侵害。关于死者生前的名誉如何保护,最高人民法院也作出了肯定的批复,承认死者生前的名誉不受侵犯。1993 年《最高人民法院关于审理名誉权案件若干问题的解答》第 5 条规定:"死者名誉受到损害的,配偶、父母、子女、兄弟姐妹、祖父母、外祖父母、孙子女、外孙子女可以作为原告起诉。"除此以外,死者生前的肖像、姓名和作品等,在主体的权利能力终止后仍受法律保护。

2. 自然人的行为能力。自然人的民事行为能力,指自然人能够以自己的行为独立地取得民事权利、承担民事义务的资格。民事行为能力的有无,与自然人的年龄、精神状态密切相关,只有在达到一定年龄且精神状态正常的情况下,自然人才能正确认识自己行为的性质与后果。我国《民法总则》根据自然人的年龄大小与精神状态正常与否,将自然人的民事行为能力分为三种,即完全民事行为能力、限制民事行为能力和无民事行为能力。

完全民事行为能力,指自然人能以自己独立的行为取得民事权利、承担民事义务的资格。根据我国《民法总则》第 17 条和第 18 条的规定,年满 18 周岁且无精神性疾病的自然人为完全民事行为能力人;年满 16 周岁不满 18 周岁的未成年人,以自己的劳动收入为主要生活来源的,视为完全民事行为能力人。

限制民事行为能力,又称不完全民事行为能力,指自然人仅具有一定范围内从事民事活动的资格。换言之,是指法律赋予那些达到一定年龄但尚未成年,或虽已成年但精神不健全、不能完全辨认自己行为性质的人在一定范围内进行民事活动的资格。根据我国《民法总则》第 19 条和第 22 条规定,限制民事行为能力人有两种:一是 8 周岁以上的未成年人;二是不能完全辨认自己行为的成年人。

无民事行为能力,指自然人不具有以自己的行为进行民事活动,取得民事权利、承担民事义务的资格。根据我国《民法总则》第 20 条和第 21 条的规定,无民事行为能力人也有两种:一是 8 周岁以下的未成年人;二是不能辨认自己

---

[81] 参见[德]迪特尔·梅迪库斯:《德国民法总论》,邵建东译,法律出版社 2001 年版,第 783 页。

行为的成年人。

上述限制民事行为能力人可以进行与他的年龄、智力、精神状况相适应的民事活动，其他民事活动则由他的法定代理人代理或征得其法定代理人的同意，但可以独立实施使自己纯获利益的行为。无民事行为能力人的民事活动由其法定代理人代理实施。

3. 监护。监护指对无民事行为能力人、限制民事行为能力人的人身、财产以及其他合法权益进行保护的法律制度，即法律为行为能力不完整的自然人设定监护人，代理或许可其实施超出其判断能力的法律行为。我国《民法总则》依据监护人的设立方式，把监护划分为法定监护、遗嘱监护、协议监护、指定监护和意定监护几种类型。

监护人的职责在于全面保护行为能力欠缺者，属于纯为他人利益的制度安排。[82] 根据《民法总则》第 27 条规定，有监护能力的父母是未成年子女的法定监护人。未成年人的父母已经死亡或者没有监护能力的，则由下列有监护能力的人按顺序担任监护人：其一，祖父母、外祖父母；其二，成年的兄、姐；其三，其他愿意担任监护人的个人或者组织，但是须经未成年人住所地的居民委员会、村民委员会或者民政部门同意。《民法总则》第 28 条规定无民事行为能力或者限制民事行为能力的成年人，由下列有监护能力的人按顺序担任监护人：其一，配偶；其二，父母、子女；其三，其他近亲属；其四，其他愿意担任监护人的个人或者组织，但是须经被监护人住所地的居民委员会、村民委员会或者民政部门同意。

根据《民法总则》第 29 条规定，被监护人的父母担任监护人的，可以通过遗嘱指定其子女的监护人。这种遗嘱监护制度，我国立法中首次正式规定的监护形式，且其优先于法定监护。遗嘱指定的监护人的范围，不受法定范围的限制。父母遗嘱指定的监护人不一致时，应尊重被监护人的意愿，并按照最有利于被监护人的原则确定监护人。

根据《民法总则》第 30 条规定，有监护资格的人之间可以协议确定实际由何人担任监护人。无论各人的监护资格是来源于法律规定还是遗嘱的指定，监护人之间均可以达成上述监护协议。

如果对监护人的确定有争议，根据《民法总则》第 31 条规定，被监护人住所地的居民委员会、村民委员会或者民政部门可以指定监护人，有关当事人对指定不服的，可以向人民法院申请指定监护人；有关当事人也可以直接向人民法院申请指定监护人。居民委员会、村民委员会、民政部门或者人民法院应当尊重被监护人的真实意愿，按照最有利于被监护人的原则在依法具有监护资

---

[82] 参见朱庆育：《民法总论》，北京大学出版社 2013 年版，第 388 页。

格的人中指定监护人。依照上述方法规定指定监护人前，被监护人的人身权利、财产权利以及其他合法权益处于无人保护状态的，由被监护人住所地的居民委员会、村民委员会、法律规定的有关组织或者民政部门担任临时监护人。监护人被指定后，不得擅自变更；擅自变更的，不免除被指定的监护人的责任。

具有完全民事行为能力的成年人，可以与其近亲属、其他愿意担任监护人的个人或者组织事先协商，以书面形式确定自己的监护人。协商确定的监护人在该成年人丧失或者部分丧失民事行为能力时，履行监护职责。

监护人的职责主要有以下几个方面：保护被监护人的人身、财产及其他合法权益不受侵害；照顾被监护人的日常生活，关心被监护人的教育；管理被监护人的财产，除为维护被监护人利益外，不得处分被监护人的财产；代理被监护人进行民事活动和诉讼活动等。

如果在监护关系存续期间，监护人实施严重损害被监护人身心健康行为，或怠于履行监护职责，或者无法履行监护职责并且拒绝将监护职责部分或者全部委托给他人，导致被监护人处于危困状态的，人民法院根据有关个人或者组织的申请，撤销其监护人资格，安排必要的临时监护措施，并按照最有利于被监护人的原则依法指定监护人。在被监护人取得或者恢复完全民事行为能力，监护人丧失监护能力以及被监护人或者监护人死亡等情形，监护关系终止：监护关系终止后，被监护人仍然需要监护的，应当依法另行确定监护人。

（二）法人

在现代社会，从事民事活动的主体除了自然人之外，还有以团体名义进行活动的主体，这些团体可分为法人和非法人组织。我国《民法总则》第57条规定："法人是具有民事权利能力和民事行为能力，依法独立享有民事权利和承担民事义务的组织。"该规定揭示了法人的民事主体性及其本质特征：

（1）法人是具有民事权利能力和行为能力的社会组织。法人由自然人组合而成或是由自然人发起设立，但与组成它的自然人及其发起人相独立，它有自身的主体资格。

（2）法人能依法独立享有民事权利。法人其自身的主体资格与组成法人的自然人的民事主体资格是彼此独立的，法人成员的变动不影响法人的存续。法人的财产不仅独立于其他社会组织和自然人的财产，而且独立于自己成员的其他财产，同时也独立于其设立人的财产。法人拥有独立的财产，是法人独立参加民事活动和独立负担财产责任的前提和依据。

（3）法人能独立承担民事义务和民事责任。法人的独立责任，指法人以自己所有的或经营管理的财产独立负担由自己活动所产生债务的财产责任。这是它拥有独立财产的必然反映和结果。既然法人的财产与法人成员的其他财产以及设立人的其他财产是分开的，那么，除法律有特别规定者外，组成法人的成员或设立人对其债务不承担责任,法人对他们的债务也不承担责任。

1. 法人的成立。我国《民法总则》第 58 条规定:"法人应当依法成立。法人应当有自己的名称、组织机构、住所、财产或者经费。法人成立的具体条件和程序,依照法律、行政法规的规定。设立法人,法律、行政法规规定须经有关机关批准的,依照其规定。"具体而言,法人的成立须满足实质要件和程序要件。

(1)法人成立的实质要件。这方面的要件包括法人组织的设立合法,有必要的财产或者经费,有自己的名称、组织机构和住所。首先,法人组织的设立合法,指法人设立的目的、宗旨要符合法律和社会公共利益的要求,其组织机构、设立方式、经营范围、经营方式等要符合法律和法规的要求。其次,法人拥有必要的财产或者经费,指法人因其经营性质和范围不同,须相应具有法定的最低财产数额。再次,法人的名称是法人之间互相区别的标志,是其独立人格的体现;法人的相关组织机构,是实现法人团体意志,独立享有民事权利和承担民事义务的组织保证,这些要素也必须具备。最后,法人的住所是它的主要办事机构所在地,一个法人可有多个场所,但只能有一个住所。

(2)法人成立的程序要件。由于国家和公共管理机关对不同法人采不同的态度,法律规定的法人设立程序简繁不一,有自由设立、特许设立、许可设立和准则设立主义的不同。[83] 法人以登记作为成立的要件的,通常要经过以下步骤:

1)向登记的主管机关提出书面申请,并提供相关材料。

2)登记主管机关在接到申请文件后,应进行审查。我国目前采取的审查方式是实质审查主义。

3)登记主管机关经审查后,对于符合法人成立的条件的,应予以登记,并发给法人凭证。营利法人经依法登记成立。根据《民法总则》第 78 条规定,依法设立的营利法人,由登记机关发给营利法人执照,营业执照签发日期为营利法人的成立日期。

2. 法人的分类。依不同的标准可对法人作不同的分类。根据法人理论和我国《民法总则》的相关规定,可以将法人分为如下类型:

(1)依法人设立的目的及法律依据不同,可将法人分为公法人与私法人。这是大陆法系国家对法人进行分类的一种方式,按此标准,凡以实现社会公共利益为目的,并依公法组织起来的法人就是公法人,国家机关均为公法人。凡以追求私人利益为目的并依据私法而设立的法人就是私法人,公司是典型的私法人。

(2)依法人的成立基础的不同,私法人可分为社团法人与财团法人。社

---

[83] 参见梁慧星:《民法总论》第四版,法律出版社 2011 年版,第 135 页。

团法人指以社员权为基础的人的集合体,也称人的组合,公司、各种协会与学会等都是典型的社团法人。财团法人是为一定目的而设立,并由其法人机关按照规定的目的进行使用的各种财产,也称财产组合,各种基金会组织、寺院、慈善组织等都是财团法人。

(3)依法人的活动性质的不同,可将法人分为营利法人与非营利法人。我国《民法总则》的立法中首创这种法人的分类方法,前者指以取得利润并分配给股东等出资人为目的成立的社团法人,公司即为典型的营利法人;后者指为公益目的或者其他非营利目的,不向出资人、设立人或者会员分配所取得利润而成立的社团法人,具体可包括事业单位、社会团体、基金会和社会服务机构等。一般而言,社团法人多为营利法人,财团法人多为公益法人。一个国家对公益法人和营利法人的设立条件、程序及其管理方式是不相同的。

3. 法人的机关。法人的机关,指根据法律、章程或条例的规定,不需特别委托授权能够以法人的名义对内负责法人的生产经营或业务管理,对外代表法人进行民事活动的相关集体或个人。由于法人不同于自然人,它本身没有意思表示能力和执行相关行为的能力,因而,法人要进行民事活动,只能借助于自然人才能实现,法人的机关就是为此而设。在法律地位上,法人机关不是独立的权利主体,只是法人的有机组成部分。

在不同的国家、地区或不同的法人之间,由于法律传统和具体情况,法人机关的构成也不尽相同。一般来说法人的机关由意思机关、执行机关、代表机关和监督机关四部分组成。

法人的意思机关,又称决策机关或权力机关,它是法人自身意思的形成机关,有权决定法人的生产经营或业务管理的重大问题,如股份有限公司的股东大会。

法人的执行机关,是具体执行法人的意思机关所形成的意思决定,法人的对内进行管理、对外进行民事活动的功能,由其具体实施,其具体形式有董事会、厂长、经理等。

法人的代表机关,又称为法人的法定代表人。在有些法人中,执行机关和代表机关是互相重合的,例如厂长、经理,同时为法人的执行机关和代表机关。根据《民法总则》第 61 条第 2 款和第 62 条的规定,法定代表人以法人名义从事的民事活动,其法律后果由法人承受;法定代表人因执行职务造成他人损害的,由法人承担民事责任。法人承担民事责任后,依照法律或法人章程的规定,可以向有过错的法定代表人追偿。

法人的监督机关,是指对法人执行机关的行为实行监督检查的机关,如股份有限公司的监事会。其中法人的执行机关是一切法人必备的机关,监督机关是捐助法人的必设机关。法人的意思机关一般不是常设机关,但法人的执行机关是常设机关。

法人机关与法人之间不是两个主体之间的关系,而是具有同一的法律人格。法人机关是法人的组成部分,二者是部分与整体的关系。法人机关在其职权范围内以法人名义进行活动,是代表法人的,其行为就是法人的行为,而不是代理法人的代理行为。法人机关虽由自然人担当,但法人机关与法人机关的担当人是不同的。如公司的董事、董事长与担任董事、董事长的自然人是不同的。法人机关担当人的更换,并不是法人机关的变更。同时,法人机关的成员只有在其职权范围内以法人名义所为的行为,才为法人的行为。

4. 法人的分支机构。《民法总则》第 74 条规定:"法人可以依法设立分支机构。法律、行政法规规定分支机构应当登记的,依照其规定。分支机构以自己的名义从事民事活动,产生的民事责任由法人承担;也可以先以该分支机构管理的财产承担,不足以承担的,由法人承担。"该条对法人分支机构的设立及其责任进行了原则性规定,但现行的法律、行政法规关于分支机构设立的规定颇为杂乱,有的限制甚至禁止某类法人设立分支机构,关于分支机构的设立是否必须登记,相关规定也并不统一。

关于法人分支机构的设立,我国《事业单位登记管理暂行条例》《慈善法》和《民办教育促进法》并未规定可设立分支机构。《社会团体登记管理条例》第 17 条规定,社会团体可以设立分支机构,分支机构应当按照其所属于的社会团体的章程所规定的宗旨和业务范围,在该社会团体授权的范围内开展活动;社会团体的分支机构不得再行设立分支机构,也不允许设立地域性的分支机构。根据《民办非企业单位登记管理暂行条例》第 13 条规定,禁止民办非企业单位设立分支机构。

法人分支机构的登记和备案,是为了服务于行政管理和税收管理等方面的需要。例如,根据《税收征收管理法》的相关规定,企业、企业在外地设立的分支机构自领取营业执照之日起 30 日内,应当持有关证件,向税务机关申报办理税务登记。对于某些类型法人的分支机构的设立,例如国内的商业银行要在境内设立分支机构,必须经国务院银行行业监督管理机构审批;又如,保险公司在境内设立分支机构,也应当经保险监督管理机构批准;复如,邮政企业以外的经营快递业务的企业设立分支机构的,应当向邮政管理部门备案。

由于法人的分支机构是法人的一部分,不具有独立的主体资格,所以无论其是否依法成立,无论是否登记,无论是以分支机构自己的名义还是以法人的名义从事民事活动,由此所产生的权利、义务和责任,均由法人承受。法人分支机构对外部负有的债务或责任,应由该分支机构管理的财产还是以法人的财产清偿,可以由法人和分支机构进行约定,但这种内部约定对权利人不发生影响。权利人可以在起诉或申请仲裁时,有权申请法院一并保全法人及其分支机构的财产;在执行判决时,也可以申请法院强制执行法人及其分支机构的财产。法人不得以先用分支机构管理的财产清偿债务为由抗辩。另须注意的是,分支机构虽然属于法人的一部分,但依法登记并领取营业执照的分支机构,属于与法人并列的"其他组织",在诉讼中具有当事人资格,可以充当原告或被告。

法人的内设机构或职能部门,属于法人的机关或是某类机关的执行部门,不属于分支机构。此等部门从事民事活动,应根据代理原理确定其后果归属。具体而言,如实施某项行为的行为人取得了法人授权,即构成有权代理,法律后果由法人承受;如未经法人授权,则构成无权代理,法人可以追认或不予追认。如行为人以法人内设部门或职能部门成员的身份,实施了侵权行为,其行为属于执行职务行为的,法人应承担雇主责任。

（三）非法人组织

非法人组织是自然人、法人之外的第三类民事主体,指不具有法人资格,但能够依法以自己的名义从事民事活动的组织。在现实生活中,除了自然人和法人这两类民事主体之外,还有大量不具有独立的法人资格的组织或团体,这些组织因各种工作的需要也要进行相应的民事活动,故有必要在法律上明确其地位。

根据我国《民法总则》第102条第2款的规定,非法人组织包括个人独资企业、合伙企业、不具有法人资格的专业服务机构等。除了该款所列举的情形之外,农村承包经营户、法人的分支机构、筹建中的法人、非法人社会团体等,也属于非法人组织。法人和非法人组织均具属于法律意义上的团体,两者的主要区别在于:其一,法人的成立遵循法定主义,须依照法律规定的条件和程序设立;非法人组织无须依法设立,仅在法律规定应申请设立并登记时,才应当登记设立。其二,在责任承担上,法人是以法人自身的全部财产独立承担民事责任,法人的成员（例如股东）仅以其出资额为限为法人承担有限责任;非法人组织中的出资人或设立人须为其债务承担无限责任。根据《民法总则》第108条的规定,非法人组织一章未尽事宜,参照关于法人的相关规定。

非法人组织是较为稳定的社会组织体,首先表现为一种人的组合,并且这种组合不是临时、松散的,它一般也有一定的名称和组织机构,能形成独立于成员个体意志的团体意志,由其代表人或管理人对外代表该组织进行有关活动。同时,非法人组织通常有相对独立的财产或经费,非法人组织虽然对这些财产或经费不享有所有权,但它能支配和使用。非法人组织的设立亦须通过一定的程序,也有其内部机构设置、议事规则,但这些事务更多的是由组织成员自己决定,法律一般不作过多规定。

非法人组织不能完全独立地承担民事责任,这是非法人组织与法人的最本质区别,法律对法人有较为严格的财产要求,以确保法人有一定的财产基础独立地对外承担民事责任,进而有效地保障债权人的合法权益。而对非法人组织法律则没有明确的财产要求,这样,非法人组织对外承担民事责任的能力就可能十分有限。为切实保障债权人合法权益,当非法人组织不能清偿到期债务时,就应当由非法人组织的出资人或开办单位承担连带责任。

三、民事法律行为

(一)民事法律行为概述

1. 民事法律行为的概念辨析。民事法律事实,指可以引起民事法律关系发生、变更、消灭的客观情况,包括人的行为和其他事实。人的行为,可以分为合法行为和违法行为;其他事实,指自然事件和自然状态,前者如死亡、灾害的发生,后者如时间的经过等等。

在上述民事法律事实中,人的行为最为重要,是引起民事法律关系的主要事实。在人的行为中,又以有意识的、旨在促成某种具体法律效果的表示行为最为常见,通过这种表示行为,行为人可以自主地安排各种权利义务关系。这种以意思表示为要素,发生与意思表示之内容一致的效果的行为,即为民事法律行为。对此,我国《民法总则》第133条规定:"民事法律行为是民事主体通过意思表示设立、变更、终止民事法律关系的行为。"该条以立法的形式确定了民事法律行为的概念,抛弃了《中华人民共和国民法通则》创立的"民事行为"的概念,不再以合法性作为民事法律行为的要件。民事法律行为相当于传统民法所称的"法律行为",涵盖有效的民事法律行为、无效的民事法律行为、效力待定的民事法律行为和可撤销的民事法律行为。

民事法律行为,为民事主体的意思自治提供了基本空间,是实现私法自治的工具,借助这种制度工具,私人相互之间的法律关系取决于他们的自由意志,从而为其提供了一种受法律保护的自由,使其获得自觉的可能性。例如,民事主体之间可以缔结合同,交换彼此的利益,各取所需以达到效用的最大化;被继承人可以在生前订立遗嘱,将自己的财产依照自己的意愿加以分配;民事主体也可以成立法人,共同经营某项事业。无论是合同的缔结、遗嘱的订立还是法人之设立,均须以民事法律行为方式为之,此类行为共同的要素是行为人的意思表示,且行为的法律效果与行为人所欲达成的效果一致。因此,民事法律行为指民事主体实施的以发生民事法律后果为目的的行为是否以意思表示为要素,是民事行为与事实行为的根本区别,也是民事法律行为的重要特征。

(1)民事法律行为与情谊行为的区分。所谓的情谊行为,又称为"好意施惠行为",属于一般的社会交往行为,行为人根本没有让其发生一定法律效力的意思。例如,同意他人搭乘自己的车辆出行、邀请友人聚餐吃饭、餐桌上善意开玩笑等等,当事人虽然有意思表示,但并不愿意让此等表示行为发生法律上的拘束力,因而不产生履行请求权。这类行为与民事法律行为并非泾渭分明,须结合具体情形加以判断。例如,同样是好意同乘行为,如当事人之间约定分担燃料费用,则这种行为便具有一定的拘束力而可以被认定为民事法律行为;又如,纵使行为人是在开玩笑而无意使之当真,但相对方有理由相信该意思表示为真实时,为保护其信赖利益,这个玩笑亦可能被认定为具有法律拘束力的民事法律行为。

(2)民事法律行为与准民事法律行为的区分。准民事法律行为,也是一种表示行为,包含了实施某种行为的意思,从而与民事法律行为极为类似。但该表示行为不是旨在引起一种行为人所希望产生的法律后果,其法律效果由法律的规定当然发生。例如,债务人对诉讼时效期间届满的债务表示延期履行,从而企图最后赖账不还,但其希望的法律效果并不会发生,而是导致其无法援引诉讼时效抗辩的效果,债权人可请求债务人继续履行债务,这样的效果是由法律设定的。因为准民事法律行为也包含了意思表示,民事法律行为的规则可准用之。《合同法》第48条第2款所规定催告、撤销,以及《合同法》第158条规定的瑕疵告知,均属于准民事法律行为。

(3)民事法律行为与事实行为的区分。事实行为,指不考虑当事人的意愿,法律直接规定该行为后果的表示行为,它可以是合法行为,也可以是违法行为。对事实行为而言,意思表示不是必需的,即纯粹的某种行为事实经法律的安排而产生特定的法律后果。例如,某人拾得他人的遗失物,不论考虑其内心具体的意思,该人即成为拾得人,从而负有返还遗失物的义务并有权请求为保管遗失物而支出的必要费用。

2. 民事法律行为的类型划分。依不同分类标准并遵循特点分类目的,民事法律行为可以分为以下几种主要类型:

(1)单方法律行为、双方法律行为与多方法律行为。单方法律行为指仅有一方当事人的意思表示即可成立的法律行为,例如订立遗嘱、抛弃继承权、追认无权代理的行为等;双方法律行为,指由当事人双方的意思表示一致而成立的法律行为,其典型为合同;多方法律行为又称决议行为,是由三个或三个以上的当事人意思表示一致而成立的法律行为,如合伙协议等。

(2)有偿法律行为与无偿法律行为。这是以法律行为有无对价为标准所作的一种分类。有偿法律行为是指当事人一方享受利益就须向对方支付相应对价的法律行为,民事法律行为一般贯彻等价有偿的原则,大多为有偿法律行为,如买卖行为等;无偿法律行为是指一方承担给付义务,他方不承担对等给付义务的法律行为,如赠与行为、民间不计利息的借贷行为等。

(3)要式法律行为与不要式法律行为。要式法律行为是指依法律规定或当事人约定,必须采取一定形式或履行一定程序方可成立的法律行为,如与金融机构订立的借款合同就必须采用书面形式。不要式法律行为是指法律不要求特定形式,当事人自由选择一种形式即可成立法律行为,如民间借款既可采用书面形式也可采用口头形式。

（4）物权行为与债权行为。这是依法律行为内容和效力不同所作的一种分类。物权行为是指能引起物权关系发生、变更和终止的行为,转移所有权、共有财产的分割即为物权行为;债权行为是指能引起债权关系发生、变更和终止的行为。物权行为通常与债权行为有着密切的关系,如交付标的物的行为,就是通过物权行为实现债的履行。

（5）有因行为与无因行为。这是以法律行为与其原因的关系为标准所作的一种分类。有因行为是指行为与其原因在法律上相互结合不可分离的行为,这里的原因就是民事法律行为的目的,如买卖行为的原因,对买方而言就是取得标的物的所有权;无因行为是指行为与原因可以分离,不以原因为要素的行为,如票据行为即为无因行为。

（二）意思表示的构成与瑕疵

意思表示,指行为人把进行某一法律行为的内心效果意思,以一定的方式表达于外部的行为,包含"意思"和"表示"两个基本步骤。意思表示是法律行为的必备要素,但两者的区别微乎其微;仅在一项法律行为必须具备若干意思表示才能成立时,例如合同须具备要约和承诺两项意思表示,区分法律行为与意思表示才有意义。

1. 意思表示的构成要素。关于意思表示的构成要素,通说认为,它包括目的意思、行为意思、表示意思、效果意思四项主观要素和表示行为这一客观要素构成。

（1）目的意思。目的意思即行为的动机,由于其隐藏于行为人心而不为相对人所知晓,如令其作为意思表示的法律要素,行为人将以动机错误、动机不法等理由取消意思表示,这将危及交易安全。因此,原则上动机对法律行为的效力不发生影响,但动机为相对方所明知时,或当事人将动机作为附款,将影响法律行为的效力。

（2）行为意思。行为意思,指行为人意识到并有意地作出一定的意思表示,即他是在自己意思的支配下实施某项表示行为。如表意人在心智丧失的状态行事,或受到外界刺激而作出条件反射动作,或肢体受他人强力而不由自主地签字盖章等,此等情形下行为人并无行为意思。由于行为意思为自由所不可或缺,它意思表示不可缺少的要素,没有行为意思,就没有意思表示。

（3）表示意思。行为人知其意思表示具有一定的法律意义,为表示意思。有关欠缺表示意思的意思表示的效力,历来存在争论,有"意思主义"和"表示主义"之分。在前者,法律赋予表意人基于意思表示错误而撤销其意思表示,以实现表意人的私法自治;在后者,法律为了交易安全和相对人的信赖,往往使欠缺表示意思的行为有效。

(4)效果意思。效果意思指意思表示人使其表示内容引起法律上效果的意思要素,即具有设立、变更、终止民事法律关系的意图,又称法效意思、效力意思。欠缺效果意思,通常导致意思表示无效,如果发生范围上的错误,可撤消其意思表示。许多具有特定目的但并非旨在引起法律效果的行为,不属于意思表示。例如,某人宣示政治主张的行为,某人实施情谊行为等。

(5)表示行为。它指行为人将内心意思以一定方式表现于外部,并足以为外界客观理解的行为要素。没有表示行为,即使有了内心效果意思,也不能将其客观化,而无法取得法律效果。因此,表示行为是意思表示不可缺少的客观要素。根据《民法总则》第140条的规定,行为人可以明示或默示作出意思表示;但沉默一般不构成意思表示,仅在有法律规定、当事人约定或者符合当事人之间交易习惯时,才可以视为意思表示。

2. 意思与表示不一致

(1)单独虚伪表示。表意人一方故意实施并非真意的意思表示,即他明知没有与表示行为对应的意思,在不告知对方的情况下实施意思表示,这种情形又被称为单方真意保留。如相对方不知且不应知该真意保留,意思表示对表意人有效;如相对方识破或应识破该真意保留,该意思表示无效,因为没有值得保护的正当信赖。例如,表意人在朋友称赞其时装时会微笑地说:"你喜欢,就送你!"此项意思表示虽有表示行为,表意人却不期望发生效力,也不准备履行所发生的义务。

(2)共同虚伪表示。表意人与相对人通谋实施的、没有真实意思的意思表示,为共同虚伪表示。例如,为逃避债务,债务人与友人通谋虚伪让与财产。关于共同虚伪表示的效力,《民法总则》第146条规定:"行为人与相对人以虚假的意思表示实施的民事法律行为无效。以虚假的意思表示隐藏的民事法律行为的效力,依照有关法律规定处理。"对此,当事人之间实施的虚假意思表示,由于表意人和相对人并不愿意其内容生效,因此无效;真实的隐藏行为,是当事人真正的意思表示,适用法律行为的一般规定;但为了保护交易安全,善意第三人可以主张该虚伪表示有效,他亦可主张行为无效。

(3)错误。错误指表意人为表意时,因认识不正确或欠缺认识,以致内心的真实意思与外部的表示行为存在不一致。例如误将K金当作纯金购买。错误与单独虚伪表示、共同虚伪表示在意思表示上都是非真实的,但错误是无意的非真意表示,后两者是有意识的非真意表示。

关于错误的种类,大陆法系国家或地区的民法规定中主要有:①表示内容的错误,其中包括法律行为种类或性质的错误,如把借贷当赠与;标的物本身的错误,如误以出租甲屋为出租乙屋;标的物价格、数量、履行期、履行地点的错误;当事人本身的错误,如误把甲当作乙而订立合同。②表示行为的错误,即表意人对所要表示的事物有认识,但在表示时出现错误,如误写。③动机错误。传统观点认为,动机错误不为影响意思表示生效的因素,但目前学说有所发展,动机也可被作为影响意思表示效力的因素。关于错误意思表示的效力,表示主义认为错误不影响意思表示的效力,意思主义认为错误的意思表承无效。通说认为,意思表示的内容有错误或表意人若知其事情即不为意思表示,表意人可将其意思表示撤销。

误传是指由于传达人或传递机关的错误而使表意人的意思表示发生错误。在非对话方式意思表示的情况下,需要由传递机关将意思表示传达于相对人,在传送过程中可能发生错误,例如电信部门误将 3 万元打成 5 万元等。非因传达人的故意发生错误,应视为表意人的错误。

3. 意思表示的不自由。意思表示的不自由是指由于他人的不当干涉,使意思表示存有瑕疵。依《民法通则》规定,意思表示不自由有欺诈、胁迫和乘人之危情形下的显失公平三种情况。

(1) 欺诈。欺诈或诈欺,指欺诈方故意告知对方虚假情况或者隐瞒真实情况,使表意人陷入错误的判断,该错误导致了其作出有瑕疵的意思表示。欺诈的行为通常表现为积极的作为,属于积极欺诈。在通常情形下,行为人进行稍微的夸张,不成立欺诈,此时仅构成能够为相对人所识别的非诚意表示。行为人须有使他人陷于错误,加深错误或保持错误的积极行为。如果行为人"故意隐瞒与订立合同有关的重要事实",也可构成消极欺诈,即构成默示欺诈。须表意人因相对人的诈欺而陷于错误。所谓表意人陷于错误,不仅指表意人原无错误,受欺诈人的欺诈而陷于错误,而且包括表意人已有错误,受欺诈人的欺诈而陷于更深的错误。如小贩以每条红塔山 10 元的价格叫卖,吸烟的顾客明知是假烟而购买的,不为欺诈。有时行为人虽然实施了虚假陈述,若其行为不具有违法性,则表意人不得以此撤消其意思表示。例如,雇主在招聘雇员时询问应聘人员有否犯罪前科,应聘人员往往可以撒谎,否则他将无法得到工作。如雇员没有犯罪前科,并非职务所要求的品质,则雇主不得以受欺诈为由撤消劳动合同

(2) 胁迫。胁迫指相对人或第三人故意不法威胁他人,使其产生心理恐惧,从而为意思表示的行为。行为人以任何将来的不利益要挟对方,可构成胁迫,例如殴打、杀害、终止合同、泄露隐私、告发犯罪等等;既可以针对表意人自身,也可针对表意人的亲友等。身体强制直接作用于意思表示,不是这里的受胁迫,行为人没有行为意思。在实践中,也存在第三人胁迫的问题,即胁迫并

非来自相对方。对此,《民法总则》第 150 条规定:"一方或者第三人以胁迫手段,使对方在违背真实意思的情况下实施的民事法律行为,受胁迫方有权请求人民法院或者仲裁机构予以撤销。"

(3)显失公平。《民法总则》第 151 条规定:"一方利用对方处于危困状态、缺乏判断能力等情形,致使民事法律行为成立时显失公平的,受损害方有权请求人民法院或者仲裁机构予以撤销。"该条规定融合了《民法通则》规定的乘人之危和显示公平两项制度。

(三)民事法律行为的效力

根据私法自治原理,只有表意人所作出的表示行为为其内心所意欲,他才须受其约束。如果表意人的表示行为,与其内心所欲不合致,属于意思欠缺或非真实的表示,此时构成意思瑕疵。为实现私法自治上的自主决定,应赋予表意人在一定条件下纠正其意思表示的权利。但意思表示作用于相对人时,相对人往往难以或无从判断表意人的行为是否与其意思合致,从而对表意人的行为有所信赖。为维护正常的人际沟通(保护相对方的意思自治),保障交易安全,在涉及相对人利益保护的情形下,法律也限制表意人对其意思瑕疵的救济。根据《民法总则》《合同法》的立法规定以及学理上的通说,根据民事法律行为的不同瑕疵,可以将其区分为可撤销的民事法律行为、效力待定的民事法律行为和无效的民事法律行为三种基本类型。

1. 可撤销的民事法律行为。可撤销的民事行为,指行为人的意思表示不自由或意思表示不一致,导致非真实意思表示,法律并不使之绝对无效,而是由表意人进行利弊权衡,赋予其撤销权该民事法律行为的权利。这类民事法律行为一经撤销,其效力溯及至行为成立时无效;如果表意人未行使撤销,则该行为继续有效。具体而言,可撤销的民事法律行为包括如下类型:

(1)基于重大误解实施的民事法律行为。根据《民法总则》第 147 条的规定,行为人对于其因重大误解而实施的民事法律行为,有权请求人民法院或仲裁机构予以撤销。重大误解通常表现为表意人对行为的性质、对方当事人、标的物的品种、质量、规格和数量等发生错误认识,从而使行为的后果与自己真实意思相悖,并造成对价关系的严重失衡。例如,商店新来的售货员不了解商品的真实情况,错误将纯金的项链当成镀金的项链,并以远低于其真实定价的价格出卖给顾客。

(2)因受欺诈而实施的民事法律行为。在民事活动中,如果相对人故意编造虚假情况,或者故意隐瞒其有义务披露的真实情况,导致表意人陷入错误的认识而实施民事法律行为,该行为显然违背了表意人的真实意愿。因此,法律为了维护表意人的私法自治,赋予其撤销或不撤销该民事法律行为的选择权。根据《民法总则》第 148 条规定,一方以欺诈手段,使对方在违背真实意思

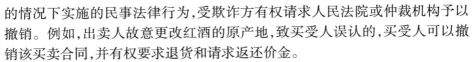

的情况下实施的民事法律行为,受欺诈方有权请求人民法院或仲裁机构予以撤销。例如,出卖人故意更改红酒的原产地,致买受人误认的,买受人可以撤销该买卖合同,并有权要求退货和请求返还价金。

如果欺诈由第三人实施,导致表意人单独为意思表示,或对相对人为意思表示。此时,表意人可否以受欺诈为由撤消其意思表示,应顾及相对人信赖利益的保护。对此,《民法总则》第149条规定:"第三人实施欺诈行为,使一方在违背真实意思的情况下实施的民事法律行为,对方知道或者应当知道该欺诈行为的,受欺诈方有权请求人民法院或仲裁机构予以撤销。"

(3)因受到胁迫而实施的民事法律行为。赋予受胁迫的表意人撤销其意思表示,旨在矫正意思不自由的状态,因为受到胁迫是一种最严重的影响行为自由的情形。因此,纵使受胁迫方在该民事法律行为中获得了一定的经济利益,他仍有权撤销其实施的相关行为。当事人之间权利义务是否失衡、是否公平,在所不问。根据《民法总则》第150条的规定,无论胁迫是相对人实施的还是第三人实施的,表意人均有撤销权。

(4)乘人之危实施的显失公平的民事法律行为。在《民法总则》实施以前,乘人之危和显失公平的法律行为被作为两种独立的影响法律行为效力的瑕疵类型。但《民法总则》进行了合并,结束了两者的分裂状态,其第151条规定:"一方利用对方处于危困状态、缺乏判断能力等情形,致使民事法律行为成立时显失公平的,受损害方有权请求人民法院或仲裁机构予以撤销。"该条规定的适用,须同时具备主观和客观的要件:前者须满足一方利用对方处于危困状态或缺乏判断能力的情形,后者要求民事法律行为成立时明显不公平。在上述情势下,仅仅因实施民事法律行为而遭受损害的受害方才有撤销权,不属于本条的受害方,不享有撤销权。

如存在上述可撤销的民事法律行为,意思表示有瑕疵的表意人应自知道或者应当知道撤销事由之日起一年内、重大误解的当事人自知道或应当知道撤销事由之日起三个月内,行使撤销权。表意人因受胁迫而撤销其民事法律行为的,应自胁迫行为终止之日起一年内行使撤销权。撤销权人在上述期限内没有行使撤销权,或者知道撤销事由后明确表示或以自己的行为表明放弃撤销权的,撤销权消灭。另外,撤销权人自民事法律行为发生之日起五年内没有行使撤销权的,撤销权也归于消灭。

2. 效力待定的民事法律行为。效力待定的民事法律行为,指其成立时有效与否并不确定,尚待第三人作出同意追认或拒绝追认的意思表示,在此之前,民事法律行为的效力处于悬而未决的状态。其中,该第三人被称为同意权人或追认权人,对效力未定的民事法律行为享有单方同意或拒绝的权利。依据我国的民事立法、司法解释和有力的理论学说,效力待定的民事法律行为有以下两类：

（1）限制民事行为能力人实施的与其年龄、智力和精神健康状况不相适用的，且不属于纯获利益的民事法律行为。根据《民法总则》第145条的规定，限制民事行为能力人实施的这类行为，经法定代理人同意或追认后有效。相对人可以催告法定代理人收到催告通知之日起一个月内进行追认。法定代理人未作表示的，视为拒绝追认。在该行为被追认之前，善意相对人有撤销的权利，撤销应当以通知的方式作出。值得注意的是，如果限制民事行为能力人实施的是纯获利益的行为，该行为无须经其法定代理人追认即为有效。

（2）无权代理人实施的民事法律行为。没有代理权、超越代理权或代理权终止后以被代理人名义实施民事法律行为的，为无权代理行为。该代理行为是否对被代理人产生法律拘束力，取决于被代理人是否追认。根据《民法总则》第171条规定，相对人可以催告被代理人在收到催告通知之日起一个月内予以追认。被代理人未作表示的，视为拒绝追认。无权代理人实施的行为被追认之前，善意相对人有撤销的权利，撤销应当以通知的方式作出。

3. 无效的民事法律行为。无效的民事法律行为，指欠缺法律要求的有效要件，不发生法律效力的民事法律行为，具体包含如下意义：其一，自始无效，即无效的民事法律行为从成立时起就没有法律约束力；其二，当然无效，即不论当事人是否主张其无效，人民法院或仲裁机构均有权确认该民事法律行为为无效；其三，确定无效，即无效的民事法行为不因为嗣后出现了其他事由而变为有效。在某些情形，民事法律行为的一部分内容无效，如果该部分的无效不影响其他部分效力的，其他部分仍具有效力，从而出现部分无效的情况。例如，民间借贷合同约定的利率超出最高利率限制时，该借款合同仍然有效，但约定的超出最高利率限额的部分利息无效，在利率限额内约定的利息有效。

民事法律行为效力的认定过程，是一个法律价值和法律政策的评价过程，构成的对行为人私法自治的限制。具体而言，有些通过民事法律行为成立的法律关系，如果对社会秩序和社会利益的影响是消极有害的，则法律必须予以否定的评价，从而宣告其无效。根据我国《民法总则》和《合同法》的相关规定，无效民事法律行为包括如下情形：

（1）无民事行为能力人实施的民事法律行为。依据《民法总则》第20条、第21条规定，不满8周岁的未成年人和不能辨认自己行为的成年人为无民事行为能力人，由其法定代理人代理实施民事法律行为。上述无民事行为能力人，如果不通过其法定代理人，也没有经法定代理人授权实施民事法律行为，则根据《民法总则》第144条的规定，此等民事法律行为无效。法律规定此类民事法律行为无效，是因为无行为能力人无能力判断其行为的法律意义与法律效果，为了保护他们的利益，不令他们所实施的民事法律行为产生法律上的拘束力。

（2）限制民事行为能力人不能独立实施的民事法律行为。限制民事行为能力人由于受年龄和生活经验所限，在民事活动中无法对所有的事情作出有合理的理解和判断。法律为了保护他们的利益，对于他们实施的超出其年龄、智力和精神健康状况的民事法律行为，不令其产生法律上的拘束力。但依据《民法总则》第145条规定，如果限制民事行为能力人实施的是纯获利益的民事法律行为，由于这在结果上不会给他们带来不利，则此类民事法律行为有效。

（3）以虚假的意思表示实施的民事法律行为。根据《民法总则》第146条第1款的规定，行为人与相对人以虚假的意思表示实施的民事法律行为无效。这类虚假的民事法律行为，是行为人和相对人均不愿意让它产生法律拘束力的行为。例如，所有权人和受让人假装进行不动产买卖，但双方的真正目的在于借名登记以避人耳目。但须注意的是，以虚假的意思表示隐藏的民事法律行为并不无效，其效力应依据民事法律行为效力制度加以断定。另外，虚假的民事法律行为仅在行为人和相对人之间无效，如第三人不知道也不应当知道该民事法律行为的虚假性，却信其为真实的意思表示而进行了交易，则对第三人而言，此类虚假的民事法律行为有效。

（4）以合法形式掩盖非法目的的民事法律行为。这类民事法律行为，指行为人为规避法律达到违法目的而实施的以合法形式实施的行为，其包括：一类是为达到违法目的而实施虚假的民事法律行为，如为逃避追赃或人民法院强制执行其财产，以伪装的买卖合同或赠与合同隐匿财产，此类行为属于上述无效的虚假民事法律行为。另一类是为达到违法目的以一个虚假的行为掩盖另一真实的民事法律行为，该被掩盖的民事法律行为，如果不违反法律规定可以有效；如果属于下列违反法律或行政法规强制性规定，也应无效。

（5）违反法律、行政法规的强制性规定的民事法律行为。这类民事法律行为的实施会对社会公共利益造成损害，具有不法性，法秩序不能令其产生法律上的拘束力。理由在于，如果法律一方面禁止实施某类行为，另一方面又赋予此类行为以法律上的拘束力，则会导致法律评价过程和评价结果之间的自相矛盾。对于某行为是否因"违反法律、行政法律的强制性规定"而无效，在司法实务中极具争议。通说认为，应根据不同情况区别对待：一是法律或行政法规明确规定行为无效的，则当然无效，例如违反法律禁止性规定的毒品买卖合同，当然无效。二是法律或行政法规未明确规定行为的效力，则应区分行为所违反的强制规范的性质，如违反的是管理性强制规范，则不能认为当然无效；如违反的是效力性强制规范，则行为无效。例如，某公务员与他人订立合伙合同，因违反公务员不得经商的规定，该合伙合同无效，但并不导致该合伙与第三人之间发生的法律行为无效。如何判断被违反的强制性规范是管理性质的还是效力性质的,应依据具体情况加以把握,其中涉及被违反的规范的规范目的的判断与解释。

（6）违背公序良俗的民事法律行为。"公序良俗"的立法表述,首次出现在我国《民法总则》第 153 条第 2 款中,其含义抽象,其他类似的表述包括社会道德、社会公德等。违反公序良俗的民事法律行为也具有不法性,为避免法律成为执行违反道德的工具,此类行为不能产生法律拘束力。例如,当事人离婚时约定的以断绝父母子女为目的的财产赠与,因为违反了基本的人伦道德而无效;又如,当事人订立的借腹生子合同,由于此类合同以孩子作为交易行为的客体而违反善良风俗,此类行为通常无效。[84]

四、代理

（一）代理和代理权

1. 代理的含义和功能。法律上所称的代理,依其领域的不同,可以分为程序法上的代理和实体法上的代理,前者包括诉讼代理、仲裁代理等,涉及授权他人代为诉讼或仲裁等程序行为的代理;后者由《民法总则》和《合同法》等民事基本法律规定,属于民法上的代理,指代理人在代理权限内,以被代理人的名义或以自己的名义,向第三人为意思表示,或由第三人受意思表示,而直接对被代理人发生效力的行为。[85]在代理法律关系中,由他人代为实施法律行为的当事人为被代理人,又称为本人;代他人实施法律行为的人为代理人;与代理人为法律行为的对方当事人是第三人,又称为相对人。

民法上的代理,依据代理人是以被代理人的名义还是以自己的名义实施法律行为,可分为直接代理和间接代理:前者指代理人在代理权限内,以被代理人名义与第三人实施的民事法律行为,对被代理人直接发生效力的代理。《民法总则》第 162 条所规定的代理仅指直接代理,即狭义意义上的代理,本书也仅涉及意定的直接代理。[86]后者指代理人以自己的名义与第三人实施民事法律行为,该行为的法律效果直接约束代理人而不是被代理人的代理。通说认为,我国《合同法》第 402 条所规定的是间接代理,在本书中这种间接代理不予讨论。[87]

---

[84] 参见［德］迪特尔·梅迪库斯:《德国民法总论》,邵建东译,法律出版社 2001 年版,第 531 页。

[85] 参见李宇:《民法总则要义:规范释论与判例集注》,法律出版社 2017 年版,第 764—765 页。

[86]《民法总则》第 162 条:"代理人在代理权限内,以被代理人名义实施的民事法律行为,对被代理人发生效力。"

[87]《合同法》第 402 条:"受托人以自己的名义,在委托人的授权范围内与第三人订立的合同,第三人在订立合同时知道受托人与委托人之间的代理关系的,该合同直接约束委托人和第三人,但有确切证据证明该合同只约束受托人和第三人的除外。"

在现代社会,代理制度具有重要的意义。首先,它能扩展人们的活动能力,民事主体不仅可以自己直接进行民事活动,而且还可以利用他人的专业知识和能力,由他人代自己进行民事活动。其次,它能弥补某些民事主体的行为能力之不足。对无民事行为能力人和限制民事行为能力人而言,法定代理制度使其民事行为能力不足的缺陷得以弥补。再次,代理制度使民事主体在进行民事活动时不必事必亲躬,通过代理人即可迅速处理好有关事务,从而大大提高交易效率、降低交易成本。仅此而言,代理制度具有扩张和补充私法自治的社会作用。[88]

2. 代理的法律构造。代理涉及三方当事人,他们之间的法律关系分为内部关系和外部关系,内部关系指代理人和被代理人之间的关系,通常包含基础法律关系和授权关系,外部关系为被代理人和第三人之间的关系。以甲委托乙以甲自己的名义代理他向丙购买一部汽车为例,买卖合同涉及的代理内部关系和外部关系分别为:其一,委托人甲和受托人乙订立委托合同(委托关系即基础关系),并授权乙以委托人甲的名义订立买卖合同(授权关系);其二,受托人乙以委托人甲的名义和丙订立汽车买卖合同,合同当事人分别人为买受人甲和出卖人丙,此为外部关系(买卖合同)。具体而言,在代理法律关系中,如果要令代理人与第三人订立合同的效果归属于被代理人,须满足如下法律构造:

(1)行为的可代理性。可由他人代理实施的行为,通常为意思表示或以意思表示为要素的法律行为,事实行为不具有可代理性,那些具有高度人身性的法律行为也不允许代理,这尤其体现在亲属法和继承法领域。[89]例如,男女双方当事人结婚,必需亲自到场,不允许他人代理实施;[90]再如,被继承人订立遗嘱,可以由他人代书,但不允许他人代理实施。授意他人代自己实施违法行为,可以成立加害人之间的共同侵权责任,但其法律效果来自于法律的规定,与代理关系无关。

(2)代理人做出意思表示。无论是积极发出意思表示,还是消极受领意思表示,都需要代理人直接实施,意思表示的到达、意思表示的瑕疵及其撤销等,均由代理人负责实施。在行为能力要求方面,无民事行为能力的代理人担当他人代理人的,其实施的代理行为无效,但限制行为能力人的代理行为有效,理由是他不承受代理行为的法律效果,不违反保护行为能力欠缺者的立法目的。须注意的是,代理人不同于传达人,后者并不需要自己做出意思表示,而作为传送意思表示或受领意思表示的媒介,因此传达人的行为能力欠缺,不

---

[88] 参见梁慧星:《民法总论》第四版,法律出版社 2011 年版,第 216~217 页。
[89] 参见朱庆育:《民法总论》,北京大学出版社 2013 年版,第 323 页。
[90]《婚姻法》第 8 条第 1 句:"要求结婚的男女双方必须亲自到婚姻登记机关进行结婚登记。"

影响传达行为的有效性,即使是无行为能力人也可担任传达人。

（3）代理人以被代理人的名义实施代理行为。由于代理行为的法律效果归被代理人,所以代理人必须遵循"显名原则"揭示被代理人是谁,从而使第三人明了与谁从事交易,从而决定是否与之交易。"显名原则"是直接代理与间接代理在法律构造上的根本区别,后者是行为人以自己的名义同第三人交易,法律效果由行为人自己承受,其典型为行纪,根据《合同法》第421条规定,在行纪合同关系中,行纪人同第三人成立的合同权利义务直接归属行纪人。[91]但在某些例外情形,代理人并未以被代理人名义实施法律行为,但法律效果却归属于被代理人,典型的如特定情形下的"冒名行为",即行为人将他人名义当作自己名义而实施法律行为,如果在外观上与得到授权的代理并无差别时,可令姓名被使用的人直接承受行为效果。[92]

（4）代理人具有代理权。代理权是代理制度的核心内容,是被代理人之所以承受由他人实施的法律行为之法律效果的基础,也是代理人借此独立地为他人取得权利或设定义务的依据。有观点认为,代理权并没有为代理人带来直接的利益,因此它并非权利,而是一种资格和地位,使代理人实施法律行为的效果直接归属于被代理人。另有学者认为,代理权一经行使,被代理人的法律地位即为之改变,因此它在性质上属于能够直接改变被代理人和第三人法律关系的权力。[93]

如上所述,代理权授予及其基础关系,属于代理的内部关系。其中,授予代理权的行为是以发生代理权为目的的法律行为,代理人不因此享有权利或承担义务,也就无需经其同意,因此该行为属于需要受领的单方行为。被代理人既可以对代理人为授权（内部授权）,也可以向第三人表示授予代理人以代理权（外部授权）。授权形式可以为口头表示,也可以为书面形式。

代理的基础关系,指授权人（被代理人）和被授权人（代理人）之间的合同关系,可能是雇佣合同或委托合同关系,被授权人据以承担为授权人的利益处理事务,并对后者享有请求支付报酬或偿付费用的权利。根据雇佣合同或委托合同,被授权人有义务实施代理行为,但代理权授予行为却使被授权人实施的代理行为的法律效果归属于被代理人,两者各自独立。从这个意义上说,授权行为具有独立性,代理人和被代理人之间基础法律关系的无效或瑕疵,不影响授权行为的效力。例如,在雇佣关系终止后,如雇主未取消对雇员的授权或

---

[91]《合同法》第421条:"行纪人与第三人订立合同的,行纪人对该合同直接享有权利、承担义务。第三人不履行义务致使委托人受到损害的,行纪人应当承担损害赔偿责任,但行纪人与委托人另有约定的除外。"

[92] 参见朱庆育:《民法总论》,北京大学出版社2013年版,第328页。

[93] 参见梁慧星:《民法总论》第四版,法律出版社2011年版,第223页。

仍对第三人进行外部授权,雇员依然有权以雇主的名义与第三人订立合同,该合同仍有效约束被代理人和第三人。

3. 代理权的限制。在被代理人和代理人之间,依据作为基础法律关系的合同,被代理人因在其被授予的代理权权限内实施代理行为,这构成了代理权的限制。除此以外,由于代理行为直接为被代理人设定权利义务,法律为了更周全保护被代理人的利益,还对代理权的行使规定了限制,即法律禁止代理人行使代理权时,违背代理权的设定宗旨和代理行为的基本准则,实施有损被代理人利益的行为。代理权的限制主要涉及如下情形:

(1)自己代理的限制。自己代理是指代理人以被代理人名义与自己交易,在这种情况下,代理人既是代理关系中的代理人又是第三人,交易行为实际上仅由一个人实施。例如,超市甲委托其业务员乙购进一批货物,乙以甲的名义与将自己的货物卖给甲,该买卖合同的双方当事人虽然为甲、乙,但甲的行为是由乙实施的,事实上是乙同时为甲的利益和自己的利益从事交易。显然,这种自己代理形成的交易关系,难以切实维护被代理人的利益,代理人可能为了自己的利益而损害被代理人利益,例如在上述情形下乙会以高价向超市甲出卖货物。为保护被代理人的利益,法律赋予其追认权,如自己代理的结果未损害被代理人的利益,被代理人可以同意或追认该交易,这种自己代理行为方为有效。对此,《民法总则》第186条第1款规定:"代理人不得以被代理人的名义与自己实施民事法律行为,但是被代理人同意或者追认的除外。"此外,如代理人以自己代理方式实施使被代理人纯获利益的行为,该代理行为有效,因为这种代理行为不可能损害被代理的利益。例如,未成年的父母赠与自己子女财产,父母可以既作为赠与人又作为受赠人的法定代理人作出并受领赠与,该自己代理行为有效。

(2)双方代理的限制。双方代理又称同时代理,指由同一人担任交易双方的代理人。例如,甲受乙公司的委托购买一批货物,又受丙公司的委托出卖该类货物,甲此时以乙的名义作为买受人,又以丙名义为出卖人订立买卖合同,将丙的货物出卖给乙,从而在乙、丙之间成立买卖合同。在通常情况下,双方代理由于交易双方没有真正参与,均由代理人一个包办,代理人同时为双方的利益代表,难免顾此失彼,为了一方的利益而损害另一方的利益。但在有些情况下,这种双方代理行为也可能同时满足两个被代理人的利益,甚至能够更有效促成一笔交易。因此,通说认为,双方代理行为原则上为无效,但经被代理人同意或追认的除外,理由是限制或禁止双方代理是为了保护被代理人的利益,如被代理人已经同意或者做出追认,则无保护之必要。对此,《民法总则》第186条第2款规定:"代理人不得以被代理人的名义与自己同时代理的其他人实施民事法律行为,但是被代理的双方同意或者追认的除外。"

（3）滥用代理权的禁止。代理人如超越代理权实施代理行为,构成无权代理,其代理行为的法律效果归下述的无权代理制度管辖。如代理人并未超越代理权,却故意损害被代理人的利益滥用代理权,由此实施代理行为的法律效果不能当然归属于被代理人。例如,第三人明知代理人滥用代理权仍进行交易,或第三人与代理人串通实施损害被代理人利益的行为,由此成立的合同不能约束被代理人。在此情形下,代理人违反了代理权本旨,第三人也没有值得保护的信赖利益,可准用一般的无权代理,授予被代理人以追认权。如被代理人不予追认,则不受代理行为法律效果的约束;如他由此遭受了损害,则可以依照以缔约过失责任或侵权责任请求代理人和第三人承担相应的责任。对此,《民法总则》第 171 条第 4 款规定:"相对人知道或者应当知道行为人无权代理的,相对人和行为人按照各自的过错承担责任。"

（二）无权代理

1. 无权代理的界定。代理人不具有代理权,但以被代理人的名义与第三人实施法律行为的行为,学说上被称为无权代理。根据具体情形的相同,无权代理又可以分为狭义的无权代理和表见代理,但表见代理的构成要件和法律效果均不同于一般的无权代理,它虽然为无权代理却适用有权代理的规则。[94] 鉴于这种区别,这里仅涉及狭义的无权代理。《民法总则》第 171 条第 1 款规定:"行为人没有代理权、超越代理权或者代理权终止后,仍然实施代理行为,未经被代理人追认的,对被代理人不发生效力。"该条规定了三种狭义的无权代理,即自始无代理权、超越代理权与代理权终止的三种情形。在法律效果上,这三种无权代理行为并无不同,均为"未经被代理人追认的,对被代理人不发生效力"。

无权代理具有如下特征:①行为人所实施的法律行为,符合代理行为的形式特征,即代理人以被代理人的名义独立对第三人为意思表示,并将该行为的法律后果直接归属于被代理人。②代理人实施不具有代理权。③无权代理行为属效力未定的行为,经被代理人追认变成有权代理,能产生代理的法律效果。

2. 被代理人与第三人的关系。从本质上看,无权代理行为属于未经被代理许可为其设定义务的行为,违反了私法自治,其有效性应由被代理人定夺,在未考虑被代理人利益之前,该行为的效力处于不确定状态,其有效性取决于被代理人的追认;另外,为保护善意第三人的利益,法律也赋予了他催告权和撤销权。

（1）本人的追认权。在狭义的无权代理行为中,代理人使用了被代理人的名义,作为法律行为当事人的第三人可能只是愿意同作为名义人的被代理

---

[94] 参见朱庆育:《民法总论》,北京大学出版社 2013 年版,第 349 页。

人订立合同,而根本不愿意和代理人交易。如果法律断然宣告该无权代理行为无效或者仅在代理人和第三人之间有效,一方面有点操之过急的嫌疑,因为纵使是无权代理被代理人仍可能愿意承受该法律后果;另一方面,第三人也可能根本就不愿意和代理人进行交易。[95]为此,合理的制度设计是由被代理人对该无权代理行为选择追认或不追认。被代理人的追认可以以明示方式也可以通过可推断的行为进行,但单纯的沉默,或对被代理人、第三人向他作出的催告无动于衷,不能视为追认。须注意的是,如果无权代理行为实施的是单方法律行为,例如出租人的代理人对承租人表示解除租赁合同,此时作为第三人的承租人是毫无抵御能力的,这种情形下的无权代理行为是无效的,被代理人也无法追认,只能重新为之。[96]此外,被代理人应在第三人行使撤销权之前追认,若第三人已行使其撤销权,则被代理人的追认不发生法律效力。

(2)第三人的催告和撤销权。在无权代理行为被追认之前,该行为是否对被代理人发生效力是不确定的,如第三人只在乎同被代理人进行交易,这种不确定的法律状态尤其对他不利。为此,与取得与本人的追认权抗衡的权利,法律赋予第三人催告本人在一定期限内作出是否追认的意思表示,或者主动撤销其与无权代理人所为的法律行为的权利。但撤销权的行使应以第三人具有善意为条件,理由是如果第三人明知代理人无权代理仍作出意思表示,尔后又赋予他撤销该意思表示的权利,这无异于为从事自相矛盾行为而背信的第三人提供支持。对此,《民法总则》第 171 条第 2 款规定:"相对人可以催告被代理人自收到通知之日起一个月内予以追认。被代理人未作表示的,视为拒绝追认。行为人实施的行为被追认前,善意相对人有撤销的权利。撤销应当以通知的方式作出。"善意相对人(第三人)撤销其意思表示,属于需要受领的单方意思表示,既可以向被代理人也可以向代理人作出。

3. 代理人与第三人的关系。无权代理行为经被代理追认的,为有权代理,其法律效果在被代理人和第三人之间产生,此时代理人与第三人之间并无法律关系。如被代理人拒绝追认无权代理行为,他既无需承受代理行为的法律后果,也不存在任何的损害。但善意第三人相信代理人有权代理而从事交易时,法律也应保护他的这种信赖;与此同时,如果代理人对其代理权的瑕疵并不知晓,与明知代理权有瑕疵而实施无权代理的代理人相比,善意代理人也应该得到优待。

对此,《民法总则》第 171 条第 3 款规定:"行为人实施的行为未被追认的,善意相对人有权请求行为人履行债务或者就其受到的损害请求行为人赔偿,

---

[95] 参见[德]迪特尔·梅迪库斯:《德国民法总论》,邵建东译,法律出版社 2001 年版,第 738 页。

[96] 参见[德]迪特尔·梅迪库斯:《德国民法总论》,邵建东译,法律出版社 2001 年版,第 741 页。

但是赔偿的范围不得超过被代理人追认时相对人所能获得的利益。"根据该条规定,在狭义无权代理情形下,善意第三人有权令代理人如同有效代理的被代理人那样履行债务,此时代理人负有履行法律行为或赔偿损害的义务。然而,该条规定存在不足,因为它仅根据第三人为善意还是非善意来规定代理人所应承担的损害赔偿责任,没有考虑代理人对其代理权的瑕疵是否知情。依据《德国民法典》的相关规定,在狭义无权代理中善意代理人的赔偿责任受到限制,他仅需向第三人赔偿信赖损害即第三人为订立合同所付出的费用;但如果此等费用超过合同有效时第三人可获得的履行利益(相当于第三人从事了一项赔本的交易),则仅需赔偿后者。[97] 为了体现公平,法律应为善意和非善意的代理人设置有区别的待遇,我国《民法总则》的上述条文亦应参照《德国民法典》的相关规定加以解释。

4. 被代理人与代理人的关系。在无权代理情形,如被代理人拒绝追认,就该代理行为所涉及事项而言,他与代理人不存在有效的代理授权关系。此时,如果不成立表见代理,被代理人便无需承受代理行为的法律效果,因此也并无损害可言。在此过程,被代理人遭受的代理效果之外的损害,他可以依据基础法律关系要求代理人承担责任。另外,如无权代理人明知其无代理权而不成立合法的无因管理,他便无权向被代理人请求费用的偿还,也无权就其向第三人支出的损害赔偿向被代理人求偿。仅在无权代理行为构成对被代理人事务的无因管理时,被代理人应予追认或承受其法律效果,代理人亦可根据无因管理的规定请求偿付必要的管理费用或管理所致的损害。

(三)表见代理

1. 表见代理的概念。表见代理,本属于无权代理,但因本人与无权代理人之间的关系,具有授予代理权的特征,致使相对人有理由相信行为人有代理权而与其进行民事法律行为,法律使之发生与有权代理相同的法律效果。[98] 所谓外表授权,指客观存在授权行为的外观,但并不存在授权的实际。为维护交易安全,使善意第三人依据值得信赖外观放心地从事交易,例外地承认此等外观授权也可以产生有权代理权的法律效果。对此,《民法总则》第172条规定:"行为人没有代理权、超越代理权或者代理权终止后,仍然实施代理行为,相对人有理由相信行为人有代理权的,代理行为有效。"

在实践中,表见代理大多与代理权的存续问题相关,经常发生在被代理人以外部授权方式授予代理权或取消代理权的过程中。例如,被代理以外部授权的方式授予代理权,但在内部撤回授权,代理人的代理权虽然已经终止,但

---

[97]《德国民法典》第179条第2款:"代理人不知道代理权的欠缺的,仅有义务赔偿另一方因信赖该项代理权而遭受的损害,但不超过另一方就合同之生效所拥有的利益的数额。"
[98] 参见梁慧星:《民法总论》第四版,法律出版社2011年版,第239页。

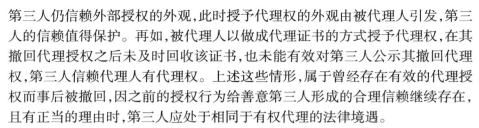

第三人仍信赖外部授权的外观,此时授予代理权的外观由被代理人引发,第三人的信赖值得保护。再如,被代理人以做成代理证书的方式授予代理权,在其撤回代理授权之后未及时回收该证书,也未能有效对第三人公示其撤回代理权,第三人信赖代理人有代理权。上述这些情形,属于曾经存在有效的代理授权而事后被撤回,因之前的授权行为给善意第三人形成的合理信赖继续存在,且有正当的理由时,第三人应处于相同于有权代理的法律境遇。

2. 表见代理的构成要件

(1)须行为人无代理权。表见代理本属于无权代理,包括自始无代理权、超越代理权和代理权终止后的无权代理。

(2)须有使第三人相信代理人具有代理权的外观。代理人具有代理权的外观,是成立表见代理的客观要件,它以代理人和被代理人之间存在某种事实上或法律上的联系为基础。这种联系是否存在或是否足以使相对人相信行为人有代理权,应依一般交易情况而定,即是否构成"相对人有理由相信行为人有代理权"(《合同法》第49条),对此,应由第三人负举证责任。在实践中,盗用他人的介绍信、合同专用章或盖有公章的空白合同书签订合同的,一般难以认定为表见代理,但被代理人对此负有举证责任,即他须证明自己对此等证明文件被盗用不存在任何过错。对于借用他人介绍信、合同专用章或盖有公章的空白合同书签订的无权代理合同的,较易于被认定为表见代理,理由是出借人既然主动将此等代理授权证明文件交给他人,外观授权的产生系因被代理人自己引起,由他承担可能的风险,对其控制能力范围内的借用行为承担可能的法律后果。

在构成表见代理的情况中,第三人相信行为人具有代理权,往往与被代理人具有过失有关,但表见代理的成立不以被代理人主观上有过失为必要条件,即使他没有过失,只要客观上有使第三人相信行为人有代理权的依据,即认为他具有可归责性而成立表见代理。这种可归责性并非总是表现为过错,在做具体判断时,可以同第三人的善意保护加以衡量,当第三人对保护力度强于对被代理人利益的关照时,应认为成立后者的可归责性。

(3)须第三人为善意。这是表见代理成立的主观要件,即第三人"有理由相信行为人有代理权",不知代理人所为的行为系无权代理行为。如第三人明知他人为无权代理,仍与其实施行为行为,或者第三人因自身的过失而不知行为人无代理权,与其实施法律行为的,便失去了法律保护的他的理由,表见代理不能成立。对于第三人是否构成有理由相信行为人有代理权的善意,应由该第三人负举证责任;但对于第三人产生行为人有代理权的信赖系因其过失所致从而不构成表见代理,应由被代理人负举证责任。

3. 表见代理的法律效果。表见代理对被代理人产生有权代理的效力,即在第三人与被代理人之间产生有效的法律关系,被代理人和第三人均应受该法律关系的约束,即《民法总则》第172条规定的"代理行为有效"。被代理人不得以无权代理为抗辩,不得以行为人具有故意或过失为理由而拒绝承受表见代理的后果,也不得以自己没有过失作为抗辩。但表见代理对第三人而言,是否亦可以主张狭义的无权代理,在理论上存在一定的争论。也就是说,在成立表见代理的情形下,如第三人不希望承受有效代理的法律效果,他可否选择无权代理人并依据《民法总则》第171条第3款规定追究代理人的责任? 代理人如不想因此承担法律责任,他可否要求被代理人承担表见代理的后果? 对此,有力的学说认为,既然表见代理的规范目的不在于保护代理人利益,因而第三人未主张表见代理时,代理人不得为此主张,要求被代理人负表见代理的责任。[99]第三人既然信赖代理人有代理权而以被代理人为交易的相对方,如果允许其主张无权代理而要求代理人承担责任,则亦有出尔反尔的嫌疑,于诚实信用原则不符。因此,在构成表见代理的情形下,"代理行为有效"应理解成第三人只能依据有权代理的法律效果请求被代理人履行相关的法律行为,但不能主张无权代理而要求代理人承担责任。

五、诉讼时效

(一) 诉讼时效概述

民法上的时效,指一定事实状态在一定期间内持续存在,导致产生取得权利或减损权利效力的法律制度。依据时间持续导致的法律后果的不同,有取得时效和消灭时效之分,前者指占有动产或不动产的事实状态在一定时间内持续,导致取得物权的制度;后者指权利人不行使权利的事实在一定时间内持续,导致减损权利效力的制度。时效是法律事实的一种,属于自然事实中的状态,时效制度着眼于维护社会公共利益,因时效期间届满而发生与原权利人利益相反的法律效果,因此,时效制度构成对民事权利的限制。[100]目前,我国并未规定取得时效制度,《民法总则》所规定的诉讼时效,即属于传统民法中的消灭时效。

1. 诉讼时效制度的功能

(1)稳定既有的法律秩序。如果权利人能够行使其权利而长期不行使,义务人应履行的义务长期不履行,以此为基础建立起各种法律关系,从而形成一定的法律秩序。如果这种法律秩序状态维持了较长的时间,还允许权利人无条件地主张权利,这将对既存的法律秩序造成过大的冲击,势必推翻多年以

---

[99] 参见朱庆育:《民法总论》,北京大学出版社2013年版,第362页。
[100] 参见梁慧星:《民法总论》第四版,法律出版社2011年版,第244页。

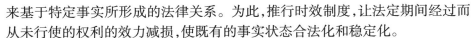

来基于特定事实所形成的法律关系。为此,推行时效制度,让法定期间经过而从未行使的权利的效力减损,使既有的事实状态合法化和稳定化。

（2）防止权利人提出虚假的权利主张。由于时过境迁,用于证明权利存在的证据会模糊或湮灭,用于证明义务已得到履行的证据也会模糊或湮灭。若义务人已履行了义务,而权利人一直握有其权利存在的证明(如借款人书写的借条),一定时间经过之后,义务人将疏于保存其已履行了义务的证据(例如出借人出示的收据),此时,如果权利人再请求义务人履行义务,则后者将难以证明自己已经履行了义务。实行时效制度,令时效期间届满的权利的效力减损或不受法律保护,即可以避免义务人举证困难,从而防止权利人提出虚假的权利主张。

（3）促使权利人积极行使权利。受诉讼时效制度的影响,权利人须在一定期间内积极主张权利,否则其权利的行使将遭遇到障碍。这可以督促权利人为了保护其权利和利益,必须及时实行权利,从而在客观上可以更好地发挥财产的效用。

2. 诉讼时效的适用对象。诉讼时效的适用对象,又称诉讼时效的客体,指那些类型的权利适用于诉讼时效,会因诉讼时效期间的届满而其效力减损。通说认为,诉讼时效的适用对象为请求权。根据我国《民法总则》第196条的规定,以下请求权不适用诉讼时效：

（1）请求停止侵害、排除妨碍、消除危险的请求权。此类请求权为物上请求权,指基于物权所产生的请求权,主要有返还财产请求权、停止侵害请求权、排除妨害请求权和消除危险请求权。物权以全面支配标的物为主要内容,有物权必有物上请求权,二者密切联系,物权不消灭,由物权产生的物上请求权也不消灭。否则,占有某物的物权人在该物受到侵害或有遭受侵权的危险时,却因诉讼时效期间届满而不能请求停止侵害或排除妨碍,这必将导致物权的有名无实。但《民法总则》并没有将返还财产请求权排除在诉讼时效的适用对象,因此,返还被非法占有财产的请求权、返还抵押物请求权、返还质物请求权、返还遗失物请求权,应适用诉讼时效。在目前我国没有规定取得时效的背景下,返还财产请求权适用诉讼时效,在物权人因诉讼时效期间届满而不行使该权利的情形下,令占有人提出时效抗辩以继续维持对财产的占有,也在一定程度起到补充取得时效制度缺失所造成的制度空白。

（2）不动产物权和登记的动产物权的权利人请求返还财产的权利。鉴于不动产物权变动采登记生效主义,船舶、车辆等特殊动产的登记,也具有重要的物权公示效力。如果这些登记的物权适用诉讼时效,则此等财产的返还请求权将因诉讼时效期间届满而被驳回,这将极大弱化财产登记的确权效力,违背人们对登记的信赖,从而动摇财产登记制度。对此,2016年11月30日最高人民法院《第八次全国法院民事商事审判工作会议(民事部分)纪要》第24条规定:"已经合法占有转让标的物的受让人请求转让人办理物权变更登记,登记权利人请求无权占有人返还不动产或者动产,利害关系人请求确认物权的归属或内容,权利人请求排除妨害、消除危险,对方当事人以超过诉讼时效期间抗辩的,均应不予支持。"

(3)请求支付抚养费、赡养费或者扶养费。一般认为身份权本身不因时效而消灭。基于身份关系而发生的请求权,包括生父母对养子女返还请求权,亲属间扶养、赡养、抚养请求权,离婚后扶养请求权等。对于此类请求权,有的学者主张不适用诉讼时效的规定,有的学者认为纯粹身份关系的请求权不适用诉讼时效的规定,但以财产利益为目的的请求权与一般请求权并无不同,应作为诉讼时效的客体,适用诉讼时效的规定。通说认为身份权请求权以不适用诉讼时效为宜。

(4)依法不适用诉讼时效的其他请求权。《最高人民法院关于审理民事案件适用诉讼时效制度若干问题的规定》,即"法释〔2008〕11号"(以下简称《诉讼时效规定》)第1条规定:"当事人可以对债权请求权提出诉讼时效抗辩,但对下列债权请求权提出诉讼时效抗辩的,人民法院不予支持:(一)支付存款本金及利息请求权;(二)兑付国债、金融债券以及向不特定对象发行的企业债券本息请求权;(三)基于投资关系产生的缴付出资请求权;(四)其他依法不适用诉讼时效规定的债权请求权。"

(二)诉讼时效的效力

1. 诉讼时效的抗辩与援引。诉讼时效的效力,即涉及诉讼时效期间届满后权利人丧失何种权利的问题。对此,《民法总则》第192条第2款规定:"诉讼时效期间届满的,义务人可以提出不履行义务的抗辩。"由此可见,《民法总则》采纳了"抗辩权发生主义",即时效完成后,对于权利人的请求,义务人取得一项拒绝履行的抗辩权。此时,如义务人自动履行义务,可以视为其抛弃履行的抗辩权,权利人仍可以接受其履行从并保有该履行利益。如义务人履行了义务之后,又以自己不知道关于诉讼时效的规定为由,向人民法院起诉要求返还,人民法院不予支持。在此情形下,权利人受领并保有的履行利益,不属于不当得利。

由于时效的完成既不导致权利本身丧失,也不使权利人的诉权消灭,如果义务人没有援引诉讼时效而履行了义务,属于义务的正常履行。因此,权利人提起诉讼的,只要符合起诉的条件,人民法院就应当立案受理,这样,才能查明权利的诉讼时效期间是否届满,届满之后义务人是否援引了该抗辩,是否存在能够引起诉讼时效期间中止、中断的法定事由,是否有可以延长时效期间的正当理由。

依据"抗辩权发生主义",对于诉讼时效期间届满后的权利,义务人有权拒绝履行,因此,这种拒绝履行的效力必须由义务人援引了诉讼时效抗辩,才得以发生。按此逻辑,如果义务人并没有援引该抗辩,在诉讼中人民法院不得主动适用,也不得向义务人释明。对此,《民法总则》第193条规定:"人民法院不得主动适用诉讼时效的规定。"另外,《诉讼时效规定》第3条规定:"当事人未提出诉讼时效抗辩,人民法院不应对诉讼时效问题进行释明及主动适用诉讼时效的规定进行裁判。"

2. 诉讼时效期间届满后义务人抛弃抗辩。义务人没有援引诉讼时效抗辩时,权利人可以合法请求并受领义务人的履行,这种请求当然可以通过诉讼方式主张。如果义务人援引了诉讼时效抗辩之后,又承认义务或履行该义务的,权利人有权保有该履行利益,不构成不当得利。如果对于诉讼时效期间已经届满的义务,义务人仍表示自愿履行或已实际履行,则视为他抛弃了诉讼时效抗辩,权利人的请求因而不再有诉讼时效完成的障碍。具体而言,如果义务人仅表示同意履行义务,则构成了抛弃诉讼时效抗辩,此时权利人仍有权要求义务人履行,后者无权再次援引诉讼时效抗辩。如果义务人已实际履行了义务,此时义务人也不得援引诉讼时效抗辩请求返还。

对此,《民法总则》第192条第2款规定:"诉讼时效期间届满后,义务人同意履行的,不得以诉讼时效期间届满为由抗辩;义务人已自愿履行的,不得请求返还。"另外,《诉讼时效规定》第16条的规定:"义务人做出分期履行、部分履行、提供担保、请求延期履行、指定清偿债务计划等承诺或者行为的,应当认定为民法通则第140条规定的当事人一方'同意履行义务'。"在司法实践中,还有其他情形可以被认定为义务人抛弃诉讼时效抗辩,例如,对超过诉讼时效期间的债务,当事人双方就原债务达成还款协议的;又如,对于超过诉讼时效期间的贷款债务,信用社向借款人发出催收到期贷款通知单,债务人在该通知单上签字或者盖章的,应当视为对原债务的重新确认,该债权债务关系应受法律保护。但如债务人明知时效届满,但放弃抗辩系因受欺诈或受胁迫所致,即便他已履行债务,依然有权提出撤销并主张返还,因为债务人履行行为的做出,是其表意自由受到侵犯的结果,不构成自愿履行。[101]

（三）诉讼时效期间

1. 诉讼时效期间的类型和起算点。根据诉讼时效期间的长短不同,可分为普通诉讼时效期间、长期诉讼时效期间和特别诉讼时效期间。普通诉讼时效期间,或称一般诉讼时效期间,指在没有特别规定时一般适用的诉讼时效期间。根据《民法总则》第188条规定,权利人向人民法院请求保护民事权利的

---

[101] 参见朱庆育:《民法总论》,北京大学出版社2013年版,第529页。

诉讼时效期间规定为 3 年,该 3 年的诉讼时效期间就属于普通诉讼时效期间。长期诉讼时效期间为 20 年,它适用于权利人因客观障碍在法定诉讼时效期间内无法行使权利时,法律给权利人保留的其可以主张权利的时间上限,它自权利受到损害之日起算。特别诉讼时效期间由特别的法律加以规定,其时效期间要么长于普通诉讼时效期间,要么更短。如《合同法》规定,涉外货物买卖合同和技术进出口合同争议的诉讼时效期间为 4 年,自当事人知道或者应当知道其权利受到侵害之日起计算;又如,《拍卖法》规定,因拍卖标的存在瑕疵未声明的,请求赔偿的诉讼时效期间为 1 年,自当事人知道或应当知道其权利受到损害之日起算。

诉讼时效期间的起算点,涉及从什么时候开始计算诉讼时效。《民法总则》第 188 条第 2 款前句规定:"诉讼时效期间自权利人知道或者应当知道权利受到损害以及义务人之日起计算。"诉讼时效的开始是权利人可以行使权利的时间,以权利人知道或者应当知道自己的权利受到损害为条件,否则对权利人过于苛刻。除此之外,权利人应该能够确定谁是义务人,这样才有可能实际上行使其权利。所谓"应当知道",是一种法律上的推定,不管当事人实际上是否知道权利受到侵害,只要客观上存在知道的条件和可能,即使当事人因主观过错,应当知道而没有知道其权利受到侵害的,也应当开始计算诉讼时效期间。

在司法实践中,由于民事案件千差万别,因此,具体到各个案件,其时效的起算点也不相同。例如,合同之债的诉讼时效期间,如果约定了债务履行期限,在该履行期限届满之日债务人不履行债务,该日的次日即为债权人知道或应当知道权利受到损害之日,从此时起开始计算诉讼时效期间。如果合同债务未定履行期限,债权人可以随时要求履行,但应给债务人必要的准备时间,一旦债权人提出了请求并给予债务人必要的准备时间,则自该准备时间届满之日的次日,开始计算诉讼时效。又如,侵权行为所致的赔偿请求权的诉讼时效期间,自受害人知道或者应当知道其权利被侵害或损害发生时起算。若家里财产遭受了损害,正值受害人出差、出国或生病住院,则应自他返回家中并得知加害人之日,开始计算诉讼时效期间。在人身损害赔偿中,侵害当时即发现受伤的,从侵害当日起算;侵害当时未曾发现的,事后经检查确诊并证明是由该侵害引起的,从伤势确诊之日起算。再如,未登记的动产物权人返还原物请求权,应自物被侵害之日开始计算诉讼时效期间,因为权利人从即日起通常知道或应当知道权利受到了损害。

诉讼时效期间的起算点,法律有特别规定的,应依法律的特别规定。如《海商法》第 258 条规定,海上旅客运输向承运人要求赔偿的 2 年诉讼时效期间,分别依下列规定计算:有关旅客人身伤害的请求权,自旅客离船或应当离船之日起算;有关旅客死亡的请求权,发生在运输期间的,自旅客应当离船之日起算;因运输期间的伤害而导致旅客离船后死亡的,自旅客死亡之日起算,但是此期限自离船之日起不得超过 3 年;有关行李灭失或者损坏的请求权,自旅客离船或者应当离船之日起算。

2. 诉讼时效的中断。诉讼时效的中断,指因法定事由出现致已经过的诉讼时效期间全部归于无效,从该事由发生或终了之日起,诉讼时效期间重新计算。法律之所以设置诉讼时效中断制度,是因为出现了与诉讼时效制度基础不相容的事由,或是权利人已积极行使了权利,从而并无减损其权利效力的正当性;或是义务人同意履行义务,从而并无加强保护其利益的必要。《民法总则》第 195 条规定了导致诉讼时效期间中断的情形:

(1)权利人向义务人提出履行请求。此处所规定的权利人向义务人主张权利,仅指诉讼外的请求,权利人以提起诉讼或申请仲裁方式主张权利导致时效期间中断的,由本条的第三项加以规定。根据《诉讼时效规定》第 10 条的规定,能够产生诉讼时效中断效力的权利人行使请求权的行为包括:其一,当事人一方直接向对方当事人送交主张权利文书,对方当事人在文书上签字、盖章或者虽未签字、盖章但能够以其他方式证明该文书到达对方当事人的。其二,当事人一方以发送信件或者数据电文方式主张权利,信件或者数据电文到达或者应当到达对方当事人的。其三,当事人一方为金融机构,依照法律规定或者当事人约定从对方当事人账户中扣收欠款本息的。其四,当事人一方下落不明,对方当事人在国家级或者下落不明的当事人一方住所地的省级有影响的媒体上刊登具有主张权利内容的公告。

(2)义务人同意履行义务。义务人向权利人作出愿意履行义务的意思表示,构成对义务的承认,同时意味着对权利人权利存在的认可。该认可行为,使当事人之间的权利义务关系得以明确、稳定,因而法律规定义务人同意履行义务为中断诉讼时效的法定事由之一。同意履行义务的表示方法除了书面或能够证明的口头方式之外,义务人向权利人请求缓期履行、为履行义务提供担保、支付利息、提出分期履行计划或令他人承担债务等,都属于义务人同意履行义务的表现方式,即产生诉讼时效中断的法律后果。

(3)权利人提起诉讼或者申请仲裁。权利人向人民法院提起诉讼,是最正式的行使权利的方式,无论是单纯的民事诉讼,还是刑事附带民事诉讼,或是在提起行政诉讼时申请一并解决民事争议,在所不问。根据《诉讼时效规定》第 12 条的规定,当事人一方向人民法院提交起诉状或者口头起诉的,诉讼时效从提交起诉状或者口头起诉之日起中断。人民法院对于权利人的起诉是否立案受理,并不是权利人行使请求权行为的要件,无论是予以受理、不予受理或驳回起诉,均不影响诉讼时效期间中断的效力。

(4)与提起诉讼或者申请仲裁具有同等效力的其他情形。依《诉讼时效规定》第13条的规定,权利人有如下行使权利的行为,亦发生诉讼时效中断的效果:申请仲裁;申请支付令;申请破产、申报破产债权;为主张权利而申请宣告义务人失踪或死亡;申请诉前财产保全、诉前临时禁令等诉前措施;申请强制执行;申请追加当事人或者被通知参加诉讼;在诉讼中主张抵销。在实践中,权利人公安机关、人民检察院、人民法院报案或者控告,请求保护其民事权利的,或者向人民调解委员会以及其他依法有权解决相关民事纠纷的国家机关、事业单位、社会团体等社会组织提出保护相应民事权利的请求的,诉讼时效亦发生中断。

3. 诉讼时效的中止。诉讼时效的中止,指在诉讼时效进行中,因存在一定事由使权利人无法行使请求权,暂时停止计算诉讼时效期间,从而为权利人留有行使权利的必要时间。根据《民法总则》第194条规定,在诉讼时效期间的最后六个月内,权利人由于客观障碍而不能行使请求权的,诉讼时效中止,自中止时效的原因消除之日起满六个月,诉讼时效期间届满。可导致诉讼时效中止的客观障碍有:

(1)不可抗力。不可抗力指不能预见、不能避免并不能克服的客观情况,例如爆发战争、发生地震、火山爆发等天灾人祸,导致通信中断,从而无法联系义务人以主张权利,也不能对之提起诉讼。

(2)无民事行为能力人或者限制民事行为能力人没有法定代理人,或者法定代理人死亡、丧失民事行为能力、丧失代理权。权利人处于无行为能力或限制行为能力状态,但并无法定代理人保护其权利,或该法定代理人自身无力实施法定代理行为的,构成诉讼时效中止的事由。如继承开始后未确定继承人或者遗产管理人。

(3)权利人被义务人或者其他人控制。权利人的身体自由或意志自由受到控制而无法行使请求权的,也属于客观的障碍。在实务中,经常发生权利人被羁押导致他无法行使权利,例如犯罪嫌疑人被公安机关逮捕,在此情形他虽然可以委托律师或家属代为主张权利,但由于难以提供充分的权利证明材料,也构成行使权利的障碍从而发生诉讼时效中止。

(4)其他导致权利人不能行使请求权的障碍。其他障碍,指不可抗力之外但客观上导致权利人不能行使请求权的情形,例如住院急救治疗、因感染病毒被隔离等严重疾病,如属于一般的轻微急病,不影响权利人主张请求权的,除外。又如,权利人与义务人双方有婚姻关系时,由于相互信赖以至对权利行使多不计较,夫妻双方往往因婚后所得共同制导致即使主张权利但也无法执行,应认为婚姻关系的持续属于时效中止的事由。再如,权利人有法定代理人,但法定代理人不能行使代理权时(例如突发急病),也应认定为构成障碍,从而诉讼时效发生中止。

4. 诉讼时效的延长。诉讼时效的延长,指在诉讼时效期间届满以后,权利人基于某种正当理由,向人民法院提起诉讼时,经人民法院认定确有正当理由而将法定的诉讼时效期间予以延长。《民法总则》第 188 条第 2 款后段规定:"但是自权利受到损害之日起超过二十年的,人民法院不予保护;有特殊情况的,人民法院可以根据权利人的申请决定延长。"从该规定可以看出,诉讼时效的延长仅适用于本条所规定的 20 年长期诉讼时效期间,不适用于普通诉讼时效期间和特别诉讼时效期间。关于哪些情况属于人民法院可以延长诉讼时效期间的特殊情况,法律未作具体规定。在司法实践中,人民法院应以是否有充分的特殊理由作为判断依据,如长期诉讼时效期间届满后不对请求权提供救济,将出现诉讼时效制度过分严苛的弊病,则应考虑同意延长。比如,某些环境污染损害和生态损害由于其潜伏期长,受害人往往难以知晓致害的原因并确定加害人,为了其利益,应当考虑是否延长损害赔偿请求权的诉讼时效期间。另外,诉讼时效期间的延长,须经权利人提出请求,人民法院方得延长,但不得以职权主动延长。

5. 诉讼时效期间的强制性。关于当事人能否约定延长或缩短诉讼时效期间,存在不同的看法:第一种观点认为,诉讼时效期间不可以延长,但可以缩短。理由是诉讼时效制度具有督促权利人行使权利的立法目的,因此约定缩短诉讼时效可以促使权利人尽快行使权利,这符合该制度的立法目的。第二种观点认为,延长或缩短诉讼时效的约定都有效,理由是诉讼时效规定既然不允许人民法院主动适用,那么该制度不具有强制性,仅涉及当事人自己的私益,只要不损害社会公共利益,应该允许变更。[102] 只对故意责任所致的损害赔偿责任,基于善良风俗的伦理考虑,不得约定缩短或排除。[103] 第三种观点认为,延长或者缩短诉讼时效期间均为无效,理由是诉讼时效制度涉及社会公共利益,在当事人的经济能力极为悬殊的情形下,如允许他们自由地约定诉讼时效期间,则会成为强势一方滥用权利的工具,给弱势一方造成不公平的后果。

考虑到我国的实际情况,立法者认为若允许自由约定诉讼时效期间,将对债务人不利,危及债务人现在及将来的在债务人周围形成的财产秩序,有害于公益。理由是潜在的第三人往往并不知晓也不可能知晓延长时效事宜而合理地信赖债务人的财产状况,从而增加其债权实现的风险。另外,从诉讼时效制度的立法目的上看,如允许当事人缩短诉讼时效期间,有过分催促权利人行使权利的弊端,而我国的普通诉讼时效期间为三年,相较于域外法的诉讼时效期间而言偏短。鉴于此,我国的立法将诉讼时效制度作为强制性规定,不允许当

---

[102] 参见梁慧星:《民法总论》第四版,法律出版社 2011 年版,第 247 页。
[103] 参见朱庆育:《民法总论》,北京大学出版社 2013 年版,第 530 页。

事人约定延长或缩短。对此，《民法总则》第 197 条第 2 款规定："当事人对诉讼时效利益的预先放弃无效。"《诉讼时效规定》第 2 条也规定："当事人违反法律规定，约定延长或者缩短诉讼时效期间、预先放弃诉讼时效利益的，人民法院不予认可。"

第二节　合同法律制度

根据我国《合同法》第 2 条的规定，合同仅指平等主体的自然人、法人、其他组织之间设立、变更、终止民事权利义务关系的协议，不包括婚姻、收养、监护等有关身份关系的协议。随着现代社会分工日益精细，合同成为人们互换利益的手段，在民事法律领域中取得了优越地位，合同关系可谓无处不在、无时不在，由此产生了极为复杂的法律问题。

一、合同的订立

《合同法》第 13 条规定："当事人订立合同，采取要约、承诺方式。"依该条规定，要约被承诺时，当事人之间达成合意，从而产生法律上的拘束。如果有表明当事人之间达成了合意的其他行为，合同也可以通过其他方式订立。

（一）要约

1. 要约的构成。根据《合同法》第 14 条的规定，要约是希望和他人订立合同的意思表示，该意思表示的内容应具体确定，且表明经受要约人承诺，要约人即受其约束。在商业活动中，要约又常被称为发价、发盘、出盘、报价等。表意人是否有受其意思表示拘束的意思，以及该意思表示的内容是否确定，是构成要约的两项必备要素。

（1）表意人有受要约拘束的意思。表意人发出要约旨在与受要约人进行即时或将来的交易，因此要约必须包含订立合同的意图，且须表明经受要约人承诺，表意人即受其意思表示约束（《合同法》第 14 条第 2 款）。在情谊行为中，表意人没有接受法律拘束的意思，其意思表示不构成要约；在戏言和开玩笑的场合，表意人纯粹为了取乐或逗人高兴，其意思表示通常不具有拘束力。此外，意思表示附有保留订约决定的条件时，通常不构成要约，附有此等订约的决定条件，即表明要约人不想受其意思表示约束。

（2）要约的内容必须具体确定。要约一经受要约人承诺，合同即告成立，这要求要约的内容必须具体确定，才能明确当事人之间的权利义务。申言之，要约须具备合同成立的基本要素。根据《合同法》第 12 条规定，合同内容一般应包括以下基本条款：当事人的名称或者姓名和住所、标的、数量、质量、价款或者报酬、履行期限、履行地点和方式、违约责任、争议的解决办法。但该条对合同基本条款的列举,仅具有提示和参考的意义,要约不需要载明上述所有内容,只要其基本要素可得确定即可,未明确的内容可由当事人事后约定补充或根据法律规定补充(《合同法》第61条、第62条)。

2. 要约和要约邀请的区分。要约邀请,指希望他人向自己发出要约的意思表示(《合同法》第15条第1款第1句),表意人并不愿意一旦他人同意自己的意思表示时即受其约束,实质上是为自己保留了定约的决定权。表意人发出要约邀请,大多为了作广告宣传以引诱他人前来缔约。内容并不确定的意思表示,通常仅构成要约邀请。根据惯常的交易实践,寄送的价目表、拍卖公告、招标公告、招股说明书、商业广告等通常为要约邀请,但商业广告的内容符合要约规定的,视为要约。合同最后订立时,要约邀请所记载的事项也可成为合同的内容。要约与要约邀请如何认定,如下三例可供参考:

(1)寄送价目表和商业广告。在多数情形下,寄送价目表为商业广告的具体类型之一,原则上视为要约邀请。但广告中明确使用了"要约"这样的措辞,或者条件具体确定的,被邀请的对象不需要经过进一步的接洽就可以采取某一特定的行为,这表明广告中包含了一经对方承诺就受约束的意旨,这种广告视为要约。

(2)出版社、杂志社或其编辑部的稿约。稿约原则上应认定为要约邀请,作者的投稿为要约,杂志社或编辑部向作者发出用稿通知为承诺。理由是,假如将稿约作为要约,作者送交作品就是承诺,合同即可成立,这将会出现这样的局面:即使送交的作品根本不符合出版社或发表的水准,出版社或编辑部为了避免承担违约责任,也不得不出版或刊载。如果把稿约作为要约邀请,送交的作品不佳,出版社、杂志社或其编辑部不予采用,即不作承诺,就容易且适当地解决了问题。但在实践中,杂志社或编辑部为了约到名家的稿件,也可以明确将其作为要约,此时一旦作者投稿,合同即可成立。

(3)自动售货机设置。设置自动售货机的行为大多被视为向不特定人发出要约,顾客选择了商品并将硬币、纸币投入机器(或扫描二维码付款)的行为构成承诺。但这种要约应以自动售货功能正常运行为条件,如机器发生故障,要约失其效力,顾客虽投入货币,仍不能成立合同,对其投入的货币或已完成的支付,顾客有权依不当得利请求返还。另外,如果某人擅自取走售货机故障吐出的货币,构成侵权行为,严重者可构成刑法中的盗窃。

3. 要约的效力。根据《合同法》第16条规定,要约自到达受要约人时生效。在以对话方式作出要约的情形,以正常情况下一般人所能理解要约内容时到达并生效,通常是当场有效。以非对话方式发出的要约,其到达时间是进入收件人的接受系统(如单位收发室、个人信箱)。如采用数据电文形式订立合同,收件人指定特定系统接受数据电文的,该数据电文进入该特定系统的时间,为要约的到达时间;未指定特定系统的,该数据电文进入收件人的任何系统的首次时间,视为到达时间(《合同法》第16条第2款)。无论以何种方式发出要约,须依据生活的经验以及在通常的情况下受要约人能知悉文件的内容时,才视为到达。例如,周末下班后到达相对人的单位收发室的要约,或夜晚到达收件人邮箱的电子要约,应在上班时间方到达受要约人。

要约到达受要约人而生效,要约人即受其拘束,不得撤销或对其加以限制、变更和扩张。在要约的有效期内,受要约人有权单方面决定是否使合同成立,这对受要约人而言是一种利益。在实践中,要约人可以通过“不受拘束”“不负义务”“保留中途出售之权利”等附约来排除其拘束力。但这些附加的字样,通常是在说明要约还没有成立,行为人发出的只是一项要约邀请,要约人得以保留是否接受要约拘束的权利。

4. 要约的撤回与撤销。要约的撤回,指要约人在要约到达受要约人之前,使要约不发生法律效力的行为(《合同法》第17条)。要约发出后,如要约人不想缔约合同或另有打算,应允许其撤回要约,这是尊重要约人意志自由的体现。但为了兼顾受要约人的信赖利益,要约的撤回通知须在要约到达受要约人之前或者与要约同时到达受要约人。事实上,非对话的要约才可能被撤回,在以数据电子形式发出要约时,由于其传输速度极快,要约的撤回在现有的技术条件下难以达到。

要约在到达受要约人之后,要约人取消该要约,使其法律效力归于消灭的行为,即为要约的撤销(《合同法》第18条)。要约的撤销和撤回的区别在于,后者发生在要约生效之前,前者发生在要约生效之后;共同点在于,两者均发生于承诺之前,因为受要约人一旦作出承诺,合同即告成立,要约再也没有被撤销的可能。在电子合同场合,发件人可以设定收件人是否读取邮件的提示,在受要约人未读取邮件之前,撤销要约。为顾及受要约人的利益,在例外情形下不可撤消要约。我国《合同法》第19条规定:“有下列情形之一的,要约不得撤销:(一)要约人确定了承诺期限或者以其他方式明示要约不可撤销;(二)受要约人有理由认为要约是不可撤销的,并已经为履行合同作了准备工作。”

5. 要约的失效。要约的失效或要约的终止,指要约丧失其法律效力。对要约人而言,要约的失效解除了他必须依对方的承诺而成立合同的义务;对受要约人而言,终止了他享有的承诺权。根据《合同法》第20条的规定,以下情形导致要约失效:其一,拒绝要约的通知到达要约人,如该拒绝要约的通知到达要约人以后,受要约人又改变想法愿意订立合同,他只能发出新的要约。其二,要约人依法撤销要约;其三,承诺期限届满,受要约人未作出承诺,以对话方式作出的要约,如未另外确定承诺期限,则通常在谈话结束时受要约人仍没有作出承诺而失效;其四,受要约人对要约的内容作出实质性变更,该变更后

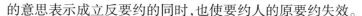

的意思表示成立反要约的同时,也使要约人的原要约失效。

（二）承诺

承诺,指受要约人向要约人发出的无条件同意要约的内容并愿意以该内容订立合同的意思表示（《合同法》第21条）。承诺是合同成立的决定性阶段,在受要约人作出承诺之前,要约对受要约人没有任何法律约束力,而一旦承诺生效便导致要约和承诺意思表示的转化,当事人之间便订立了一个有法律约束力的合同。

受要约人作出承诺的目的在于和要约人订立合同,故承诺只有向要约人作出才有意义。向要约人的代理人作出承诺,亦属于向要约人作出。在要约人死亡或者丧失行为能力的情况下,承诺可以向其继承人或监护人作出。

由于合同是当事人双方意思表示一致的产物,这就要求承诺必须与要约的内容相一致,否则如果没有达成合意却成立合同,就会导致一方当事人被未经其同意的义务所约束,有违他的意思自治。对此,我国《合同法》第30条规定:"承诺的内容应当与要约的内容一致。受要约人对要约的内容作出实质性变更的,为新要约。有关合同标的、数量、质量、价款或者报酬、履行期限、履行地点和方式、违约责任和解决争议方法等的变更,是对要约内容的实质性变更。"对要约内容作出实质性变更的承诺,构成对要约的拒绝,其本身成为一项反要约或新要约。

（三）要约与承诺的变体

1.现物要约。现物要约,又称无要约的寄送,指向未订购商品的人直接寄送商品或提供服务的行为,这种寄送行为包含了属于要约的意思表示,表明只要受寄送者承诺,合同即告成立。但受寄送的人并无承诺的义务,即使寄送人在寄送通知中声明"如果在一定期限内不退还商品或取消服务即视为同意",这种声明对受寄送人也不生效力,因为这加重了受寄送人的负担,理由是任何人不得片面课以相对人作为或不作为的义务。[104] 对此,英国《无要约寄送商品或服务法》规定,如果相对人不愿意购买,寄送人应在6个月内取回其商品,若超过6个月仍未取回,则视为赠与。台湾《消费者保护法》第20条规定:"未经消费者要约而对之邮寄或投递之商品,消费者不负保管义务。前项物品之寄送人,经消费者定相当期限通知取回而逾期未取回或无法通知者,视为抛弃其寄投之商品。虽未经通知,但在寄送后逾1个月未经消费者表示承诺,而仍不取回其商品者,亦同。消费者得请求偿还因寄送物所受之损害,及处理寄送物所支出之必要费用。"在目前,我国的《合同法》和相关的法律,并没有明确规定现物要约的规则。

---

[104] 参见王泽鉴:《债法原理》,北京大学出版社2011年版,第125页。

2. 意思实现。意思实现,指根据能产生法律效果的意思,实现具有推断其意思的价值的行为,它不需要表示,也无须相对人接受。[105]从本质上看,意思实现是将履行行为和使用行为规定为一种承诺。这种意思实现与通常的意思表示行为不同,后者至少包含一个旨在产生法律后果的意思表示。合同订立中的意思实现,指要约生效后,在相当的时期内,因有可认为承诺的事实,无须受要约人再为承诺意思表示的通知,合同即为成立。[106]在立法例上,《德国民法典》第151条规定了"无须向要约人表示的承诺",[107]我国《合同法》第22条规定:"承诺应当以通知方式作出,但根据交易习惯或者要约表明可以通过行为作出承诺的除外。"第26条第1款后段也规定:"承诺不需要通知的,根据交易习惯或者要约的要求作出承诺的行为时生效。"意思实现属于承诺通知的例外,目的在于简化、便利合同的订立。在交易迅速的要求下,在很多情形下不待承诺通知到达要约人,商品即连同发票等单据就送交给他,或者根本不用再向要约人另外再作出承诺的意思表示。例如,顾客进入自助餐厅消费即表明承诺接受服务。但合同因意思实现而订立,不需要另外通知,对当事人利益有重要影响,因此仅在有交易习惯或根据要约的要求承诺不需要通知时,方为可行。

3. 交叉要约。交叉要约,又称"交错要约""要约的吻合",指合同当事人采取非直接对话的方式,相互提出两个独立但内容一致的意思表示。[108]从实际情况上看,交错要约多发生在异地当事人之间。当然,前后两个要约的抵达时间通常存在间隔,但如果后一个要约是在前一要约抵达之前发出的,即构成交叉要约,后发出的要约不视为是对前一要约的承诺,因为后要约人在发出要约时根本不知道前一个要约的存在。我国法律并没有规定交叉要约制度。关于交叉要约可否成立合同,甚有争论,有两种不同的意见:一种观点认为(否定说),交叉要约本身不能成立合同,因为双方仅仅是向对方发要约,只有对方对此表示接受并承诺时,才存在主观上、形式上的合意。所以,交叉的要约为两项独立的要约,只是它们的内容一致,但后一要约并非对前一要约的承诺。另一种观点认为(肯定说),既然双方已经具有相同的意思表示,可认为双方客观上、实质上已经达成合意,法律就可直接推定双方已经作出了承诺。目前,肯定说占优势,并认为应以在后的要约到达相对人时为准。[109]在证券交易情况下,买卖双方设定卖出和买入的定价,双方价钱一致时,通过交易系统自动达

---

[105] 参见崔建远:《合同法总论》第二版(上卷),中国人民大学出版社2011年版,第194页。

[106] 参见邱聪智:《新订民法债编通则》(上),中国人民大学出版社2003年版,第31页。

[107] 《德国民法典》第151条前段规定:"根据交易习惯,对要约人的表示系不可期待的,或要约人已放弃对此种表示的要求的,合同因对要约的承诺而成立,而无需对要约人表示承诺。"参见陈卫佐译注:《德国民法典》第三版,法律出版社2010年版,第53页。

[108] 参见韩世远:《合同法总论》第三版,法律出版社2011年版,第104~105页。

[109] 参见王泽鉴:《债法原理》,北京大学出版社2009年版,第146页。

成交易,即属于典型的交叉要约。

4. 悬赏广告。悬赏广告,指以广告的形式表明对完成一定行为的人给予完成广告中所声明的报酬的意思表示。在现实生活中,悬赏广告的用途广泛,例如可以用来寻找遗失物、征集设计方案、通缉犯人等等。我国《合同法解释(二)》第 3 条规定:"悬赏人以公开方式声明对完成一定行为的人支付报酬,完成特定行为的人请求悬赏人支付报酬的,人民法院依法予以支持。但悬赏有合同法第 52 条规定情形的除外。"由此可知,悬赏广告被规定为要约,某人完成广告人指定的行为即构成承诺,双方成立合同,行为人即享有报酬的请求权,广告人负有按照约定支付报酬的义务。

在法律性质上,悬赏广告是对不特定的人所为的要约,在行为人完成指定行为之前,并无法律拘束力。又因为行为人完成指定行为的同时构成了承诺,合同成立,也就根本不存在撤销的可能,此时广告人如不履行承诺,就构成违约。因此,法律仅允许广告人"撤回"而不是"撤销"其要约,且只能在特定的行为被完成之前撤回。但如果悬赏广告中载明了完成指定行为的期间,则视为不可撤回的要约,广告人不得撤回。

悬赏广告的效力原则上不及于行为人的行为所生的权利,但另有特别约定的除外。广告中如对成果的归属无明确规定,且无法从悬赏广告中表示之意旨确定归属者,应归完成广告行为的人,其理由是,在利益归属有疑义时,自应做有利于完成广告行为之行为者的解释,该解释的原则与合同的格式条款的解释原则相当。对此,我国《合同法》第 41 条规定:"对格式条款的理解发生争议的,应当按照通常理解予以解释。对格式条款有两种以上解释的,应当作出不利于提供格式条款一方的解释。"

二、合同的履行

(一) 合同履行中的义务类型

合同履行,指合同债务人以满足债权为目的各种给付行为,除了法律明确规定的或约定的义务外,还包括为辅助债权人实现其利益的各种附随义务和不真正义务。《合同法》第 60 条第 2 款规定:"当事人应当遵循诚实信用原则,根据合同的性质、目的和交易习惯履行通知、协助、保密等义务。"第 92 条规定:"合同的权利义务终止后,当事人应当遵循诚实信用原则,根据交易习惯履行通知、协助、保密等义务。"上述条文概括规定了合同履行中的各种义务,具体可以分为主给付义务和从给付义务,以及其他辅助实现给付利益及维护他方人身及财产上利益为目的的附随义务,从而组成了合同履行的义务体系。[110]

---

[110] 参见韩世远:《合同法学》,高等教育出版社 2010 年版,第 124~125 页。

此外,还存在关系最远且程度较弱的不真正义务。主给付义务和从给付义务的目的是为了实现履行利益,附随义务则旨在保障债权人的固有利益,不真正义务则属于债务人对自己利益的某种照顾。

1. 主给付义务。这种义务属于某类合同关系所必备的义务,特点有三:其一,自始确定,可决定合同的基本类型。例如,买卖合同中出卖人的主给付义务是交付标的物并移转所有权,而租赁合同中出租人的主给付义务是交付租赁物但不移转所有权,两者存在的根本区别,就在于各自的主给付义务不同。其二,义务人不履行主给付义务可成为对方当事人行使双务合同抗辩权的事由,例如出卖人不交付标的物,买受人可以拒绝价金的支付。其三,不履行主给付义务,债权人可诉请债务人履行、解除合同或主张损害赔偿,因为义务人不履行主给付义务,将导致合同目的不达而成立根本违约。

2. 从给付义务。从给付义务本身不具独立性,它的主要意义在于辅助主给付义务的实现,其存在的目的不在于决定合同关系的类型,而是在于确保权利人的利益能够获得最大限度的满足。[111] 通说认为,从给付义务与主给付义务一样,可以通过诉讼请求履行;如果从给付义务的履行,属于达成合同目的所必需,则合同债权人得以从给付义务的不履行而对债务人行使同时履行抗辩权,或者解除合同。例如,出卖人开具正规发票或提供产品合格证明是买卖合同的从给付义务,如果属于发票或合格证明书是买受人转卖所必需,则出卖人不履行此等从给付义务时,买受人可以拒绝为对待履行或解除合同。

3. 附随义务。这类义务的基本功能是辅助实现合同债权人的给付利益。例如,买卖合同中的货物的包装义务、医疗合同中医生不得泄露病人的隐私、租赁合同终止时应允许承租人在原承租的店面张贴搬迁告知、电信服务合同履行过程中手机欠费不能马上停机、供水供电合同履行过程中用户一旦欠缴水电费不能马上停电停水等等。与给付义务(包括主给付义务和从给付义务)不同,附随义务的不履行,合同债权人原则上不得解除合同,但可就其所受损害,请求损害赔偿。根据其不同的功能,附随义务可分为两类:一类是促进实现主给付义务的附随义务与维护当事人人身或财产上固有利益的附随义务。第二类附随义务具有保护功能,因此又被称为保护义务,其目的在于使当事人免于给付利益以外之其他法益的损害,此类义务与合同目的的实现没有直接必然的关联。[112] 例如,在房屋装修的承揽合同关系中,承揽人承担的施工是给付义务,不得在施工过程中损害房屋的框架构造、室内摆放的家具,则属于附随义务。

---

[111] 参见王泽鉴:《债法原理》,北京大学出版社 2009 年版,第 29 页。
[112] 参见冯珏:《安全保障义务与不作为侵权》,载《法学研究》2009 年第 4 期。

4. 不真正义务。这种义务属于合同履行中程度较弱的义务,其主要特征是相对人通常不得请求履行,而其违反并不发生损害赔偿责任,仅使负担此项义务的当事人遭受权利减损或丧失的不利益。有关这方面的规定,例如《保险法》第 49 条第 3 项:"被保险人、受让人未履行本条第二款规定的通知义务的,因转让导致保险标的危险程度显著增加而发生的保险事故,保险人不承担赔偿保险金的责任。"又如,《合同法》第 119 条第 1 款规定:"当事人一方违约后,对方应当采取适当措施防止损失的扩大;没有采取适当措施致使损失扩大的,不得就扩大的损失要求赔偿。"再如,《合同法》第 370 条规定:"寄存人交付的保管物有瑕疵或者按照保管物的性质需要采取特殊保管措施的,寄存人应当将有关情况告知保管人。寄存人未告知,致使保管物受损失的,保管人不承担损害赔偿责任;保管人因此受损失的,除保管人知道或者应当知道并且未采取补救措施的以外,寄存人应当承担损害赔偿责任。"

（二）合同履行中的情事变更原则

情事变更原则,指作为合同订立的基础或环境,因不可归责于当事人的事由,发生了当时无法预料的变更而致使坚持原来的权利义务关系将显然有违诚信原则或显失公平时,应允许当事人变更其法律效力的制度。依据《合同法》第 60 条第 1 款规定的"严格履行原则"或"有约必守原则",[113] 无论在何种情形之下,承诺均应得到信守。也就是说,只要合同订立时不存在欺诈、胁迫或发生重大误解等影响当事人意志自由的因素,当事人就应当接受合同义务的约束。

但由于人的预见能力并非无穷,当事人订立合同所赖以存在的环境或条件有时会发生无法预见的波动,继续维持合同关系对当事人而言可能已经毫无意义。为此,我国的《合同法解释（二）》规定了情事变更原则,其第 26 条规定:"合同成立以后客观情况发生了当事人在订立合同时无法预见的、非不可抗力造成的不属于商业风险的重大变化,继续履行合同对于一方当事人明显不公平或者不能实现合同目的,当事人请求人民法院变更或者解除合同的,人民法院应当根据公平原则,并结合案件的实际情况确定是否变更或者解除。"由于情事变更原则的适用,将导致司法权力的介入,重新分配交易双方的利益和风险。为避免法官恣意适用该原则,最高人民法院规定了严格的适用程序,即如果确需在个案中适用,应经由高级人民法院审核,必要时应报请最高人民法院进行批准。另外,法官应依据当事人的申请,根据公平和诚实信用原则并结合案件的实际情况进行确定,而不能依职权直接进行认定。[114]

---

[113]《合同法》第 60 条第 1 款规定:"当事人应当按照约定全面履行自己的义务。"
[114] 参见沈德咏、奚晓明主编:《最高人民法院关于合同法司法解释（二）理解与适用》,人民法院出版社 2009 年版,第 203 页。

情事变更原则的适用,须满足如下要件:

(1)存在情事变更的客观事实。"情事"主要指重大的经济变动、战争、重大政治事变、法律和政策的调整、罢工等。依据我国法院的裁判,可归纳为如下类型:其一,因政府的行政行为导致合同基础丧失或履行困难,如因行政审批暂停而未能按期支付土地补偿金被认定为情事变更;其二,非因重大政治或经济事由带来的市场环境变化致使合同基础丧失或履行困难,如因科技进步导致无线寻呼服务市场严重萎缩,服务商要求解除与用户的电信服务合同,此类情形构成情势的变更;其三,纯粹因第三人原因导致合同基础丧失,如技术开发协议的当事人因第三人(该技术的实际需求人)表示不再需要此项技术,致使合同履行已无必要。[115]

(2)情事变更发生在合同成立后履行完毕之前。这是情事变更的时间要求,如果情事变更在订立合同之前或在订立当时即已发生,且处于不利地位的当事人已经知道该变化的发生,仍然订立合同,则表明当事人自甘冒险,合同法没有予以特别保护的必要。如果情事变更在缔约之前或之时已经发生,但是处于不利地位的当事人在缔约之后才知道该情事而主张情事变更,且该情事的变更导致合同的履行对一方当事人显失公平的,则可以适用有关重大误解的规定而撤销合同。

(3)情事变更之发生不可归责于当事人。即当事人不能主动去造成情事的变更,当事人对情事变更不具有可归责性,否则属于违反诚信原则,应让当事人自己承受损害,没有另加保护的必要。也就是说,对客观情事的重大变更,当事人不具有可归责性才能得到法律的优待。根据此要求,情事变更通常是当事人在订立合同时无法预见的。在一些投机交易中(例如股票或期货交易),参与交易的当事人被认为对一定程度的风险已有预见,不能基于嗣后股市的大幅震荡而主张情事变更原则。

(4)情事变更导致维持合同原有效力显失公平,主要表现为将导致对价关系障碍、目的不达和过分履行困难。此时应特别注意与商业风险进行区分。目的不达,指当事人通过法律行为所要实现的法律关系变动的后果无法达成,即不能实现合同的目的,此时通常是解除合同。适用时应特别注意合同目的与动机的区分。例如,承租人向出租人租赁位于上海虹桥机场附近的一处仓库,作为海关监管仓库之用。后来由于兴建浦东机场,虹桥机场的国际业务移至浦东机场,虹桥机场的海关监管仓库全部撤离。承租人认为业务地点的转移使租赁合同的目的无法实现,要求解除租赁合同。但法院认为承租人的主张,仅属于缔结合同的动机,机场搬迁虽然给其带来业务影响,但不至于使合

---

[115] 参见韩强:《情势变更原则的类型化研究》,载《法学研究》2010年第4期。

同的目的限于障碍,无情事变更原则的适用。过分履行困难,指债务人只有以超过债务的努力始得履行。[116]例如,给付物品的债务人由于不可预见的货源短缺,在获取货物方面遭受巨大困难或强烈的经济变化,虽然可以履行,但该履行给债务人造成过分的债务负担。

（三）合同履行的规则

当事人依据约定履行合同,应由适格的主体,在履行地、履行期间向有履行受领权的人为债务的履行。因此,债的履行涉及履行主体、履行标的、履行的时间地点等因素。

1. 履行义务人。在多数情形下,债务履行人是债务人本人,包括单独债务人、连带债务人等。债务人为无法亲自履行债务的法人的,由其履行辅助人实施。无论债务人自己履行还是通过履行辅助人履行,均不属于所谓"第三人履行"或"第三人清偿"。

如没有债务不得由第三人履行的约定,或依合同的性质债务不具有专属性时,第三人可成为履行人。在债务承担的场合,债务承担人成为履行人,此时原债务人或退出合同关系或和承担人同时为合同当事人。当事人可以约定由第三人履行债务,法律保护这种约定,但该第三人并非合同的当事人(《合同法》第65条)。对于不具有专属性的债务,或者没有约定的限制时,债务也可以由债务人之外的第三人履行。应注意的是,第三人履行时应明白其履行系在清偿债务人的债务,而非履行自己的债务。如果将他人的债务误以为自己的债务而履行时,该他人的债务并不因此消灭,同时发生不当得利及其返还问题。

2. 履行受领人。在通常情形下,履行的受领人为债权人,正当的受领人一旦受领履行,债权消灭。向不具有受领权的第三人所为的履行不具有免责效力,此时债权人也不能向受领给付的第三人请求返还不当得利。在此情形下,仅履行人可以依据不当得利请求权要求返还所为的给付,但他仍负有向债务人履行债务的义务。在例外情形下,如第三人对债权有处分权,债务人向该人(非债权人)的履行也可具有免责的效果;反之,如果债权人对债权没有受领权或处分权,债务人向他的履行也不发生免责的效果。

在实践中,时会出现义务人针对债权的准占有人或受领证书(收据)持有人的履行。例如,债权让与无效时事实上的债权受领人、表见继承人、无记名债权证书的持有人、存折和印鉴的持有人、退休金证书和可受领清偿所必要的印章的持有人、无记名购物卡持有人等等。又如,如果某人持有订购牛奶的收据要求债务人履行,纵使他并非真正的债权人,但具有履行受领权的外观,债

---

[116] 参见韩世远:《合同法学》,高等教育出版社2010年版,第192页。

务人向他履行债务,只要善意且无过失,便可构成免责的履行。再如,某人持有铁路旅客行李交换证、商场或剧院等寄存物品的领取证明时,作为债务人的保管人向此等证书的持有人为履行的,债务也归于消灭。

3. 履行地点。履行地点又称为清偿地或清偿的场所,指债务人履行债务的地点。履行地点对当事人的意义极大,影响履行费用的承担、风险负担和管辖的法院等方面问题。一般而言,履行地点依当事人的意思表示或给付的性质而定,例如房屋装修,应在房屋所在地履行。对于未按上述方式加以明确时,可通过如下方法确定履行地点:其一,法律有明确规定的,依法律规定的地点履行,例如《票据法》第 23 条第 3 款规定:"汇票上未记载付款地的,付款人的营业场所、住所或者经常居住地为付款地"。其二,依交易习惯确定履行地点,例如银行的客户如果要取钱,通常是到银行营业点或自动取款机取款;购买大件家具,通常是出卖人将其送到指定的处所。其三,如果仍无法确定,原则上在履行义务一方所在地履行("往取主义"),并区分给付的是货币还是不动产,适用不同的规则。对此,《合同法》第 62 条第 3 项规定:"履行地点不明确,给付货币的,在接受货币一方所在地履行;交付不动产的,在不动产所在地履行;其他标的,在履行义务一方所在地履行。"

4. 履行期限。履行期限,指债务人应为履行的时期,包括期日和期间。履行期限首先由当事人加以约定;没有约定的,可以通过补充协议加以确定;如果达不成补充协议,则按照合同的条款或交易习惯加以确定。依上述规则仍不能确定时,应按照《合同法》第 62 条第 4 项关于"履行期限不明确的,债务人可以随时履行,债权人也可以随时要求履行,但应当给对方必要的准备时间"的规定处理。

5. 履行费用。《合同法》第 62 条第 6 项规定:"履行费用的负担不明确的,由履行义务一方负担。"据此,如果履行费用并无特约,归债务人负担。但是,因债权人迁移住所或因其他行为致使清偿费用增加时,因此增加额由债权人负担。

三、合同的转让

合同的转让,指合同的内容保持同一性的条件下合同主体发生变更,即由新的债权人代替原债权人,或新的债务人代替原债务人。在合同的转让中,由于合同的内容保持同一性,所以当事人的原有利益(如时效利益)及瑕疵(如各种抗辩)均不因移转而受影响,而且其从属之权利(如担保)原则上亦仍继续存在。

合同的转让不同于合同的变更,两者虽然都是债的要素的改变,但前者仅改变合同的主体,合同的内容不变;后者改变合同的内容,消灭旧合同关系,成立新合同关系,所有旧合同关系的利益及瑕疵、从权利等均随之而消灭。因此,合同的变更属于合同权利义务的消灭问题,而合同的移转属于合同主体的变更。

合同的转让,有的基于法律的规定发生,此类移转称为法律上的移转,如连带债务求偿权人的代位权,保险人赔偿保险金之后的代位权等;有的基于民事法律行为而发生,如转让人与受让人订立转让合同而将其转让。在合同的转让中,通过转让合同而转让债权的,叫作债权让与;通过转让合同而移转债务的,称为债务承担;如果某人同时承受债权债务(法定或约定),则属于合同权利义务的概括移转,例如双务合同一方将其法律地位让与他人。

(一)债权让与

合同债权的让与,指在不改变债权同一性的情况下,债权人通过协议将其债权全部或者部分让与给第三人的行为。[117] 其中的债权人称为让与人(或转让人),第三人称作受让人。债权让与在现实生活中经常发生,它具有如下功能或意义:[118] 其一,实现资金的早期流动化,即债权人在急需资金的情况下,将尚未到期的债权让与给他人,以从后者那里换取一定的流通资金(通常少于让与的债权额);其二,作为债权回收的手段,即在三角债关系中,让与人(债务人)可以将他对第三人的债权让与给受让人(债权人),作为代物清偿,此时受让人受让该债权成为其回收债权的手段;其三,实现债权的催收,如果甲想回避亲自催收其对乙的债权,可以将作为催收标的的债权让与丙。由于债权让与并未使债权丧失其同一性,因此从权利也随之移转,例如利息债权、违约金债权、担保物权(质权留置权要占有)、保证债权、债权人撤销权等权利,但法律有特别规定或者当事人另有约定的除外。同时,债权所附随的抗辩以及债务人对让与人所享有的抵销权,仍然可以由债务人向受让人主张。

1. 债权让与的成立要件

(1)被让与的债权应具有可让与性。根据债权的财产性特定,债权原则上具有可让与性,即债权让与自由原则。但这种原则也有例外,因为有的债权"特别强调以特定人之间的个人因素或个人信赖关系为依据,有的则是出于某种社会政策考虑而要求给付须向特定债权人作出,在这些场合,如仍强调债权的财产属性而承认对其处分的自由,则难免不生与债权实现所呈之利益状态相左的事态"。[119] 因而,在个别场合,债权的让与性受到限制,《合同法》第79条明确规定了以下四类债权不得转让:

第一类是基于个人信任关系而发生的债权。例如基于雇佣、委托、租赁、

---

[117] 参见申建平:《债权让与制度研究——以让与通知为中心》,法律出版社 2008 年版,第 43 页。

[118] 参见韩世远:《合同法总论》第三版,法律出版社 2011 年版,第 458~459 页。

[119] 参见韩世远:《合同法学》,高等教育出版社 2010 年版,第 239 页。

使用借贷等合同所生债权是建立在特定当事人之间的信赖关系上,具有强烈的人身性,所以不具可让与性,转让时常构成合同解除的原因。例如,由于雇员是在雇主的指示下提供劳务,所以当雇主其将对雇员享有的要求后者履行特定劳务的债权,原则上不得转让给他人;承租人要求出租人交付租赁物的债权,也不得转让给他人等等,因为租赁物使用人的变更,事关出租人的利益。基于个人信任关系而发生的债权在征得债务人同意的情况下,也可以被让与,但理论上可以认为是债的更改,而不是债权的让与,因为此时债的同一性已经丧失。[120] 但另有学者认为,经债务人同意,该种债权具有可让与性,理由是不允许这种债权让与的最终目的是保护债务人,既然经过债务人同意,其利益就已经得到了照顾。[121]

第二类是债权人变更会导致给付的内容发生完全变更的债权。债权人的变更导致给付的内容完全变更时,债的同一性已经丧失。例如专向特定人讲授外语的服务合同,专门为特定人绘肖像画的承揽合同。在在这样的合同中,债权如果被转让,将导致合同给付内容的变化,使其丧失了同一性,因而基于此类合同而产生的债权不得让与。

第三类是出于保障债权人基本生活目的而使之享有的债权,不得让与。例如,退休金债权,不得将之让与给他人,否则违反了退休金之本质。又如,请求赡养的权利、扶养权利和社会保障金请求权,不得让与。为了彻底贯彻保障债权人利益的目的,此等债权亦不得委托他人代为领取,否则债权人容易事实上享受不到债权利益。

第四类是按照当事人的约定不得转让的债权。根据合同自由原则,当事人可以在不违反法律的强行性规定和公序良俗的前提下,自由约定合同的内容。因而,当事人在合同中可以特别约定禁止相对方转让债权的内容,该约定同其他条款一样,成为合同的内容,此种债权不具有可让与性。为了保障债权的流通性,此种约定仅具有债权的效力,不具有对抗善意第三人的效力。任何一方违反此约定而转让债权的,将构成违约行为。但这种禁止让与的意思表示必须是在债权转让之前作出,如果在债权转让之后再作约定,不影响合同权利转让的效力。

(2)让与人与受让人达成让与协议,并且不得违背法律的有关规定。债权让与作为合同行为,应适用民法关于意思表示的规定。债权转让的意思表示,应属于表意人的自愿且属于当事人之间的合意,因实施欺诈、胁迫等行为致使对方当事人陷于意思表示不自由而为债权让与或受让债权时,债权让与

---

[120] 参见韩世远:《合同法学》,高等教育出版社 2010 年版,第 239 页。
[121] 参见崔建远:《合同法总论》(中卷),中国人民大学出版社 2012 年版,第 429 页。

合同的效力便存在瑕疵。债权让与合同为可撤销的合同的,撤销权人可以行使撤销权。让与合同被撤销后,受让人已经受领的债权,应该向让与人返还。转让合同如存在《合同法》规定的合同无效的原因时,该转让合同当然不发生法律效力。

当事人就债权转让达成合意,不得违反法律的有关规定。这里包含两层含义:一是指转让合同的内容不得违法,即当事人订立转让合同,不得以合法形式掩盖非法目的,不得损害社会公共利益以及不得违反法律、行政法规的强制性规定等;二是指转让合同的形式应合法,其原则上为不要式合同,无须采取特别的方式。但法律对债权让与有特别规定或者当事人有特别约定的,应依法律的规定或者当事人的约定。根据《合同法》第87条的规定,债权人转让权利或者债务人转移义务,法律、行政法规规定应当办理批准、登记等手续的,依照其规定。

2. 债权让与通知。如果符合上述基本要件,让与人和受让人之间的让与合同即成立并生效,发生债权转让的效果,在他们之间产生内部效力。但由于让与合同不具有公示性,此时债务人可能会不知道债权让与的事实,而仍然对原债权人履行债务;如允许让与合同自成立时对债务人生效,那么债务人因不知让与事实而为履行却不发生清偿的效果,同时又对新债权人(受让人)负有债务不履行的责任,显然对其不公平。为了保护债务人的利益,《合同法》第80条第1款规定:"债权人转让权利的,应当通知债务人。未经通知,该转让对债务人不发生效力。"债权让与通知为观念通知,让与通知有无效或者可撤销的原因时,按无效或可撤销的规定处理。债权让与通知到达债务人或其代理人时生效,通知的时间不得晚于债务履行的时间。

依据《合同法》第80条第2款的规定,债权人转让权利的通知不得撤消,但受让人同意的除外。按上述《合同法》第80条第1款的文以规定,应由债权人通知债务人有关债权让与情况,但这样解释通知的主体过于狭隘,应通过目的性扩张予以解释,允许受让人也可以作为让与通知的主体,从而有利于灵活地解决实际中的问题。但从保护债务人履行安全的角度考虑,受让人为让与通知时,必须提出他已经取得债权的证据,例如债权让与合同、让与公证书等,否则债务人可以拒绝履行。

关于债权让与是否构成诉讼时效中断的事由,国外的立法例通常规定,只有债权人向债务人请求履行才能发生时效中断的效果。而在债权让与,通知债务人的可能是已经将债权让与他人的原债权人,或者是因债权让与而取得债权但其债权人地位尚未对债务人发生效力的受让人。此时,原债权人的通知或受让人的通知,似乎都不属于"债权人向债务人请求履行"。最高人民法院《诉讼时效解释》第19条第1款规定:"债权转让的,应当认定诉讼时效从债权转让通知到达债务人之日起中断。"据此,无论是谁对债务人作出债权让与的通知,只要债权让与有效,则该债权的诉讼时效发生中断。

在例外情形下,债权让与无须通知。例如,指示债权、以背书和证券的交付而移转的无记名债券等,仅需要交付债券而移转债权,均不须通知债务人,票据债务人负有按照票据上载明的权利绝对履行的义务,而不得以未收到让与通知为由拒绝履行。特殊债权的移转必须办理登记手续,例如电话使用权的过户。

3. 债权让与的法律效力。债权让与有效成立以后,即在让与人、受让人和债务人之间产生法律效果。债权让与在让与人和受让人之间的效力,被称为债权让与的内部效力,债权让与对债务人的效力,则被称为债权让与的外部效力。

(1)债权让与的内部效力

1)债权让与生效后,在债权全部让与时,该债权即由作为让与人的原债权人移转于受让人,让与人脱离原合同债权债务关系,受让人取代让与人而成为合同关系的新债权人。但在债权部分让与时,让与人和受让人共同享有债权。

2)从权利的移转。通常主权利发生移转时,其从权利原则上应随之一同转移。《合同法》第81条规定债权人让与权利的,受让人取得与债权有关的从权利,但该从权利专属于债权人自身的除外。能够随同债权让与而一并移转的从权利包括:担保物权(质押留置须占有)、保证债权、定金债权、优先权(例如职工工资的优先受偿权等)、形成权(如选择权和催告权等)、利息债权、违约金债权和损害赔偿请求权。从权利随之移转是一般原则,但专属于让与人自身的从权利并不随之移转。

3)原债权上的负担一并移转。例如,债权已经出质,该质权不因债权的让与而消灭。

4)让与人应将债权证明文件交付受让人,并告知受让人行使合同权利必要的情况。对此《合同法》虽未作规定,但根据诚实信用原则,该义务构成让与人的从给付义务,债权证明文件包括债务人出具的借据、票据、合同文书、来往电报书信等。应告知受让人主张债权的必要情况,一般指债务的履行期、履行地、履行方式、债务人的住所、债权担保的方式以及债务人可能会主张的抗辩等。此外,让与人占有的债权担保物,也应全部移交受让人占有。

5)让与人对其让与的债权应负瑕疵担保责任。由于债权让与本身即为一种合同,因而当转让债权为有偿时,在瑕疵担保责任问题上可准用买卖合同的有关规定,即让与人应承担权利的瑕疵担保责任。

(2)债权让与的外部效力。债权的自由转让不得损害债务人的现存利益,债务人不应因债权的让与而增加自己的负担或者丧失其权利。对债务人的保护和促进债权的自由流转，是债权让与制度一个问题的两个方面。由于债权让与对债务人的效力以债权让与通知为准，该通知不得迟于债务履行期。因此，在债务人收到债权让与通知之前，对让与人（原债权人）所为的民事法律行为有效，即债务人仍以让与人为债权人而为履行的，同样可以免除其债务，受让人不得以债权已经让与为由，要求债务人继续履行，而只能要求让与人返还所受领的债务人的履行。但债务人在收到债权让与的通知后，应将受让人作为债权人而履行债务，其对让与人的履行不能构成债的清偿，债务不能免除，仍须向受让人履行，而让与人如果仍然受领债务人的给付，则属非债清偿，债务人可以要求返还。

当债权人将债权让与第三人的事项通知债务人后，即使让与并未发生或者该让与无效，债务人基于对让与事实的信赖而向该第三人所为的履行仍然有效，此为表见让与。表见让与一般只有在债权人进行让与通知行为时才能产生，如由受让人进行让与通知，则通常比较难产生表见让与的效力。也就是说，即使受让人已将债权让与通知了债务人，而债权未能让与或者让与无效时，债务人不能以其对抗受让人的事由对抗让与人。但如受让人为债权让与通知行为时，提出了其享有债权的充分证据，足以表明债权已经发生了移转，该情形仍可构成表见让与。

根据《合同法》第82条的规定，债务人接到债权转让通知时，债务人对让与人的抗辩，可以向受让人主张。这是因为债权让与是债之主体的变更，而不改变债之内容，债的同一性不因债权让与而变化，因而债权原有的瑕疵，随同移转于受让人，债务人可以对抗原债权人的事由，自然可以对抗新的债权人。该对抗受让人的抗辩权制度的目的，在于保护债务人免于因未经其同意的让与而恶化其地位。

债务人对受让人享有的抗辩权包括：①合同不成立以及无效的抗辩权；②履行期尚未届至的抗辩权；③合同已经消灭的抗辩权；④合同原债权人将合同上的权利单独让与第三人，而自己保留合同债务时，债务人基于让与人不履行对待债务而产生的同时履行抗辩权、不安抗辩权等；⑤被让与债权的诉讼时效期间届满的抗辩权等。以上抗辩事由，不论发生在让与前还是让与后，也不论发生在让与通知前还是让与通知之后，债务人均可主张。

（二）债务的承担

债务承担，指在不改变债的内容的前提下，债务全部或部分地移转给第三人承担的法律制度。债务承担使第三人承受债务，该第三人被称作债务承担人。

1. 债务承担的种类。根据原债务人是否因第三人承担债务而免责，债务承担可分为免责的债务承担和并存的债务承担：前者指第三人取代原债务人地位而承担全部债务,原债务人脱离债的关系,通常所称的狭义意义上的债务承担;[122]后者指债务人并不脱离债的关系,而由第三人加入到债的关系当中与他共同承担债务,通常被称为"债务加入"。这两种债务承担类型有以下的不同:

(1)两者的性质不同。在免责的债务承担中,第三人承受既存的债务,不是成立新的债务,因而在承担债务之前发生的对原债务人的判决,同样对第三人也发生效力;从属于原债务的从债务和抗辩权,也随同原债务一并移转至第三人。

并存的债务承担属于新的债务负担,因为其结果并不导致原债务人免除债务,而且第三人的债务与原债务人的债务不必相同,所以应视为是一项新产生的债务负担,并非原债务的承受。因而,对于原债务人的判决的既判力,并不及于并存的债务承担;第三人债务的消灭时效,也可以与原债务人债务的时效独立进行。

(2)两者主体的变更不同。免责的债务承担导致原债务人脱离债的关系,第三人取代原债务人而成为新债务人,从而引起主体的完全改变。并存的债务承担并不影响原债务人的地位,第三人只是新加入到债的关系中来,在主体方面只是增加了债务人而已。严格地讲,只有免责的债务承担才属于真正的债务移转,因而如此,免责的债务承担又被称为狭义的债务承担。

(3)两者成立的条件不同。通说认为,两者成立条件上的最大不同在于,是否需要经债权人同意。免责的债务承担,由于导致原债务人从债的关系退出,由第三人取而代之,这对于债的履行和实现关系甚大,这种债务承担必须要取得债权人的同意才能生效。并存的债务承担,并不使原债务人脱离债的关系,第三人加入债的关系有利于债权人,因而原则上不须取得其同意,债务人或第三人向债权人发出债务承担的通知即可。

(4)第三人承担合同义务的方式和范围不同。在免责的债务承担中,第三人只能独立地承担所移转的债务,其承担范围一般与原债务及其从债务相同;而并存的债务承担则是由第三人与原债务人共同承担连带责任,其承担范围不得超过原债务的限度,可以小于原债务。

2. 债务承担的条件

(1)债务有效存在是债务承担的前提。债务自始无效或者承担时已经消灭的,即使当事人就此订有债务承担合同,也不发生效力。但就不完全的债务,仍可以成立债务承担。例如,债务虽然存在可撤销或者解除的事由,但在被撤销或者解除之前,仍可成立有效的债务承担。但若债务其后被撤销或者

---

[122] 参见郑玉波:《民法债编总论》修订二版,中国政法大学出版社2004年版,第449页。

解除,则债务承担合同自始无效。对于撤销权或者解除权的行使,在免责的债务承担中,由承担债务的第三人行使;在并存的债务承担中,第三人承担的债务与原债务人的债务是相互独立的债务,只有原债务人才可以行使撤销权或解除权。将来发生的债务也可进行债务承担,只不过只有在该债务成立时,才能发生转移的效果;诉讼中的债务也可以由第三人承担,原债务人在诉讼中的判决对免责的债务承担人有效,对并存的债务人承担则没有效力。

(2)被移转的债务应具有可移转性。不具有可移转性的债务,不能够成为债务承担合同的标的。以下债务不具有可移转性:其一,性质上不可移转的债务。它指与特定债务人的人身具有密切联系的债务,需要债务人亲自履行。这种债务一般是以特定债务人的特殊技能或者特别的人身信任关系为基础而产生的,前者如以某著名演员的表演为标的的合同义务,以某画家绘画为标的的合同义务等;后者如以对某人的特别信任为基础而成立的委托合同等。其二,当事人特别约定不能移转的债务。其三,不作为义务只能由特定债的关系当事人承担,而不能移转给他人。

(3)第三人须与债权人或债务人就债务的移转达成合意。债务承担要求第三人须就债务的移转与债权人或者债务人意思表示一致。债务承担合同为不要式合同,无论书面形式或者口头形式,均无不可,但双方当事人的意思表示须为明示。第三人设立债务承担合同的方式主要有两种:

1)第三人与债权人订立债务承担合同。《合同法》第84条规定:"债务人将合同的义务全部或部分转移给第三人的,应当经债权人同意。"根据该条的文义,似乎只有债务人才有权移转债务。由于债务是为了债权人的利益而设,于此而言,在债务的移转问题上,债权人拥有比债务人更为优越的地位,根据"举重明轻"的解释规则,应当认为既然债务人可以移转债务,债权人当然也可以移转债务。所以,第三人完全可以通过与债权人订立债务承担合同进行债务的移转,在此情形既无需取得债务人同意,也不必对他进行通知。[123]

2)第三人与债务人订立债务承担合同。第三人与债务人订立的债务承担合同,自债务人与第三人达成合意时成立。债务承担合同存在无效、可撤销、效力未定的原因,被确认为无效、被撤销、不被追认后,不发生债务承担的效果,债务人不脱离债的关系,仍负有原债务。但债务人与第三人订立的移转债务的合同虽属无效或被撤销,经债权人同意后,依然发生债务承担的效果。因此,债务人或者第三人主张债务承担合同无效或撤销,或者不被法定代理人、被代理人追认,必须在债权人作出同意的表示之前作出。

(4)债务承担须经债权人同意。第三人与债权人订立债务承担合同本身

---

[123] 参见孙森焱:《民法债编总论》下册,法律出版社2006年版,第804页。

即表明债权人同意,不需另外的表示。在第三人与债务人订立债务承担合同时,则必须经债权人同意,因为债的关系建立在债权人对债务人的履行能力的了解和信任基础上,债务人的支付能力对于债权人权利的实现至关重要。如债务人未经债权人同意而将债务移转于第三人,该第三人无足够的资力和信用履行债务时,债权人的利益将毫无保障。《合同法》第84条规定债务人在移转合同义务于第三人时,应当征得债权人的同意。但这仅适用于免责的债务承担,对于并存的债务承担,不必征得债权人的同意,但应通知债权人,自通知始并存的债务承担对债权人生效。债权人同意的方式明示或者默示均可,即使他未作明确表示,但如果向第三人请求履行或者受领第三人的履行,亦可推定其同意。

债权人拒绝债务承担的,可以明示亦可默示。在债权人同意之前,第三人与债务人的债务承担合同属于效力待定的法律行为,为避免债务承担合同的效力悬而不决,可以定相当期限催告债权人于此期限内对同意与否进行答复,债权人逾期不答复的,即视为其拒绝同意。

一项有效的债务承担一般须具备上述条件。特殊情况下,根据《合同法》第87条的规定,债务人转移合同义务,法律、行政法规规定应当办理批准登记等手续的,自办理上述手续后方可生效。当事人之间约定须履行特定形式的,如公证,也需依法办理才能生效。

3. 债务承担的法律效力。有效的债务承担产生以下法律效力:

(1)第三人作为债务人法律地位的产生。免责的债务承担有效成立后,第三人取代原债务人,成为新债务人;原债务人脱离债的关系,由第三人直接向债权人承担债务。嗣后第三人不履行债的义务,债权人不得再请求原债务人承担债务,只能请求第三人承担债务不履行之损害赔偿责任或者请求人民法院向第三人强制执行,原债务人对第三人的偿还能力并不负担保义务。并存的债务承担有效成立后,第三人加入到债的关系中来,成为新债务人,同原债务人一起对债权人连带承担债务,但当事人约定按份承担债务的,依其约定。第三人不履行债务的,债权人可以请求人民法院强制执行,也可以请求原债务人履行债务。

(2)抗辩权随之移转。根据《合同法》第85条的规定,债务人转移义务的,新债务人可以主张原债务人对债权人的抗辩。这一点无论对于免责的债务承担,还是并存的债务承担都适用。债务存在无效原因时,新债务人可以向债权人主张无效;债务履行期尚未届至的,新债务人亦可据以对债权人的履行请求提出抗辩。此外,在双务合同中,也可以主张同时履行抗辩权和不安抗辩权等。但应注意的是,根据债务承担的无因性,除另有特别约定,新债务人不能就原因行为的不成立、无效等事由对债权人主张抗辩,只能基于债务本身所具有的抗辩事由向债权人主张抗辩。

（3）从债务一并随之移转。根据《合同法》第86条规定，债务人转移义务的，新债务人应当承担与主债务有关的从债务。例如，主金钱债务的利息债务，随着主债务的承担而移转于作为新债务人的第三人。但从债务专属于原债务人自身的除外，如保证债务不当然随主债务移转而移转，理由是保证人之所以为原债务人作保，以原债务人的信用和责任财产为基础，如原债务人退出债的关系，除非保证人同意，否则他无需为新债务人作保。应注意的是，如果债务附有违约金，该违约金债务是否一并移转给承担人，应区分不同情况对待：如承担人承担债务以后违约，他应承担违约金责任；如在承担人承担债务以前，违约行为就已经发生，此时违约金的债务已经存在，仅承担人明确表示承担违约金债务，否则不用承担该债务。另外，承担人也不得以原债务人的债权向债权人主张抵销，因为若允许其抵销，则无异于承认承担人处分债务人的权利。[124]

（三）债的概括承受

债的概括承受，指债的一方主体将其债权债务一并移转于第三人，既可以为全部债权债务移转，也可以为一部分债权债务的移转。部分的概括承受，可因对方当事人的同意而确定原当事人和承受人的份额；如无明确约定，在原当事人和承受人之间发生连带关系。债的概括承受，基于当事人之间的合同而产生的，称为意定概括承受。《合同法》第88条对此作出规定；基于法律的直接规定而产生的，称为法定概括承受，《合同法》第90条对此进行了规定。债的概括承受的典型，有合同承受和企业合并与分立。

1. 合同承受。合同承受，指合同当事人一方与第三人订立合同，将合同权利义务全部或者部分地移转给第三人，经对方合同他方当事人同意后，由该第三人承受合同地位，全部或部分受让合同权利，承担合同义务（《合同法》第88条）。合同承受也可以基于法律的直接规定而发生，例如《合同法》第229条规定："租赁物在租赁期间发生所有权变动的，不影响租赁合同的效力。"据此，当租赁物被出卖后，基于"买卖不破租赁"的原则，买受人除了可取得所有权之外，还承受该租赁物上原有租赁合同关系中出租人的权利义务。这种合同权利义务的概括移转并非基于当事人的意志，而是基于法律的直接规定，因而属于法定承受。

合同承受既转让合同权利，又转让合同义务，因而被移转的合同只能是双务合同。单务合同只能发生特定承受，即债权让与或债务承担，不能产生概括承受。因为合同承受不仅包括合同权利的移转，还包括合同义务的移转，所以

---

[124] 参见孙森焱：《民法债编总论》下册，法律出版社2006年版，第808页。

合同一方通过合同将权利和义务进行概括移转时,必须取得对方当事人的同意。合同承受的有效,使承受人取代出让人的法律地位,成为合同关系的当事人,出让人脱离合同关系。其后,如承受人不履行合同义务,也不能再诉诸出让人承担责任。合同承受是一种无因行为,承受人得对抗出让人的事由,不得用以对抗对方合同当事人。

2. 企业合并与分立。企业合并,指两个以上的企业合并为一个企业。企业合并不同于破产,为了保证相对人和合并企业的利益,根据主体的承继性原则,企业合并之前的债权和债务应由合并后的企业承担。对此,《民法通则》第44条第2款明确规定:"企业法人分立、合并,它的权利和义务由变更后的法人享有和承担"。《合同法》坚持了这一立场(第90条)。

企业合并后,原企业的债权债务发生的移转,属于法定移转,勿须征得相对人的同意,依通知或公告而发生效力。以公告方式进行通知的,应当保证在一般情形下能为相对人所知悉。通知到达相对人或公告期满时,原债权债务即移转于合并的新企业,该企业成为合同关系的当事人,享有债权并承担债务。与此同时,债权的从权利、抗辩权和债务的从义务、抗辩辩权一并移转。

四、合同权利义务的终止

合同权利义务的终止,指合同关系在客观上不复存在。合同终止的事由主要有:

1. 合同目的消灭,包括目的达到和目的不能达到:目的达到,即当事人的利益得到满足时,债发生消灭。例如,清偿(包括代为清偿、代物清偿)以及担保的实现(例如实现抵押权等)。合同目的不能达到,指债的当事人的利益要求在客观上已经无法得到满足。例如,当事人死亡或者丧失行为能力,因不可抗力导致不能履行等。

2. 当事人消灭合同关系的意思。合同债权为财产权,原则上债权人可以抛弃,从而导致债的关系归于消灭,即构成债务的免除。债的抛弃为单方民事行为,一经作出,债务人即免负履行义务,债权债务关系也不复存在。合同之债,可经双方当事人协商一致解除,或者一方当事人依法行使解除权解除,债即因解除而消灭。

3. 无实现或请求的必要。有时客观上合同债务即便没有得到实际履行,债权人的利益也不因此受损。例如,在可抵销的情形,当事人双方互负的债务不必通过各自的履行即可消灭;在混同的情形,债权人与债务人同归于一人,自然也无必要再履行。

合同的权利义务消灭后,当事人仍应遵循诚实信用原则,根据交易习惯,履行通知、协助、保密等义务,《合同法》第 92 条规定了后合同义务。[125] 例如,离职的受雇人仍应为雇主保守营业秘密;房屋的出租人在租赁合同终止后仍应允许承租人在适当位置张贴移居启事等。所谓的"后合同义务",属于当事人之间的一种"法定债之关系",对其内容,并不排除当事人可以具体约定。[126] 当事人违反上述后合同义务给对方造成损失的,应承担损害赔偿责任。对此,《合同法解释(二)》第 22 条规定:"当事人一方违反合同法第 92 条规定的义务,给对方当事人造成损失,对方当事人请求赔偿实际损失的,人民法院应当支持。"

(一)清偿

清偿,指当事人实现债权目的的行为。清偿与履行意思相近,前者强调的是给付结果的发生,后者强调的是债务内容的实现过程和行为。在通常情形下,符合债之本旨的履行会产生债务关系消灭的法律效果从而构成清偿,因此,履行被视为是债的清偿方式。但是债的履行,多指债务人实施债的内容所要求的特定行为,或指债务人或清偿人依债务的本旨而为给付。[127]

1. 代为清偿。债务人自己通常也是清偿人,但清偿也可由第三人做出。如果债务人使用履行辅助人清偿债务,或以实施法律行为方式授权代理人进行清偿,这些情形仍属于债务人清偿,不构成代为清偿。代为清偿,又被称为"第三人的清偿",指第三人为他人(债务人)的债务而实施清偿。

代为清偿具有重要的经济意义,当给付并不具有必须由债务人自身清偿的性质时,第三人的代为清偿满足了各方的要求。对债权人而言,如果由谁履行债务不影响他的利益,通过受领第三人的清偿可以实现债的目的;对第三人而言,为了给予债务人资金上的帮助,或为了替代承担债务人的债务,或为了消灭优先于自己的其他债权等等,而替代债务人清偿债务在现实中也常有必要;对债务人而言,第三人代为清偿的结果可能导致他向第三人负担债务,如果第三人以赠与为目的代为清偿,则债务人还可免去其所负担的给付义务,因此,代为清偿对他而言也并无不利。

代为清偿并非在一切情况下都适用,其适用必须符合一定条件:

(1)依债务的性质,可以由第三人代为清偿。如作为债的关系内容的债务属于专属性的,则性质上不许代为清偿(如演员的演出、学者的演讲)。普遍认可的基于债务性质不得代为清偿的情形有:不作为债务,以债务人本身的特别技能、技术为内容的债务,因债权人与债务人之间的特别信任关系所生的债务等。

---

[125]《合同法》第 92 条规定:"合同的权利义务终止后,当事人应当遵循诚实信用原则,根据交易习惯履行通知、协助、保密等义务。"
[126] 参见韩世远:《合同法学》,高等教育出版社 2010 年版,第 260 页。
[127] 参见黄茂荣:《债法总论》第二册,中国政法大学出版社 2003 年版,第 88 页。

（2）债权人与债务人之间无不得由第三人代为清偿的约定,但该约定必须在代为清偿前为之,否则无效。

（3）债权人没有拒绝代为清偿的特别理由,债务人也无提出异议的正当理由。故第三人代为清偿时,无须征得债务人或债权人同意。仅在债务人有异议时,债权人有权拒绝其清偿。但第三人对债的履行有利害关系时,债权人不得拒绝。[128] 例如,抵押物或质物的所有权人,在设定抵押权或质权之后,将其所有权移转给第三人时,该第三人为避免抵押权或质权的执行而蒙受不利,他可以向债权人代为清偿,即使债务人提出异议,债权人仍不得拒绝。[129]

（4）代为清偿的第三人必须有为债务人清偿的意思。代为清偿与债务承担不同:其一,如清偿人误信为自己债务而清偿时,不成立代为清偿;其二,连带债务人、不可分债务的债务人,仅在超过自己本来负担的给付义务而为清偿的范围内,才构成代为清偿;其三,通说认为,由债务人和第三人之间成立的免责债务承担,须经债权人同意,债权人没表示同意的,债务人和第三人之间的代为清偿约定仍然有效,第三人有义务向债权人代为清偿债务人的债务。

2. 代物清偿。如果债务人不能依照原来约定的方式或内容履行债务,他可以提议以其他标的或方式来履行债务,以达到清偿的效果。例如,原来约定的标的物是小麦,由于天灾,小麦绝收,债务人可通过与债权人约定,以大米为清偿,这就是所谓的代物清偿。代物清偿制度蕴涵着重订合同的制度,它对债务人具有照顾意义。应指出的是,代物清偿不仅可以适用于债权人和债务人之间,也可以适用于清偿人与债权人之间。

代物清偿的法律效果是消灭原债务,它与清偿具有同样的效力,与替代物的价格无关。同时,当事人也可以就部分债务进行代物清偿,此时仅发生部分债务消灭的效果。代物清偿一旦进行,债权人不得请求原给付,因为代物清偿一方面为立即给付,另一方面使债权消灭。原债务因有偿行为而发生的,清偿人应保证替代的给付不具有权利上或物之品质方面的瑕疵,否则可能构成瑕疵履行。[130] 如果原债务属于无偿行为,关于代物清偿的瑕疵,仍适用无偿行为的规定。

在代物清偿中,代替原定给付的他种给付通常包括但不限于以下类型:移转特定物的所有权,当标的物为不动产时,移转登记完成后发生代物清偿的效力;让与债权;交付汇票、支票。但债务人为满足债权人利益,负担新债务且在

---

[128] 参见梅仲协:《民法要义》,中国政法大学出版社 2004 年版,第 303 页。

[129]《物权法》第 191 条第 2 款规定:"抵押期间,抵押人未经抵押权人同意,不得转让抵押财产,但受让人代为清偿债务消灭抵押权的除外。"第 219 条第 1 款规定:"债务人履行债务或者出质人提前清偿所担保的债权的,质权人应当返还质押财产。"

[130] 参见张广兴:《债法总论》,法律出版社 1997 年版,第 266 页。

该新债务不履行时旧债仍不消灭的,构成不同于代物清偿的间接给付;债务人作为替代旧债务而负担新债务并使旧债消灭的,属于债的更改,但与代物清偿难以区分。例如,以代替原债务的履行而发行汇票时,由于涉及债务要素的变更,到底属于代物清偿还是债的更改,存在争论。[131]

另外,代物清偿须有当事人之间的合意。代物清偿涉及以他种给付代替原定给付,所以必须经清偿人(包括债务人和为清偿的第三人)与清偿受领人(包括债权人和受领清偿的第三人)就代物清偿达成合意。仅仅有清偿人的单方决定,而无清偿受领人的同意,不成立代物清偿。清偿受领人的同意,也可以是推定的,例如他无异议地受领履行。

3. 清偿抵充。在通常情形下,关于债务人的给付旨在清偿何项债务,一般不存在异议。如果债务人与债权人之间仅存在一项债务,或者存有数项债务但其给付的种类不同,纵使债务人未明示其清偿决定,也能从给付的内容推知所欲清偿的债务。[132]比如,在劳务债务和贷款债务并存时,债务人支付金钱显然是清偿贷款债务。然而在实践中时会发生债务人对同一债权人负担数项种类相同的债务,或者负担一项债务而分为数次给付,当债务人的给付不足以清偿全部债务时,便会产生何项债务应先受清偿的问题。如果该数项债务中有的附有担保或附有利息,有的未附担保或未附利息,则受偿顺序的不同,显然会影响剩余的债权是否仍附有担保或利息,对当事人利益的影响重大。为此,清偿必须进一步精确化,以确定债务受偿的先后顺序,用于解决这一问题的法律制度便是清偿抵充制度。

根据意思自治原则,债务的履行先后顺序,可以在不损害第三人利益的条件下由清偿人和清偿受领人自由决定。因此,当事人之间就债务人的给付系清偿抵充何宗债务有约定时,从其约定。清偿抵充合同既可为明示,也可以为默示;抵充合同订立的时间既可以在给付时,也可以在给付前,但不能是给付之后。

如果当事人之间没有约定,则清偿人有权单方面指定其给付清偿何宗债务。这种指定为形成权的行使,应向清偿受领人以意思表示为之,一经指定后,清偿人不得撤回,因此指定应在清偿之前或清偿当时做出。如果清偿人不进行指定,清偿受领人也可以加以指定,但必须在清偿当时进行指定(或者清偿后的合理期间),清偿人可以立刻表示反对,使其指定归于无效。

清偿人或清偿受领人不为指定或指定无效时,适用法定抵充。对此,《合同法解释(二)》第 20 条规定:"债务人的给付不足以清偿其对同一债权人所

---

[131] 参见史尚宽:《债法总论》,法律出版社 2000 年版,第 824 页。
[132] 参见陈自强:《民法讲义 II 契约之内容与消灭》,法律出版社 2004 年版,第 337 页。

负的数笔相同种类的全部债务,应当优先抵充已到期的债务;几项债务均到期的,优先抵充对债权人缺乏担保或者担保数额最少的债务;担保数额相同的,优先抵充债务负担较重的债务;负担相同的,按照债务到期的先后顺序抵充;到期时间相同的,按比例抵充。但是,债权人与债务人对清偿的债务或者清偿抵充顺序有约定的除外。"

根据上述第 20 条的规定,债务人的给付不足以清偿其对同一债权人所负的数笔种类相同的债务时,清偿抵充顺序是:第一,债权人与债务人对清偿的债务或者清偿抵充顺序有约定的,按照约定抵充;第二,应当优先抵充已到期的债务;第三,几项债务均到期的,优先抵充对债权人缺乏担保或者担保数额最少的债务;第四,担保数额相同的,优先抵充债务负担较重的债务;第五,负担相同的,按照债务到期的先后顺序抵充;第六,到期时间相同的,按比例抵充。[133]

上述为原本债务之间的清偿抵充,如果债权人除原本债务外,尚应支付利息及费用,而清偿人的给付不足以清偿其全部债务时,则应依费用、利息、原本债务的顺序抵充。《合同法解释(二)》第 21 条规定:"债务人除主债务之外还应当支付利息和费用,当其给付不足以清偿全部债务时,并且当事人没有约定的,人民法院应当按照下列顺序抵充:(一)实现债权的有关费用;(二)利息;(三)主债务。"主张一定给付抵充一定债务的清偿者,应由债务人证明所抵充债务已消灭。债权人对于债务人有数宗同种内容的债权,如债务人证明为履行目的已对债权人为给付,则债权人主张其抵充其他同种债权的,应举证证明其他同种债权的存在。

(二)抵销

抵销,指二人互负债务时,各自以其债权充当债务的清偿,从而使其债务与对方的债务在对等额内相互消灭。其中,主张抵销的一方当事人的债权,被称为主动债权;被抵销的债权,被称为受动债权。抵销依其产生的根据不同,可以分为合意抵销与法定抵销:前者指由当事人约定的抵销,由《合同法》的一般规定调整,法律无过多干预的必要;后者指当法律规定的抵销要件具备时,依当事人一方的意思表示即可发生抵销效果,这种当事人一方的意思表示即可发生抵销效力的权利,称为抵销权,其性质为形成权。

根据《合同法》第 99 条的规定,法定抵销须具备以下要件:

(1)必须是当事人双方互负债务、互享债权。抵销以双方的债权在对等额内消灭为目的,因此,双方债权的存在为其必要前提。抵销权的产生,在于

---

[133] 参见:《妥处合同纠纷保障经济平稳较快发展——最高人民法院研究室负责人就合同法解释(二)答本报记者问》,载《人民法院报》2009 年 6 月 8 日第 4 版。

当事人对于对方既负有债务,同时又享有债权。另根据《合同法》第83条规定,在债权让与情形下,债务人的债权先于转让的债权到期或者同时到期的,债务人可以向受让人主张抵销。

（2）双方互负的债务,必须标的物的种类、品质相同。正因为要求标的物的种类、品质相同,故抵销通常适用于金钱债务。如双方当事人的给付物的种类虽然相同,但品质不同,例如甲级东北大米和乙级东北大米,原则上不允许抵销。以特定物为给付物时,即使双方的给付物属于同一种类,也不允许抵销。

（3）必须是主动债权已届清偿期。因债权人通常仅在清偿期届至时,才可以现实地请求清偿。如果债权未届清偿期也允许抵销的话,就等于在清偿期前强制债务人清偿,牺牲其期限利益,显属不合理。所以,主动债权已届清偿期才允许抵销。不过,主动债权未定清偿期的,只要债权人给债务人以宽限期,宽限期满即可抵销。《合同法》第99条规定双方债权均应届清偿期,但因债务人有权抛弃期限利益,在无相反的规定或约定时,债务人可以在清偿期前清偿。所以,受动债权即使未届清偿期,也应允许抵销,但对由此给被动债权人造成的损失,应予赔偿。

（4）双方的债务须非不可抵销的债务。指依给付的性质,如果允许抵销,就不能达到合同目的的债务不可抵销。例如,以不作为债务抵销不作为债务,就达不到合同目的,故不允许抵销;劳务之债如果被抵销,则失去债权设定的目的。故意实施侵权行为而产生的债权,不得作为受动债权被抵销。如果允许故意实施侵权行为而负担的债务（即受害人对加害人的债权）凭借加害人的单方意思表示而抵销,有诱发侵权行为的可能。例如,出借人甲对借款人乙享有5万元的借款债权,多次讨债未果,甲故意殴打乙致其须对乙承担5万元的损害赔偿,如果甲可实施抵销,则将助长甲实施故意侵权行为。

（三）提存

债务的履行往往需要债权人协助,这是诚实信用原则的题中之意。如债权人无正当理由拒绝受领或因客观原因不能受领债务人的履行,债权人虽然依法负有受领迟延的责任,但债务人的债务却并未消灭。在这种场合,债务人仍应随时准备履行,为债务提供的担保也无法消灭,这显然有失公允。为解决这一问题,法律规定了提存制度,赋予债务人在上述情形下向提存部门履行给付而使债归于消灭的权利。从法律构造上看,提存涉及三方当事人,即作为提存人的债务人与受领提存的提存部门形成一个向债权人为给付的关系,但无需债权人作出受益的意思表示。[134]

根据《合同法》第101条规定,在以下情形债务履行人可以提存:其一,债

---

[134] 参见郑玉波:《民法债编总论》修订二版,中国政法大学出版社2004年版,第504页。

权人拒绝受领、迟延受领;其二,债权人下落不明。其三,债权人不能受领,即在债权人死亡或者丧失行为能力,又未确定继承人或者监护人的情况下,债务人无法确定履行受领人;其四,法律规定的其他情形。《担保法》第49条第3款规定,抵押人转让抵押物所得的价款,应当向抵押权人提前清偿所担保的债权或者向与抵押权人约定的第三人提存。

提存的标的物,以适于提存者为限。标的物不适于提存或者提存费用过高的,债务人依法可以拍卖或者变卖标的物,提存所得的价款(《合同法》第101条第2款)。适于提存的标的物主要有:货币、有价证券、票据、提单、权利证书;贵重物品;担保物(金)或其替代物;其他适于保存的标的物(《提存公证规则》第7条)。不适于提存的标的物例如:低值、易损、易耗物品;鲜活、易腐物品;需要专门技术养护物品;超大型机械设备、建设设施等。不适于提存的标的物,债务人可以委托中介机构拍卖或变卖,将所得价款提存。

提存人应在交付提存标的物的同时,提交提存书。提存书上应载明提存人的姓名或名称、提存物的名称、种类、数量以及债权人的姓名或名称、住址等基本内容。此外,提存人应提交债务证据,以证明其所提存之物确系所负债务的标的物;提存人还应提交债权人受领迟延或下落不明等致使债务人无法履行债务的证据。如有法院或者仲裁机构的裁决书,也应一并提出。其目的在于证明其债务已符合提存要件,以便提存部门判定是否准予提存。

自提存之日起,债务人的债务归于消灭。对此,《提存公证规则》第17条后段规定:"提存之债从提存之日即告清偿。"提存物在提存期间所产生的孳息归提存受领人所有。提存人取回提存物的,孳息归提存人所有(《合同法》第104条、《提存公证规则》第22条第1款)。

提存的不动产或其他物品的收益,除用于维护费用外,剩余部分应当存入提存账户(《提存公证规则》第22条第4款)。标的物提存使债权得到清偿,标的物所有权转移归债权人,标的物毁损灭失的风险也转移归债权人负担(《合同法》第104条)。但因提存部门过错造成提存标的物遭受毁损或灭失的,提存部门负有赔偿责任。

提存部门有保管提存标的物的权利和义务。提存部门应当采取适当的方法妥善保管提存标的物,以防毁损、变质或灭失。对不宜保存的,提存受领人到期不领取或超过保管期限的提存物品,提存部门可以拍卖,保存其价款。提存的存款单、有价证券、奖券需要领息、承兑、领奖的,提存部门应当代为承兑或领取,所获得的本金和孳息在不改变用途的前提下,按不损害提存受领人利益的原则处理。无法按原用途使用的,应以货币形式存入提存账户,定期存款到期的,原则上按原来期限将本金和利息一并转存。股息红利除用于支付有关的费用外,剩余部分应当存入提存专用账户(《提存公证规则》第22条第2

款、第 3 款)。

　　提存人可以凭人民法院生效的判决、裁定或提存之债已经清偿的公证证明取回提存物。提存受领人以书面形式向公证处表示抛弃提存受领权的,提存人有权取回提存物。提存人取回提存物的,视为未提存,因此产生的费用由提存人负担。在提存人未支付提存费用前,提存部门有权留置价值相当的提存标的。提存人取回提存物的原因有提存错误,提存的原因已经消灭或提存受领人同意返还。

　　(四) 免除

　　免除,指债权人单方抛弃债权,导致债务的全部或部分消灭。免除的原因可以是有偿也可以是无偿的,如有的为赠与,有的为对待给付,也有的为和解,但免除本身是无偿的。即使为使债权人免除债务而约定对待给付,也不因此而使免除具有有偿性。

　　免除应由债权人向债务人以意思表示的方式做出,债权人向第三人做出免除债务的意思表示的,不发生免除的法律效力。

　　从法律效果上看,免除的意思表示构成一项民事法律行为,民法关于法律行为的规定适用于免除。免除为单独行为,属于有相对人多意思表示,从债权人免除债务的意思表示到达债务人或其代理人时,即产生债务消灭的效果。

　　免除发生债务绝对消灭的效力,因免除使债权消灭,故债权的从权利,如利息债权、担保权等,也同时归于消灭。仅免除部分债务的,债的关系仅部分终止(《合同法》第 105 条)。免除为处分行为,仅就各个债务成立免除。因合同所生的全部债务,如两个对立的债务,只有一一将它们免除时,才发生全部免除即合同关系消灭的效果。

　　(五) 混同

　　混同,指债权和债务同归一人,使合同关系消灭的事实。债权债务的混同,由债权或债务的承受而产生,其承受包括概括承受与特定承受两种:概括承受是发生混同的主要原因。例如企业合并,合并前的两个企业之间有债权债务时,企业合并后,债权债务因同归一个企业而消灭。由特定承受而发生的混同,系指债务人由债权人受让债权,债权人承受债务人的债务。

　　合同关系及其他债之关系,因混同而绝对地消灭。债权的消灭,也使从权利如利息债权、违约金债权、担保权等归于消灭。

　　债权作为他人权利的标的时,从保护第三人的合法权益出发,债权不消灭。例如债权为他人质权的标的,为了保护质权人的利益,不使债权因混同而消灭。因为质权人对于第三债务人有直接收取权,尤其在人质债权附有担保权时,质权人就债权的继续存在享有更大的利益。

第三节　侵权责任法律制度

一、侵权责任和归责原则

（一）侵权责任法的功能

20 世纪以来,科学技术取得飞速发展,给人们带来便利的同时,也伴随着前所未有的风险,在交通、环境、能源、工厂、产品、医疗、媒体等领域,加害行为和损害事故频发。面对社会发展和科技进步的损害代价,法律的任务是预防损害发生及对受害人遭受的损害予以救济,从而将损害控制在合理的范围并妥当安排损害的移转。

损害的预防是一个系统的法律工程,其中包括事前的行政许可、强制标准、产品的监督检查,事后的缺陷产品召回、行政制裁和刑事处罚等;损害的救济措施包括侵权责任、保险赔偿、社会保险、赔偿基金、犯罪被害人的救助和社会救济等。侵权责任指加害人不法侵害他人民事权益的,依法律规定应对其所致损害应负的赔偿责任,它体现为加害人应对自己行为的负责,主要以其过错及其行为的违法性为成立要件。

在这些救济性制度措施中,侵权救济虽然不是填补损害的唯一或主要制度,但仍是不可或缺的损害补救方式,理由是"侵权行为法提供了个人权益受不法侵害时的保护机制,使被害人得依私法规定寻求救济,令加害人就其侵权行为负责,其所维护者,系个人的自主、个人的尊严,其重要性不低于冷酷的效率,实为人类社会存在的基本价值。"[135] 仅此而言,侵权救济维护的是伦理底线,事关人们共处的文明法则,纵使在损害补偿机制极为完善的现代社会,侵权责任法仍有重要的使命和意义。

除了侵权行为之外,具有不法性的行为还包括犯罪行为。犯罪行为往往导致侵权责任的承担,但也存在加害人应承担刑事责任而无须承担侵权责任即"没有赔偿的惩罚"的情形。例如,在犯罪未遂或犯罪中止的情形下,该行为构成对公共利益的危害而行为人往往须承担刑事责任,但由于其行为并未对受害人造成具体损害而无须承担侵权责任。然而在实践中,常见的是"没有惩罚的赔偿",即不构成刑事犯罪但成立侵权责任。

与刑事法律通过追究犯罪嫌疑人的刑事责任以惩罚犯罪的功能不同,侵权责任法调整的是权益侵害问题,在功能上,传统的侵权责任法以填补损害为主,而现代侵权责任法亦具有重要的预防功能。填补损害功能又被称为补偿

---

[135] 参见王泽鉴:《侵权行为法》,北京大学出版社 2009 年版,第 36~37 页。

功能,指侵权责任法以损害赔偿为主要的责任形式,原则上无损害即无救济,损害多少即赔偿多少,从而使受害人恢复至假设损害事件没有发生时的应有状态,这也是侵权责任的最高指导原则。为实现对损害的填补,侵权责任法遵循"完全赔偿"和"得利禁止"的规则,一方面在损害存在的场合,不管其类型如何、加害人是否有过错及过错程度如何,只要满足加害行为和损害后果之间的因果关系,法律应为受害人所遭受的一切损害提供救济;另一方面,侵权责任法所救济的损害仅以真实的损害为限,受害人不能获得超出其损害的赔偿,即禁止任何人因遭受侵权而获得额外的利益,其目的是避免加害人承担过重的赔偿责任而对人们的行为自由造成妨害。

侵权责任法借助确定行为人应遵循的规范,及损害赔偿的制裁而吓阻侵害行为,在一定程度上也起到了对损害的一般预防。[136] 但这种预防功能随着现代的责任保险、社会保险制度的兴起而有所弱化,损害赔偿机制透过保险制度分散了风险,行为人以群体性方式承担损害赔偿,个体化的赔偿责任越来越多被保险制度替代,预防损害的任务主要由刑法承担。但即便如此,现代的侵权责任法仍坚守过错责任原则,将行为人是否采取了合理的损害预防措施,作为判断其是否具有过错而须承担责任的标准;在保险制度中,投保人是否实施过损害事件的前科被作为确定保险费高低的影响因素,这事实上也可以为行为人采取预防损害措施的提供指引。另外,在非财产损害和产品责任领域,侵权责任法还将加害人的过错程度作为衡量损害赔偿范围以及承担惩罚性赔偿的因素,其预防损害的功能也得以体现。

(二) 侵权责任的归责原则

侵权责任法面临这样的基本问题:一个人的行为与他人蒙受的损害之间存在因果联系时,应否责成行为人承担损害赔偿的义务? 关于这个问题,传统的侵权责任法多遵循被害人须自己承担所生损害的原则,仅有特殊理由时,始得向加害人请求赔偿。在很多情形下,法院可能确认了某项损害的存在,但不考虑其移转。因为单凭让受害人获得救济,不足以构成损害赔偿的充分理由,一方的获偿将会因另一方受损而消解。况且,除非有明显的效益,否则不应启动繁琐而成本高昂的赔偿机制。[137]

在近代侵权责任法中,责成行为人承担损害赔偿责任的理由是过错,其侧重点为维护行为自由,这为世所公认的原则。但现代侵权法由行为人视角转向了受害人视角,在固守"有过错就有责任"的同时,不再奉行"无过错就无责任"的原则,而是根据利益获取、风险控制等因素来确定损害之承担。在此背

---

[136] 参见王泽鉴:《侵权行为法》,北京大学出版社 2009 年版,第 10 页。

[137] 参见[美]温德尔·霍姆斯:《普通法》,冉昊、姚中秋译,中国政法大学出版社 2006 年版,第 82 页。

景下,侵权责任法不单纯地强调对行为自由的维护,还同时关注对权益的保护,"不幸与不法之间的界限发生了移动,即损害越来越少地被作为不幸解释。损害通常更多地被看做是应得到补偿的,而进行补偿的一个手段就是认为有应予赔偿的不法行为存在。"[138] 这种视角和观念的转换,对于损害移转的私法机制之构建,影响深远,其集中体现为侵权责任的归责原则。

1. 过错责任原则。过错责任原则,又称为"过错原则""过失责任原则",指任何人只有在因过错(故意或过失)侵害他人的权益时,才需承担损害赔偿责任。根据这一原则,"有过错就有责任","无过错就无责任",过错最为行为人承担责任的必要条件。从罗马法确立了过错责任原则以来,该原则一直为各国侵权法的共同原则,适用该原则的侵权行为类型,被称为一般侵权行为。

过错责任原则符合道义观念和正义原则,体现了对自由与秩序价值的基本判断,即在行为自由与法律地位发生冲突时,行为自由应优先得到维护,这意味着正在形成者优先于已经存在者。因此,该原则为人格发展、活动自由所不可或缺,给予人们以特定的活动空间。在过错责任原则的条件下,人们只要尽到了充分的注意,主观上不存在故意或过失,就不需要对因其行为所致的损害承担责任。为此,人们可以放心大胆地去创造,只要没有过错,虽然在活动过程中造成了他人的损害,也无须为之买单。因此,这种原则有利于新机器、新技术的推行,扶持了工业革命的发展。与结果责任不同,过错责任与其说是归责原则,不如说它是责任限制原则,人们可以凭借过错的阙如而不承担责任,避免了一旦造成他人损害便需承担责任的担忧,从而保障了行为自由。

我国《侵权责任法》第 6 条第 1 款规定了过错责任原则,依据该原则受害人遭受损害后,仅在加害人的过错行为与损害之间存在因果关系时,方可请求加害人承担侵权责任。但行为人主观上是否存在过错,涉及难以为人所知的对他人主观心理的判断,如果没有一个基本的评价标准,则难免形成评价上的不统一,从而影响了该原则的规范功能。为此,现代各国的侵权责任法多采用客观化的评价标准,即将类型化、一般性的注意义务标准作为参照,以此来确定加害人过错的有无,行为人个体的经验、知识、情绪等差异不能作为衡量是否有过错的要素。在过错责任原则之下,侵权责任诉讼中采取"谁主张,谁举证"的举证责任分配原则,受害人须自己证明行为人对损害的发生具有过错,如证据不足以证明行为人的过错,他将无法追究其责任。然而在很多场合,由于专业知识和分工的限制,受害人很难证明行为人是否有过错。在此情形下,为有效保护受害人,法律规定根据损害事实便可推定行为人有过错,如果行为人要免于承担责任,他须自己举证证明自己没有过错,这种认定过错的方法即

---

[138] 参见[德]迪特尔·梅迪库斯:《德国债法总论》,杜景林、卢谌译,法律出版社 2004 年版,第 427 页。

过错推定原则。

过错推定原则,属于过错责任的具体类型,不过受害人在证明加害人是否过错时,采取了举证责任倒置的做法:即基于某种客观条件或事实推定行为人具有过错;如果行为人不能推翻该过错的推定即证明自己没有过错,那么他便须承担侵权责任。过错推定的适用,主要是为了有效地保护受害人,减轻其证明加害人过错的举证责任。对此,我国《侵权责任法》第6条第2款规定:"根据法律规定推定行为人有过错,行为人不能证明自己没有过错的,应当承担侵权责任。"由此可见,过错推定仅适用于法律有规定的情形,具体而言该原则适用于:

(1)教育机构对无民事行为能力人遭受损害的赔偿责任。《侵权责任法》第38条:"无民事行为能力人在幼儿园、学校或者其他教育机构学习、生活期间受到人身损害的,幼儿园、学校或者其他教育机构应当承担责任,但能够证明尽到教育、管理职责的,不承担责任。"

(2)非法占有高度危险物致害时的所有人、管理人的连带责任。《侵权责任法》第75条:"非法占有高度危险物造成他人损害的,由非法占有人承担侵权责任。所有人、管理人不能证明对防止他人非法占有尽到高度注意义务的,与非法占有人承担连带责任。"

(3)动物园动物的致害责任。《侵权责任法》第81条:"动物园的动物造成他人损害的,动物园应当承担侵权责任,但能够证明尽到管理职责的,不承担责任。"

(4)建筑物、构筑物等及搁置物、悬挂物致害责任。《侵权责任法》第85条前段:"建筑物、构筑物或者其他设施及其搁置物、悬挂物发生脱落、坠落造成他人损害,所有人、管理人或者使用人不能证明自己没有过错的,应当承担侵权责任。"

(5)堆放物倒塌致害责任。《侵权责任法》第88条:"堆放物倒塌造成他人损害,堆放人不能证明自己没有过错的,应当承担侵权责任。"

(6)林木折断致害责任。《侵权责任法》第90条:"因林木折断造成他人损害,林木的所有人或者管理人不能证明自己没有过错的,应当承担侵权责任。"

(7)窨井等地下设施致害责任。《侵权责任法》第91条第2款:"窨井等地下设施造成他人损害,管理人不能证明尽到管理职责的,应当承担侵权责任。"

2. 无过错责任原则。顾名思义,无过错责任指行为人即使没有过错,也要为其导致的他人的损害承担侵权赔偿责任。在学说上,无过错责任也被称为严格责任、危险责任,但是否仅以严格责任危险,存有争论。[139]《侵权责任法》

---

[139] 台湾学者王泽鉴、陈聪富和黄立教授将无过错责任与危险责任等同看待,或者与危险责任、严格责任互换适用。但大陆学者通常对它们的内涵外延进行区分,无过错责任的含义最广,可包括危险责任、严格责任,甚至还包括公平责任。

第 7 条规定:"行为人损害他人民事权益,不论行为人有无过错,法律规定应当承担侵权责任的,依照其规定。"《民法通则》第 106 条第 3 款规定:"没有过错,但法律规定应当承担民事责任的,应当承担民事责任。"这两条规定,无法单独适用,仅对无过错责任原则加以宣示。在具体的适用中,无过错责任须有法律的明文规定,不能扩大使用至一般领域,因此,无过错责任不是宽泛意义上的结果责任。

在我国《侵权责任法》中,适用无过错责任的领域有:

(1) 无民事行为能力人、限制民事行为能力人致人损害的,监护人承担无过错责任(《侵权责任法》第 32 条)。

(2) 用人单位的工作人员因执行工作任务致人损害的,用人单位承担无过错责任(《侵权责任法》第 34 条,但德国法规定选任雇员时无过错可以免责)。

(3) 提供个人劳务一方因劳务致人损害的,由接受劳务一方承担无过错责任(《侵权责任法》第 35 条)。

(4) 因产品存在缺陷造成他人损害的,生产者和销售者承担的不真正连带责任,为无过错责任。销售者具有过错的,承担最终责任;销售者无过错的,生产者承担最终责任(《侵权责任法》第 41-43 条)。

(5) 机动车与行人、非机动车驾驶人之间发生道路交通事故的,机动车一方承担无过错责任(《侵权责任法》第 48 条;《道路交通安全法》第 76 条)。

(6) 因环境污染致人损害的,污染者承担无过错责任(《侵权责任法》第 65-68 条)。

(7) 在高度危险责任中,从事高度危险作业者,高度危险物品的经营者、占有人承担无过错责任(《侵权责任法》第 69-77 条)。

(8) 饲养的动物致人损害的,动物饲养人或者管理人承担无过错责任(但动物园承担过错推定责任)(《侵权责任法》第 78-80 条;第 82-84 条)。

(9) 建筑物倒塌致人损害的,建设单位与施工单位承担无过错责任(《侵权责任法》第 86 条)。

(10) 医疗机构违反告知义务,给患者造成损害的,医疗机构承担无过错责任(《侵权责任法》第 55 条)。因医疗产品致患者损害的,医疗机构与产品提供者承担不真正连带责任的,为无过错责任(《侵权责任法》第 59 条)。

(11) 在道路上倾倒、堆放、遗撒妨碍通行物的,行为人承担无过错责任(《侵权责任法》第 89 条)。

3. 公平责任。公平责任,指当事人对于损害的发生均无过错,且法律又未规定适用无过错责任时,法院根据公平的观念,考虑受害人的损害、双方当事人的财产状况及其他相关情况的基础上,决定由加害人与受害人双方对该损害加以分担。《民法通则》第 132 条规定:"当事人对造成损害都没有过错的,可以根据实际情况,由当事人分担民事责任。"《侵权责任法》第 24 条规定:"受害人和行为人对损害的发生都没有过错的,可以根据实际情况,由双方分担损失。"

关于公平责任是否为一项规则原则,其正当性基础为何,理论上存在很大争议,有肯定与否定的不同观点。与过错责任原则针对过错归责而具有的道德基础、无过错责任原则针对危险开启等因素而具有归责的正当性不同,公平责任原则的基础在于利益的衡平,在于舒缓社会的紧张关系,是过错责任和无过错责任原则所无法替代的。由于该原则的不确定性,不需要过错等要素,因此它的适用具有人情味的特点,是社会道德与文化心理的需要。也正因为其不确定性,公平责任原则的适用,被大家诟病,其缺陷主要有:一是公平责任完全是以财产的有无和多寡作为责任分担的依据,是道德规范的法律化,会造成有资力的一方承担损害保障制度的任务,也使国家和社会逃脱对无辜受害者的救助义务。二是公平原则的适用,难免以过于宽泛、粗糙的责任法则屏蔽了公平利益的多样性,使法院不用审慎地辨别行为的多样性,而基于方便、人情或其他因素从宽适用此项原则,"致使过失责任和无过失责任不能发挥其应有的规范功能,软化侵权行为规则原则的体系构成。"[140]

除第 24 条的一般规定外,《侵权责任法》还规定了适用公平责任的四种情形:其一,见义勇为中,受益人对被侵害人的补偿(第 23 条)。其二,自然原因导致的危险,紧急避险人对受害人的适当补偿(第 32 条第 2 句)。其三,完全民事行为能力暂时没有意识或者失去控制造成他人损害且无过错时,对受害人的补偿(第 33 条第 1 款第 2 句)。其四,高空抛物或坠落物造成损害时,由可能的加害的建筑物使用人对受害人的补偿(第 87 条)。在司法实践中,适用公平责任的案例有:[141]

(1)体育比赛与体育活动中的事故,如一群人打羽毛球,双方进行混双对打,在打球过程中被告回球时球击中了原告的右眼;未成年学生在课间休息时与老师踢球,被老师的踢球行为所伤;高中生在参加学校组织的课外足球比赛,在比赛过程因争抢球发生碰撞,造成原告的人身伤害。

(2)受害人猝死且被告没有过错,如顾客在洗浴中心洗澡时猝死,被告立即拨打了急救电话并无过错;顾客酒后在被告足浴中心猝死,被告尽了安全保障义务而没有过错。

二、侵权责任法的保护范围

侵权法的保护范围,指哪些权利或利益受侵权责任法保护,其实质是法益

---

[140] 参见王泽鉴:《民法学说与判例研究》第 6 册,中国政法大学出版社 1998 年版,第 293 页。
[141] 参见程啸:《侵权责任法》,法律出版社 2011 年版,第 154 页。

保护与行为自由的关系问题;法益保护与行为自由,构成了侵权法的两大基本范畴。法益保护与行为自由的背后,代表的是受害人群体和加害人群体。在一个正常的社会,这种受害人和加害人的身份往往可以互换,基于契约论和罗尔斯"无知之幕"的理论,人们会在法益保护和行为自由之间寻求某种平衡,不会为了法益保护而绝对限制行为自由,或者为了行为自由和完全牺牲法益保护。在法益保护方面,并非侵犯法益的任何行为均构成侵权。在很多情形下,虽然造成了可感知的损害,但法律并不给予赔偿。例如,某人在一处土地上盖加油站,从而影响了临近土地的使用及价值贬低,但很难说应给予侵权法上的赔偿。因此正如自由并非越多越好一样,权利也并非越多越好。对权利的救济,也并非越多越好。[142]

关于侵权责任法的保护范围问题,我国《侵权责任法》在立法论上也采纳了概括保护的模式,其第6条第1款规定:"行为人因过错侵害他人民事权益,应当承担侵权责任。"该条文中出现的"民事权益",指引的是《侵权责任法》第2条的规定,其第2条第2款规定:"本法所称民事权益,包括生命权、健康权、姓名权、名誉权、荣誉权、肖像权、隐私权、婚姻自主权、监护权、所有权、用益物权、担保物权、著作权、专利权、商标专用权、发现权、股权、继承权等人身、财产权益。"在该款列举的民事权益中,但显然遗漏了规定"身体权",并用"等人身、财产权益"作为兜底规定,使我国侵权责任法的保护范围具有开放性。这些民事权益的类型,可以分为人身权、财产权和其他民事权益。因篇幅所限,以下仅对《侵权责任法》所保护的人身权作概要分析。

1. 生命权。在民法中,生命权建立在民事权利能力的基础上,只有民法意义上的自然人才享有。侵害他人生命权,就是杀人;即便经过受害人同意,而帮助他人自杀(如安乐死),在我国亦构成侵害生命权的侵权行为,同时还可构成故意杀人罪。生命权受侵害,被害人死亡,权利主体的权利能力终止,其自身的损害赔偿请求权无从成立。故《侵权责任法》第18条第1款第1句规定被害人的近亲属有权请求侵权人承担侵权责任。此外,支付了被侵权人医疗费、丧葬费等合理费用的人也有权请求侵权人赔偿费用,除非侵权人已支付该费用(《侵权责任法》第18条第2款)。特别应注意的是,受害人或者死者近亲属因此而遭受精神损害,可请求赔偿精神损害抚慰金,该请求权不得让与或者继承。但赔偿义务人已经以书面方式承诺给予金钱赔偿,或者赔偿权利人已经向人民法院起诉的除外(《人身损害赔偿解释》第18条)。

2. 身体权。身体权指自然人保持其身体组织的完整性并支配其肢体、器官和其他身体组织的权利。侵害身体权就是从外部破坏身体的完整性,无论

---

[142] 参见王成:《侵权责任法》,北京大学出版社2011年版,第12页。

是否造成生理功能的损伤。最高人民法院颁布的《精神损害赔偿解释》第 1 条明确规定了身体权遭受侵害时的保护,但《侵权责任法》第 2 条遗漏了该规定,显然属于非故意的遗漏,因为身体权不能简单被生命权或健康权所吸收,在解释论上应将其纳入侵权法的保护范围。例如,医生实施手术,在未经患者同意的情形下,为了防止阑尾的将来病变而将其摘除。经证明,阑尾的摘除不影响健康,但仍构成对他人身体权的侵害。[143] 身体是自然人的物质载体,不能成为他人权利的客体,但仍可通过自我决定使身体的部分脱离,例如理发、拔牙、献血、捐献器官等。这些已与人体分离的组织或器官,通过可成为独立的物,权利人对之享有所有权,并在符合法律和公序良俗的条件下支配之。不过,如果某些与身体分离的部分,只是短暂地分离,将来还要被再植入身体,或者这种分离恰恰是为了保持被取出者的某种生理功能时,则该部分依然受身体权之保护。[144]

3. 健康权。健康权指以保持身体功能为内容的权利,破坏身体功能,即构成健康权的侵害,包括对肉体及精神的侵害。关于侵害他人精神健康是否构成健康权侵害,存在不同的观点:肯定的观点认为,人的健康应包括生理健康和心理健康,心理状态的良好和不受侵害,对权利人而言具有和生理健康同样的重要性,其所遭受的损害应具有可赔偿性,且这种损害具有长期性和持续性的特点,其影响甚至不亚于生理健康的所受的损害。否定的观点认为,心里痛苦或精神创伤是人脑的主观反应,并非本意上的健康损害,心理健康不能通过健康权给予救济,而应通过精神损害赔偿的方法实现。本书认为,现代医学已揭示出精神健康具有可识别的作用机制,它与生理健康同等重要,是人格的健全与完整所不可或缺,侵害精神健康将导致出现各种精神障碍,将其作为可救济对损害有助于损害的预防,防止加害人逃脱法律责任的承担。健康权与身体权不同,但两者经常重叠。打人耳光,割须断发,拔掉牙齿如未造成生理功能上的障碍,则仅侵害身体;电话恐吓导致他人精神失常,输血导致他人感染病毒,未侵害他人的身体权但构成侵害健康权;殴打他人脏器损伤,美容机构过失致使他人毁容,同时构成侵害他人身体权和健康权。

4. 姓名权和名称权。自然人的姓名和法人、非法人组织的名称,均属于一种人格标识,通过这种可区分的人格识别,民事主体作为独特的主体在社会交往中与他人加以区分,获得自我的认同和尊严。对民事主体的姓名或名称提供保护,实质上是保护的是权利主体与姓名或名称这种符号之间的联系以及由此产生的各种财产性利益和人格利益。对权利主体而言,姓名权或名称

---

[143] 参见朱岩:《侵权责任法通论·总论》,法律出版社 2011 年版,第 141 页。
[144] 参见程啸:《侵权责任法》,法律出版社 2011 年版,第 73 页。

权的内容有消极和积极的两个方面:消极方面表现为权利主体有权禁止他人冒用、盗用自己的姓名以及未经同意使用自己的姓名或名称;积极方面表现为权利主体有权决定、变更自己的姓名或名称,有权以何种方式利用自己的姓名或名称。由于自然人姓名还涉及姓名的管理问题,在姓名的确定和变更方面,权利人受到一定的限制。对此,2014 年 11 月 1 日第十二届全国人民代表大会常务委员会第十一次会议通过了《全国人民代表大会常务委员会关于〈中华人民共和国民法通则〉第 99 条第 1 款、〈中华人民共和国婚姻法〉第 22 条的解释》,该解释规定:"公民依法享有姓名权。公民行使姓名权属于民事活动,既应当依照民法通则第 99 条第 1 款和婚姻法第 22 条的规定,还应当遵守民法通则第 7 条的规定,即应当尊重社会公德、不得损害社会公共利益。在中华传统文化中,'姓名'中的'姓',即姓氏,体现着血脉传承、伦理秩序和文化传统,公民选取姓氏涉及公序良俗。公民原则上随父姓或者母姓符合中华传统文化和伦理观念,符合绝大多数公民的意愿和实际做法。同时,考虑到社会实际情况,公民有正当理由也可以选取其他姓氏。基于此,对民法通则第 99 条第 1 款、婚姻法第 22 条解释如下:公民依法享有姓名权。公民行使姓名权,还应当尊重社会公德,不得损害社会公共利益。公民原则上应当随父姓或者母姓。有下列情形之一的,可以在父姓和母姓之外选取姓氏:(一)选取其他直系长辈血亲的姓氏;(二)因由法定扶养人以外的人扶养而选取扶养人姓氏;(三)有不违公序良俗的其他正当理由。"

5. 肖像权。肖像权指未经本人许可,他人擅自将自己的肖像通过绘画、雕塑、相片等载体进行制作和发表时,可以对这种行为加以禁止的权利。一般而言,肖像权的客体是自然人的面部特征:漫画、电视、小说等虚构的人物不享有肖像权,但这些虚拟人物的作者享有著作权;面部特征集中体现了自然人的形象特征,但随着形象特征的日趋丰富,肖像权的客体可扩张至声音、手型等人体特征。但为了维护社会公众获取信息的正当利益,法律有必要对肖像权进行一定的限制,在判断某一行为是否构成侵害肖像权时,仍须对之进行违法性的判断,如果具备违法阻却事由,利用他人的肖像便不构成侵权。这些可构成违法阻却的事由包括:其一,出于新闻报道的目的而使用新闻人物的肖像,即为了使人们能生动、直观并可信地了解新闻事件,媒体在对新闻人物进行报道时,不可避免地要使用当事人的肖像,如果允许被拍照者动辄以侵害肖像权为由起诉,则必然妨碍新闻自由,损害人们获取信息的公共利益,基于权益衡量的考虑,应准许新闻报道中合理使用他人的肖像。其二,他人的肖像只是风景的点缀。在现代社会,拍摄技术高度发达,外出旅游拍照留念等成为了日常的生活方式,人们无法避免将无关的他人摄入镜头。出于行为自由的考虑,当某人的肖像仅作为某一自然风光或某一地点的照片或摄影的背景和点缀,不具有突出特征时,即便未经被拍摄人同意,也不属于侵害其肖像权。其三,集体肖像的利用。在一些大型会议、体育赛事、游行庆典、狂欢节日、综艺节目等群体活动中,为了对之进行报道,向公众传递信息,也有必要对单个人的肖像权加以限制,以确保人们的行为自由,在这些情形下形成了集体肖像。这种肖像并非数人的肖像的简单拼凑,而是基于特定事件、活动,多人参与其中所形成的,[145] 利用集体肖像不强调其中的个体肖像特征,每个参与者的个性均为全体画面所掩盖,从而也减弱了对个体肖像的展现,从而限制了个体的肖像权。其四,公法上的限制,即为调查犯罪、通缉逃犯而设置监控探头、对犯罪嫌疑人进行拍照等,在必要的程度内是允许的。

6. 名誉权。名誉属于社会对民事主体的品德、信誉、能力、声望、形象等方面的评价,它关涉民事主体的社会地位、人格尊严。侵害名誉权主要体现为通过虚假的言语、文字、漫画或其他方式贬损他人在社会上的评价,使其受到他人憎恶、蔑视、侮辱、嘲笑,不齿与其往来等等;名誉权受侵,不以广布社会为必要,但须有第三人知悉其事。若在密室当面辱骂,无人知悉时,尚不构成。应予注意的是,名誉权不同于名誉感,不以被害人主观感受为准,应就社会一般人的评价,客观加以判断。另外,侵害名誉权应理解为使他人的社会评价降低,如果使用了侵害名誉的言词,但客观上并未造成对方的社会评价降低时,侵权行为不成立。[146] 名誉权与生命权、健康权、身体权等权利不同,判断名誉侵权是否成立,还应当将它与知情权进行利益衡量,既要维护当事人的权利,也要支持正当的言论自由。尤其在新闻报道中,如果报道的事实部分符合事实,而评论部分有所不当时,是否构成名誉侵权,属于一个棘手的问题。为协调言论自由与名誉权的保护,在判断媒体报道是否构成名誉侵权时,以下方法值得参考:其一,应当区分报道中的事实部分与意见部分,分别判断是否构成名誉侵权。关于事实部分的真假,可以通过证据加以证明,即使报道的事实与真正发生的事实有所出入,如果媒体或记者尽了必要的注意义务,也不构成名誉侵权,以免造成对新闻自由的过度钳制。同时,为增强报道的感染力,报道所使用的言辞可以多样化。关于意见部分,如果报道者就事论事,没有超越论证和批评的尺度,即使对被批评者的名誉造成一定影响,也通常不构成名誉侵权,也就是说,在批判性的报道所包含言论自由与被批评者的名誉权发生冲突时,应当向前者倾斜。然而,如果发表的意见不就事论事,而是对他人纯粹的人身攻击,此时仍构成名誉侵权。其二,应当区分公众人物与普通人物,前者负有容忍义务,社会大众或媒体对其的评论虽然过于夸张或有偏见,都必须忍

---

[145] 参见程啸:《侵权责任法》,法律出版社 2011 年版,第 7392 页。
[146] 参见［日］五十岚清:《人格权法》,［日］钟木贤／葛敏译,北京大学出版社 2009 年版,第 17 页。

受;普通人物对他人的不当评论,容忍义务较轻。理由是公众人物自愿或不自愿成为了公众关注的角色,不可避免成为人们讨论和评价的对象;他们从事的活动事关公共利益,公众和媒体有对之进行舆论监督的权利,如果允许他们动辄以名誉权受侵害为由对抗大众的知情权,将使其轻易逃避监督;此类人也拥有对于不实的报道进行反击的力量。

7. 隐私权。1890 年 12 月 15 日的《哈佛法律评论》刊发了美国律师沃伦(Samuel D.Warren)和布兰代斯(Louis D.Brandeis)的《对隐私的权利》(The Right to Privacy)文章,隐私权从而得到了系统的阐述,并成为现代日益重要的人格权类型。两者都认为,为对抗当时在美国横行的大众杂志报道名人私生活的行为,依靠已被认可的名誉侵权进行保护以外,还有必要认可一种新的对隐私的权利,即"一种保持孤独的权利。"1950 年的《欧洲人权公约》第 8 条第 1 款规定:"任何人都有追求自己的私生活、家庭生活、住所以及通信受到尊重的权利。"受此影响,二战后的世界各国的立法纷纷规定了隐私权。隐私权难以有一个确切的定义,其内容也随着时代的变迁而有所变化,一般指某人有不愿为他人所知晓的私人空间,有个人信息的自我控制,从而享受个人生活安宁的权利。他人采取披露、公开、传播他人的隐秘信息,侵入他人的私密领域,属于典型的侵犯隐私的行为。应予注意的是,隐私被揭露通常会构成社会对该人的不利评价,从而造成了被揭露者名誉的受损,因此,侵犯隐私权往往会同时构成侵犯名誉权。在我国,在很长的一段时间内,也是通过名誉权来保护隐私的。但事实上名誉权不足以保护隐私,两者存在重大的区别:其一,名誉权保护名誉,名誉是社会对权利主体的评价;隐私权保护的个人的私密,是个人对自己私密空间的权利。故此,侵犯他人的隐私权并不必然侵犯其名誉权。其二,在名誉侵权中,可以以公开的内容真实性来抗辩;但在侵犯隐私权中,被公开的信息的真实性不成为侵犯隐私权的抗辩。

8. 婚姻自主权。婚姻自主权,指自然人依法享有按照自己的意愿结婚和离婚的权利。作为重要的人身权,任何人以包办或买卖的方式破坏他人婚姻自由,或以其他暴力方式干涉他人婚姻自由的行为,均为法律所禁止。

9. 人身自由权。人身自由权,指自然人非依法定程序,不受非法的逮捕、扣押或拘禁等对身体自由的剥夺或限制。在此意义上,人身自由权仅指身体的行动自由,至于其他宗教信仰自由、言论自由等,均不属于这种意义上的自由。

10. 监护权。监护权是监护人享有的对被监护人的监督、教育、管理和保护的权利,通说认为监护权是一种职责。侵犯监护权的典型为拐卖人口、导致被监护人脱离监护人或医疗机构因过失导致新生儿被他人错抱或被他人拐走,这些行为给监护人丧失对被监护人的监护。对此,最高人民法院颁布的《精神损害赔偿解释》第 2 条规定:"非法使被监护人脱离监护,导致亲子关系

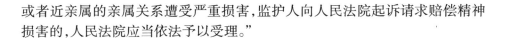

或者近亲属的亲属关系遭受严重损害,监护人向人民法院起诉请求赔偿精神损害的,人民法院应当依法予以受理。"

三、一般侵权行为

侵权行为的成立,因不同的归责原则而有不同的构成要件,在一般侵权行为中,加害人的过错是不可或缺的因素;在特殊侵权行为中,法律规定的是无过错责任或者过错推定。本处分析的侵权行为的构成要件,有部分要件是所有的侵权行为成立的共同要件(加害行为、损害和因果关系),有部分要件是一般侵权行为成立的要件(过错)。

(一) 加害行为

行为指受行为人意思支配而表现出来的活动,可以是积极的作为,也可以是消极的不作为。基于自己行为责任原则,行为人只对自己的作为或不作为导致的损害承担责任。因此,不受其意识支配的无意识举止,不成立行为,如梦中骂人、梦游、驾车时因中风肇事等。某人的行为导致他人受损,既可以是直接的行为,也可以是间接行为,后者如医生对患者输送感染的血液,患者怀孕后传染给胎儿。应予注意的是,加害行为是否存在,应由被害人承担举证责任。

在现实生活中,常见的侵权系以作为的方式实施。例如,殴打他人、盗窃或毁损他人财物、驾车撞倒他人等。在不作为侵权的场合,问题比较复杂,仅在行为人有积极的作为义务时才成立不作为的侵权。如果某人并无法律上的积极的作为义务,即便是有所不为,也不成立加害行为,原因为:一是要维护个人行为的自由,人类的互爱互助只是道德义务,不能以道德义务来强制限制人们的行为自由;二是如果认为人们均有作为义务,将导致确定谁为加害人方面产生困难,并导致责任法的泛滥。不作为侵权的发生,以作为义务为前提,积极的作为义务多产生于如下情形:

1. 基于法律的规定而产生的作为义务。例如,基于亲属关系的作为义务,如监护人与被监护人、夫妻、父母子女之间,法律通常规定了作为义务,《婚姻法》第 20 条第 1 款规定:"夫妻有互相扶养的义务。"《婚姻法》第 21 条第 1 款规定:"父母对子女有扶养教育义务;子女对父母有赡养扶助义务。"又如,在缔约过程中,当事人之间建立了特别的信赖关系时,当事人就负有协助、通知与保护义务,如一方未尽此等义务导致他方受损的,也可成立侵权责任。

2. 合同约定的作为义务。当事人可以通过合同的方式为他人或自己设定义务,如果此等义务的不履行造成对方固有利益的损害,通常看成立侵权与违约的竞合。例如,保姆在照顾他人幼儿时,由于过失未尽到看护义务,使幼儿爬窗失足掉落或者触摸电源致伤,或眼见幼儿吞噬玩具而不加阻止,结果导致损害。

3. 在先行为的作为义务。行为人的在先行为诱发了危险,从而使其具有消除该危险状态,或在危险成为现实时的救助义务。例如,某人将汽车停放在斜坡,应当刹车并熄火;某人驾车不慎将石头掉落路中,应当及时清除或者设置警示标志;某人载送乘客发生事故,即使没有过失,也应当及时对受伤者施以抢救或呼救;挖掘水沟,应当加盖或者采取必要的避免损害发生之措施等。

4. 基于职务或业务而产生的作为义务。例如,警察有保护人民群众安全制止犯罪的义务,对于公民的权益受到侵害时有进行立即救助的义务;公共场所或者群众性活动的组织者,对进入该场所或参加活动的他人,有安全保障义务。

（二）损害后果

侵权行为的成立,须以发生损害为必要,若无实际损害,则无赔偿。所谓的损害,德国学者创立了"差额说"（利益说）,他认为损害并非是具体的侵害结果本身,而是侵害结果对于受害人的财产所产生的不利益。[147] 这种学说主张,在计算损害时,首先应假设没有发生致害事实时,受害人现在的财产总额将会是多少,然后将这个假设总额减去受害人现有的财产总额,所得的差额就是损害。与此不同的是,德国学者欧特曼、努纳尔、韦尔伯格提出的"具体损害说",这种观点认为损害的发生伴随身体受伤、物之毁损等客观现象,这种对人身或具有财产价值的财物之侵害本身就是损害。[148]

不同的损害概念,对侵权构成要件有不同的影响。例如:A 喷洒药水导致毗邻的 V 的瓜苗大面积受损,但不久一场洪水将 V 的瓜地冲毁,结果是纵使没有 A 先前的侵害行为,V 的瓜苗也必将被洪水冲走。[149] 如果按"差额说",受害人 V 并无损害,但按"具体损害说",瓜苗受损就构成了具体的损害,纵使 V 的现有财产与假设没有加害行为时的应有财产相比并未减少。又如:A 毁损了 V 的汽车,但在当天夜里发生火灾,这辆汽车也必将在车库被烧毁。[150] 按照"差额说"无损害;按照"具体损害说",有损害。

又如,按照"差额说",如果 V 的房屋闲置,在闲置期间,A 撬开房门擅自入住,两个月后才被发现,此时 V 并无房租的损失,那么 V 只能通过不当得利请求权要求返还该两个月的房租。同样,如果 V 的汽车被毁坏,汽车被送去维修,维修费用可构成损害;但如果 V 没有将车送去维修,继续使用受损车辆,此时存在损害吗? 对此,法院通常会提到另外一个原则,即原告有权自由处分其所得的赔偿金,可以决定是否用于维修。所以,原告可以获得假定的维修期间

---

147 参见陈聪富:《人身侵害之损害概念》,载《台大法学论丛》第 35 卷第 1 期,第 49 页。
148 参见曾世雄:《损害赔偿法原理》,中国政法大学出版社 2001 年版,第 124~125 页。
149 参见袁文报:《李某该承担什么责任》,载《人民法院报》2006 年 8 月 21 日。
150 参见[德]迪特尔·梅迪库斯:《德国债法总论》,杜景林/卢谌译,法律出版社 2004 年版,第 451 页。

的使用损失。再如,如果某学童喜欢集邮,多年收集的邮票被邻居失火烧毁。学童伤心至极,事情经过报刊登载,不少善心人士不约而同赠与邮票,远远超出原来被烧毁的邮票,如果按"差额说",则并无损害,最后会便宜了加害人。[151] 由此可见,"差额说"不能公平解决所谓问题,仍需要通过法律政策的解释,确定是否存在损害。

(三) 因果关系

因果关系,指行为与损害后果之间的因果关联,行为人仅对自己行为造成的损害承担赔偿责任,这是自己责任的要求,也是控制责任范围所必须,否则人们对到底应在何等范围内承担责任将无所适从。例如,汽车过失相撞,导致交通长时间堵塞,产生了一系列的连锁反应:A 延误登机,机票作废,出行旅游取消;B 急病送医院,因道路堵塞而病情加重甚至延误抢救时机而死亡;C 迟到参加公务员考试,被拒绝进入考场,丧失考取机会;D 歌唱家延误了出场,举办方取消演唱会并要求其承担违约损害赔偿;驾车者为了绕行而跨过 E 的土地,导致作物受损,等等。显然,如果要求事故制造者对这些所有的损害承担赔偿责任,赔偿范围过于宽泛,因此,在法律上必须限缩因果关系的链条,将过于遥远的损害加以排除,这就是因果关系要处理的问题。

判断行为与损害之间的因果关系,学说上通常采用"相当因果关系说",即行为在一般情形下,而依通常事理(即经验法则)认为足以导致损害的发生,便可认定该行为与损害结果之间存在因果关系。在考察行为和损害之间是否存在相当因果关系,要作两个步骤的判断:一是行为是否属于损害发生的"条件",如果不属于损害发生的条件,则没有进一步考察的必要,而径行否定其与损害的因果联系;二是属于损害发生"条件"的行为,应对损害的发生具有"相当性",这种相当性的认定建立在法律政策和价值的基础之上,具有法律上归责的功能,旨在合理地移转或分散因侵权行为而生的损害。

在现实案件中,存在如下类型的特殊因果关系:

(1) 替代因果关系。替代因果关系又被称为择一因果关系,这种因果关系涉及数个致害的原因事实,其中每个原因事实都可以同时单独造成损害,但无法查清是哪一个原因事实引起了损害。其典型案例如:一位登山者 V 被从上面掉落的石头击中而受伤,与此同时另外一块石头也掉落下来,但从其头前落下。其中一块落石归结于登山者 A1 的过失行为,而另外一块落石归结于登山者 A2 的过失,现无法确定,究竟是哪位登山者踢落的石头导致了 V 遭受损害。[152] 在此案中,A1 和 A2 的过失行为都是潜在的致害原因,但无法证实何者

---

[151] 参见曾世雄:《损害赔偿法原理》,中国政法大学出版社 2001 年版,第 123 页。

[152] 参见[奥]海尔穆特·库奇奥:《替代因果关系问题的解决路径》,朱岩/张玉东译,载《中外法学》2009 年第 5 期,第 674 页以下。

是损害的真正原因,也就是说在替代因果关系中损害的真正原因是不明确的。由于损害原因的不明确,如果采用"谁主张,谁举证"的举证法则,受害人将因无法具体证明因果关系而无法获偿。因为,为保护受害人,减轻受害人的举证责任,通常责令加害人承担连带责任[153]或按份责任。

(2)累积因果关系。累积因果关系又被称为聚合因果关系或竞合因果关系,[154]指两个或两个以上的原因事实同时导致产生一个损害后果,并且其中任何一个原因事实都足以单独引发整个损害。其典型案例如:A1 放火焚烧 V 的房屋,A2 亦同时放火烧屋,两火在合并之后共同烧毁房屋,且有证据表明 A1 或 A2 单独的放火均足以烧毁整个房屋。[155]在本案中,任何一个原因事实均足以单独导致整个损害,但各原因事实导致的损害无法相互区分:A1 和 A2 的纵火都对损害具有实际的作用力,并且无法区分各自的损害份额。但如果在本案中,如果两火各自从房屋的两则向中心蔓延,并在房屋的中心处相遇,或者往同一方向前后蔓延,那么此案便涉及下面的假设因果关系问题。如果仅仅根据加害行为之间存在细微的先后时间差就规定截然不同赔偿责任,有违一般的正义感,此时应当以经验取代逻辑。正因为如此,法院通常会认为不同活动之间的时间间隔相当微小,视为它们是在同一时间造成了损害。

(3)共同因果关系。甲乙对丙下毒,每人所投放的分量均不足以导致丙死亡,但因其共同作用而发生了丙死亡的结果。甲乙两家工厂排放污水,每家工厂的污水分量均不足以导致丙养殖场的鳟鱼死亡,但共同作用而发生鳟鱼死亡的结果。在此等案例中,甲乙的行为共同作用,导致发生损害后果,为共同因果关系。通常的处理方案是,如果甲乙之间有共同故意或过失,成立主观的共同侵权,加害人须承担连带赔偿责任(《侵权责任法》第 8 条)。

(4)合法性替代行为。合法性替代行为是一种假设的合法事实状态,它通常在不作为侵权的场合以"替代法"验证不法行为与损害后果之间是否存在因果关系,即用假设的合法行为来取代不法行为,如果损害结果依旧无法避免,便可认定不法行为与损害之间不存在因果关系。其典型案例如:医生未及时出现并救治病人,病人发生了死亡,但即使医生进行及时救治,病人还是会死亡,因为病情已经到了无可挽救的地步。[156]在此案中,医生进行及时治疗就属于合法性替代行为,它不是现实发生的事件而仅仅是一种假设。在合法性替代行为的案件中,无论行为合法与否损害结果都必然发生,但由于不法行为

---

[153] 根据《德国民法典》第 830 条第 1 款后段,在替代因果关系中每一加害人应作为连带债务人承担责任。参见陈卫佐译注:《德国民法典》第 2 版,法律出版社 2006 年版,第 308 页。

[154] 参见[奥]海尔穆特·库奇奥:《损害赔偿法的重新建构:欧洲经验与欧洲趋势》,朱岩译,载《法学家》2009 年第 3 期。

[155] 参见陈聪富:《因果关系与损害赔偿》,北京大学出版社 2006 年版,第 61 页。

[156] 参见[德]冯·巴尔:《欧洲比较侵权行为法》下卷,焦美华译,法律出版社 2005 年版,第 531 页。

与损害之间的因果关系并不明朗,需要使用替代法,用假设的合法行为取代不法行为进而验证行为与结果的关联性。在本案中,如果医生的行为合法,病人仍不可避免地死亡,就说明不法行为与损害之间缺乏关联性,进而可否定它们之间的因果联系。由此可见,合法性替代行为要解决的是因果关系是否存在的问题,涉及赔偿责任的成立与否。

（四）过错

根据过错责任原则,一般侵权行为的成立须具备加害人具有过错的要件,而且过错或预见性对确定加害人的赔偿责任范围具有重要的影响。另一方面,在加害人和受害人均有过错的场合,往往可根据过错的大小来决定责任的承担。因此,过错在侵权法中具有重要的意义。

1. 过错能力。行为人具有过错的前提是对其行为性质存在认识,能够辨认其行为法后果,即应当具备过错能力。关于何谓过错能力,我国民法学界的认识存在一定程度的混乱。有人把它视为民事权利能力的一个方面;有人把它视为行为能力;有人认为它被行为能力所包含。本文的理解是,过错能力的本质是识别能力或判断能力,只有当加害人对自己从事的行为的危险或对他人造成的损失具有认识,并且能够一般地理解自己的行为可能以某种方式产生责任时,才能认定加害人具有过错能力。[157]

2. 故意。按现代学者的理解,故意是对事件发生的欲求,但同时也包括只是接受事件的发生,而并不是行为人有意地追求达到的目的(偶然的故意)。[158] 虽然侵权损害赔偿以填补损害为其重要功能,侵权赔偿一般不具有惩罚性和制裁性,加害人的故意或过失的区分对损害赔偿影响不大,但故意仍然具有如下意义:一是某些侵权行为仅以故意为要件,例如在侵害债权、赔偿纯粹经济损失的场合,多要求行为人具有故意。二是故意的侵权责任,不得预先免除(例如《合同法》第 53 条规定当事人约定因故意或者重大过失造成对方财产损失免责的条款无效);三是因故意侵害导致的债务,加害人不得作为被动债权加以抵消;四是故意对因果关系的判断有重要意义,故意的加害人要承担的赔偿范围更广;五是受害人对损害的发生具有故意的,免除侵权人的侵权责任(例如《民法通则》第 123 条);六是加害人的故意对确定精神损害赔偿的数额有影响。

3. 过失。根据过失的不同程度,可将过失区分为:

（1）重大过失。行为人虽然没有故意,但他连起码的注意义务都没有尽到,在主观上不可宽恕而具有较大的道德上的可责难性,其法律效果原则上与

---

[157] 参见程啸:《侵权行为法总论》,中国人民大学出版社 2008 年版,第 337 页。

[158] 参见[意]桑德罗·斯奇巴尼:《〈学说汇纂〉合同外责任的重新解读及其对侵权法的启示》,阮辉玲译,载《中外法学》2009 年第 5 期。

故意相同,但有例外。具体而言,这种重大过失具有如下法律意义:[159]

1)影响侵权损害赔偿的成立。例如《公司法》第109条规定,清算组成员因重大过失给公司或债权人造成损失的,承担赔偿责任;又如,在无偿行为中,行为人通常仅在有重大过失情形下造成损害,才需要承担赔偿责任(《合同法》第189条规定赠与人仅在故意或重大过失导致赠与物毁损、灭失时才承担损害赔偿责任、合同法第374条无偿保管人责任)。

2)影响过失相抵的适用。在行为人有重大过失,而受害人只有一般过失时,过失相抵规则不适用;在无过错责任中,受害人的重大过失,可以导致赔偿义务人责任的减轻(《合同法》第302条规定承运人应当对运输过程中旅客的伤亡承担损害赔偿责任,但伤亡是旅客自身健康原因造成的或者承运人证明伤亡是旅客故意、重大过失造成的除外)。

3)在替代责任场合,影响追偿权的有无。例如,雇员或无偿帮工人有重大过失导致他人受损,他们应与雇主和被帮工人承担连带责任,后者承担责任以后可以向前者追偿;如果雇员或无偿帮工人无重大过失,则雇主和被帮工人承担了赔偿责任之后不能向其追偿。

4)影响精神损害赔偿的数额,根据最高人民法院《关于精神损害赔偿标准的若干问题的司法解释》第10条规定,确定精神损害赔偿的首要因素是侵权人的过错程度,故意或重大过失显然对赔偿数额具有影响。

(2)一般过失。行为人违反了合理人的注意义务,即一个具有相当经验的人处于行为当时的境地会如何行为,但行为人却没有如此行为,那么行为人就具有一般过失。

(3)具体的过失。这种过失以行为人通常在自己的事务上应尽的注意作为判断标准来确定的过失,是一种个别化主观性的判断标准。在多数情形下,侵权的过失以客观对一般过失为标准,具体过失仅适用在特定的情形。

四、特殊侵权行为

(一)用人者责任

1. 用人者责任的识别和归责原则。随着社会分工的发达,人们处在各种社会组织的关系之中,使用他人从事民事活动的现象广泛存在,在侵权责任领域出现了一种重要的责任形态,即雇主或用人单位对其雇员或其工作人员的不法加害行为,承担侵权损害赔偿责任,这就是用人者责任。[160] 例如,甲公司的驾驶员乙在运输货物的过程中,因过失肇事造成了丙的死亡,甲公司对丙的

---

[159] 参见叶名怡:《重大过失理论的建构》,载《法学研究》2009年第6期。

[160] 需注意的是,广义的用人者责任还涉及被使用者因执行工作任务或提供劳务而遭受损害时,雇主或用人单位对此如何承担责任的问题,但本书仅介绍狭义的用人者责任问题。

死亡承担的就是用人者责任。除了民法上的用人者责任，国家赔偿责任也涉及这种责任形态，即国家机关和国家机关工作人员行使职责时，侵犯公民、法人和其他组织合法权益造成损害的，由赔偿义务机关承担赔偿责任。国家赔偿责任由《国家赔偿法》等法律以及最高人民法院颁布的《关于适用〈中华人民共和国国家赔偿法〉若干问题的解释（一）》等司法解释调整。

在实践中，当出现国家机关或其工作人员造成他人损害时，首先要界定构成的是国家赔偿责任还是民法上的用人者责任。例如，某国家机关的专职司机受委派去机场接送单位的领导，途中过失肇事致他人损害；某地方的环保管理部门领导违法对行政相对人给予行政处罚，给其营业造成损失。在第一种情形中，虽然责任主体涉及在国家机关中工作的人员，但损害的产生与国家权力的行使无关，因此，该情形仅涉及民法上用人者的侵权责任；不同的是，第二种情形涉及国家机关职权行使所致的损害，构成国家赔偿责任，适用《国家赔偿法》及其相关法律的规定。

关于民法上的用人者责任，我国《侵权责任法》第 34 条规定："用人单位的工作人员因执行工作任务造成他人损害的，由用人单位承担侵权责任。劳务派遣期间，被派遣的工作人员因执行工作任务造成他人损害的，由接受劳务派遣的用工单位承担侵权责任；劳务派遣单位有过错的，承担相应的补充责任。"第 35 条第 1 句规定："个人之间形成劳务关系，提供劳务一方因劳务造成他人损害的，由接受劳务一方承担侵权责任。"其中，第 34 条规定了用人单位责任，涉及一般的用人单位责任和劳务派遣中用工单位与劳务派遣单位的责任；第 35 条第 1 句则规定了个人劳务关系中接收劳务一方的责任，调整的是家庭保姆、钟点工、家庭教师等个人之间劳务关系中产生的损害赔偿责任的承担问题。

用人者为何要对被使用者的执行工作行为所致的损害担责，存在不同的理论解释。有学说认为，在使用他人从事活动的关系中，工作人员为了用人者的利益工作，后者享受前者的工作成果，基于风险与收益相一致的原则，规定任何使用他人从事谋取自己利益的人，必须就使用过程中所导致的风险承担相应的责任。[161] 另有学说认为，现代的大企业或大公司拥有非常严密的技术化程序和管理手段，其工作人员必须服从指令，他们在执行本单位工作任务时受相应的管控。正因为用人者对被使用者具有控制力，责令用人者为被使用者的侵权行为承担责任可以形成有效的激励机制，促进用人者更好履行管理、监督被使用者的职责，以防止损害的发生。[162]

---

[161] 朱岩：《侵权责任法通论·总论》，法律出版社 2011 年版，第 441 页。

[162] 程啸：《侵权责任法》第二版，法律出版社 2015 年版，第 403 页。

　　由于存在上述的关系,在用人者责任的构成上适用无过错责任原则,符合公平原则。无论是用人单位的工作人员因执行工作人员造成他人损害,还是提供劳务的一方因劳务造成他人损害,纵使用人单位、接受劳务的一方没有过错,也应承担侵权责任。从侵权行为人与责任承担人相分离的角度上看,用人者责任属于替代责任,即用人单位需要为他人的行为担责。至于用人者就被使用者造成他人的损害承担赔偿责任后,可否向被使用者进行追偿,我国目前的法律规定并不明确。2004年实施的《最高人民法院关于审理人身损害赔偿案件适用法律若干问题的解释》第9条第1款规定:"雇员在从事雇佣活动中致人损害的,雇主应当承担赔偿责任;雇员因故意或者重大过失致人损害的,应当与雇主承担连带赔偿责任。雇主承担连带赔偿责任的,可以向雇员追偿。"但不同的是,我国2010年生效实施的《侵权责任法》却未规定雇主的追偿权。对此,立法机关的基本态度是:"根据不同行业、不同工种和不同劳动安全条件,其追偿条件应有所不同。哪些因过错、哪些因故意或重大过失可以追偿,本法难以作出一般规定。用人单位与其工作人员之间以及因个人劳务对追偿权问题发生争议的,宜由人民法院在审判实践中根据具体情况处理。"[163]此外,我国的《国家赔偿法》(第16条第1款)、《律师法》(第54条)和《公证法》(第43条)等明确规定了追偿权。

　　2. 用人者责任的构成要件。如上所述,用人者责任的归责原则为无过错原则,因此,该责任的构成不考虑用人者是否要满足侵权法上的过错,只需要满足如下三个要件:

　　(1)加害行为的主体是用人单位的工作人员或提供劳务的个人。《侵权责任法》第34条以"用人单位"指称除个人以外的其他一切组织,不论其为企业事业单位,还是为国家机关或是其他社会团体。用人者不论有无法人资格,是否与工作人员存在正式的劳动合同关系;工作人员是正式在编的公务员,还是参照《公务员法》管理的工作人员,也在所不问。"工作人员"指被纳入用人单位的组织之内、服从用人单位指示并受其管理控制的自然人,具体包括两类人:一是与用人单位存在劳动关系的工作人员,不论他们之间是否签订有书面的劳动合同;二是当用人单位是国家机关时,被纳入行政编制的公务员和参照《公务员法》管理的工作人员。其次,依据《侵权责任法》第35条第1句的规定,"个人之间形成劳务关系"指接受劳务者对提供劳务者具有支配力和控制力的劳务关系,典型的如雇佣关系,不包括那些虽有劳务供受关系但并没有形成支配与从属、命令与服从的合同关系。受雇人的特征是受雇佣人的监督,

---

[163] "全国人民代表大会法律委员会关于《中华人民共和国侵权责任法(草案)》审议结果的报告",2009年12月22日十一届全国人大常委会第十二次会议。

纳入其组织,服从其指示。[164] 例如,在承揽、委托和运输等合同关系中,劳务提供者在决定工作时间地点和工作的内容方式方面,均具有独立性,他们在工作中造成他人损害的,原则上应由该人自行承担责任。另外,依据《侵权责任法》第 34 条第 2 款的规定:"劳务派遣期间,被派遣的工作人员因执行工作任务造成他人损害的,由接受劳务派遣的用工单位承担侵权责任。"据此,在劳务派遣关系中,被派遣的工作人员与接受劳务派遣的单位之间,存在劳务关系,后者是前者的使用人,对后者进行实际上的指示、管理和监督。故此,当被派遣的工作人员因执行工作任务造成他人损害时,应由接受劳务派遣的用工单位承担侵权责任。仅在派遣单位派遣了不符合要求的工作人员到用工单位时,才需要对该工作人员在执行任务时给他人造成的损害承担赔偿责任。

（2）工作人员或提供劳务一方实施了侵权行为。用人者的责任以被使用人实施了侵权行为为前提,须注意的是,用人者责任虽然适用无过错责任,但这并不是意味着判断被使用者的行为是否构成侵权行为,也适用无过错责任原则。在判断被使用者的行为是否构成侵权,应根据各种侵权行为的类型分别判断,如果被使用者执行工作任务时造成他人损害的行为适用的是过错责任原则,在他不存在过错时,其行为本身不构成侵权,用人单位或接受劳务方也就无须承担用人者责任。另外,工作人员或提供劳务一方的行为给他人造成损害中的"他们",仅指用人单位与工作人员以外的第三人。在执行工作任务时,工作人员或提供劳务一方致本单位其他工作人员遭受损害的,受害人不能依据用人者责任请求用人单位承担损害赔偿责任,但他可以获得相应的工伤保险赔偿。

（3）工作人员或提供劳务一方是在执行工作任务或提供劳务的过程中实施了侵权行为。因此,虽然损害发生在执行工作任务或提供劳务的过程中,但其发生与行为人的工作任务或应提供的劳务并无关系,则不属于因执行工作任务或因劳务造成的损害,不成立用人者责任。例如,某单位的工作人员在外地出差执行任务,在宾馆住宿时与服务人员发生口角并实施殴打,由此给他人造成了损害,纵使该损害发生在执行工作任务的过程,但此等损害与执行工作任务之间并没有法律上的关联性,也就不成立用人者责任。与此不同的是,如果该工作人员所执行的工作任务就是检查宾馆的消防设施,在检查的过程中不法殴打服务人员并导致损害,则该损害属于因执行工作任务所致的损害,从而构成用人者责任。实践中判断损害是否因执行工作任务或提供劳务所致,却非易事,对它们之间法律相关性进行宽松还是严格的界定,决定了用人者责任是否成立,从而也影响被侵害人权益的保护与救济。根据我国最高人民法

---

[164] 参见王泽鉴:《侵权行为》,北京大学出版社 2009 年版,第 424 页。

院司法解释的规定,判断工作人员或提供劳务者的行为是否属于执行工作任务或提供的劳务,采用的是客观标准,即首先要看该行为是否为使用者授权实施或其指示实施的行为,若为肯定,则属于执行工作任务;若为否定,则仍需进一步判断该行为的表现形式是否为履行职务或与履行职务有内在联系。[165] 须注意的是,尽管工作人员或提供劳务者并非直接从事用人者授权或指示的特定活动,但其行为是为了从事该特定活动而进行的必要准备活动或辅助性活动,也属于授权或指示范围内的活动。

3. 用人者责任的法律后果。根据《侵权责任法》的上述规定,工作人员或提供劳务者因执行工作任务或提供劳务导致他人损害的,如符合用人者责任的构成要件,则用人者须为该损害承担侵权责任。至于工作人员或提供劳务者是否应承担连带责任,我国的《侵权责任法》未加规定。在这个问题上,域外的法律有的规定雇佣人与受雇人承担连带赔偿责任,有的规定仅由雇主单独承担赔偿责任,雇员无须对受害的第三人承担责任。我国《最高人民法院关于审理人身损害赔偿案件适用法律若干问题的解释》第 9 条仅规定“雇员因故意或者重大过失致人损害的,应当与雇主承担连带赔偿责任”,因此雇员仅在有故意或重大过失致人损害的情形下才与雇主承担连带赔偿责任。对此,《侵权责任法》的规定与最高人民法院的司法解释的规定存在不一致,主流学者的观点认为,应当遵循最高人民法院的立场为妥当。理由有二,一是根据风险与收益相一致的报偿原理,工作人员或提供劳务者的执行工作任务的行为,是为了用人者的利益,该行为所致损害的风险应当归利益的享有者,不能一概责令被使用者承担。二是,如果全盘否定被使用者的责任,会诱导其罔顾用人者的指示故意违背职责,从而增加损害发生的几率,也不利于受害人的救济。[166]

(二) 产品责任

在现代消费社会,产品的质量与安全事关众多消费者的利益,我国的产品安全问题尤其触目惊心,各种有毒有害的食品、药品充斥市场,如何规制产品生产者和销售者的经营活动,建立健康良好的市场环境,成为现代法律治理的一个重要课题。

1. 产品责任的含义与归责原则。产品责任,指有缺陷的产品造成他人损害时,该产品的生产者和销售者应当承担的侵权责任。对此,我国《侵权责任法》第 41 条规定:“因产品存在缺陷造成他人损害的,生产者应当承担侵权责任。” 第 42 条规定:“因销售者的过错使产品存在缺陷,造成他人损害的,销售

---

[165]《最高人民法院关于审理人身损害赔偿案件适用法律若干问题的解释》第 9 条第 2 款:“前款所称‘从事雇佣活动’,是指从事雇主授权或者指示范围内的生产经营活动或者其他劳务活动。雇员的行为超出授权范围,但其表现形式是履行职务或者与履行职务有内在联系的,应当认定为‘从事雇佣活动’。”
[166] 参见程啸:《侵权责任法》第二版,法律出版社 2015 年版,第 423 页。

者应当承担侵权责任。销售者不能指明缺陷产品的生产者也不能指明缺陷产品的供货者的,销售者应当承担侵权责任。"上述两个条文的规定,是我国有关产品责任的一般规定,此外我国的《产品质量法》第 41 条第 1 款规定:"因产品存在缺陷造成人身、缺陷产品以外的其他财产损害的,生产者应当承担赔偿责任。"该法第 42 条规定:"由于销售者的过错使产品存在缺陷,造成人身、他人财产损害的,销售者应当承担赔偿责任。销售者不能指明缺陷产品的生产者也不能指明缺陷产品的供货者的,销售者应承担赔偿责任。"

根据上述规定,生产者制造的缺陷产品造成的他人损害时,归责原则为无过错责任原则,即纵使生产者对产品缺陷的存在并无故意或是并不知情,也要承担赔偿责任;无论受害人与产品的生产者之间是否存在直接的合同关系,受害人均可直接要求生产者承担责任。就销售者责任而言,通说认为其归责原则也是无过错责任原则,即如果缺陷产品是由生产者造成的,销售者纵使并无过错,也须直接向受害人承担责任;在销售者承担了赔偿责任之后,有权向有过错的生产者追偿。也就说,无论销售者对产品的缺陷是否有过错,不影响销售者对受害人应承担的责任,他的过错仅影响其向生产者的追偿权。

2. 产品责任的构成要件。无论对生产者还是销售者而言,产品责任的构成均不要求存在过错,仅需满足三个构成要件,即产品、产品存在缺陷、产品的缺陷与损害之间存在因果关系。

(1) 生产或销售的是"产品"。《产品质量法》第 2 条第 2 款规定:"本法所称产品是指经过加工、制作,用于销售的产品。"该条第 3 款规定:"建设工程不适用本法规定。但是,建设工程使用的建筑材料、建筑构配件和设备,属于前款规定的产品范围的,适用本法规定。"从条文的界定上看,我国的产品范围应同时具备两个要件:一是经过加工、制作;二是用于销售。故此,那些未经加工、制作的渔业、畜牧业中的初级农产品(例如野菜野果等)或猎获物(例如海域江河的野生鱼虾等),以及虽经加工、制作但用以自用的物品,不属于产品。[167] 再如,那些来源于自然的天然物品,如矿石、原油等,也不属于产品。就这些物品的质量或安全发生纠纷,可以适用《合同法》的规定,或适用《侵权责任法》第 6 条规定的过错责任原则加以处理。

在实践中,一些特殊的物品是否属于产品而适用无过错责任原则或是其他的法律规定,存在一定的争议:①关于血液是否是产品。对此,域外有国家立法明文将血液排除出产品,但我国的法律对此并无明确的规定,引起了一定的争论。主流的观点持肯定意见,在因输血引起传染疾病,如肝炎、艾滋病

---

[167] 参见高圣平主编:《中华人民共和国侵权责任法:立法争点、立法例及经典案例》,北京大学出版社 2010 年版,第 493 页。

等,无论提供血液的血液中心和实施输血手术的医院,都要承担无过错责任。②关于电力是否属于产品。有法律意义的电力,指经人为制造、控制、输送的一种能源,仅此而言,电力具备加工、制作与销售的产品特定。但电力致人损害,如果因供电企业的设备故障或管理疏忽所造成,则受害的用户可根据其与供电企业的用电合同,要求其承担违约责任,或以供电企业存在过错要求其承担过错侵权责任。如电力造成用电合同关系以外的第三人的损害,但电力本身并不属于存在缺陷的产品,只能以供电部分是否有过错,责任其承担侵权责任。③关于智力产品是否为产品。智力产品又称信息产品,指计算机软件、书籍、地图等。如因计算机程序有漏洞导致车辆失控,因医学教科书的实验操作记载有误导致发生爆炸等等,信息的创造者或提供者应否承担产品责任? 对此,各个国家的法律规定并不一致,国内主流的学者认为,信息产品不适用产品责任中的无过错责任,因其存在缺陷而遭受损害的侵权纠纷,适用过错责任原则。

(2)产品存在缺陷。认定产品存在缺陷,是认定产品生产者侵权责任的前提。我国《产品质量法》第46条规定:"本法所称缺陷,是指产品存在危及人身、他人财产安全的不合理的危险;产品有保障人体健康和人身、财产安全的国家标准、行业标准的,是指不符合该标准。"在产品缺陷的类型方面,可分为制造缺陷、设计缺陷和警示缺陷,对具有前两种缺陷的产品,通常采用修理、更换或召回的责任方式,否则难以保障使用者的人身和财产安全;对仅存在警示缺陷的产品,如果能及时有效纠正该错误的警示,则无须采取召回的方式。

在判断某产品是否存在缺陷,判断的顺序与标准为:首先,如果产品有保障人体健康和人身、财产安全的国家标准、行业标准,不符合该标准的产品即当然为缺陷产品。其次,即使产品符合前述标准,但不能当然认为不存在缺陷,如果受害人能证明产品存在危及人身、财产安全的不合理危险,则仍认为其存在缺陷,因此,即使产品质量检验合格也并不等于产品无缺陷。再次,如果案涉产品尚不存在保障人体健康和人身、财产安全的国家标准、行业标准,就应当具体判断该产品是否存在危及人身、他人财产安全的不合理危险,以确定产品是否存在缺陷。须注意的是,上述判断所涉及的"国家标准、行业标准",均指保障人体健康,人身、财产安全的强制标准。

(3)产品的缺陷与损害之间存在因果关系。受害人须证明其所受的损害与产品的缺陷之间存在因果关系。尤其当损害的发生涉及专业技术领域时,普通的受害人甚至难以发现产品缺陷与损害发生之间的关联,遑论用证据确证两种之间的因果关系。例如,在现代家庭装修的过程中,消费者多使用一些新型的装修材料(如油漆、粘合剂、地板等),如这些产品中存在超标的甲醛、苯等化学物质,将对人的健康造成损害,但当损害发生时,要用确切的证据证明材料的缺陷和疾病之间的因果关系,并非易事。鉴于此,为了减轻受害人举证困难,只要求受害人能够初步证明损害与缺陷产品之间存在因果关系即可,即只需证明损害与缺陷产品存在关联性,不要求确切证明损害就是缺陷产品所致。例如,我国《食品药品纠纷规定》第 5 条第 2 款规定:"消费者举证证明因食用食品或者使用药品受到损害,初步证明损害与食用食品或使用药品存在因果关系,并请求食品、药品生产者、销售者承担侵权责任的,人民法院应予支持,但食品、药品的生产者、销售者能证明损害不是因为产品不符合质量标准造成的除外。"该规定降低了消费者的举证难度,他们只需要完成初步的举证(例如购买的是不安全产品并因食用而产生了损害),即可推定缺陷产品与损害之间存在因果关系。生产者、销售者则需要证明损害并非因为食用食品或使用药品所致,才可能排除因果关系的存在。

3. 产品责任的承担与免责事由。关于产品责任的责任主体和他们之间追偿关系的规定,我国《产品质量法》与《侵权责任法》的规定基本一致:

(1)如果产品因其本身在设计、质量方面的缺陷导致损害,生产者与销售者均为责任主体的,受害人可以同时向他们要求赔偿。在此情形下,生产者和销售者对受害人承担的是不真正连带责任,即纵使销售者并无过错,他仍有义务替代生产者先行承担责任,不得推诿;受害人从销售者或生产者一方获得了赔偿的,无权再向另一方请求重复赔偿。承担赔偿责任之后,并无过错的产品销售者有权向生产者进行追偿。

(2)如果产品的缺陷因销售者的过错所致,例如销售者没有将产品应有的配件出售给销售者导致产品缺陷,或因保管上的欠缺导致产品变质等,他向受害人承担责任后无权向生产者追偿;如生产者承担了赔偿责任,他有权向销售者追偿。

(3)如果销售者不能指明缺陷产品的生产者,也不能指明缺陷产品的供货者,销售者应当承担责任。

(4)如产品的缺陷系运输者、保管者等第三人的原因所致,即便该第三人存在过错,受害人也无权直接要求他们承担责任,而只能要求生产者或销售者赔偿;后者承担了赔偿责任后,有权向运输者、保管者等人追偿。

(5)受害人在网络交易平台购买了缺陷产品并遭受了损害的,可以向销售者请求赔偿。网络交易平台有义务提供销售者的真实身份信息,否则应自行向受害人承担赔偿责任;网络交易平台提供者明知或应知销售者利用其平台侵害消费者权益,未采取必要措施的,应与销售者承担连带责任。[168]

《侵权责任法》第 47 条规定:"明知产品存在缺陷仍然生产、销售,造成他

---

[168] 参见《消费者权益保护法》第 44 条。

人死亡或者健康严重损害的,被侵权人有权请求相应的惩罚性赔偿。"该条规定了缺陷产品致人损害的惩罚性赔偿制度,其适用除了须满足产品存在缺陷的要件,还须同时具备两个特别要件:一是生产者或销售者存在故意,即明知产品缺陷的存在依然生产或销售;二是须导致死亡或健康严重损害的后果,单纯的财产损害不适用惩罚性赔偿。惩罚性的赔偿可超出受害人所遭受的损害,其计算标准和赔偿数额,实践中由法官结合具体的案情予以确定。另外,《食品安全法》第148条第2款规定:"生产不符合食品安全标准的食品或者经营明知是不符合食品安全标准的食品,消费者除要求赔偿损失外,还可以向生产者或者经营者要求支付价款十倍或者损失三倍的赔偿金;增加赔偿的金额不足一千元的,为一千元。但是,食品的标签、说明书存在不影响食品安全且不会对消费者造成误导的瑕疵的除外。"

根据《产品质量法》第41条第2款的规定,受害人因产品缺陷而受到损害时,如生产者能够证明存在如下三种情形之一,他可免于承担赔偿责任:①"未将产品投入流通"。该情形指产品进入流通领域非基于生产者的意志和意愿,例如存放在库存中的有缺陷的产品被盗窃,被不知情的人士获得并使用而遭受损害,对此生产者无须承担赔偿责任。②"产品投入流通时,引起损害的缺陷尚不存在"。此种情形仅指生产者能够证明缺陷系因受害人自身的因素所造成时,他才可以免于承担责任。因此,即便产品在脱离生产者占有时并无缺陷,该缺陷产生于运输、仓储或销售环节,生产者也要先承担责任,然后再向终局的责任人追偿。[169] ③"将产品投入流通时的科学技术水平尚不能发现缺陷的存在"。规定这种免责情形,主要考虑了生产者的创新风险,即当产品被投放市场时的科学技术水平不能发现缺陷的存在,即便具有危害人身、财产安全的危险,也不属于不合理的危险。若罔顾社会整体的技术水平,令生产者对其无从发现的缺陷所致的损害承担责任,将不合理地增加其经营风险,从而阻碍新产品的研发。

(三) 医疗损害责任

医患关系紧张,医疗纠纷激增,是我国医疗现状的一个突出的特点,医疗损害责任问题,备受社会各界关注。《侵权责任法》对此作出了专门的规定,《执业医师法》《医疗事故处理条例》等法规也有涉及医疗损害责任的相关规定。

1. 医疗损害责任的类型与特征。医疗活动涉及复杂的医疗过程,包括医疗机构对医疗过程的监督管理,医务人员实施专业的治疗行为,药品、医疗器材的合理使用,患者的生命权、健康权、身体权和隐私权的保护,以及患者对治疗的协助与配合等等。在此过程,如相关主体因其过错导致损害,便发生相关

---

[169] 参见程啸:《侵权责任法》第二版,法律出版社2015年版,第512页。

的赔偿责任法律问题。这些责任的类型,有的属于一般的侵权责任(例如医院因过错泄露患者隐私),有的属于医疗产品责任(例如缺陷药品致患者损害)。其中,由《侵权责任法》专章加以调整的医疗损害责任,仅指医疗机构及其医务人员在诊疗活动中过失侵害患者生命权、身体权和健康权的侵权责任,即狭义的医疗损害责任。值得注意的是,在《侵权责任法》颁布实施之前,我国存在二元医疗责任的分类。其中的"医疗事故"适用国务院颁布的《医疗事故处理条例》,依该条例的规定,是否构成医疗事故,应由负责医疗事故技术鉴定工作的医学会组织鉴定,经鉴定不构成医疗事故的,医疗机构无须承担赔偿责任。该条例的存在,使医疗损害被区分为"医疗事故"的损害和非属医疗事故的医疗损害,它们在过失认定、赔偿范围和损害计算方面,均有不同,在实践中其合理性遭受质疑。《侵权责任法》的实施,消除了这种二元分类的格局,所有涉及医疗机构和医务人员过错导致患者在诊疗活动遭受损害的情形,均统一适用《侵权责任法》的规定。

由于医疗机构与患者之间存在医疗合同关系,因医疗机构的过失致患者遭受损害的情形,可构成违约责任和侵权责任的竞合。一方面,患者可基于医疗机构未能按合同的要求提供适当的医疗服务,从而提起违反合同的违约之诉;另一方面,患者也可基于其自身的身体权、健康权遭受损害,提起属于侵权责任的医疗损害赔偿之诉。是以违约起诉还是以侵权起诉,患者可以根据自身具体的情况作出选择。

《侵权责任法》第54条规定:"患者在诊疗活动中受到损害,医疗机构及其医务人员有过错的,由医疗机构承担赔偿责任。"该条规定了医疗损害责任的过错责任原则,即声称遭受医疗损害的患者应就医疗机构的医疗过失、该过失行为与损害之间的因果关系负举证责任。另外,《侵权责任法》第58条规定:"患者有损害,因下列情形之一的,推定医疗机构有过错:(一)违反法律、行政法规、规章以及其他有关诊疗规范的规定;(二)隐匿或者拒绝提供与纠纷有关的病历资料;(三)伪造、篡改或者销毁病历资料。"该条在举证责任的分配方面,规定了过错推定原则,即存在上述行为时医疗机构被推定为存在过错,如要证明不存在医疗过错,应由医疗机构自行承担举证责任。

2. 医疗损害责任的构成要件

(1)患者遭受的是医疗损害。在医疗活动的过程中,患者仅在遭受了医疗损害的情形下,才成立医疗损害责任,其他类型的损害不构成医疗损害。例如,患者在住院期间的财物被盗,由于医院路面湿滑患者爬楼梯时摔伤等等。此等损害仅属于医疗期间遭受的损害,与诊疗活动无关,医疗机构仅承担一般意义上的侵权责任。医疗损害是指诊疗活动中受到的损害,即医疗机构或医务人员在运用其专业医科知识和技能的过程中,为患者提供诊断、检查、治疗、护理等服务,在此过程对患者造成的损害。在结果上,医疗损害表现为患者的病情并无好转、症状恶化、医治无效等等,从而使其生命权、身体权或健康权遭受了损害。

(2)诊疗活动与患者的损害之间存在因果关系。医疗机构及其医务人员在诊疗过程中的过错行为造成了患者的损害,如果损害并非发生在诊疗活动过程,或与诊疗活动并无关联,就不存在因果关系。在具体判断诊疗行为与损害后果之间的因果关系时,应由患者负举证责任,一般来说,受害人应提供挂号单、缴费票据、病历和住院证明等证据,用以证明与医疗机构之间存在医疗关系,并依据单据记载的病情和医疗决定及其活动的过程,证明诊疗活动与其损害之间的因果关系。通常诊疗活动与医疗损害之间因果关系并非显然,需要通过技术方法方可断定,如患者自身并无证明能力,他可以向法院申请进行医疗损害鉴定。另一方面,在导致医疗损害的各种因素中,患者自身的体质、疾病病史亦可构成诱因,或增加损害的发生几率。但这方面因素不影响因果关系的成立,只对赔偿数额的大小有所影响。

(3)医疗机构及其医务人员存在过失。根据上述《侵权责任法》第54条规定,医疗损害须满足"医疗机构及其医务人员有过错"的条件。但须注意的是,如果医疗机构或医务人员在诊疗过程中故意加害于患者,从而导致损害发生,此情形属于一般的过错侵权,不属于医疗损害。因此,医疗损害责任仅为过失责任,包括医疗机构的过失和医务人员的过失。由于医务人员为医疗机构的工作人员,其执行工作任务即从事诊疗行为致患者损害的,适用《侵权责任法》第34条规定的用人者责任,医疗机构对此应承担无过错责任,不能以其尽到了选任或监管的职责而主张免责。医疗机构所使用的医务人员如果并不具备相应的职业资格的,可适用《侵权责任法》第58条规定,属于"违反法律、行政法规、规章以及其他有关诊疗规范的规定"行为,推定医疗机构有过失。在具体判断医疗机构及其医务人员的过失时,应考虑医疗活动的专业性要求,未达到医疗服务行业的强制标准或一般标准的诊疗行为,被认为具有过失。医务人员未向患者履行说明义务告知其医疗风险、替代医疗方案等,即构成过失。根据《侵权责任法》第57条的规定,"医务人员在诊疗活动中未尽到与当时的医疗水平相应的诊疗义务",则应认定为具有医疗过失。在判断时,如有具体的诊疗规范,医务人员违反这种规范就成立医疗过失。如没有此等规范,则要看医务人员是否尽到了合理的注意义务,即是否尽到了一般医生所应有的注意义务。须注意的是,诊疗行为是否有过失,不能以医疗结果为判断标准,只要诊疗过程符合规定且尽到了合理的注意义务,纵使患者没有被治愈,也不能认为存在医疗过失。

3.医疗损害责任的承担与免责事由。在医疗损害责任中,医务人员是医

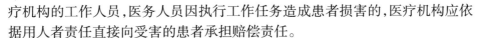

疗机构的工作人员,医务人员因执行工作任务造成患者损害的,医疗机构应依据用人者责任直接向受害的患者承担赔偿责任。

由于医疗活动过程复杂,具有一定的不确定性,医疗的效果受许多不确定因素的影响,基于平衡医疗机构和患者利益的考虑,避免医疗机构害怕承担不合理的责任而实施过于保守的治疗,《侵权责任法》第 60 条第 1 款特别规定了医疗机构不承担责任的三种免责事由:

(1)患者或者其近亲属不配合医疗机构进行符合诊疗规范的诊疗。在这种情形下,患者的损害并非因诊疗过失所致,由此产生的损害与诊疗行为并无因果关系,根据自担风险原则,理应由患者或其近亲属承担损害后果。

(2)医务人员在抢救生命垂危的患者等紧急情况下已经尽到合理诊疗义务。在某些严重的突发疾病或在抢救事故受害者时,紧急的情势不容医务人员用大量时间去全面判断并确诊,一旦时机延误将难以挽救患者生命,医务人员必须及时实施诊疗和抢救。此等情形,不能过于苛求医务人员,只要尽到了合理的诊疗义务,医疗机构就可免于承担赔偿责任。

(3)限于当时的医疗水平难以诊疗。医疗技术水平有一个不断进步和提高的过程,但在特定时期,只能要求医疗机构和医务人员实施与当时医疗水平相当的诊疗服务。对于一些甚为罕见的病例,或者受当时诊疗水平的限制而难以避免的损害,就不应苛求医疗机构和医务人员,责令其承担医疗损害责任。

第六章

刑事法律制度

第一节　刑　法　概　述

一、刑法的概念

1. 刑法的意义。在法律体系中，刑事法律部门占有重要的地位。人类社会历史发展的经验表明，刑法所保护的利益是公民与国家的重大利益，它主要以刑罚为手段，对侵害公民与国家重大利益的行为实施处罚，从而维护公民的共同生活与国家秩序的稳定。

在社会主义法律体系中，刑法具有无可争议的必要性和正当性。由于其处罚手段的严厉性，国家往往很少动用刑法去调整社会共同体的生活关系。因此，相对于其他法律来说，刑法具有补充性的特征。但是，这并不意味着刑法不是一门独立的法律。刑法的独立性在于其所保护的个人与集体的特殊利益。以对这种特殊利益进行保护的目的，刑法对各种违法行为进行评价，从而对某种行为是否可以由刑罚来进行制裁进行独立的判断。个人与集体在刑法上的特殊利益，我们称之为法益。就个人而言，刑法所保护的法益包括生命、安全、身体的完整性、自由、财产等；就集体而言，刑法所保护的法益包括国家的基本政治秩序、国家机密、公共交往和公共流通的安全性、公务的廉洁性等。刑法上的法益不仅反映社会政治经济生活的现实，而且还体现着某种理念性的社会价值。[170] 因此，所谓刑法，是以法益保护为目的，规定犯罪及其法律后果的法律规范。与调整平等主体的私人间利益的民法不同，刑法涉及到国家公权与私人之间的关系，具有公法性质，属于公法。

依据不同的标准，刑法可作不同的分类。依据刑法规范存在方式的不同，可将刑法分为广义刑法和狭义刑法。狭义刑法仅指存在于《刑法典》中的刑法规范。广义刑法则包括刑法典、单行刑法和附属刑法。依据刑法适用是否具有普遍性为标准，可将刑法分为普通刑法与特别刑法。特别刑法只针对特

---

[170] 参见［德］约翰内斯·韦塞尔斯：《德国刑法总论》，李昌珂译，法律出版社 2008 年版，第 5 页。

别人、特别地、特别时和特别事项。普通刑法则能够被普遍适用,而不受主体、地域、时间和事项的限制。

2. 刑法的规范。法律规范往往以三种形态存在:授权规范、命令规范和禁止规范。授权规范即允许做某事的规范,命令规范即必须做某事的规范,禁止规范即不得做某事的规范。刑法规范很少以授权规范的形态存在,而更多地以命令规范和禁止规范的形态存在。每一个刑法规范依据其遵守的主体不同,都具备命令和禁止的性质。如果刑法规范指向的守法主体是一般民众,则其体现出禁止规范的特征。而如果刑法规范指向的守法主体是法官,则其体现出命令的特征。如我国刑法第二百三十二条规定:"故意杀人的,处死刑、无期徒刑或者十年以上有期徒刑;情节较轻的,处三年以上十年以下有期徒刑。"对一般民众来说,该条具有禁止规范的特质,即该条要求一般民众"不得杀人"。而对法官来说,该条则体现出命令的特质,即该条要求法官在对杀人犯罪的判决中,必须依照"情节"对犯罪嫌疑人以"故意杀人罪"论处,并在"三年到死刑"的量刑区间中进行刑罚的科处。

对一般公民来说,刑法第二百三十二条的禁止性规定所针对的乃是他们的行为,在这个意义上,我们可以将它视为是行为规范。而对法官来说,该条的命令性规定则要求法官必须依法裁判,因此,该条也可被视为裁判规范。就此而言,只要刑事法律规范具备完整的规范形态,也即兼具构成要件和法律效果,那么,该规范就可以同时被视为是行为规范和裁判规范。但无论将其视为是行为规范还是裁判规范,刑事法律规范都具有制裁的特征。行为规范意义上的制裁只有当当事人的行为违反刑事法律规范的规定,才能在逻辑上引起制裁后果的实现。与此同时,制裁后果要在现实的法律运行过程中得以实现,还必须仰赖法官依法裁判。所以,刑事法律规范作为制裁规范要能够完整地得以实现,需首先将其当作行为规范与裁判规范加以对待。无论是刑法规范具有何种规范属性其最终目的都是为了法益的保护。只不过,对刑法的规范性质的这三种理解是在不同的意义和层次上达成对法益的保护这一目的。行为规范重在为一般公民的行为提供正当化的根据,也即一般公民只要依据刑法规范的要求进行行为选择,就不会触犯刑法,进而使得法益不会发生被侵害的危险。而裁判规范则是为法官的裁判提供正当化依据,法官只有依据刑法规范进行裁判,才能够对侵害法益的行为进行惩罚,从而在理念上宣告了被侵害的法益的回复。制裁规范则既是对犯罪行为的报应,又能够在积极与消极的意义上起到预防的作用。[171]

---

[171] 关于刑法规范类型及其功能的详细阐述,可参阅[日]高桥则夫:《刑法总论》,成文堂 2010 年版,第 3~13 页。

3. 刑法的功能。刑法的功能,是指刑法对现实社会生活所发挥的作用和影响。刑法的首要功能是法益保护的功能。刑法所保护的法益必定对于公民的社会生活而言具有重大的价值和意义,这些法益都涉及到公民共同社会生活所必要的要素和条件。由于刑法是通过刑罚来对这些重要的法益来加以保护,因此,其在判断什么能够成为刑法所规范的对象时,必须秉持慎重的态度。这种慎重的态度要求刑法必须将自身定位为保护法益的"最后手段"。在这个意义上,刑法应具有谦抑性和补充性。更值得指出的是,某项利益是否能够成为刑法所保护的法益往往受到社会价值观与社会伦理之变迁的影响。譬如,在价值观的层面,现代刑法与古代刑法的最重要的区别就是现代刑法以个人法益的保护最为其根本性的追求,而古代刑法则以家族法益的保护作为其最终的目标。而在社会伦理的层面,在家庭伦理、性伦理、卖淫、赌博等行为应否受到刑法的规制则因各国的不同状况而有很大的区别。

刑法的第二个重要功能是自由的保障。此处所谓的自由保障功能是指对公民的行为自由的保障。也即对何种行为是犯罪以及应如何处罚必须由明确的法律预先给出规定。对于法律没有规定为犯罪的行为,国家不得处罚。对于构成犯罪的行为,国家也只能按照刑法的规定来处罚。这就是罪刑法定原则。刑法不仅保护被害人的利益,也保护犯罪嫌疑人的利益。与此同时,现代刑法也同时规定,只有在犯罪嫌疑人具有故意或过失的场合,刑法才能够加以处罚,从而在主观的层面保障了公民行动预测的可能性,这就是我们通常所说的责任主义。所以,自由保障的功能通过罪刑法定主义和责任主义得以在客观和主观两个层面实现。[172]

4. 中华人民共和国刑事立法的沿革。中华人民共和国的第一部《刑法》由全国人民代表大会于 1979 年 7 月 1 日通过,自 1980 年 1 月 1 日起施行。随着改革开放的深入进行,79 刑法很难适应新的社会形势的需求,立法者为适应新形势的发展,陆续颁布了二十多个单行刑法,这不仅冲击了《刑法》的体系完整性,更对刑法司法适用的确定性也产生了影响。而且 79 刑法所确立的类推原则也不适应全球化时代刑法的发展趋势。因此,1997 年 3 月 14 日,第八届全国人民代表大会第五次会议通过了全面修订过的《刑法》。新修订的刑法废止了类推原则,确立了罪刑法定原则。学界通常将 97 年新修订的刑法称之为新刑法。迄今为止,为适应社会生活的发展需要,已经通过了十个刑法修正案。

---

[172] 相关阐述,可参阅[日]西田典之:《日本刑法总论》,刘明祥、王昭武译,中国人民大学出版社 2007 年版,第 22 页及以下。

二、刑法的基本原则

刑法的基本原则,是指刑法本原性的、基础性的和支配性的原则。所谓本原性,是指该原则是一切刑法规范的来源;所谓基础性,是指该原则能够为所有其他刑法规范提供正当性基础;所谓支配性,是指该原则能够贯穿刑事立法与司法的全过程,并得到全面遵循。能够符合刑法基本原则的上述要求的,只有罪刑法定原则。罪刑法定原则不仅是刑法体系科学化的要求,也是刑罚人道化和宽缓化的要求。现如今,罪刑法定原则已经成为全世界所公认的刑法基本原则。虽然我国《刑法》第 4 条和第 5 条分别规定了"平等原则"和"罪刑相适应原则",但这两个原则并不能够算作真正意义上的基本原则。第 4 条所规定的平等原则只涉及了刑事司法的层面,并未涉及刑事立法的层面;第 5 条的规定只涉及具体的量刑问题。这两条原则只能够作为一般原则来看待,并不能作为刑法的基本原则。因此,我们认为,刑法的基本原则就是罪刑法定原则。我国《刑法》刑法第 3 条规定了罪刑法定原则:"法律明文规定为犯罪行为的,依照法律定罪处刑;法律没有规定为犯罪行为的,不得定罪处刑。"这一规定既符合了刑法的科学化和人道化的要求,也顺应了世界潮流,具有重大的历史进步意义。

我国刑法所确立的罪刑法定原则可以简单地表述为"无法律则无犯罪""无法律则无刑罚"。基于这两个原则,可以进一步派生出罪刑法定原则的如下基本内容:①成文法主义;②事后法之禁止;③类推之禁止;④明确性原则;⑤刑罚的适当性原则。[173]

1. 成文法主义。所谓成文法主义,指的是所有的犯罪与刑罚得由成文法规定之,习惯法不能规定犯罪与刑罚。因此,成文法主义的首要功能就是否定习惯法在刑法中的位置。其次,成文法主义也禁止判例创制新的罪名和刑罚。再者,成文法主义中的成文法仅指狭义上的法律,也即只有最高立法机关通过的法律才能规定犯罪与刑罚,行政机关的行政法规与地方立法机关的地方性法规不得规定犯罪与刑罚。我们国家的立法机关并未通过委任的方式授权行政机关制定刑法规范,在这个意义上可以说是全面地贯彻了罪刑法定原则。

2. 事后法之禁止。依据罪刑法定原则,某一行为是否构成犯罪并获致何种程度的惩罚,应由法律事先做出规定,这就是我们通常所谓的"事先告知原则"。《中华人民共和国宪法》第 33 条第 2 款规定:"国家尊重和保障人权"。

---

[173] 刑法基本原则的内容在各个教科书中的阐述大同小异,笔者的写作大体上参考了西田典之、张明楷关于刑法基本原则的论述。可参阅[日]西田典之:《日本刑法总论》,刘明祥、王昭武译,中国人民大学出版社 2007 年版,第 32 页及以下;张明楷:《刑法学》(第三版),法律出版社 2007 年版,第 42 页及以下。

而禁止追溯性的惩罚恰是人权保障的题中之义。禁止事后法的旨趣在于,通过事先明确的法律告知行为人相关行为的刑法评价,从而保障公民对自身行为的可预期性,进而使得其能够在法律的框架内自由的行为。事后法之禁止的具体内容包括:①不得对行为时法律并未禁止的行为定罪处罚;②行为时,尽管为法律所禁止,但并无具体处罚的,不得处罚;③不得在程序上对公诉时效进行追溯性延长。

3. 类推之禁止。罪刑法定原则要求,在对刑法规范进行解释,只能够在立法机关所确定的刑法规范的文理范围内进行解释。因此,若对刑法的规范的某种解释超越了该规范的文理框架,使得原本只能适用于甲的规范也可以适用于具有同样性质的乙。那么,这就违反了罪刑法定原则。此种解释就是我们所说的类推解释。在民法理论中,类推解释也称为"准用",是一种通常采用的法律解释方法。但是在刑法领域,类推解释则应被严格禁止。禁止之理由在于,类推解释实质上属于法官自己创造犯罪和刑罚,而这为成文法主义所禁止。与此同时,类推解释也有可能造成行为之时不受处罚的行为被处罚的情况,有违反事后法之禁止原则的嫌疑。

4. 明确性原则。明确性原则要求刑法规范的内容必须清晰明确,必须能够让公民容易理解。如果某些刑法规范混入了模糊的语词,虽然在形式上维系了罪刑法定原则,但事实上却使得普通公民难以理解该规范的确切含义,从而使得其无法采取适当的行为,这种刑法规范事实上限缩了公民行为自由的范围。有违罪刑法定原则的自由保障功能的要求。而一个刑法规范是否明确的判断基准则是我们通常所熟知的"正当程序理论"。

5. 刑罚的适当性原则。刑罚的适当性是罪刑法定原则的重要内容。刑罚的适当性原则禁止处罚不当罚的行为,也禁止残忍的、非人道的刑罚与绝对的不定期刑。立法者在对某种行为施加惩罚时不是随心所欲的,而是此种行为在本质上值得其动用刑罚去处罚。立法者必须在综合考量法益、社会伦理和价值观以及公民自由的保障的基础上合理确定刑罚的处罚范围。在这个意义上,刑罚的适当性首要指处罚范围的适当。在现代社会,依据基本人权保障的要求,以残忍的、不人道的或人格减等的方法对当犯罪嫌疑人的身体或精神进行的处罚都被视为是有违刑罚的适当性,因此,刑罚的适当性还要求处罚手段和方法的适当。绝对的不定期刑的禁止则是刑罚适当性的处罚结果可预期性和确定性的要求。

三、刑法的体系与解释

刑法的体系,可以分为外在体系和内在体系两个层次。刑法的外在体系,是指刑法典中的刑法规范及其结构体系。刑法的内在体系,是指刑法的基本原则和具体规则按照逻辑理性与价值理性的方法所组织起来的统一整体。前者可通过立法的过程达成,后者则需司法者在具体的司法过程中加以不断地丰富和发展。我们此处所论及的刑法体系,仅指刑法的外在体系。我国刑法典由两编和一条附则构成,与各国的刑法典编纂体例大致相同。两编分别为总则编和分则编。总则编规定刑法的一般原理,分则编规定具体的犯罪及其刑罚。总则编的规定适用于一切规定犯罪与刑罚的法律规范,因此其不仅适用于分则,还适用于其他有刑罚条款的法律。刑法第101条明确规定:"本法总则适用于其他有刑罚规定的法律,但是其他法律有特别规定的除外。"编下是章,总则共五章,分则共十章。章下是节,总则的第二、三、四章以及分则的第三、六章下设节。节下是条,条是表达刑法规范的基本单位,刑法条文用罗马数字统一编号,不受编、章、节的影响。条下是款,款是条的基本组成部分,没有编号,其标志是条下分段,第一段即第一款,以此类推。如没有第二段,则直接引用条文,无需加款。[174]

刑法条文可分为完全法条和不完全法条两种类型。所谓完全法条,是指兼具构成要件和法律效果的法条,它们是刑法条文的主体部分,尤其是在分则的规定上占据主要地位。而不完全法条则是指构成要件和法律效果不在条文中共同出现的法条。依据其不同的表达功能,不完全法条可以进一步分为说明型法条、定义型法条、限制型法条和指示参照型法条。其中说明型法条主要见之于对刑法的功能、任务、性质和基本原则的规定中。定义型法条对刑法的基本概念的说明,如故意、过失、共同犯罪等等。限制型法条是指对某些行为加重、减轻或免除处罚的规定。指示参照型法条分为两类,一类是缺乏法律后果的指示参照,一类是缺乏构成要件的指示参照。分则条文中更多的是缺乏法律后果的指示参照型法条。[175]

刑法的解释更多地着眼于内在体系的阐释。具体来说,所谓刑法的解释是指对刑法条文的真实含义的阐明。对于应采取何种立场解释刑法,在理论上存在着主观解释论和客观解释论的对立。主观解释论主张刑法解释的目标是探求立法者的立法原意,此种立法原意包括立法者当时的观念、主张和价值观。而客观解释论认为,刑法的文义并非一成不变的,而是随着社会生活的变化而变化的,文字本身的含义既有可能受到立法者的意思的影响,也有可能受到社会生活的伦理、价值和利益的影响,只要其能在刑法规范的文义所可能涵摄的范围内,皆可作为刑法解释的依据。在这个意义上,客观解释论主张刑法的解释应以刑法规范的文义为主,辅之以社会生活的实践。可以看出,主观解

---

[174] 参阅陈兴良:《规范刑法学》,中国政法大学出版社2003年版,第36-37页。
[175] 参阅[德]卡尔·拉伦茨:《法学方法论》,陈爱娥译,商务印书馆2003年版,第132页及以下。

释论主张立法者优位,而客观解释论则使得司法者在刑法解释上取得了主导地位。

在我国,刑法解释的种类可分为立法解释、司法解释和学理解释三种。所谓立法解释,是指立法机关对已经颁布的刑法规定的含义所作的解释。1997年《刑法》修订后,立法机关总共进行了14次立法解释,范围涉及刑法分则众多条文。所谓司法解释,是指最高人民法院和最高人民检察院在具体审判和检察工作中就如何适用刑法问题所进行的解释。相比于立法解释,司法解释种类和名目繁多,不胜枚举,据不完全统计,1997年《刑法》修订后,相关司法解释将近400次。与立法解释和司法解释不同,学理解释并无法律上的实际拘束力,是一种无权解释。但学理解释却可以在刑法的具体理解和适用中作为解释渊源加以参考。

刑法解释的方法大体上可以分为文义解释、相反解释、缩小解释、扩大解释、体系解释、历史解释和比较解释。文义解释是指根据刑法法条用语的文义及其使用方式来阐明刑法规范含义的方法。这是刑法解释中最为常用的方法。虽然常用,但未必简单。譬如,《刑法》第232条的故意杀人罪中的"故意杀人"中的"人"的文义理解就并不那么简单:此处的"人"是否包括胎儿?"人"死亡依何种标准确定?这在理论和实践中都存在较大的争议。相反解释是指根据文义解释,若并不包含在刑法规范的文义范围内,则不能科处刑罚。缩小解释是指即便从文义的角度看可以适用,但基于该条刑法规范的立法目的,应当缩小用语的意思范围,对条文作狭义去字面意思的解释。扩大解释是指根据立法目的,对刑法规范的文义予以扩张,从而使得解释超越了刑法条文的字面含义。体系解释,是指对刑法条文含义的确定不能断章取义,而应将其置放在相互关联的法条的含义中确定该条在刑法中的地位,阐明其意旨。通过体系解释,我们能够消解刑法条文的相互冲突,使得其在文句和论理上都能够得到合理的阐明。历史解释,是指通过对刑法规范的历史背景及其发展脉络的探究,了解刑法规范的含义的历史流变,从而为当下刑法规范的含义的确定提供佐证的解释方法。比较解释,是指利用外国的立法资料和相关判例作为参照,阐明本国相关刑法规范的含义的解释方法。在这几种解释方法中,文义解释、相反解释、缩小解释和扩大解释属于刑法体系内的解释方法。而历史解释和比较解释属于刑法体系外的解释方法。它们二者的中介在于体系解释的方法。就体系内的解释方法而言,文义解释和相反解释方法运用较多,缩小解释的方法有助于体现刑法的谦抑性。扩大解释与类推解释之间的界限模糊不清,应谨慎适用。就体系外的解释方法而言,比较解释的方法较为常用。[176]

---

[176] 参见张明楷:《刑法学教程》(第四版),北京大学出版社2016年版,第5-9页。

四、刑法的效力

法律的效力是法律的生命所在。刑法的效力是指刑法规范在特定的时空中如何适用的问题。这包括两个基本的问题，即刑法规范在何种空间内适用（空间效力）以及刑法规范在何时适用（时间效力）。由此可见，时间和空间构成刑法效力的基本场域。在空间中，刑法规范必定要考虑在何种地方针对何种主体具有效力，因此又可进一步地将刑法的空间效力分为属地和属人的效力。在时间中，刑法规范主要考虑的是将会何时产生约束力的问题，因此是否可以溯及既往是时间效力问题中的本质问题。

刑法的空间效力所解决的问题是刑法在什么地域、对什么人能够加以规范和约束的问题。一般来说，一国的刑法只对其本国领土和本国人才能够加以规范和约束。在其本国领土内的规范和约束力，我们称之为属地的效力，对其本国人的约束力，我们称之为属人的效力。有时，为了保护本国或本国公民利益，刑法也会超越属地和属人的原则，我们将这一原则称为保护原则。刑法除了保护国家及其公民的利益，还保护各国的共同利益，凡发生国际条约所规定的侵害各国共同利益的犯罪，不论犯罪人是本国人还是外国人，也不论犯罪地在本国领域内还是在本国领域外，都适用本国刑法。我们将这一原则称之为普遍原则。由此，刑法的空间效力体现为四个方面：属地管辖、属人管辖、保护管辖和普遍管辖。

刑法的时间效力所要解决的问题是刑法在一个特定的起止时间内是否具有适用效力，其具体内容包括刑法的生效时间、失效时间以及刑法的溯及力问题。刑法的生效时间有两种情形：一是自公布之日起生效；二是在公布后一段时间后生效。刑法的失效时间也存在两种情形：一是立法机关明确宣布废止某一法律；二是新法施行旧法自然失效。刑法的溯及力，是指刑法生效以后，对于其生效以前未经审判或者判决尚未确定的行为是否可以追溯适用的问题。如果可以追溯适用，就是有溯及力；如果不可以追溯适用，就是没有溯及力。对于刑法的溯及力问题，各国法律大体上采纳从旧原则，即不承认新法的追溯效力，与此同时，如果新法不认为是犯罪或者处刑较轻时，为当事人权利保护之故，可承认新法的追溯效力。因此，刑法的溯及力问题，各国大体上都采纳从旧兼从轻原则。我国《刑法》第12条关于溯及力的规定采取的是从旧兼从轻原则。

第二节　犯罪与刑罚

一、犯罪的概念

刑法分则规定了各种各样的犯罪，而总则则在犯罪论部分规定了这些犯罪的共通的部分。我国《刑法》第 13 条规定:"一切危害国家主权、领土完整和安全,分裂国家、颠覆人民民主专政的政权和推翻社会主义制度,破坏社会秩序和经济秩序,侵犯国有财产或者劳动群众集体所有的财产,侵犯公民私人所有的财产,侵犯公民的人身权利、民主权利和其他权利,以及其他危害社会的行为,依照法律应当受刑罚处罚的,都是犯罪,但是情节显著轻微危害不大的,不认为是犯罪。"该规定既揭示了犯罪的本质,也揭示了犯罪的基本特征。依据《刑法》第 13 条之规定,我们认为,所谓犯罪,是指为刑法所禁止的、危害社会的且应受刑罚处罚的行为。对这个定义,可以从以下三个方面加以理解:首先,犯罪是刑法所禁止的行为,这一特征是由罪刑法定原则所导出的,只有一个行为为刑法所禁止,这种行为才可能作为犯罪被处罚,这是犯罪成立的第一要件。其次,犯罪是危害社会的行为,也即某行为虽然为刑法所禁止,但仍有必要考虑该行为是否真正属于有害社会的行为,例如,若能够判断某种行为的有益性高于其有害性,则我们可以通过价值判断将此种行为视为阻却违法的行为。再者,《刑法》第 13 条之但书表明,只有行为社会危害性的程度达到了应受刑罚处罚的程度,才能够将该行为视为犯罪。

对于犯罪概念的准确理解依赖于我们对《刑法》第 13 条所规定的社会危害性和应受刑罚处罚性的两个基本概念的理解。对于《刑法》第 13 条所规定的社会危害性,我们必须从法益保护的理念去理解和解释。因此,一个行为是否具有社会危害性,单看这一行为是否侵犯了刑法所保护的法益。法益侵犯是犯罪的本质。在这个意义上,社会危害性之有无的判断依赖于法益侵犯之有无的判断。而法益侵犯之有无的判断,不是以行为人的主观心理状态为基点,而是以行为人的行为是否对法益造成了现实的危险为基点。因此,如果行为人的行为并未造成法益的侵害,即便其内心非常邪恶,也不能将其视为是刑法上危害社会的行为。所以,社会危害性只能从客观的而不能从主观的视角去理解和解释。还应值得注意的是,并不是所有危害社会的行为都具有刑法意义上的社会危害性,刑法意义上的社会危害性是一个程度的概念,也即是说只有社会危害性达到了一定程度,才能够被视为是犯罪。把握住社会危害性的这个特征,有助于我们区分犯罪行为和一般违法行为。

对应受刑罚处罚性的理解必须和社会危害性概念结合在一起。应受刑罚处罚的行为必定是危害社会的行为。刑法之所以禁止某种行为,肯定是因为该行为具有严重的社会危害性。所以,应受刑罚处罚性表现出了犯罪的形式特征,而社会危害性则表现出了犯罪的实质特征。我国《刑法》第 13 条对犯罪概念的定义,是形式与实质的统一,也即兼具了形式违法性与实质违法性的特征。还值得注意的是,应受刑罚处罚性还包括了刑法对犯罪嫌疑人进行非难的可能性问题。也就是说,仅具有客观上的法益侵犯行为,如果行为主体欠缺刑法所规定的故意、过失、辨认控制能力等要素,就无法受到刑法的谴责,因而也就不构成犯罪。在这个意义上,社会危害性和应受刑罚处罚性包含囊括了犯罪的两个特质,即犯罪是不法且有责的行为。[177]

依据不同的标准,可以将犯罪进行不同种类的划分。从理论上而言,可将犯罪的种类大致分为:重罪与轻罪、自然犯与法定犯、侵害私人法益的犯罪和侵害公共法益的犯罪。从刑法规定的视角看,可将犯罪的种类大致分为:国事犯罪与普通犯罪、自然人犯罪与单位犯罪、身份犯与非身份犯、亲告罪与非亲告罪、基本犯、加重犯与减轻犯。

二、犯罪构成

犯罪构成,就是依据刑法之规定,表明行为的社会危害性和应受刑法谴责性,而使得该行为成立犯罪所必须具备的一切主客观条件的有机统一。犯罪构成与犯罪概念是两个具有密切联系但又有所区别的概念。犯罪概念是从概念和抽象的层次上总体说明构成犯罪行为的本质与特征,而犯罪构成则是认定某个行为是否构成犯罪的具体标准。犯罪概念是犯罪构成的基础,犯罪构成是犯罪概念的具体化。犯罪构成可分三个层次来理解:一是犯罪构成的整体;二是犯罪构成的要件;三是犯罪构成要件的要素。其中在犯罪构成理论中占据核心地位的是第二个层次,即犯罪构成要件。根据我国刑法理论的通说,犯罪构成要件可从四个方面加以确定:犯罪客体、犯罪客观要件、犯罪主观要件和犯罪主体。[178]

1. 犯罪客体。犯罪客体,是指为刑法所保护而为犯罪行为所侵犯的法益。有些学者也将此处的法益界定为社会主义的社会关系。这两者在本质上并无本质的不同。犯罪客体的一个重要功能就是确定刑法分则中的犯罪分类,依据犯罪客体的不同,刑法分则将其所保护的法益分为十种类型。这十种类型的法益都是刑法所保护的法益,而非社会伦理或道德规范所保护的法益。而且,一个行为必须在刑法的意义上侵犯了上述所谓的犯罪客体,才会构成犯罪。所谓"侵犯",包含两个层面的意思:一是事实上对刑法所保护的法益构成了侵害;二是对刑法所保护的法益构成了侵害的危险,且这种危险具有紧迫性。对犯罪客体进行深入的研究,具有三个方面的意义:一是有助于加深对犯罪本质的认识;二是有助于准确定罪;三是有助于正确量刑。

---

[177] [日]西田典之:《日本刑法总论》,刘明祥、王昭武译,中国人民大学出版社 2007 年版,第 44 页;张明楷:《刑法学》(第三版),法律出版社 2007 年版,第 78 页;高铭暄、马克昌主编:《刑法学》,高等教育出版社 2000 年版,第 46-49 页。

[178] 高铭暄、马克昌主编:《刑法学》,高等教育出版社 2000 年版,第 49 页及以下;张明楷:《刑法学教程》(第四版),北京大学出版社 2016 年版,第 33 页。

　　刑法理论上一般将犯罪客体分为三类：一般客体、同类客体与直接客体。[179] 其中一般客体值得是所有犯罪所侵犯的法益整体，一般客体反映着犯罪行为的本质，对刑法任务的确立和犯罪概念的规定有着重要影响。同类客体是指某一类犯罪所共同侵犯的某一类法益，这有助于犯罪的分类，刑法分则的章节编排就是依据同类客体的分类进行的。直接客体就是犯罪所侵犯的具体法益，这种客体有助于我们确定具体犯罪是否成立，能够帮助我们界分此罪与彼罪。对于直接客体，还可以将其进一步分为简单客体和复杂客体。所谓简单客体，是指一个犯罪行为只侵犯了一种具体法益，所谓复杂客体，是指一个犯罪行为侵犯了两种以上的具体法益。

　　需要注意的是，犯罪客体与犯罪对象不是同一回事。犯罪对象是犯罪行为所直接指向的具体的人或物。客体不是指具体的人或物，而是指刑法所保护的利益，因此属于抽象思维的范畴。具体而言，犯罪客体决定了犯罪的性质，而犯罪对象则无此功能。例如针对同样的人或物的犯罪行为，可能由于其侵害的法益的性质不同，而属于不同类型的犯罪。犯罪客体是所有犯罪的构成要件，而犯罪对象则不一定是。犯罪客体在任何犯罪中都会受到侵害，而犯罪对象则未必。犯罪客体是刑法分则的犯罪分类的基础，而犯罪对象则无此功能。

　　2. 犯罪客观要件。犯罪客观要件，是指刑法所规定的，说明行为对刑法所保护的法益造成侵害所必须具备的客观事实的特征，其本质是要说明是什么样行为在什么状况下对刑法所保护的法益造成了何种后果。因此，犯罪的客观要件可从三个方面进行分解：危害行为、危害结果和危害行为与危害结果之间的因果关系。

　　危害行为，一般是指人基于自身意思所实施的危害社会的身体动静。对危害行为的理解，需从以下三个方面进行：一是危害行为需是基于人自身的意思所实施的行为，因此无意识的举动就不构成危害行为；二是危害行为一定是人的身体的客观动静，这就意味着思想和言论本身不能够被视为是危害行为；三是危害行为一定造成了法益的侵害或现实危险，因此某种行为是否构成危害行为还需要结合具体事实进一步判断。所以，在刑法上单纯地谈论行为是没有意义的，只有谈论危害行为才是非常重要的。

　　危害行为可以区分为作为与不作为两种类型。作为，是指行为人以积极的身体活动实施侵犯刑法所保护的法益的危害行为。作为不仅指人以自己的身体动作作用于犯罪对象，还包括人利用各种工具作用于犯罪对象。具体而言，作为包括以下五种形态：利用自己身体实施的作为；利用工具实施的作为；

---

[179] 张明楷：《刑法学教程》(第四版)，北京大学出版社 2016 年版，第 36 页。

利用自然现象实施的作为;利用动物实施的作为以及利用他人实施的作为。不作为,是指行为人在能够履行自己应尽义务的情况下不履行该义务。不作为既可以以身体的动静构成,也可以以身体的静止与消极构成,通常情况下表现为身体的静止与消极。一般而言,某种行为如果构成不作为,一定是其具有特定的法律义务,因此,不作为既违反了刑法的禁止性规范,也违反了刑法的命令性规范。在刑法理论中,不作为的义务来源主要有以下四种:法律、法规明文规定的义务;职务或业务上要求的义务;法律行为引起的义务;先前行为引起的义务。成立不作为犯需满足三个条件:行为人负有积极实施特定行为的法律义务;行为人有能力履行该义务;行为人并未履行该义务。

危害结果,是指危害行为对刑法所保护的法益所造成的实际侵害或使得刑法所保护的法益处于危险的状态。可以看出,危害结果既包括对法益的实际侵害,也包括对法益所造成的实际危险,因此可以将危害结果分为侵害结果与危险结果。危害结果具有如下的特征:第一,危害结果具有客观性。这种客观性既包括损害的客观性,也包括危险的客观性;第二,危害结果具有因果性,危害结果是由危害行为造成的,危害行为是原因,危害结果是原因引起的后果。没有危害行为。就没有危害结果,但并不是任何危害行为都会造成危害结果;第三,危害结果具有法益侵害性;第四,危害结果具有多样性。依据危害结果的不同型态,可以对犯罪进行不同的类型划分。根据危害结果的样态,可以将犯罪分为侵害犯和危险犯。依据行为终了与危害结果之间是否有间隔,可以将犯罪分为行为犯(没有时间间隔)、结果犯(有时间间隔)和结果加重犯。依据危害结果的发生与犯罪终了之间的关系,可以将犯罪分为即成犯、状态犯和继续犯。危害结果虽然在犯罪客观要件中占据重要的位置,但是并非犯罪构成的共同要件,而只是某些犯罪(主要是结果犯)的构成要件。

行为人要对自己的危害行为负责,必须以该危害行为与其所导致的危害结果之间存在因果关系为前提。所谓因果关系,是指行为与结果之间决定与被决定、引起与被引起的关系。刑法中的因果关系涉及危害行为和危害结果这两个客观事实之间的关联,因而具有事实性的特征。但与此同时,由于危害行为与危害结果之间的关系判断乃是基于刑法规范的判断,因而也具有规范的性质。所以,刑法上的因果关系兼具事实与规范的双重特征。基于对因果关系中的事实性和规范性判断的不同侧重,刑法上的因果关系理论包括以下几种学说:

(1)条件说。条件说侧重于因果关系的事实面向。该说认为,只要行为与结果之间存在着"如无前者,即无后者"的关系时,行为就是结果的原因。此种因果关系的判断具有典型的事实性质,从而会扩大刑法的处罚范围。因此,在条件说的基础上又产生了诸多变体。如通过对行为与结果之间的第三人故意介入、自然事实以及过失行为等因素的考察,强调事实性的因果关系可因特殊原因而中断,但是仍未从根本上克服条件说的固有缺陷。

（2）原因说。该说主张不是所有在事实上导致结果发生的行为都是刑法上的原因,而是只有符合特定标准或规则的行为才能够被认定为刑法上的原因。很明显,在这种理论中,因果关系的规范性面向得以凸显。从理论上而言,原因说可被称为"限制条件说"。但原因说的问题在于,其并没有能够提供可靠的规则或标准却筛选条件说中的原因,因而可能使得其所确定的原因显得随意。在原因说的具体主张中,存在着必生原因说、直接原因说,最重原因说、决定原因说和异常原因说等等的学说争论。这些争论不仅没有帮助我们认清原因说据以判断原因的规则或标准,反而进一步加剧了人们在认识上的混乱。

（3）相当因果关系说。原因说的问题在于其没有把握住因果关系的规范性所应该蕴含的确定性。为了解决这一理论问题,有学者引入了相当因果关系说的理论。相当因果关系说强调,判断一个行为是否是一个结果的原因,需要从人们日常生活的视角出发来判断,一个行为产生某个结果只要从人们的日常生活经验来看是一般的、正常的,而不是特殊的、异常的,就可以成立刑法上的因果关系。这一立场事实上是将因果关系的规范属性的确定性奠定在生活的基础之上,而且是常态化的生活关系的基础上,与原因说相比具有较大的进步。关键的问题就在于,我们应如何理解此处基于日常生活的"相当性"观念。对于相当因果关系说中的"相当性"的理解,理论上存在三种态度:主观说、客观说和折衷说。主观说认为,相当性的判断基准是行为人能认识到的或可能认识到的事实;客观说认为,相当性的判断基准是一般人能认识到的或可能认识到的事实;折衷说认为,相当性的判断基准是一般人能认识到的一般事实以及行为人能认识到的特别事实。事实上,所谓的主观说与客观说在本质上并无区别,它们都是以主体所能够认识到的事实作为判断基准,如果个人与多数人的判断相一致,这两种学说对相当性的认识就没有区别,只有在个人与多数人的判断不一致的时候,客观说在占据优先的地位。因此所谓的客观不过是诸多主体认识的重叠。折衷说在社会一般人所能认识而行为人所不能认识的情形下,采一般人标准,承认其刑法上的因果关系的存在。但在社会一般人不能认识而行为人能认识的情况下,又依行为人标准,承认其刑法上的因果关系的存在。[180]

3. 犯罪主体。犯罪主体,是指实施了侵犯法益的行为,依据刑法规定应

---

[180] 参见[日]西田典之:《日本刑法总论》,刘明祥、王昭武译,中国人民大学出版社2007年版,第66页及以下。

当承担刑事责任的自然人与单位。作为犯罪构成要件的犯罪主体,受制于刑法的规定。不是所有自然人都可能成为犯罪主体,也不是所有单位都可能成为犯罪主体。自然人要成为犯罪主体,必须符合《刑法》第17条的年龄规定和18条的辨认控制能力的规定。单位要成为犯罪主体,必须依据刑法分则条文的明确规定。

如上所述,自然犯罪主体的一般要件有两个:刑事责任年龄和辨认控制能力。当然,依据刑法分则所规定的内容,某些犯罪除了要求行为人具备以上两个条件外,还需具有特殊身份。

刑事责任年龄是指行为人依据刑法承担刑事责任所必须达到的年龄。如果行为人在行为时并未达到刑事责任年龄,就无法从刑法的意义上对其进行非难,因而其行为也不构成犯罪。我国《刑法》结合我国社会、经济、政治和文化发展的实际,对刑事责任年龄进行了如下规定:

(1)不满14周岁的人一律不负刑事责任。也即是说,不满14周岁的自然人不可能成为犯罪主体。

(2)已满14周岁不满16周岁,只有在犯故意杀人、故意伤害致人重伤或死亡、强奸、抢劫、贩卖毒品、放火、爆炸、投毒等八种类型的犯罪时,才会受到刑法的非难,应负刑事责任。

(3)已满16周岁的人犯罪,负刑事责任。

(4)已满14周岁不满18周岁的人犯罪,应当从轻或减轻处罚。

(5)不满18周岁的行为人,不能判处死刑。必须注意的是,刑事责任年龄是指十足年龄,不是指虚岁。对于跨年龄段的犯罪,应该严格按照上述标准定罪处罚。

辨认控制能力,是指行为人对自己行为的辨认能力和控制能力。辨认能力是一种认知能力,控制能力是一种行动能力。辨认能力的认知性表现在其对自身行为的性质、结果与意义的认识能力;而控制能力的行动性质表现为行为人能否自主支配自己的行为。辨认能力是控制能力的前提和基础,控制能力是辨认能力的表现和反映。有辨认能力的人不一定有控制能力,有控制能力的人肯定有辨认能力。行为人要对其行为负刑事责任,必须同时兼具辨认能力和控制能力。依据现有的理论和实践,行为人不具备辨认控制能力的情形主要有以下几类:

(1)精神障碍。一般而言,患有精神障碍疾病的人不具备辨认控制能力。认定行为人是否有精神障碍,可以从医学和心理学的视角去判断。但对于有间歇性精神障碍的人来说,如果其在精神状态正常时,应认定其具有辨认控制能力。而对于那些并未完全丧失辨认控制能力的精神障碍者来说,应认定其负刑事责任,但可以从轻或减轻处罚。

（2）生理功能丧失。我国《刑法》第 19 条规定："又聋又哑的人或者盲人犯罪,可以从轻、减轻或免除处罚。"从这一条规定的立法目的来看,其是将生理功能丧失者视为是部分丧失辨认控制能力的人,但依旧认为这些人具备承担刑事责任的能力,只不过考虑到其丧失了部分辨认控制能力,所以对其从轻、减轻或免除处罚。

（3）生理醉酒。由于病理醉酒属于精神障碍的范畴,所以完全丧失了辨认控制能力。但生理醉酒虽然在事实上也使得当事人在降低了辨认控制能力,但却未丧失。而且更重要的是,生理醉酒者应该能够预见自己在醉酒之后有可能实施危害行为或者是预见到了自己的此种行为但由于侥幸或过于自信的观念使其放任自己醉酒。因此,对于醉酒的人,法律是推定其具有完全的辨认控制能力。

有些犯罪需要主体具有特殊的身份资格。特殊身份并不是犯罪主体的一般要件,而只是某些犯罪所必须具备的要件,其依赖于《刑法》分则条文对这些犯罪主体身份的明确规定。依据我国《刑法》分则相关条文的规定,特殊身份主要包括如下几类:①特定公职身份;②特殊职业身份;③特定法律义务的身份;④特定法律地位的身份;⑤持有特定物品的身份;⑥参与某种活动的身份;⑦患有某种疾病的身份;⑧特定组织成员的身份。

我国《刑法》第 30 条规定:"公司、企业、事业单位、机关、团体实施的危害社会的行为,法律规定为犯罪的,应负刑事责任。"第 31 条规定:"单位犯罪的,对单位判处罚金,并对其直接负责的主管人员和其他责任人员判处刑罚。本法分则和其他法律另有规定的,依照规定。"依据这两条的规定,单位犯罪具有以下的特征:①单位犯罪是单位作为整体的犯罪,不是单位成员的犯罪,犯罪的主体是单位,而不是单位内的所有成员;②单位犯罪是由经单位集体决策或负责人决策,并由直接责任人实施的,与单位的经营管理活动有密切关联的犯罪;③单位犯罪须以为本单位谋取非法利益为目的;④单位犯罪实施双罚制,即对单位判处罚金,对主管人员和其他责任人按分则规定判处刑罚。

4. 犯罪主观要件。犯罪主观要件,是指犯罪主体对其实施的危害行为及其危害结果所抱持的心理态度。犯罪的主观要件包括罪过、犯罪目的和动机。其中,罪过是一切犯罪构成的必要条件。犯罪目的只是某些犯罪构成的主观要件,而犯罪动机不是犯罪构成的要件,一般不影响罪名的确定。必须指出的是,罪过只是行为时的心理态度,不能以行为前或行为后的心理状态去判断罪过的有无。罪过包括故意和过失两种心理状态。

根据《刑法》第 14 条第 1 款的规定,犯罪故意是指行为人明知自己的行为会发生侵害法益的结果,并且希望或放任这种结果发生的一种心理态度。从内涵上看,犯罪故意包括两个因素:认识因素和意志因素。所谓认识因素,是指行为人对危害结果的认识;所谓意志因素,是指行为人对危害结果的发生所抱持的放任或希望的态度。行为人的故意只有同时具备了这两种因素,才能成立犯罪故意。应予注意的是,认识因素是意志因素的前提和基础,没有认识因素,就没有意志因素。依据想法的相关规定,故意可分为直接故意与间接故意。直接故意,是指明知自己的行为会发生侵害法益的结果,并且希望这种结果发生的心理态度。间接故意,是指明知自己的行为可能发生侵害法益的结果,并且放任这种结果发生的心理态度。直接故意与间接故意的主要区别在于:在认识因素上,直接故意既认识到了危害结果的必然性,也认识到了危害结果的可能性,而间接故意只是认识到了危害结果的可能性;在意志因素上,直接故意是追求危害结果的发生,而间接故意对危害结果既不追求,也不采取措施避免,其对危害结果采取的是一种听之任之的态度。直接故意是故意犯罪的典型形态,而间接故意主要发生在以下两种情形中:一是行为人为了实现某种非犯罪的意图而导致危害结果的发生;二是行为人为了实现某种犯罪意图而放任另一种危害结果的发生。

根据《刑法》第 15 条第 1 款的规定,犯罪过失,是指行为人应当预见自己的行为可能侵害法益,因为疏忽大意而没有预见,或者已经预见而轻信能够避免的心理状态。依据刑法的规定,过失分为疏忽大意的过失和过于自信的过失。故意和过失虽然都统一在罪过的概念之下,但却是两种不同的罪过形式,有着显著的区别。很明显,过失所反映的主观恶性比故意要小。所以,刑法对于过失犯罪的规定明显不同于故意犯罪,主要表现在以下几个方面:①故意犯罪的成立并不以危害结果的出现为必要条件,而过失犯罪的成立则必须以危害结果的出现为条件;②过失犯罪需以刑法分则条文的明文规定才能处罚,而故意犯罪一般都应当负刑事责任。刑法以处罚故意犯罪为原则,处罚过失犯罪为例外;③在法定刑上,过失犯罪明显轻于故意犯罪。

疏忽大意的过失,是指行为人应当预见自己的行为可能发生侵害法益的结果,因为疏忽大意而没有预见,从而导致危害结果发生的心理状态。要准确理解疏忽大意的过失,必须准确判断什么是“应当预见”以及行为人“没有预见”这两种情形。所谓“应当预见”显然给行为人施加了一种预见义务,这种义务不仅包括法律义务,还包括职务与业务义务,更包括日常生活准则所提出的义务。所谓“没有预见”,是指行为人在主观上对危害结果处于无认识的状态,但是这种无认识的状态不是行为人的日常生活状态,而是其疏忽大意所造成的特殊状态,进而导致了危害结果的发生。刑法为了保护易于被疏忽大意所侵犯的法益,对此种疏忽大意的心理状态进行非难,进而促使行为人和其他人避免疏忽大意的心理,防止疏忽大意的过失犯罪的发生。

过于自信的过失,是指行为人已经预见自己的行为可能发生侵害法益的结果,但轻信能够避免,以致发生此种结果的心理状态。与疏忽大意的过失相比,过于自信的过失是有认识的过失,也就是说行为人对危害结果已经有所认识。在意志因素的层面,行为人过于自信的过失夸大了自己的主观能力,也就是轻信自己的能力能够避免危害结果的发生。在认识因素和意志因素两个层面,过于自信的过失与间接故意具有相似之处,二者都对危害结果有认识,都不是积极希望和追求危害结果的发生。但二者的区别也是非常明显的,主要表现在以下几个方面:①在认识因素上,虽然二者都是预见了危害结果发生的可能性,但是它们对这种结果的认识程度有着根本的不同。间接故意认识到了可能性会转化为现实性,且对这种现实性转化抱持一种并不排斥的态度,而过于自信的过失则认为这种可能性不会转化为现实性,因为行为人相信自己的主观能力能够避免这种转化的发生;②在意志因素层面,二者对危害结果的态度是不同的。间接故意虽然不希望危害结果的发生,但也并不排斥危害结果的发生,因此也不会采取行动去避免危害结果的发生。过于自信的过失却不同,它力图避免危害结果的发生,并且也采取积极行动以防止危害结果的发生,只是由于自身能力的有限而并没有真正阻止危害结果的发生而已。

三、犯罪阻却事由

《刑法》第 20 条和第 21 条列举出了一些虽然侵害了法益但因不具备违法性而不受处罚的例外情况。我们将这些因不具备违法性而不受处罚的例外情况称为犯罪阻却事由。所谓犯罪阻却事由,是指行为虽然造成了法益的侵害,表面上符合犯罪的客观要件,但是由于其实质上不具有社会危害性,依法不成立犯罪的事由。根据《刑法》的规定,正当防卫和紧急避险是两种典型的犯罪阻却事由,当然也存在着其他类型的犯罪阻却事由。

如何理解此处所谓的"形式上符合"但"实质上不符合"的表述? 这需要我们从刑法的功能角度去思考。刑法的最重要的功能之一就是法益保护,而由于社会生活的复杂性,刑法往往要在不同的法益保护需求之间进行权衡。正是这种权衡的存在,使得很多形式上符合犯罪成立要件但实质上不被认为是犯罪的情形出现。具体来说,法益的权衡需遵循以下三个基本原理:①优越性利益的保护原理。也即是当两种法益都需要保护而只能保护其中一个法益并且损害另一个法益时,被保护的法益需大于或等于被侵害的法益;②避免义务原理。很多法益的冲突其实是可以避免的,因此如果能在法益冲突之前采取合理的行为避免其冲突,就应该要求行为人采取避免行为以维持双方的利益。所以,如果行为人并没有采取避免行为而导致两种法益冲突,从而使得其必须损害较小法益而保护较大法益的话,也不能认定行为人的行为阻却了犯罪。这样一来,避免义务原理就对优越性利益保护原理作出了修正;③欠缺要保护性的原理。个人法益是否需要保护最终必须由个人来决定,在个人并不要求保护自己的法益时,刑法就没有必要介入。与此同时,也存在着这样一种情形,即行为人自己违法从而导致其法益受到保护的必要性有所欠缺。[181]

1. 正当防卫。根据《刑法》第 20 条的规定,正当防卫是指为了国家、公共利益、本人或者他人的人身、财产和其他权利免受正在进行的不法侵害,而对不法侵害者实施的制止其不法侵害行为且并未超过必要限度的损害行为。行为成立正当防卫的,阻却犯罪成立,不负刑事责任。正当防卫体现了"正义不必屈从于不法"的法律理念,是对传统的自我防卫的自然权利的社会性表达。因此正当防卫在现代社会的适用范围也越来越窄。也即,只有在防卫的必要场合,正当防卫才能够真正成为犯罪阻却事由。我国刑法规定了两种正当防卫的类型:一般正当防卫和无限防卫权。

对于一般正当防卫来说,其必须具备下列的要件,方能成立。首先,必须存在着现实的不法侵害。所谓现实的侵害,是指侵害已经存在或正在迫近。其次,不法侵害必须正在进行。这就意味着过去的侵害和将来的侵害原则上都不能够成为防卫的对象。但是,对于已经结束的侵害,也有例外的状况可以进行防卫。如在盗窃犯将财物盗走时,行为人追赶上去夺回财物的行为可构成正当防卫。第三,必须针对不法侵害人本人进行防卫。一般来说,针对不法侵害人本人进行防卫有两种方式:针对不法侵害人的人身和针对不法侵害人的财产进行防卫。在这两种方式中,如果能够通过毁损加害人的财产达到制止侵害、保护法益的目的,一般而言应针对其财产而不是人身进行防卫。第四,没有明显超过必要限度造成重大损害。判断一个防卫行为是否构成防卫过当,需要从法益权衡的角度对保护法益的内容、手段等要素进行综合分析。对于防卫过当的行为,应当酌情减轻或免除处罚。

所谓无限防卫权,是《刑法》第 20 条第 3 款所规定的一种特殊正当防卫。在特殊正当防卫的场合,不存在防卫过当的情形。依据规定,对正在进行行凶、杀人、抢劫、强奸、绑架以及其他严重违纪人身安全的暴力犯罪,采取正当防卫,造成不法侵害人伤亡的,不属于防卫过当,不承担刑事责任。必须注意的是,无限防卫权仅限于上述危及人身安全的暴力犯罪,对于其他类型的犯罪,不能适用无限防卫权。

2. 紧急避险。我国《刑法》第 21 条对紧急避险进行了规定。依据该条规定,所谓紧急避险,是指为了使国家、公共利益、本人或他人的人身、财产和其他权利免受正在发生的危险,不得已给另一较小或者同等法益造成损害的行

---

[181] 参见[日]西田典之:《日本刑法总论》,刘明祥、王昭武译,中国人民大学出版社 2007 年版,第 102-103 页;[日]木村光江:《刑法》,东京大学出版社 1997 年版,第 64 页及以下。

为。行为成立紧急避险的,不承担刑事责任。

对于紧急避险,认定其阻却犯罪的理由是其并不具备刑事违法性。但是这并不妨碍紧密避险构成民法意义上的违法,因为紧急避险所造成的法益的损害,可经由民事的途径获得赔偿。但是,在法益相等、人身对人身、生命对生命的场合,紧急避险很难阻却刑事违法性,通常由责任阻却来阻却犯罪成立。

成立紧急避险,需具备以下的条件:①法益面临现实的危险。只要法益的危险已经迫近,就有实施紧急避险的必要。危险的主要来源有:他人的攻击、他人强迫自己犯罪、动物的袭击、自然灾害等。如果实施上并不存在现实的危险,只是行为人假想的危险,则属于假想避险,不构成阻却犯罪的事由。②危险正在发生。过去的危险和将来的危险都能够实施紧急避险,否则属于避险不适时。③出于不得已而损害另一法益。可以将"不得已"理解为比较为单纯的必要性更严格,必须是为了保全法益,其他别无可以采取的手段。这也可以成为补充性原则。④没有超过必要限度造成不必要的损害。紧急避险的必要限度,可以从上述所说的四个原理的角度进行判断。所以,其判断标准与正当防卫的必要限度存在着较大区别。如果避险行为不符合上述所说的四个原理,则成立避险过当。对于避险过当的,应当减轻或者免除处罚。

3. 其他阻却犯罪事由。除了正当防卫和紧急避险,还存在着其他阻却犯罪的事由。通常而言,法令行为或者基于正当业务而实施的行为,不具有刑事违法性,因而不成立犯罪。而在某些犯罪中,被害人同意也可在一定程度上阻却刑事违法性,从而不成立犯罪。

所谓法令行为,是指某种行为是基于法令而实施的,从而阻却该行为违法。法令行为一般包括:执法行为、职权行为和为法秩序排除犯罪性的行为。

所谓正当业务行为,是指社会生活中被认为是正当的行为。这些行为包括:医疗行为、体育行为、媒体采访行为、劳动争议行为、自救行为等。

所谓被害人同意,是指被害人请求或许可行为人侵害其专属的法益,表明被害人放弃了该法益,因此法律就没有必要保护。损害了一个被其专属主体放弃的法益,不构成刑法上的法益侵害。此处需要注意的是,有些法益是不可放弃的,还有一些法益当事人无法放弃。因此,被害人同意能够阻却犯罪的情形非常有限。如侵入住宅和盗窃的情形,被害人同意可以阻却行为的违法,进而不成立犯罪。

四、故意犯罪形态

与过失犯罪仅存在成立或不成立两种形态不同,故意犯罪从犯意确立以后,经由犯罪行为,到完成犯罪,有一个时间过程,因此容易受到各种因素的影响。基于不同的原因,可将故意犯罪分为犯罪预备、犯罪未遂、犯罪中止和犯

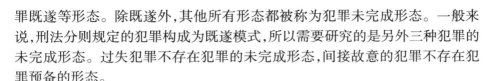

罪既遂等形态。除既遂外,其他所有形态都被称为犯罪未完成形态。一般来说,刑法分则规定的犯罪构成为既遂模式,所以需要研究的是另外三种犯罪的未完成形态。过失犯罪不存在犯罪的未完成形态,间接故意的犯罪不存在犯罪预备的形态。

所谓犯罪既遂,就是犯罪的实行行为具备了犯罪构成的全部要件。犯罪既遂主要有四种不同的类型:

1. 结果犯。是指不仅要实施具体犯罪构成客观要件的行为,而且必须发生法定的犯罪结果才构成的既遂犯。这类犯罪在我国的刑法分则中为数很多,而且在司法实践中也较为常见。例如故意杀人、故意伤害、抢劫、盗窃、诈骗等犯罪。

2. 行为犯。是指以犯罪的实行行为的完成作为既遂标志的犯罪。这类犯罪并不要求危害结果的发生,而只要求实行行为的完结。一般而言,其对实行行为的完结有一定的程度要求。这类犯罪在我国刑法分则中也占据一定的数量。例如强奸、脱逃、投敌叛变等犯罪。

3. 危险犯。是指行为实施的危害行为造成某种危害结果发生的危险状态作为既遂的标志。例如放火、爆炸、投毒、以危险方法危害公共安全等犯罪。

4. 举动犯,也称即时犯,是指行为人一旦着手就构成既遂的犯罪。如参加恐怖活动组织、参加黑社会性质的组织等犯罪。对于既遂犯,应在刑法分则所规定的处罚范围内进行处罚。

我国《刑法》第 22 条第 1 款对犯罪预备作了如下规定:"为了犯罪,准备工具,创造条件的,是犯罪预备",但是这一规定并不是对犯罪预备的全面定义。确切来说,所谓犯罪预备是指行为人为实施犯罪而开创创造条件的行为,但由于行为人意志以外的原因而未能着手实行犯罪的情形。对于犯罪预备的特征,可从主观和客观两个方面进行说明。从主观方面而言,犯罪预备具有两个特征:一是犯罪预备在主观上是为了犯罪;二是行为人未能着手实施犯罪是因为其意志以外的原因。从客观方面来看,犯罪预备也具有两个特征:一是行为人客观上实施了犯罪预备行为;二是行为人事实上未能着手实施犯罪。我国刑法规定,对于预备犯,可以比照既遂犯从轻、减轻处罚或免除处罚。

刑法第 23 条第 1 款规定:"已经着手实行犯罪,由于犯罪分子意志以外的原因而未得逞的,是犯罪未遂。"刑法之所以处罚未遂犯,是因为未遂犯使得刑法所保护的法益处于危险的境地,因此未遂犯都是危险犯。从刑法对犯罪未遂的规定来看,犯罪未遂具有如下的特征:①行为人已经着手实施犯罪。这一特征从根本上区分了犯罪未遂与犯罪预备,因为行为人一旦着手,就表明犯罪已经进入实行阶段。一旦行为人已经着手实施犯罪,刑法所保护的法益就会处于危险的境地。更重要的是,一旦行为人着手,那么刑法分则所规定的具体犯罪构成要件就得到了具体的实施。这就意味着,我们要在理解分则条文的基础上,把握每个实行行为的着手。②犯罪未得逞。这一特征从根本上区分了犯罪未遂与犯罪既遂。具体来说,所谓"未得逞"就是危害结果并未如同行为人所期望或放任的那样发生。但这也并不意味着只要危害结果发生,就一定是犯罪既遂。我们需要从主客观相一致的角度去考虑犯罪未遂的问题。如果行为人实际所造成的危害结果与行为人的犯罪意图之间并未一致,那么有可能构成其所意图的犯罪的未遂。例如,以杀人的故意导致他人重伤。那么就成立故意伤害的既遂和故意杀人的未遂。犯罪未得逞可以以实行行为是否终了为标准分为两类:实行终了的未遂和未实行终了的未遂。所谓实行终了的未遂,是指行为人的犯罪行为已经全部实行终了,但由于行为人意志以外的原因未得逞。所谓未实行终了的未遂是指行为人由于意志以外的原因未能将犯罪行为全部实行终了,因而未得逞;③犯罪未得逞是由于犯罪分子意志以外的原因。这一特征是犯罪未遂与犯罪中止相区别的主要标志。此处所指的犯罪分子意志以外的原因是指的客观原因,也即是这个原因要么使得犯罪分子所追求的危害结果无法发生,要么迫使犯罪分子放弃犯罪。在这个意义上,未得逞不是犯罪分子自身的自由选择所导致的,而是受到外在原因影响和强迫的,与其自身的自由意志相违背。按照刑法的规定,对未遂犯的处罚可以比照既遂犯从轻或减轻处罚。

所谓犯罪中止,是指行为人在犯罪过程中,自动放弃犯罪或自动有效地防止犯罪结果发生。依据这一定义,犯罪中止存在两种情况:一是在犯罪预备和实行行为尚未终了的情况下自动放弃犯罪;二是在实行行为终了的情况下,自动有效地防止危害结果的发生。这两种中止的情形也具有不同的特征。自动停止犯罪的犯罪中止的特征是:①中止具有时间性。自动停止的行为只要发生在犯罪行为开始实施后,危害结果出现之前都可以被视为是犯罪中止。自动停止行为贯穿于犯罪的全过程,这也是犯罪中止与犯罪预备和犯罪未遂的重要区别。②中止具有自动性。成立犯罪中止,要求行为人必须是处于自己的自主意志放弃犯罪行为。这是犯罪中止与犯罪未遂的最重要的区分标志。由于中止的自动性依赖于行为的自主意志,因此,犯罪中止必定是行为在尚存选择余地的情况下自动放弃犯罪行为和犯罪意图,从而不再希望和放任危害结果的发生。此处,我们所关注的应是中止行为所带来的客观效果,而不必去深究到底是何种动机使得行为人采取了中止行为。③中止具有完全性和彻底性。所谓的完全性和彻底性,是指行为了完全放弃了犯罪意图和犯罪行为,并且不再追求危害结果的发生。此处的彻底性和完全性只针对当下行为人所进行的具体犯罪,不是指以后行为人不再犯任何罪。自动有效地防止犯罪结果发生的犯罪中止的特征是不仅要求具备上述的时间性、自动性和完全性的特征,还需具备中止的有效性的特征。所谓中止的有效性,是指行为人必须有效防止了他已经实施的犯罪的危害结果的发生,使得犯罪并未达到既遂的状态。因此,行为人不仅应以不作为的方式消极放弃犯罪,还应采取积极作为的方式来阻止犯罪结果的发生。如果行为人并未阻止危害结果的发生,那么就无法成立犯罪中止,而应认定为犯罪既遂或犯罪未遂。当然,行为人所采取的积极努力在量刑时可予以考虑。根据刑法规定,对于中止犯,没有造成损害的,应当免除处罚;造成损害的,应当减轻处罚。

五、共同犯罪

刑法分则中的构成要件往往是以单独正犯为模式而作的规定。但是在社会现实生活中,由多人参加、共谋的犯罪情形比比皆是。而且更为重要的是,相比于一个人的犯罪,多人共同犯罪更值得动用刑罚去处罚。因为多人共同犯罪对刑法所保护的法益的侵害会更大,所以刑法定罪处罚的力度会更大。相比于一个人的犯罪,共同犯罪在客观和主观上都具有更大的危险性。从客观上而言,多数人可以通过分工合作,使得犯罪更容易实现;从主观上而言,参与犯罪的人在多数人的群体里,可能依托"群体心理"强化自身的犯意。因此,刑法必须因应这种犯罪的联动现象,将其予以类型化的规范。

1. 共同犯罪的概念。我国《刑法》第 25 条第 1 款规定:"共同犯罪是指二人以上共同故意犯罪。"第 2 款同时规定:"二人以上共同过失犯罪,不以共同犯罪论处;应当负刑事责任的,按照他们所犯的罪分别处罚。"《刑法》25 条的这两款规定揭示出了共同犯罪的特征:①二人以上;②共同犯罪行为;③共同犯罪故意。因此,要准确地理解共同犯罪的概念,需要从以下几个方面入手:①共同犯罪是故意犯罪,过失不构成共犯;②共同犯罪具有整体性,共同犯罪行为需要在共同故意的支配下去作整体性的理解,而不能够将各个人的行为简单相加;③在共同犯罪的内部,由于各个人所起到的作用和所造成的危害各不相同,因此要予以区别对待;④共同犯罪的本质是行为的共同。也就是说,所谓共同犯罪,不要求行为人共同实施特定的犯罪,只要他们的行为在构成要件上具有共同性就构成共同犯罪。[182]

2. 共同犯罪的成立要件。从犯罪主体要件的视角看,共同犯罪的主体必须是二人以上。如果共同犯罪的主体都是达到刑事责任年龄、具有刑事责任能力的人,那么他们都依据共同犯罪进行定罪处罚。问题在于,如果其中存在着未达到刑事责任年龄的人,是否应成立共同犯罪呢? 有学者主张不成立共同犯罪,也有学者主张成立共同犯罪。我们赞同后者的立场。依据我们对共

[182] 参见张明楷:《刑法学》(第三版),法律出版社 2007 年版,第 311 页及以下。

同犯罪的界定,所谓共同乃是指行为的共同。因此,如果一个达到刑事责任年龄的人和一个未达到刑事责任年龄的人共同实施犯罪行为,那么,依照共同犯罪对达到刑事责任年龄的人进行处罚,而对未达到刑事责任年龄的人则免除刑事处罚。例如,一个20周岁和12周岁的人共同轮奸妇女的,按照前一种主张,二者不构成共同犯罪,因此对20周岁的人只能依据强奸罪定罪处罚。但依据后一种主张,二者共同实施了轮奸行为,应认定为强奸罪的共同犯罪,对20周岁的人应使用轮奸的法定刑。虽然对于12周岁的人来说,都是免除刑事责任,但是对于20周岁的人来说,是否承认共同犯罪对其所判处的刑罚有着很大影响。由于刑法规定了单位犯罪,因此,也可能出现单位共同犯罪。单位共同犯罪有两个情形:一是两个以上的单位共同故意犯罪;二是自然人与单位共同故意犯罪。但是需指出的是,单位的主管人员和直接负责人员,与本单位并不构成共同犯罪。

从犯罪的主观要件来看,共同犯罪必须是共同故意犯罪。所谓共同故意,是指各个共同犯罪人认识到他们的行为会发生危害结果,并希望或者放任这种危害结果发生的心理态度。一般情况下,我们都将共同故意理解为完全相同的故意,但在某些场合,我们可以将共同故意理解单纯地理解为共同故意犯罪,仅在故意内容重叠的范围内成立共犯。更进一步,在共同故意的理解中,需承认片面共犯的存在。所谓片面共犯,是指参与同一犯罪的人中,一方认识到自己在和他人共同犯罪,而另一方并没有认识到有他人和自己共同犯罪。另一方是否具备此种认识要素,事实上并不影响共同故意的认定。具体而言,片面共犯分为片面的共同实行、片面的教唆和片面的帮助。

从共同犯罪的客观要件来看,共同犯罪要求行为人具有共同行为。"共同行为"意味着各个共犯人在共同犯罪过程中相互联系、互相配合,形成一个统一的犯罪活动整体。由于每一个行为都是整个犯罪活动整体的不可分割的部分,因此,共犯实施"部分行为,整体责任"的原则。由于危害行为的基本形式包括作为与不作为,那么共同犯罪行为的表现形式就可以分为三类:共同作为、共同不作为与作为和不作为的结合。基于各个共犯人在共同犯罪内部的分工,共同犯罪行为有四种表现形式:①正犯行为。正犯行为在共同犯罪中起着决定性的作用,没有正犯行为就没有共同犯罪行为;②组织行为。即在犯罪集团中的组织、策划、指挥行为。组织行为在集团犯罪活动中,处于十分重要的地位。正是首要分子的组织行为,使犯罪集团中各成员的行为协调一致,从而使犯罪目的更加容易得逞。因此,组织行为是共同犯罪行为中社会危害性最大的行为之一;③教唆行为。是指故意引起他人实行犯罪意图的行为;④帮助行为。帮助行为是指在共同犯罪中起辅助作用的犯罪行为。所谓辅助,一般是相对于正犯行为而言的,是为正犯顺利地实行犯罪创造条件的行为。

3. 共同犯罪的形式。所谓共同犯罪的形式,是指共同犯罪的存在方式、结构状况或组织形态。共同犯罪有多种形式,不同形式的共同犯罪具有不同的特点,因此其产生的危害性也有很大不同。基于不同的形式对共同犯罪进行分类,有助于我们认识不同形式的共同犯罪的性质及其危害程度,从而使得刑法的制定与实施能够有效应对不同形式的共同犯罪,也有助于我们认清共同犯罪的内部结构,便于对共同犯罪人进行区别对待,罚当其罪。

具体而言,从不同的角度,依据不同的标准,可以将共同犯罪的形式进行如下的分类:①任意的共同犯罪与必要的共同犯罪。这是根据共同犯罪是否能够由行为人任意形成作为标准来划分的。能够任意形成的,就是任意的共同犯罪,不能够任意形成的,就是必要的共同犯罪。因此,任意的共同犯罪是指刑法分则规定一个人单独实施的犯罪而由二人以上共同实施所构成的共同犯罪。而必要的共同犯罪乃是由刑罚分则明文规定二人以上共同故意实施的犯罪。必要的共同犯罪又可以分为以下两种:众合犯和对合犯。众合犯又称为聚合犯或者共行犯,是指以三人以上共同故意实施某一犯罪而构成的共同犯罪;对合犯又称为对行犯,是指互为行为客体而构成的共同犯罪。②事前通谋的共同犯罪和事前无通谋的共同犯罪。这是根据共同犯罪故意形成的时间为标准进行的划分。所谓事前通谋的犯罪,是指在着手实施犯罪之前,共同犯罪人已经形成共同犯罪的故意,并对如何实施犯罪进行了策划和商议。而在着手之后或是犯罪过程中形成共同犯罪故意的,则是事前无通谋的共同犯罪。③简单的共同犯罪与复杂的共同犯罪。简单的共同犯罪就是二人以上实施共同犯罪时并没有行为分工。在这种情况下,共同犯罪人都是正犯,也称共同正犯。对简单的共同犯罪的刑事责任追求应遵循三个原则:部分实行全部责任原则、区别对待原则和罪责自负原则。所谓部分实行全部责任原则是指在简单的共同犯罪中,只要发生了危害结果,不管危害行为具体由谁做出,共同犯罪人都应当承担全部责任。区别对待原则要求在部分行为全部责任的基础上,依据共同犯罪人在共同犯罪中所起作用的大小,分清主犯、从犯与胁从犯。罪责自负原则要求共同犯罪人对其他成员超出共同犯罪故意的行为不负刑事责任;④一般的共同犯罪和特殊的共同犯罪。这是按照共同犯罪是否有严密的组织形式为标准来划分的。一般的共同犯罪没有严密的组织形式,因此大致上可分为两种情况:一是普通的由两个人所构成的、没有组织、没有首要分子的共同犯罪;二是由首要分子组织实施的聚众共同犯罪。而特殊的共同犯罪是指集团犯罪,一般是由三人以上有组织地实施的共同犯罪。在犯罪集团内部存在较为严密的组织结构,具有犯罪计划,甚至以犯罪为常业,是一种性质较重的共同犯罪。犯罪集团具有以下特征:①人数众多;②目的性强;③组织固定。

4. 共犯的分类及其刑事责任。我国刑法根据共犯人在共同犯罪中的作用的大小,将共犯人分为主犯、从犯、胁从犯和教唆犯。针对不同类型的共犯人,刑法规定了不同的刑事责任。

《刑法》第 26 条第 1 款对主犯进行了规定,根据这一规定,所谓主犯,就是组织、领导犯罪集团的人或在共同犯罪中起主要作用的人。因此,主犯包括两种类型:一是集团犯罪中起组织、策划、指挥作用的犯罪分子;二是其他共同犯罪中起主要作用的犯罪分子。《刑法》在第 97 条规定了犯罪集团中的首要分子的概念。因此,应对 26 条的主犯与 97 条的首要分子的关系进行说明。根据《刑法》97 条的规定,首要分子分为两类:一是犯罪集团中的首要分子,二是聚众犯罪中的首要分子。在第一种情形中,首要分子自然是主犯,但主犯的范围肯定不局限于首要分子,犯罪集团可有多个主犯。在第二种情形中,只有在聚众犯罪构成共同犯罪的前提下,首要分子才被认为是主犯。主犯所应承担的刑事责任包括如下情形:①对于集团犯罪的首要分析,按集团所犯全部罪行处罚;②对于组织、指挥并参与共同犯罪的主犯,应按照其组织、指挥并参与的全部犯罪处罚;③对于仅仅是参与共同犯罪且起主要作用的主犯,按照其参与的全部犯罪处罚。

所谓从犯,就是指在共同犯罪中起次要或者辅助作用的人。由此可见,从犯包括两类人:

在共同犯罪中起次要作用的犯罪分子以及在共同犯罪中起辅助作用的犯罪分子。从犯也应对自己参与的全部犯罪承担刑事责任,根据刑法规定,对于从犯,应当从轻、减轻处罚或者免除处罚。

所谓胁从犯,是指被迫参加犯罪的人。胁从犯之所以参加共同犯罪,是因为受到了胁迫,自主选择的意志遭受了压制,因而在共同犯罪中所起的作用较小。只有具备了胁迫和作用较小这两个特征,才能认定为胁从犯。一个犯罪分子,如果是自愿参加犯罪,虽然其在犯罪所起的作用较小,不能认定为胁从犯。但如果一个犯罪分子是被迫参加犯罪,但所起的作用较大,是否可以认定为胁从犯呢? 答案是否定的。根据刑法的规定,对胁从犯应当按照他的犯罪情节,减轻或者免除处罚。其中的"情节"应该是指其受胁迫的程度,以及在犯罪过程中所起的作用。

我国《刑法》第 29 条规定了对教唆犯的处罚,但并未对教唆犯进行定义。在刑法理论中,所谓教唆犯,是指以授意、怂恿、劝说、利诱或者其他方法故意唆使他人犯罪的人。成立教唆犯,需具备以下的条件:①教唆对象需具备刑事责任能力;②需有教唆行为;③需有教唆故意。相比于其他犯罪,教唆犯罪是一种特殊的犯罪形式,因此也具有其自身的特性。具体来说,教唆犯具有如下的特质:①教唆犯通过激发被教唆者的犯罪意图,从而制造为其所用的共同犯罪人;②教唆犯本人并不亲自实施具体犯罪行为,而是通过其教唆行为唆使他人去实施犯罪行为,从而达到其危害社会的目的。可以说,教唆犯就是共同犯罪的幕后策划者。作为犯意的制造者,教唆犯有别于帮助犯。作为并不亲自实施具体犯罪行为的共同犯罪人,教唆犯有别于实行犯。对于教唆犯的定罪,应按其所教唆的犯罪进行认定。对于间接教唆的,也应按教唆犯进行定罪处罚。对于教唆犯的处罚,根据我国《刑法》第 29 条第 1 款的规定,应按照教唆人在共同犯罪中所起的作用进行处罚,如果教唆人起主要作用,就按照主犯处罚,如果教唆人起次要作用,则按从犯从轻、减轻或免除处罚。具体而言,应当从教唆的犯罪事实、教唆犯的犯罪性质、教唆犯的犯罪情节、教唆犯对于社会的危害程度等方面来认定教唆犯所起的作用的主次。另外,我国《刑法》第 29 条第 1 款还规定:教唆不满 18 周岁的人犯罪的,应当从重处罚。当然,如果被教唆人并未实施犯罪行为,对于教唆犯可以从轻或者减轻处罚。

六、罪数

罪数论所探讨的问题是犯罪成立的个数及其处罚问题。在司法实践中,行为人究竟是构成一罪还是数罪,并不是一个简单的数学问题,而是受到社会生活和刑法解释的双重影响,从而呈现出复杂的特征,需要加以详细、准确地研究。正确区分罪数,有利于准确定罪并正确适用刑罚。要实现准确定罪的目的,必须在罪与非罪、此罪与彼罪、一罪与数罪进行严格界分。只有正确地确定了一罪还是数罪,才能够在量刑上实现一罪一罚、数罪并罚的目的。在罪数的区分标准上,存在着行为标准说、法益标准说、犯意标准说和构成要件标准说的争论。在刑法理论上,构成要件标准说处于通说的地位。依据构成要件标准说,行为符合一个犯罪构成,就是一罪,符合数个犯罪构成就是数罪,数次符合同一个犯罪构成,也是数罪。罪数的基本类型是一罪和数罪。一罪的类型包括:单纯的一罪、法定的一罪、科刑的一罪。数罪没有独特的类型,只要弄清楚一罪,就自然能够界定数罪。典型的数罪就是行为人实施数个行为,侵犯数个法益,而且数个行为之间没有牵连、连续等关系。难点在于一些介于一罪和数罪之间的状况,其症结又在于很多貌似数罪但实为一罪的情况。因此,只要讨论一罪的具体情形,就能够明了数罪的问题。[183]

1. 单纯的一罪。单纯的一罪是指一个行为侵害一个法益的现象,也即行为只有一次满足犯罪构成要件的情形。单纯的一罪的典型是继续犯。所谓继续犯,是指行为从着手实行到行为终了前一直处于持续状态的犯罪。继续犯具有如下的特征:①犯罪行为与不法状态具有同时性。这使得继续犯不同于

---

[183] [日]西田典之:《日本刑法总论》,刘明祥、王昭武译,中国人民大学出版社 2007 年版,第 344 页及以下。

状态犯,对于状态犯,犯罪行为结束后,不法状态仍然持续;②犯罪行为在一段时间内持续存在;③必须持续不断地侵犯一个法益;④必须是基于一个犯意。对于继续犯,只能以一罪论处。一般而言,处理法条竞合应遵循两个原则:特别关系原则和补充关系原则。所谓特别关系原则,是指如果两个法条之间的关系是普通法条与特别法条之间的关系,那么优先适用特别法条。如侵占罪和职务侵占罪之间的特别关系,职务侵占是一般侵占的特别类型,只要成立职务侵占,就不再成立一般侵占。所谓补充关系原则,是指存在着基本法条和补充法条两种类型的法条,两者保护的法益相同,但是补充法条的目的是为了防止基本法条对法益保护的缺漏,因而具有兜底的性质。在适用关系上,基本法条优先于补充法条。只有在基本法条的构成要件无法涵摄犯罪行为时,才能适用补充法条。

2. 包括的一罪。所谓包括的一罪,是指实质上本可以认定成立数个犯罪,但作为犯罪结果的违法评价,将其包括性地评价为一罪的情形。在包括的一罪的状况下,应当对犯罪事实进行分别认定,但在适用刑法时,仅仅是适用一个重罪的罪名。包括的一罪有吸收犯、连续犯和集合犯。

所谓吸收犯,是指行为符合数个犯罪构成要件的结果,由于轻罪的违法性相对轻微,从而将其包括在重罪之内,以重罪一罪来定罪量刑的情形。吸收犯具有如下特征:①行为侵犯数个法益;②被侵犯的法益有轻重之分;③重行为吸收轻行为。

所谓连续犯,是指数个行为连续造成针对同一法益主体的的侵害,进而构成同一罪名的犯罪。成立连续犯,必须具备如下的条件:①行为人必须具有同一的或概括的故意;②必须具有数个性质相同的行为;③必须侵害同一法益主体;④行为必须具有连续性。

所谓集合犯,是指犯罪构成要件本身预定了数个行为的情形。集合犯包括常习犯、职业犯和营业犯。所谓常习犯,是指犯罪构成要件预设了行为人的反复多次的行为。所谓职业犯,是指犯罪构成要件预设了某一职业或业务的反复实施。所谓营业犯,是指犯罪构成预设了以营利为目的的反复实施同一犯罪行为。我国刑法并非规定常习犯,但对职业犯和营业犯均有规定。如赌博罪属于营业犯,非法行医罪属于职业犯。

3. 科刑的一罪。所谓科刑的一罪,是指尽管在实体法上被认定为数罪,但是在科处刑罚上按照其最重的刑罚作为一罪处断的情形。其目的在于,对数罪的法定刑进行比较,所有刑罚的上限与下限均在最重的罪名的法定刑之内予以处断。这样做的理由在于,由于犯罪意图和犯罪行为都具有一次性和单一性,刑罚上的非难和谴责也应具有一次性。科刑上的一罪的典型是想象竞合犯和牵连犯。

　　所谓想象竞合犯,又称观念的竞合,是指一个犯罪行为触犯数个罪名的情形。想象竞合犯具有两个基本的特征:一是行为人只实施了一个行为。所谓"一个行为",是指撇开法律评价而基于自然观察的在社会一般观念上被接受的"一个行为"。二是一个行为必须触犯数个罪名。所谓一行为触犯数个罪名,就是一个行为侵害了数个法益,从而符合了刑法所规定的犯罪构成要件,成立数个犯罪。三是想象竞合犯所触犯的数个罪名之间不存在逻辑上的从属或交叉关系,这是想象竞合与法条竞合的本质区别。也就是说,法条竞合在实质上构成一罪,而想象竞合在实质上构成数罪,只是在科刑上构成一罪。想象竞合的重要功能就在于其在全面评价行为人的行为所侵犯的法益的基础上,选择最重的刑罚加以科处,从而达到罚当其罪的效果。因此,在适用想象竞合犯的情形中,必须全面列举行为所触犯的罪名,从其中选择处刑较重的罪名加以处断。比如,如果被侵犯的两个法益具有交叉关系,那么,必须在判决书中明示行为触犯两个罪名,进而择一重罪处罚。在存在特别法条关系的场合,如果普通法条的处刑比特别法条的处刑要重,那么基于想象竞合的原理,应适用普通法条。在这个意义上,想象竞合在规范上优先于法条竞合。

　　所谓牵连犯,是指以实施某一犯罪为目的,其犯罪的手段行为或结果行为分别触犯不同罪名的情况。牵连犯具有如下的特征:①牵连犯必须出于一个犯罪目的。如果行为人有数个犯罪目的,并在这些目的的支配下实施了数个犯罪,则不够成牵连犯。②牵连犯必须具有数个行为。这是牵连犯与想象竞合犯的重要区别。牵连犯是数个行为,而想象竞合犯只有一个行为。更重要的是,数个行为之间存在着手段行为与目的行为、原因行为与结果行为之间的牵连关系,并互相依存形成一个有机的整体。③牵连犯的数个行为必须触犯不同的罪名。也就是说,在目的行为和原因行为触犯了一个罪名的情况下,手段行为或结果行为触犯了另一个罪名。在我国的刑法中并未对牵连犯的处罚原则做统一的规定。但在刑法理论界,一般认为对于牵连犯应从一重罪处断。

七、刑罚

　　刑罚论所探讨的问题是对犯罪如何惩罚的问题。这一问题既涉及国家刑罚权的正当性问题,也涉及到刑罚的目的、功能和体系问题。在司法实践中,刑罚论还涉及刑罚如何科处和消灭的问题。刑罚论虽然在理论上并没有犯罪论那么重要,但在司法实践中却不可忽视。

　　1. 刑罚的概念、目的和功能。所谓刑罚,是指以国家权力为依托的、防止法益受到侵犯的、对犯罪分子所适用的限制或剥夺其权益的强制性制裁措施。刑罚权的本质属性在于其国家公权的属性,也是国家公权为维系人们共同生活的最后手段。因此,刑罚不同于一般的法律制裁,其是最严厉的法律制裁。而且依据罪刑法定原则,刑罚只能由《刑法》明确规定并由人民法院适用。刑罚权的内容包括制刑权、求刑权、量刑权和行刑权四个方面。国家刑罚权的正当性基础有两个:一是保护法益,二是社会正义。刑罚的目的是预防犯罪。其包括特殊预防与一般预防两种方式。特殊预防,是指通过对犯罪人适用刑罚,预防其重新犯罪。其表现是通过刑罚的适用,使得犯罪人不能犯罪、不敢犯罪最终不愿犯罪。一般预防,是指通过惩罚犯罪,让有潜在犯罪倾向的人不敢或不愿犯罪。一般预防的对象包括三类:具有犯罪危险的人、容易犯罪的人以及犯罪被害人。不管是特殊预防还是一般预防,其共同的目的都在于预防犯罪,因此两者是一个密不可分的有机整体。刑罚的科处,既实现了对犯罪人的特殊预防,也实现了对社会上其他人的一般预防。

刑罚的功能是指刑罚的科处所产生的规范效应和社会效应。刑罚的规范效应包括指引功能、预测功能、评价功能;社会效应包括威慑功能、教育感化功能和法律意识培养功能。刑罚的指引功能是指通过刑罚的科处,指引人们选择其行为的内容和方式;刑罚的预测功能是指行为人能够通过刑罚的科处去确定行为与后果之间的联系;刑罚的评价功能是指行为人能够通过刑罚的科处意识到法律对其行为的否定性评价。上述的功能都是行为人可以直接从刑罚科处本身所认知到的。刑罚的科处除了其本身的功能外,还有对社会的影响,尤其是对社会上的一般人的影响。其首要的社会影响就是威慑功能。威慑的功能包括个别威慑和一般威慑。个别威慑针对的是犯罪人,一般威慑针对的社会一般人。刑罚的社会效应还包括其教育感化的功能,其主要针对的是犯罪人的再社会化和社会对犯罪人的重新接纳。通过刑罚的科处,还可以培养普通公民的守法意识,从而使得普通公民能够积极维护法秩序、保护法益。

2. 刑罚的体系。刑罚的体系,是指刑法按照一定的逻辑标准对各种不同的刑罚按其轻重程度所进行的排序。我国的刑罚分为主刑与附加刑。其中一个犯罪只能适用一个主刑,附加刑既可独立适用,也可附加适用,在附加适用时,一个犯罪可以同时适用两个附加刑。此外,还有非刑罚处罚的方法。

(1)主刑。主刑包括管制、拘役、有期徒刑、无期徒刑和死刑。管制是指对犯罪分子不予关押,但限制其一定自由的刑罚方法。管制的期限为 3 个月以上 2 年以下;数罪并罚时最高不能超过 3 年。拘役是指短期剥夺犯罪人身自由,就近实施强制劳动改造的方法。拘役的期限为 1 个月以上 6 个月以下。数罪并罚时,最高不得超过 1 年。有期徒刑是指剥夺犯罪人一定期限的自由,实行强制劳动改造的刑罚方法。有期徒刑的起点为 6 个月以上 15 年以下。数罪并罚时,总和刑期不满 35 年的,最高不能超过 20 年,总和刑期超过 35 年的,不能超过 25 年。无期徒刑是指剥夺犯罪人终身自由,实行强制劳动改造的刑罚方法。一般而言,被判处无期徒刑的犯罪人,都会附加适用剥夺政治权利终身的附加刑。死刑是指剥夺犯罪人生命的刑罚方法,包括死刑立即执行和死刑缓期 2 年执行。犯罪时不满 18 周岁的人和审判时怀孕的妇女不得适用死刑。

（2）附加刑。附加刑包括罚金、剥夺政治权利、没收财产和驱逐出境。罚金是指人民法院判处犯罪人向国家缴纳一定数额金钱的刑罚方法。作刑法分则对罚金的规定方式有四种:一是选处罚金,即将罚金作为一种可选择的附加刑与主刑并用;二是单处罚金。如对犯罪的单位只能单处罚金;二是过去的危险和将来的危险都能够实施紧急避险,否则属于避险不适时;三是并处罚金,即人民法院在判处主刑时,附加刑必须是罚金;四是并处或单处罚金。是指罚金的单处与并处同时规定在一个法条之内,可选择适用。罚金的数额可依据犯罪情节的轻重具体确定。剥夺政治权利是指剥夺犯罪人参加管理国家和政治活动的权利的刑罚方法。剥夺政治权利是指剥夺犯罪分子的下列权利:一是选举权和被选举权;二是言论、出版、集会、结社、游行、示威自由的权利;三是担任国家机关职务的权利;四是担任国有公司、企业、事业单位和人民团体领导职务的权利。剥夺政治权利既可以独立适用,也可以附加适用。剥夺政治权利有定期和无期之分。具体来说,判处管制附加剥夺政治权利,剥夺政治权利的期限与管制的期限相等,同时执行。判处拘役、有期徒刑附加剥夺政治权利或者单处剥夺政治权利的期限,为 1 年以上 5 年以下。判处死刑、无期徒刑的犯罪分子,剥夺政治权利终身。死刑缓期执行减为有期徒刑或者无期徒刑减为有期徒刑的,附加剥夺政治权利的期限改为 3 年以上 10 年以下。没收财产是指将犯罪人的所有财产一部或者全部强制无偿地收归国有的刑罚方法。没收财产的科处必须由刑法分则的明文规定,其主要适用于较为严重的犯罪。驱逐出境是指强制犯罪的外国人离开中国国（边）境的刑罚方法。

（3）非刑罚处罚。根据《刑法》第 37 条的规定,非刑罚处罚的方法包括训诫、责令具结悔过、赔礼道歉、赔偿损失、行政处罚和行政处分。

3. 刑罚的具体运用

（1）刑法的裁量。刑法的裁量就是人民法院依法对犯罪人的应科处何种刑罚加以裁量。量刑的目的是实现罪刑相适应。而要做到罪刑相适应,按照刑法的规定,必须做到以事实为依据,以法律为准绳。所谓以事实为依据,要求量刑时查清犯罪事实、把握犯罪性质、掌握犯罪情节、评价行为的社会危害程度。所谓以法律为准绳,要求刑罚的科处不仅要符合刑罚规范的规定,还要符合相关的刑罚裁量制度和刑罚的适用权限制度。要做到准确量刑,必须考虑量刑的情节。所谓量刑情节,是指人民法院在科处刑罚时应当考虑决定刑罚轻重或者免除刑罚的各种情况。量刑情节可分为法定量刑情节和酌定量刑情节。法定量刑情节是指刑法分则所明文规定的量刑时必须适用的量刑情节。酌定量刑情节是指刑法分则并未明文规定,而由法律实践者根据刑法原理和刑事政策结合司法实践总结出的可灵活掌握和酌情适用的情节。在刑罚的裁量构成中,特定情形的出现有可能加重或减轻刑法分则所规定的法定刑。其中累犯属于加重情形,自首和立功属于减轻情形。所谓累犯,是指被判处一定刑罚的犯罪人,在刑罚执行完毕或赦免后,在法定期间内又犯一定之罪的情况。累犯可分一般累犯和特殊累犯。一般累犯和特殊累犯的区别在于一般累犯有时间限制,而特殊累犯无时间限制,特殊累犯仅针对特定类型的犯罪,而一般累犯针对所有类型的犯罪。在刑罚执行完毕或赦免后 5 年内再次犯罪的,是一般累犯。前后罪都是危害国家安全罪、恐怖活动犯罪和黑社会犯罪的,不受时间限制,都成立特殊累犯。不管是一般累犯还是特殊累犯,都应当从重处罚。根据刑法规定,自首是指犯罪人自动投案,如实供述自己罪行的行为。被采取强制措施的犯罪嫌疑人、被告人和正在服刑的罪犯,如实供述司法机关还未掌握的本人其他罪行的,以自首论。对于自首的犯罪人,可以从轻或者减轻处罚,对于罪行较轻的,可以免除处罚。所谓立功,是指犯罪分子揭发他人犯罪行为,查证属实,或者提供重要线索,从而得以侦破其他案件等情况的行为。立功分一般立功和重大立功。一般立功的,可以从轻或减轻处罚。重大立功的,可以减轻或者免除处罚。

在具体量刑时,人民法院可依据犯罪具体情形在法定刑幅度内从轻或从重处罚。当然,如果存在法律的明确规定,也可以减轻或免除处罚。在一人犯数罪的场合,人民法院量刑时应采用数罪并罚制度。所谓数罪并罚,是指人民法院对一人犯数罪分量定罪量刑,并根据法定原则与方法,决定应当执行的刑罚。世界各国对数罪并罚分别采取不同的原则,有吸收原则、并科原则、限制加重原则与混合原则。吸收原则是指选择数罪中最重的刑罚作为执行的刑罚。并科原则是指将数罪的刑罚简单相加后作为执行的刑罚。限制加重原则是指以数罪中的最高刑罚为基础,在加重一定的刑罚作为执行的刑罚。混合原则兼采上述几种原则。根据我国《刑法》第 69 条的规定,我国的数罪并罚原则采取的混合原则。对于那些犯罪情节较轻,被判处拘役、3 年以下有期徒刑,暂缓执行刑罚不至于再危害社会的人,给予一定的考验期,在考验期内遵守一定的条件后就不再执行的制度,称为缓刑。对于拘役来说,缓刑的考验期最低不能少于 2 个月,最高不能超过 1 年。对于有期徒刑来说,缓刑的考验期最低不能少于 1 年,最高不能超过 5 年。如果犯罪分子在缓刑考验期内没有遵守法定条件的,那么原判决宣告的缓刑就要被撤销,对犯罪人执行原判刑罚。具体来说,以下三种情形会导致缓刑的撤销:一是被宣告缓刑的犯罪分子在缓刑考验期内犯新罪的;二是被宣告缓刑的犯罪分析,在缓刑考验期内发现有漏罪的;三是被宣告缓刑的犯罪分子严重违反法律、行政法规、监督管理规定或法院判决书中的禁止令的。

(2)刑罚的执行。刑罚的执行是由法律规定的刑罚执行机关,依照刑事裁判所确定的刑罚内容,对犯罪人执行刑罚的活动。在执行刑罚的过程中,基于特定的理由或状况,可以对原判刑罚作一定的调整,最典型的方式就是通过减刑和假释,减轻犯罪人的刑罚。

减刑,是指对于正在服刑的犯罪人,在刑罚执行期间确有悔改或立功表现的,适当减轻原判刑罚的制度。减刑的对象只涵盖被判处管制、拘役、有期徒刑和无期徒刑的犯罪人。被减刑的犯罪人必须确有悔改表现或重大立功表现。减刑后实际执行的刑期,管制、拘役和有期徒刑的,不能少于原刑期的二分之一,无期徒刑的,不能少于 10 年。对于判处死缓的犯罪人,减为无期徒刑后再减刑的,实际执行的刑期不能少于 13 年。

假释,是指对于被判处有期徒刑、无期徒刑的犯罪人,在执行一定刑罚后,确有悔改变现,不致再危害社会,附条件地予以提前释放的制度。犯罪人要想获得假释,必须符合如下的条件:一是犯罪人必须被判有期徒刑、无期徒刑;二是犯罪人不能是累犯;三是犯罪人不能犯故意杀人、强奸、抢劫、绑架、放火、爆炸、投放危险物质或者有组织的暴力性犯罪,且被判十年以上有期徒刑、无期徒刑;四是有期徒刑必须实际执行原判刑期二分之一以上,无期徒刑必须实际执行 13 年以上;五是确有悔改表现,不致再危害社会。假释的撤销与缓刑的撤销条件基本相似。

(3)刑罚的消灭。国家刑罚权因一定事由的出现而不能够行使,使得刑罚消灭。具体而言,导致刑罚消灭的事由有以下五种:一是犯罪嫌疑人、被告人死亡;二是告诉才处理的犯罪,没有告诉或告诉被撤回;三是超过追诉时效;四是经特赦令免除;五是其他法定事由。一般而言,只有追诉时效和赦免两种情形构成制度意义上的消灭。我国刑法规定了四个档次的追诉时效:法定最高刑为不满 5 年有期徒刑的,经过 5 年;法定最高刑为 5 年以上不满 10 年有期徒刑的,经过 10 年;法定最高刑为 10 年以上有期徒刑的,经过 15 年;法定最高刑为无期徒刑、死刑的,经过 20 年。如果 20 年以后认为必须追诉的,须报请最高人民检察院核准。追诉时效的计算一般从犯罪之日期算,犯罪行为有连续或继续状态的,自犯罪行为终了之日起算。追诉时效可因法律规定的事由之出现而获得延长。根据我国刑法的规定,追诉时效的延长包括两种情形:一是在人民检察院、公安机关、国家安全机关立案侦查或者人民法院受理案件以后,逃避侦查或审判的,不受追诉期限的限制;二是被害人在追诉期限内提出控告,人民法院、人民检察院和公安机关应当立案而未予立案的,不受追诉期限的限制。如果在追诉时效期间内犯罪人又犯新罪的,则发生追诉时效中断的情形。也即,对于旧罪的追诉时效从新罪犯罪之日起重新计算。赦免是国家对犯罪人免除其罪责和刑罚的制度,包括大赦与特赦。大赦既免罪也免刑,而特赦不免罪,只免刑。在我国的现行法律制度中,不存在大赦,只存在特赦。

<h2 style="text-align:center">第三节 罪 刑 各 论</h2>

一、犯罪的种类

(一)危害国家安全罪

危害国家安全罪,是指故意危害中华人民共和国国家安全的行为。刑法分则的第一章对此类犯罪进行了详细规定。此类犯罪条文较少,并无再归类的价值。

此类犯罪的客体是国家的安全。所谓国家安全,是指中华人民共和国的主权、领土完整与安全以及国家政权和社会主义制度的安全。

此类犯罪的客观方面表现为危害中华人民共和国国家安全的行为。具体表现为上述 12 个罪名中的危害国家安全的行为。

此类犯罪的主体既可能是一般主体,也可能是特殊主体。

此类犯罪的主观方面只能是故意。大多数的犯罪是直接故意,只有少数的犯罪是间接故意。

(二)危害公共安全罪

危害公共安全罪,是指故意或者过失危害不特定或者多数人的生命、健康以及公共生活的平稳与安宁的行为。危害公共安全罪严重破坏了社会生活秩序,且对公民的生命、健康和财产安全造成较大威胁。刑法分则第二章对这类犯罪进行了详细规定。此类犯罪罪名较多,可分作五类:用危险方法危害公共安全的犯罪;破坏公共设备、设施危害公共安全的犯罪;实施恐怖活动危害公共安全的犯罪;违反枪支、弹药、爆炸物及核材料管理的犯罪;重大责任事故的犯罪。

此类犯罪的客体是公共安全,即不特定或多数人的生命、健康的安全以及公共生活的平稳与安宁。所谓多数人,难以用确定的数字表述,如果行为使得人数较多的人感受到生命、健康或者公共生活受到威胁时,应认为危害了公共安全,即便这里的多数人是特定的多数人。所谓不特定,是指行为可能侵犯的对象或其可能造成的结果无法确定,从而使得行为的危险性和造成的损害难以预料。

此类犯罪的客观方面表现为危害公共安全,造成严重后果,后足以造成严重后果的行为。危害公共安全既可以作为的方式,也可以不作为的方式。由于此类犯罪具有高度的危险性,因此除了法律明确规定过失危害公共安全的行为,必须以造成严重后果为犯罪成立的必要条件外,其他所有的故意行为,即便未造成严重后果,但只要使得不特定多数人的生命、健康的安全以及公共生活的平稳与安宁处于危险的状态,就构成此类犯罪。

此类犯罪的主体既可能是一般主体,也可能是特殊主体。根据《刑法》第17条的规定,对此类犯罪中的放火、爆炸和投毒罪,已满14周岁不满16周岁的人,应当负刑事责任。

此类犯罪的主观方面既有故意,也有过失。有些犯罪只能由故意构成,出于故意的犯罪,有些犯罪只能由直接故意构成,有些犯罪只能由间接故意构成。有些犯罪只能由过失构成。

(三)破坏社会主义市场经济秩序罪

破坏社会主义市场经济秩序罪,是指违反国家市场经济管理法规,破坏社会主义市场经济秩序,严重危害市场经济发展的行为。本章犯罪条文与罪名较多,大致可分为八类:生产、销售伪劣商品罪;走私罪;妨害对公司、企业管理秩序罪;破坏金融管理秩序罪;金融诈骗罪;危害税收征管罪;侵犯知识产权罪;扰乱市场秩序罪。

此类犯罪的客体是社会主义市场经济秩序,也即是以公有制为主体,多种所有制经济共同发展的经济秩序。具体来说,市场经济秩序包括市场经济主体、市场经济客体、金融市场、市场经济管理、产品质量管理、进出口管理、公司管理、税收管理和金融管理。对这些秩序的侵犯,就是侵犯了我国的社会主义市场经济秩序,从而构成了破坏社会主义市场经济秩序罪。

此类犯罪的客观方面表现为违反国家市场经济管理法规,在市场经济运行或管理活动中从事非法经济活动,严重破坏社会主义市场经济发展的行为。此类危害行为具备如下的特征:一是此类行为以违反国家的市场经济管理法规为前提;二是此类行为表现为非法的经济活动;三是此类行为严重破坏了社会主义市场经济秩序。因此,一种非法的经济活动如果并未严重破坏社会主义市场经济秩序,那么就不构成此类犯罪。但如何判断行为是否严重破坏社会主义市场经济秩序呢? 在规定此类犯罪的法条中,多以"数额较大的""数额巨大的""造成严重后果的""情节严重的"来加以表达。

此类犯罪的主体包括自然人与法人。在自然人方面,既有一般主体,也有特殊主体。此类犯罪的一般主体是年满16周岁的具有刑事责任能力的自然人。此类犯罪的特殊主体需要具备一定的身分。此类犯罪对由特殊主体构成的很多。在单位方面存在着一般主体与特殊主体。对于一般主体而言,法律仅规定犯罪主体为单位,但并没有具体列举什么单位。对特殊主体而言,法律明确规定构成此类犯罪的主体为何种单位,如"公司""公司、企业"等。

此类犯罪的主观方面大多数为故意,部分犯罪还具有牟利的目的、非法占有的目的或其他目的。个别犯罪则只能由过失构成。

（四）侵犯公民人身权利、民主权利罪

侵犯公民人身权利、民主权利罪,是指故意或过失侵犯公民的人身权利以及与公民人身直接有关的权利的行为以及故意侵犯公民民主权利的行为。这类犯罪侵害的是公民的基本权利,且此类犯罪危害的法益都是公民的个人法益,因此将人身权利和民主权利放在一章共同加以规定。本章条文和罪名较多。按大类来分,可将本章犯罪分为如下几大类:侵犯生命、健康的犯罪;侵犯性的自主权的犯罪;侵犯自由的犯罪;侵犯名誉、隐私的犯罪;侵犯民主权利的犯罪;妨害婚姻的犯罪。

此类犯罪的客体是公民的人身权利、民主权利以及与人身直接相关的权利。人身权利包括生命权、健康权、性自主权、人身自由权、人格权和名誉权、婚姻自由权等。民主权利包括批评、申诉、建议、检举权,选举权和被选举权、宗教信仰自由权等。与人身直接相关的权利包括住宅权、劳动权、休息权等。在此类犯罪中,还有些犯罪侵害的是复杂客体,只不过是以侵犯人身权利为主要内容而已。

此类犯罪的客观方面表现为以各种方法侵害公民的人身权利、民主权利以及与人身权利直接相关的其他权利的行为。其中绝大多数犯罪只能以作为的方式实施,也有少数犯罪可以作为的方式,也可以不作为的方式实施。从构成要件的角度看,有的罪要求危害结果才构成既遂,有的罪只要行为达到一定程度,就构成既遂。

此类犯罪的主体基本上是一般主体,只要达到刑事责任年龄、具有刑事责任能力的自然人均可构成此类犯罪的主体。当然也有一些特殊主体的存在,但所占罪名较少。此类犯罪中的故意杀人、故意伤害致人重伤或死亡、强奸罪,已满14周岁不满16周岁的人也可以构成本罪主体。

此类犯罪的主观方面,除过失致人死亡和过失重伤罪由过失构成外,其他犯罪皆由故意构成。

（五）侵犯财产罪

侵犯财产罪,是指以非法占有为目的,取得公私财物,以及故意损坏公私财物的行为。本章犯罪大致可作如下分类:暴力、胁迫型财产犯罪;窃取、骗取型财产犯罪;侵占、挪用型财产犯罪;毁坏、拒付型财产犯罪。

此类犯罪的客体是公私财产的所有权。财产所有权是指所有人依法对自已的财产所享有的占有、使用、收益和处分的权利。在这四种权能中,处分权是核心。此类犯罪对财产的侵犯绝大部分是对处分权的侵犯。《刑法》第91条和第92条对公私财产进行了详细规定。根据第91条的规定,公共财产是指:国有财产;劳动群众集体所有的财产;用于扶贫和其他公益事业的社会捐助或者专项基金的财产;在国家机关、国有公司、企业、集体企业和人民团体管理、使用或者运输中的私人财产。根据第92条的规定,私人财产是指:公民的合法收入、储蓄、房屋和其他生活资料;依法归个人、家庭所有的生产资料;个体户和私营企业的合法财产;依法归个人所有的股份、股票、债券和其他财产。

此类犯罪的客观方面表现为以暴力或非暴力,公开或秘密的方法,取得公私财物,或损坏公私财物的行为。具体的行为形式表现为:将他人之物据为己有;拒不退还合法持有的他人财物;违法动用自己经手的财物,使财物价值全部或部分丧失。大多数犯罪只能以作为的方式实施,但侵占罪只能以不作为的方式实施。

此类犯罪的主体既可能是一般主体。根据《刑法》第17条的规定,对此类犯罪中抢劫罪,已满14周岁不满16周岁的人,应当负刑事责任。少数犯罪是特殊主体,需要特殊的身份,如挪用资金罪。

此类犯罪的主观方面只能是故意,过失不构成此类犯罪。

(六)妨害社会管理秩序罪

妨害社会管理秩序罪,是指故意妨碍国家社会管理活动,扰乱社会秩序的行为。本罪条文与罪名较多,可分为九大类:扰乱公共秩序罪;妨害司法罪;妨害国(边)境管理罪;妨害文物管理罪;危害公共卫生罪;破坏环境资源保护罪;走私、贩卖、运输、制造毒品罪;组织、强迫、引诱、容留、介绍卖淫罪;制作、贩卖、传播淫秽物品罪。

此类犯罪的客体是国家对社会的管理活动以及社会秩序。此类犯罪所侵犯的社会管理秩序仅仅指国家对社会的日常管理活动和秩序,不包括刑法分则其他各章所规定的其他类型的国家对社会的管理秩序。

此类犯罪的客观方面表现为行为人实施了妨害国家管理社会的活动、破坏社会管理秩序的行为。这些行为就是上述的九大类行为。这九类行为的构成要件各不相同。有的是行为犯,有的是结果犯,有的是危险犯,有的要求行为必须违反特定法律法规,有的要求必须适用特定的方法和手段,有的还要求在特定的实践地点实施。如此等等,不一而足,非常繁复。

此类犯罪的主体多数是一般主体,也有少数是特殊主体。多数主体是自然人,也有少数犯罪的主体既可能是自然人,也可能是单位。还有个别犯罪的主体只能是单位。

此类犯罪的主观方面只能是故意。

（七）危害国防利益罪

危害国防利益罪，是指违反国防法律法规，故意或过失危害国防利益的行为。此类犯罪可分为：危害作战和军事行动方面的犯罪；危害国防建设方面的犯罪；危害国防管理秩序方面的犯罪；拒不履行国防义务方面的犯罪。

此类犯罪的客体是国防利益。国防利益是关系到国家生存、发展和安全保障的重要利益。为维护国家利益，国家对侵害国防利益情节严重或造成重大后果的行为均作为犯罪处理，予以刑事处罚。

此类犯罪的客观方面表现为违反国防法律法规，危害国防利益的行为。

此类犯罪的主体是一般主体。年满 16 周岁、具备刑事责任能力的自然人（非军人）都可构成本罪主体。对于某些特殊的犯罪，单位可以成为犯罪主体。

此类犯罪的主观方面绝大部分是故意，只有个别犯罪由过失构成。

（八）贪污贿赂罪

贪污贿赂罪，是指国家工作人员利用职务之便，贪污、挪用公共财物，索取、收受贿赂，不履行法定义务，侵犯公务行为的廉洁性与不可收买性的行为。贪污贿赂罪可分为两大类：贪污犯罪和贿赂犯罪。

此类犯罪的客体是公务行为的廉洁性和不可收买性。

此类犯罪的客观方面表现为利用职务便利，贪污、挪用公共财物，索取、收受贿赂的行为。

此类犯罪的主体绝大多数是特殊主体，即要求犯罪主体必须是国家工作人员。少数与受贿罪相关的犯罪是一般主体，如行贿罪。

此类犯罪的主观方面只能是故意，过失不构成此类犯罪。

（九）渎职罪

渎职罪，是指国家机关工作人员利用职务上的便利，滥用职权、玩忽职守、徇私舞弊，妨害国家机关的正常活动，损害公众对国家机关工作人员职务活动客观公正性的信赖，致使国家和人民的利益遭受重大损失的行为。此类犯罪可分为三类：一般国家机关工作人员的渎职罪；司法工作人员的渎职罪；特定机关工作人员的渎职罪。

此类犯罪的客体是国家机关的正常活动以及公众对国家机关工作人员职务活动的信赖。

此类犯罪的客观方面表现为行为人滥用职权、玩忽职守、徇私舞弊，使得国家和人民的利益遭受重大损失。一般的渎职行为并不构成此类犯罪，只要那些使国家和人民利益遭受重大损失的渎职行为才构成此类犯罪。

此类犯罪的主体是特殊主体，即只有那些具有特定身份的人才能成为这类犯罪的主体。所谓的特定身份，在这类犯罪中是指国家机关工作人员。国家机关工作人员的范围包括：国家立法、司法、行政、军事等部门的公职人

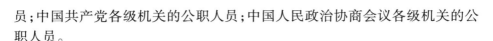

员；中国共产党各级机关的公职人员；中国人民政治协商会议各级机关的公
职人员。

此类犯罪的主观方面既有故意，也有过失。

（十）军人违反职责罪

军人违反职责罪，是指军人违反职责，危害国家军事利益，依照法律应当
受刑罚处罚的行为。此类犯罪实质上属于特别刑罚。如果军人的行为既触犯
了本章的规定，也触犯了刑法分则其他章的规定，应根据特别法优于一般法的
原则，适用本章规定定罪处罚。军人违反职责罪可分为如下几类：危害作战利
益的犯罪；违反部队管理制度的犯罪；危害军事秘密的犯罪；危害部队物资保
障的犯罪；侵犯部属、伤病军人、贫民、战俘利益的犯罪。

此类犯罪的客体是国家的军事利益。主要包括国家在国防建设、作战行
动、军队物质保障、军事科学研究等方面的利益。

此类犯罪的客观方面表现为军人违反职责，危害国家军事利益的行为。
军人职责包括一般职责和具体职责。军人的一般职责是指每一个军人都具有
的职责。军人的具体职责是指军队中各种不同人员基于其身份和任务所具有
的不同职责。犯罪的实践和地点对于军人违反职责罪的定罪量刑具有十分重
要的意义。对于许多犯罪来说，"战时""在战场上""在军事行动地区"是犯罪
的构成要件；对于那些时间和地点不构成犯罪构成要件的罪名来说，特定的时
间和地点往往也是量刑的重要情节。

此类犯罪的主体是特殊主体，只能是军职人员。具体可分为现役军人和
执行军事任务的预备役人员和其他人员这两大类。

此类犯罪的主观方面多数是故意，也有过失。

二、与卫生健康工作有关的犯罪

与卫生健康工作有关的犯罪大体集中在妨害社会管理秩序罪与渎职罪两
大犯罪种类中，具体包括的罪名分别是：妨害传染病防治罪，传染病菌种、毒种
扩散罪，妨害国境卫生检疫罪，非法组织卖血罪，强迫卖血罪，非法采集、供应
血液、制作供应血液制品罪，采集、供应血液、制作、供应血液制品事故罪，医疗
事故罪，非法行医罪，非法进行节育手术罪，妨害动植物防疫、检疫罪，传染病
防治失职罪。以下分述之。[184]

（一）妨害传染病防治罪

依据《刑法》第330条之规定，本罪是指自然人或单位违反传染病防治法

---

[184] 具体犯罪的条文及相关司法解释来源于李立众编辑的《刑法一本通》，参阅李立众编：《刑法一本通：
中华人民共和国刑法总成》（第十二版），法律出版社2016年版。

的规定,造成甲类传染病传播或者有严重传播危险的行为。本罪的主体是自然或单位。本罪的主观方面为过失。本罪的危害行为表现为以下四种情形:①供水单位的饮用水不符合国家规定的卫生标准的;②拒绝按照卫生防疫机构提出的卫生要求,对传染病病原体污染的污水、污物、粪便进行消毒处理的;③准许或纵容传染病病人、病原携带者和疑似传染病病人从事国务院卫生行政部门规定禁止从事的易使该传染病扩散的工作的;④拒绝执行卫生防疫机构依照传染病防治法提出的预防、控制措施的。

根据最高人民检察院、公安部《关于公安机关管辖的刑事案件立案追诉标准的规定(一)》第49条之规定,引起甲类传染病或按照甲类管理的传染病传播或有严重传播危险的,应予以立案追诉。因此,对于《刑法》第330条中的甲类传染病所包括的范围应理解为《中华人民共和国传染病防治法》中所确定的甲类传染病和按甲类管理的传染病。甲类传染病,是指鼠疫、霍乱;按甲类管理的传染病,是指乙类传染病中传染性非典型肺炎、炭疽中的肺炭疽、人感染高致病性禽流感以及国务院卫生行政部门根据需要报经国务院批准公布实施的其他需要按甲类管理的乙类传染病和突发原因不明的传染病。自然人犯本罪的,处三年以下有期徒刑或拘役;后果特别严重的,处三年以上七年以下有期徒刑。单位犯本罪的,处罚金。单位主管人员和直接责任人比照自然人处罚。

(二)传染病菌种、毒种扩散罪

依据《刑法》第331条之规定,本罪是指从事实验、保藏、携带、运输传染病菌种、毒种的人员,违反国务院卫生行政部门的有关规定,造成传染病菌种、毒种扩散,后果严重的行为。本罪的犯罪主体是特殊主体,即从事实验、保藏、携带、运输传染病菌种、毒种的人员。本罪的主观方面为过失。根据最高人民检察院、公安部《关于公安机关管辖的刑事案件立案追诉标准的规定(一)》第50条之规定,本罪中所谓的"后果严重"包括如下五种情形:①导致甲类和按甲类管理的传染病传播的;②导致乙类、丙类传染病流行、暴发的;③造成人员重伤或死亡的;④严重影响正常生产、生活秩序的;⑤其他造成严重后果的情形。犯本罪的,处三年以下有期徒刑或拘役;情节特别严重的,处三年以上七年以下有期徒刑。

(三)妨害国境卫生检疫罪

依据《刑法》第332条之规定,本罪是指自然人或单位违反国境卫生检疫规定,引起检疫传染病传播或者有传播严重危险的行为。本罪的犯罪主体是自然人或单位。本罪的主观方面为故意。根据最高人民检察院、公安部《关于公安机关管辖的刑事案件立案追诉标准的规定(一)》第51条之规定,所谓"检疫传染病",是指鼠疫、霍乱、黄热病以及国务院确定和公布的其他传染病。根据《国境卫生检疫法》第 20 条的规定,下列两种行为构成违反国境卫生检疫规定的行为:一是逃避检疫,向国境卫生检疫机关隐瞒真实情况的;二是入境的人员未经国境卫生检疫机关许可,擅自上下交通工具,或者装卸行李、货物、邮包等物品,不听劝阻的。犯本罪的,处三年以下有期徒刑或拘役,并处或单处罚金。单位犯本罪的,处罚金,并对其直接负责的主管人员和其他直接责任人员比照自然人处罚。

(四) 非法组织卖血罪

依据《刑法》第 333 条之规定,本罪是指违反法律规定,组织他人出卖血液的行为。本罪中的所谓"违反法律规定",是指违反国家卫生行政部门《采供血机构和血液管理办法》等行政法规。根据最高人民检察院、公安部《关于公安机关管辖的刑事案件立案追诉标准的规定(一)》第 52 条之规定,非法组织他人出卖血液的行为,包括如下的情形:①组织卖血 3 人次以上的;②组织卖血非法获利 2000 元以上的;③组织未成年人卖血的;④被组织卖血的人的血液含有艾滋病病毒、乙型肝炎病毒、丙型肝炎病毒、梅毒螺旋体等病原微生物的;⑤其他非法组织卖血应予追究刑事责任的情形。非法组织卖血造成他人伤害的,应以故意伤害罪定罪处罚。本罪的犯罪主体是自然人。本罪的主观方面为故意。犯本罪的,处五年以下有期徒刑,并处罚金。

(五) 强迫卖血罪

依据《刑法》第 333 条之规定,本罪是指以暴力、威胁方法强迫他人出卖血液的行为。本罪与组织他人卖血罪的本质区别在于:本罪使用了暴力、威胁手段,出卖血液者非出于自愿而实施卖血行为;而非法组织卖血罪的犯罪人是通过非强制的手段使得出卖血液者自愿出卖血液。强迫卖血造成他人损害的,应以故意伤害罪定罪处罚。本罪的犯罪主体是自然人。本罪的主观方面为故意。犯本罪的,处五年以上十年以下有期徒刑,并处罚金。

(六) 非法采集、供应血液、制作、供应血液制品罪

依据《刑法》第 334 条第一款之规定,本罪是指非法采集、供应血液或者制作、供应血液制品,不符合国家规定的标准,足以危害人体健康的行为。根据最高人民法院、最高人民检察院《关于办理非法采供血液等刑事案件具体应用法律若干问题的解释》第 2 条的规定,对非法采集、供应血液或者制作、供应血液制品,具有下列情形之一的,应认定为"不符合国家规定的标准,足以危害人体健康":①采集、供应的血液含有艾滋病病毒、乙型肝炎病毒、丙型肝炎病毒、梅毒螺旋体等病原微生物的;②制作、供应的血液制品含有艾滋病病毒、乙型肝炎病毒、丙型肝炎病毒、梅毒螺旋体等病原微生物,或者将含有上述病原微生物的血液用于制作血液制品的;③使用不符合国家规定的药品、诊断试剂、卫生器材,或者重复使用一次性采血器材采集血液,造成传染病传播危险的;

④违反规定对献血者、供血浆者超量、频繁采集血液、血浆,足以危害人体健康的;⑤其他不符合国家有关采集、供应血液或者制作、供应血液制品的规定标准,足以危害人体健康的。

本罪的量刑依据行为所造成的危害后果不同而有所不同,除了"足以危害人体健康"这一危害后果外,尚有"对人体健康造成严重危害"以及"造成特别严重后果"两种情形。根据最高人民法院、最高人民检察院《关于办理非法采供血液等刑事案件具体应用法律若干问题的解释》第3条的规定,非法采集、供应血液或者制作、供应血液制品,具有下列情形之一的,应认定为"对人体健康造成严重危害":①造成献血者、供血浆者、受血者感染乙型肝炎病毒、丙型肝炎病毒、梅毒螺旋体或者其他经血液传播的病原微生物的;②造成献血者、供血浆者、受血者重度贫血、造血功能障碍或者其他器官组织损伤导致功能障碍等身体严重危害的;③对人体健康造成其他严重危害的。根据最高人民法院、最高人民检察院《关于办理非法采供血液等刑事案件具体应用法律若干问题的解释》第4条的规定,非法采集、供应血液或者制作、供应血液制品,具有下列情形之一的,应认定为"造成特别严重后果":①因血液传播疾病导致人员死亡或者感染艾滋病病毒的;②造成五人以上感染乙型肝炎病毒、丙型肝炎病毒、梅毒螺旋体或者其他经血液传播的病原微生物的;③造成五人以上重度贫血、造血功能障碍或者其他器官组织损伤导致功能障碍等身体严重危害的;④造成其他特别严重后果的。

本罪的主体为自然人。本罪的主观方面为故意。犯本罪,"足以危害人体健康"的,处五年以下有期徒刑或者拘役,并处罚金;"对人体健康造成严重危害"的,处五年以上十年以下有期徒刑,并处罚金;"造成特别严重后果"的,处十年以上有期徒刑或者无期徒刑,并处罚金或者没收财产。

（七）采集、供应血液、制作、供应血液制品事故罪

依据《刑法》第334条第二款之规定,本罪是指经国家主管部门批准采集、供应血液或制作、供应血液制品的部门,不依照规定进行检测或违其他操作规定,造成危害他人身体健康后果的行为。根据最高人民法院、最高人民检察院《关于办理非法采供血液等刑事案件具体应用法律若干问题的解释》第5条的规定,下列情形,应认定为"不依照规定进行检测或违其他操作规定":①血站未用两个企业生产的试剂对艾滋病病毒抗体、乙型肝炎病毒表面抗原、丙型肝炎病毒抗体、梅毒抗体进行两次检测的;②单采血浆站不依照规定对艾滋病病毒抗体、乙型肝炎病毒表面抗原、丙型肝炎病毒抗体、梅毒抗体进行检测的;③血液制品生产企业在投料生产前未用主管部门批准和检定合格的试剂进行复检的;④血站、单采血浆站和血液制品生产企业使用的诊断试剂没有生产单位名称、生产批准文号或者经检定不合格的;⑤采供血机构在采集检验标本、

采集血液和成分血分离时,使用没有生产单位名称、生产批准文号或者超过有效期的一次性注射器等采血器材的;⑥不依照国家规定的标准和要求包装、储存、运输血液、原料血浆的;⑦对国家规定检测项目结果呈阳性的血液未及时按照规定予以清除的;⑧不具备相应资格的医务人员进行采血、检验操作的;⑨对献血者、供血浆者超量、频繁采集血液、血浆的;⑩采供血机构采集血液、血浆前,未对献血者或供血浆者进行身份识别,采集冒名顶替者、健康检查不合格者血液、血浆的;⑪血站擅自采集原料血浆,单采血浆站擅自采集临床用血或者向医疗机构供应原料血浆的;⑫重复使用一次性采血器材的;⑬其他不依照规定进行检测或者违背操作规定的。

本罪的主体为单位。具体而言,包括血液中心、中心血站、中心血库、脐带血造血干细胞库和国家卫生行政主管部门根据医学发展需要批准、设置的其他类型血库、单采血浆站。本罪的主观方面为过失。犯本罪,对单位判处罚金,对其直接负责的主管人员和其他直接责任人员,处五年以下有期徒刑或拘役。

(八) 医疗事故罪

依据《刑法》第335条规定,本罪是指医务人员由于严重不负责任,造成就诊人死亡或者严重损害就诊人身体健康的行为。本罪的客观方面表现为医务人员严重不负责任,造成就诊人死亡或者严重损害就诊人身体健康的行为。根据最高人民检察院、公安部《关于公安机关管辖的刑事案件立案追诉标准的规定(一)》第56条之规定,所谓"严重不负责任",包括如下的情形:①擅离职守的;②无正当理由拒绝对危急就诊人实行必要的医疗救治的;③未经批准擅自开展试验性医疗的;④严重违反查对、复核制度的;⑤使用未经批准使用的药品、消毒药剂、医疗器械的;⑥严重违反国家法律法规及有明确规定的诊疗技术规范、常规的;⑦其他严重不负责任的情形。行为造成就诊人死亡或严重损害就诊人身体的健康的,才成立本罪。直接造成就诊人死亡、严重残疾、重伤、感染艾滋病、病毒性肝炎等难以治愈的疾病或者造成损害身体健康的其他严重后果的,可认定为医疗事故。

本罪的主体是特殊主体,即医务人员。对于本罪中的"医务人员",应作广义的理解,即凡是与诊疗护理工作有直接关系的人员,包括医生、护士、防疫人员、药剂人员、医疗管理人员、麻醉人员以及后勤服务人员都属于医务人员的范畴。

本罪的主观方面为过失。故意造成患者人身伤亡的,应依行为的性质认定为故意伤害、故意杀人罪。

要准确认定医疗事故罪,必须将其与医疗技术事故、医疗风险事故以及一般医疗事故作出明确区分。医疗事故罪属于典型的责任事故,即其发生是由于医务人员严重不负责任所导致的,而技术事故则是由于医务人员技术水平不高、临床经验不足或者是医疗技术设备落后等原因所导致的事故。对于此类技术事故,一般不以犯罪论处。在某些医事行为的场合,常常具有巨大的风险,如果将这些高风险的行为所引发的不良后果也作为犯罪来处理,那么很多诊疗行为将无从开展,也势必将阻碍医学的发展和病人的有效救治。因此,区分医疗事故和医疗风险事故就显得非常必要。所谓医疗风险事故,不是由于医务人员严重不负责任而导致的,而是由于现代医学的有限性所导致的在诊疗过程中所发生的事与愿违的不良后果,是医学诊疗过程中不可避免的正常现象。在一般医疗事故的场合,医务人员虽有不负责任的行为,也造成了一定的危害结果,但并未达到医疗事故罪所要求的危害结果的程度,不符合医疗事故罪的结果要件,故不成立本罪。所以,医务人员由于不负责任而造成被害人一般轻微伤害的,只能作为一般医疗事故处理,不宜认定为医疗事故罪。

犯本罪的,处 3 年以下有期徒刑或拘役。

(九) 非法行医罪

依据《刑法》第 336 条第一款之规定,本罪是指未取得医生执业资格的人非法行医,情节严重的行为。本罪的客观方面表现为行为人未取得医生职业资格却非法行医。根据最高人民法院《关于审理非法行医刑事案件具体应用法律若干问题的解释》(2016 年 12 月 12 日修正)第 1 条之规定,所谓"未取得医生执业资格的人非法行医",包括如下的情形:①未取得或者以非法手段取得医师资格从事医疗活动的;②被依法吊销医师执业证书期间从事医疗活动的;③未取得乡村医生职业证书,从事乡村医疗活动的;④家庭接生员实施家庭接生以外的医疗行为的。由于危害结果的不同,本罪的处罚也有所差异。本罪的危害结果分为"情节严重""严重损害就诊人健康"以及"造成就诊人死亡"三种情形。根据最高人民法院《关于审理非法行医刑事案件具体应用法律若干问题的解释》第 2 条之规定,所谓"情节严重",包括如下的情形:①造成就诊人轻度残疾、器官组织损伤导致一般功能障碍的;②造成甲类传染病传播、流行或者有传播、流行危险的;③使用假药、劣药或不符合国家规定标准的卫生材料、医疗器械,足以严重危害人体健康的;④非法行医被卫生行政部门行政处罚两次以后,再次非法行医的;⑤其他情节严重的情形。所谓"严重损害就诊人健康",根据最高人民法院《关于审理非法行医刑事案件具体应用法律若干问题的解释》第 3 条之规定,包括如下的情形:①造成就诊人中度以上残疾、器官组织损伤导致严重功能障碍的;②造成三名以上就诊人轻度残疾、器官组织损伤导致一般功能障碍的。

本罪的主体是未取得医生执业资格的人。所谓具备医生执业资格是指同时具备医生资格并取得执业证书的人,也即必须同时具备医生资格和执业资

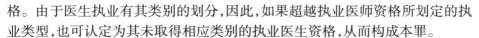

格。由于医生执业有其类别的划分,因此,如果超越执业医师资格所划定的执业类型,也可认定为其未取得相应类别的执业医生资格,从而构成本罪。

本罪的主观方面为故意。本罪为职业犯,不要求以营利为目的。未取得执业医生资格免费为他人行医,情节严重的,也应认定为本罪。

犯本罪的,处3年以下有期徒刑、拘役或管制,并处或单处罚金;严重损害就诊人身体健康的,处3年以上10年以下有期徒刑,并处罚金;造成就诊人死亡的,处10年以上有期徒刑,并处罚金。

(十)非法进行节育手术罪

依据《刑法》第336条第2款之规定,本罪是指未取得医生执业资格的人,擅自为他人进行节育复通手术、假节育手术、终止妊娠手术或者摘取宫内节育器,情节严重的行为。未取得医生执业资格的人,非法行医情节严重,同时又实施本罪行为情节严重的,应实行数罪并罚。本罪的主体为未取得医生执业资格的人。本罪的主观方面为故意。犯本罪处3年以下有期徒刑、拘役或管制,并处或单处罚金;严重损害就诊人身体健康的,处3年以上10年以下有期徒刑,并处罚金;造成就诊人死亡的,处10年以上有期徒刑,并处罚金。

(十一)妨害动植物防疫、检疫罪

依据《刑法》第337条之规定,本罪是指自然人或单位,违反有关动植物检疫、防疫的国家规定,引起重大动植物疫情的,或者有引起重大动植物疫情危险的,情节严重的行为。本罪的客观方面表现为两点:一是行为人违反国家有关法律规定,二是行为人引起了重大动植物疫情或有引起重大动植物疫情的危险,情节严重。此两点必须同时具备方成立本罪。本罪的主体是自然人或单位。本罪的主观方面为故意。自然人犯本罪的,处3年以下有期徒刑或者拘役,并处或单处罚金。单位犯本罪的,对单位判处罚金。对其直接负责的主管人员和其他直接责任人员处3年以下有期徒刑或者拘役,并处或单处罚金。

(十二)传染病防治失职罪

依据《刑法》第409条之规定,本罪是指从事传染病防治的政府卫生行政部门的工作人员严重不负责任,导致传染病传播或者流行,情节严重的行为。根据最高人民法院、最高人民检察院《关于办理妨害预防、控制突发传染病疫情等灾害的刑事案件具体应用法律若干问题的解释》第16条之规定,本罪中作为的"卫生行政部门的工作人员",是指如下代表政府卫生行政部门行使职权的人员:①政府卫生行政部门的工作人员;②在受政府卫生行政部门委托代表政府行使职权的组织中从事公务的人员;③虽未列入政府卫生行政人员编制但在政府卫生行政部门从事公务的人员。本罪中所谓的"情节严重",包括如下的情形:①对发生突发传染病疫情等灾害的地区或者突发传染病病人、病原携带者、疑似突发传染病病人,未按照预防、控制突发传染病疫情等灾害工作规范的要求做好防疫、检疫、隔离、防护、救治等工作,或者采取的预防、控制措施不当,造成传染范围扩大或者疫情、灾情加重的;②隐瞒、缓报、谎报或者授意、指使、强令他人隐瞒、缓报、谎报疫情、灾情,造成传染范围扩大或者疫情、灾情加重的;③拒不执行突发传染病疫情等灾害应急处理指挥机构的决定、命令,造成传染范围扩大或者疫情、灾情加重的;④具有其他严重情节的。本罪的主体是自然人。本罪的主观方面为过失。犯本罪的,处 3 年以下有期徒刑或拘役。

第七章

诉讼法律制度

第一节 概　　述

一、纠纷解决与诉讼制度

（一）纠纷及其解决的机制

纠纷是特定主体基于利益冲突而产生的一种双边或多边的对抗行为。[185]
纠纷是社会的产物。由于社会的法治化转型、利益格局调整、特殊群体权益保
障等因素，我国社会的矛盾纠纷呈现井喷式的增长态势，就业、居住、教育、医
疗、社会保障、征地拆迁、环境污染、安全生产、食品药品安全、交通事故、社会
治安等领域的矛盾大量涌现。

当大量的矛盾纠纷无规则地存在于社会之中时，矛盾纠纷不能有序的解
决很可能招致社会对政府的不满，除了引发群体性事件、集体上访、非法上访
外，还可能导致私人执法、私力救济，乃至自杀甚至暴力泄愤。日本学者伊藤
真在《诉讼外纠纷解决法》一书中指出，从社会性的角度看，正当的纠纷处理
方法有两个必不可少的因素。第一，处理机关必须由中立的第三人所组成；第
二，纠纷解决的标准被社会认为是正当的。前者称为处理机关的中立性，而后
者则称为解决标准的正当性。无论是审判上的纠纷处理方法，还是审判外的
纠纷处理方法，在对这两点的要求上是完全相同的。在此基础上，纠纷解决/
权利救济机制可分为私力救济、社会型救济和公力救济三种，公力救济又分为
司法救济和行政救济，而司法救济是最主要的公力救济。在我国，纠纷解决和
权利救济机制包括人民调解、劳动争议仲裁、民商事仲裁、民商事调解、民事诉
讼、行政诉讼、刑事诉讼、行政调解、行政裁决等。此外，纠纷主体之间自行协
商以最终实现和解，也是常见的纠纷解决方式。

（二）诉讼与诉讼外纠纷解决机制的关系

不同的纠纷解决机制对应不同性质的纠纷，以及纠纷发展的不同阶段。

---

[185] 徐昕：《迈向社会和谐的纠纷解决》，中国检察出版社 2008 年版，第 18 页。

在纠纷的初次解决方面,纠纷解决的机制应该是多元的,公民享有选择纠纷解决机制和权利救济途径的权利,而司法解决处于终局的地位。司法是权利救济的底线,是社会正义的最后一道防线,是国家法律和社会秩序的强制实现机制。因此,面对纷繁的纠纷局面,社会应该坚持多元化纠纷解决和司法最终解决两大理念。而所谓多元化解决,主要是发挥诉讼外纠纷解决机制的作用,这些机制也被称为替代性纠纷解决机制(Alternative Dispute Resolution)。

冲突的解决与社会的秩序二者之间存在互动关系。只有公力救济严格依法进行,诉讼外纠纷解决机制才能按照自治的方式良性运作。否则,诉讼外纠纷解决机制的纠纷分流功能将难以实现,社会秩序的法治化程度也会受到负面影响。

二、我国的司法体系

我国目前存在三大诉讼制度:民事诉讼制度、行政诉讼制度和刑事诉讼制度。《民事诉讼法》制定于 1991 年,历经 2007 年、2012 年以及 2017 年三次修订。《行政诉讼法》制定于 1989 年,历经 2012 年、2017 年两次修订。《刑事诉讼法》制定于 1979 年,历经 1996 年、2012 年两次修订。

我国存在四级法院,最高人民法院是我国的最高法院。在最高法院之下,存在普通法院系统和专门法院系统。普通法院包括高级人民法院、中级人民法院、基层人民法院,基本上以行政区划为单位进行划分。专门法院系统包括军事法院、海事法院、知识产权法院、铁路运输法院、互联网法院。在管辖的效力上,专门法院管辖优先于普通法院管辖。此外,新疆生产建设兵团是党政军企合一的特殊组织,自行管理内部的行政、司法事务,实行特殊体制,担负着屯垦戍边的使命。根据《全国人民代表大会常务委员会关于新疆维吾尔自治区生产建设兵团设置人民法院和人民检察院的决定》,新疆维吾尔自治区设立新疆维吾尔自治区高级人民法院生产建设兵团分院,作为自治区高级人民法院的派出机构;新疆生产建设兵团设立若干中级人民法院;生产建设兵团农牧团场比较集中的垦区设立基层人民法院。

第二节 民事诉讼法

一、概述

(一)民事诉讼的概念与特点

民事诉讼是解决作为平等主体的公民之间、法人之间、其他组织之间以及他们相互之间因财产关系和人身关系引发的法律纠纷的程序。民事诉讼具有如下特点:处理的纠纷是民事法律纠纷,必须依照法定的程序进行处理,诉讼当事人对纠纷具有处分权。

(二)民事诉讼法的常用法律渊源

民事诉讼法的法律渊源体系庞大,规范众多,主要由立法和司法性文件组成,常用法律渊源有《民事诉讼法》(2017 年修订)、《最高人民法院关于适用〈中华人民共和国民事诉讼法〉的解释》(法释〔2015〕5 号)(以下简称《民诉法解释》)、《最高人民法院关于民事诉讼证据的若干规定》(法释〔2001〕33 号)(以下简称《民事证据规定》)。

(三)民事诉讼法的基本原则

《民事诉讼法》**第一章规定了民事诉讼法的基本原则。对民事诉讼的程序结构即民事诉讼中当事人与法官之间的权限划分有根本性影响的原则,包括三项:**处分原则、辩论原则和诚实信用原则。

1. 处分原则。《民事诉讼法》第 13 条第 2 款规定:"当事人有权在法律规定的范围内处分自己的民事权利和诉讼权利。"处分原则的法理基础是私法自治,即民事主体在私法领域享有的权利及其权能,在民事诉讼过程中原则上也不得减损。由于民事主体有权处分民事权利,因此在诉讼过程中也可以处分民事权利,以及处分因为权利救济而产生的诉讼权利。具体而言,原告是否起诉,何时起诉,对谁起诉,在多大范围内提起诉讼,是否撤诉,应该由当事人自主决定,法院不得干预。

2. 辩论原则。《民事诉讼法》第 12 条规定:"人民法院审理民事案件时,当事人有权进行辩论。"对于辩论原则,一般性的理解是,辩论原则贯穿于民事诉讼的全过程,辩论的范围包括程序和实体两方面,辩论可以采用口头和书面两种形式,法院应当保障当事人充分行使辩论权。[186]

3. 诚实信用原则。《民事诉讼法》第 13 条第 1 款规定:"民事诉讼应当遵循诚实信用原则。"诚实信用原则包括法院、当事人、诉讼代理人、证人、鉴定人、辅助人等在内的所有诉讼参与人都具有约束力。对当事人而言,要求当事人真实陈述,禁止当事人为矛盾行为,禁止滥用诉讼权利,禁止拖延诉讼。就法院而言,要求法院进行滥用自由裁量权,禁止裁判突袭。

二、诉讼主体:当事人

(一)当事人的类型与适格当事人

民事诉讼中的当事人,是指以自己的名义起诉和应诉,并要求法院解决相应民事权利义务纠纷的主体。民事诉讼中的当事人,有狭义和广义之分。狭

---

[186] 江伟、肖建国主编:《民事诉讼法(第 7 版)》,中国人民大学出版社 2015 年版,第 51 页。

义上的当事人,仅仅指原告和被告,而广义上的当事人,还包括共同诉讼人、诉讼代表人、第三人。

根据《民事诉讼法》第52条的规定,当事人一方或者双方为二人以上,其诉讼标的是共同的,或者诉讼标的是同一种类、人民法院认为可以合并审理并经当事人同意的,为共同诉讼。共同诉讼的一方当事人对诉讼标的有共同权利义务的,其中一人的诉讼行为经其他共同诉讼人承认,对其他共同诉讼人发生效力;对诉讼标的没有共同权利义务的,其中一人的诉讼行为对其他共同诉讼人不发生效力。可见,共同诉讼分为必要共同诉讼和普通共同诉讼。普通共同诉讼本质上是不同诉讼的主客观合并,属于可以拆分为很多个个案的诉讼形态。

共同诉讼一方如果人数众多,一并参与诉讼将导致诉讼的程序的繁琐和低效率,因此,《民事诉讼法》规定人数众多的共同诉讼可以推选代表人进行诉讼,而被代表人的当事人则可以不参与具体的诉讼活动,但诉讼的结果由其承受,即受到确定裁判或者生效调解书的约束。所谓人数众多,根据《民诉法解释》第75条的规定,一般指10人以上。代表人诉讼分为人数确定的代表人诉讼和人数不确定的代表人诉讼。人数确定的代表人诉讼既可能是必要共同诉讼,也可能是普通共同诉讼,人数不确定的代表人诉讼只能是普通共同诉讼。根据《民事诉讼法》第53条、54条的规定,当事人一方人数众多的共同诉讼,可以由当事人推选代表人进行诉讼。代表人的诉讼行为对其所代表的当事人发生效力,但代表人变更、放弃诉讼请求或者承认对方当事人的诉讼请求,进行和解,必须经被代表的当事人同意。诉讼标的是同一种类、当事人一方人数众多在起诉时人数尚未确定的,人民法院可以发出公告,说明案件情况和诉讼请求,通知权利人在一定期间向人民法院登记。向人民法院登记的权利人可以推选代表人进行诉讼;推选不出代表人的,人民法院可以与参加登记的权利人商定代表人。代表人的诉讼行为对其所代表的当事人发生效力,但代表人变更、放弃诉讼请求或者承认对方当事人的诉讼请求,进行和解,必须经被代表的当事人同意。人民法院作出的判决、裁定,对参加登记的全体权利人发生效力。未参加登记的权利人在诉讼时效期间提起诉讼的,适用该判决、裁定。

民事诉讼中的第三人属于参加到他人之间的诉讼中的主体。根据《民事诉讼法》第56条第1款,对当事人双方的诉讼标的,第三人认为有独立请求权的,有权提起诉讼。此类第三人为有独立请求权第三人。根据《民事诉讼法》第56条第2款,对当事人双方的诉讼标的,第三人虽然没有独立请求权,但案件处理结果同他有法律上的利害关系的,可以申请参加诉讼,或者由人民法院通知他参加诉讼。人民法院判决承担民事责任的第三人,有当事人的诉讼权利义务。此类第三人,为无独立请求权第三人。

民事纠纷从发生到法院作出终局裁判或者出具调解书,参与纠纷解决的主体可能是不一致的。最开始提起诉讼的原告及其所确定的被告,属于形式上的当事人。对民事实体法律关系进行终局判定或者规定的民事判决书或者民事调解书上载明的当事人,属于实质上的当事人。民事诉讼从起诉、立案、准备程序、庭审程序到最终裁判的过程,是新的实体关系形成的过程,而这个过程也是当事人从形式上的当事人纯化为实质上的当事人的过程。所谓实质当事人,也被称为正当当事人或者适格当事人。如果原告依照实体法享有其所主张的权利,且该权利是针对被告的,则原被告系案件的适格当事人。也就是说,适格当事人是从实体权利义务关系角度所进行的当事人属性判断。一般情况下,只要是作为诉讼标的的民事权利或者民事法律关系的主体,就是适格当事人。

此外,不是诉讼标的的主体,基于法律的规定或者合同的约定,也能以自己的名义就他人享有的权利进行起诉,且最终判决的结果要归属于该他人,这种情况下被称之为诉讼担当。例如,破产管理人、遗产管理人、遗嘱执行人、财产代管人(《民法总则》第 43 条第 1 款)等等。此外,《民事诉讼法》第 55 条第 1 款规定对污染环境、侵害众多消费者合法权益等损害社会公共利益的行为,法律规定的机关和有关组织可以向人民法院提起诉讼。第 2 款规定:人民检察院在履行职责中发现破坏生态环境和资源保护、食品药品安全领域侵害众多消费者合法权益等损害社会公共利益的行为,在没有前款规定的机关和组织或者前款规定的机关和组织不提起诉讼的情况下,可以向人民法院提起诉讼。第 1 款规定的机关或者组织提起诉讼的,人民检察院可以支持起诉。由此,行政机关、社会组织以及检察院在法定的条件和情形下,享有民事公益诉讼的原告主体资格。

(二)诉讼代理人

诉讼代理人是指根据法律的规定或者当事人的委托,以当事人的名义,为诉讼行为或者接受诉讼行为的自然人。诉讼代理人代理诉讼活动的权限,被称为诉讼代理权。诉讼代理人分为法定诉讼代理人和委托诉讼代理人。

根据《民事诉讼法》第 57 条,无诉讼行为能力人由他的监护人作为法定代理人代为诉讼。法定代理人之间互相推诿代理责任的,由人民法院指定其中一人代为诉讼。

根据《民事诉讼法》第 58 条,当事人、法定代理人可以委托一至二人作为诉讼代理人。能够被委托作为诉讼代理人的人员范围包括:①律师、基层法律服务工作者;②当事人的近亲属或者工作人员;③当事人所在社区、单位以及有关社会团体推荐的公民。

三、审判主体:受案范围与审判组织

(一)法院受理民事法律纠纷的范围

《民事诉讼法》第 3 条规定:"人民法院受理公民之间、法人之间、其他组织之间以及他们相互之间因财产关系和人身关系提起的民事诉讼,适用本法的规定。"理论上,所有的法律纠纷都可以诉诸法院进行解决,而一项纠纷是否属于法律纠纷也应由法院最终判定,这被称之为司法最终解决原则。但是,我国法院并不享有所有民事纠纷的最终解决权,因此,法律受理民事纠纷的范围是法院审判权行使的边界。

(二)审判权行使的单位与回避制度

审判权的归属主体是法院,但是具体的诉讼案件是由独任法官以及合议庭来审理和裁判的,实际上的裁判主体是具体的自然人。法官员额制改革是在法院人员分类的基础上,将法官纳入员额制进行管理。纳入员额管理的法官将直接负责案件的审理和裁判,即在案件程序处理和实体形成方面构成完整的办案单位,并对裁判的结果负责。

根据《民事诉讼法》第 3 章的规定,民事诉讼中,人民法院审理第一审民事案件,由审判员、陪审员共同组成合议庭或者由审判员组成合议庭。合议庭的成员人数,必须是单数。适用简易程序审理的民事案件,由审判员 1 人独任审理。陪审员在执行陪审职务时,与审判员有同等的权利义务。人民法院审理第二审民事案件,由审判员组成合议庭。合议庭的成员人数,必须是单数。发回重审的案件,原审人民法院应当按照第一审程序另行组成合议庭。审理再审案件,原来是第一审的,按照第一审程序另行组成合议庭;原来是第二审的或者是上级人民法院提审的,按照第二审程序另行组成合议庭。合议庭的审判长由院长或者庭长指定审判员一人担任;院长或者庭长参加审判的,由院长或者庭长担任。

此外,《民事诉讼法》还规定了法官等诉讼参与人的回避制度。审判人员是本案当事人或者当事人、诉讼代理人近亲属,或者与本案有利害关系,或者与本案当事人、诉讼代理人有其他关系,可能影响对案件公正审理,应当自行回避,当事人有权用口头或者书面方式申请他们回避。审判人员接受当事人、诉讼代理人请客送礼,或者违反规定会见当事人、诉讼代理人的,当事人有权要求他们回避。上述规定,适用于书记员、翻译人员、鉴定人、勘验人。当事人提出回避申请,应当说明理由,在案件开始审理时提出;回避事由在案件开始审理后知道的,也可以在法庭辩论终结前提出。被申请回避的人员在人民法院作出是否回避的决定前,应当暂停参与本案的工作,但案件需要采取紧急措施的除外。院长担任审判长时的回避,由审判委员会决定;审判人员的回避,

由院长决定;其他人员的回避,由审判长决定。人民法院对当事人提出的回避申请,应当在申请提出的 3 日内,以口头或者书面形式作出决定。申请人对决定不服的,可以在接到决定时申请复议一次。复议期间,被申请回避的人员,不停止参与本案的工作。人民法院对复议申请,应当在 3 日内作出复议决定,并通知复议申请人。

四、立案与管辖

(一) 起诉条件与立案登记

起诉是自然人、法人或者其他组织向法院提出纠纷解决请求的诉讼行为。根据《民事诉讼法》和《民诉法解释》的规定,起诉必须满足如下条件:

1. 原告是与本案有直接利害关系的公民、法人和其他组织。

2. 有明确的被告。原告提供被告的姓名或者名称、住所等信息具体明确,足以使被告与他人相区别的,可以认定为有明确的被告。

3. 有具体的诉讼请求和事实、理由。

4. 属于人民法院受理民事诉讼的范围和受诉人民法院管辖。

需要注意的是,对于民事公益诉讼,原告的起诉条件有所不同。《民事诉讼法》第 55 条第 1 款规定:"对污染环境、侵害众多消费者合法权益等损害社会公共利益的行为,法律规定的机关和有关组织可以向人民法院提起诉讼。"根据《民诉法解释》第 284 条,环境保护法、消费者权益保护法等法律规定的机关和有关组织对污染环境、侵害众多消费者合法权益等损害社会公共利益的行为,根据《民事诉讼法》第 55 条 1 款的规定提起公益诉讼,需要满足如下条件:①有明确的被告;②有具体的诉讼请求;③有社会公共利益受到损害的初步证据;④属于人民法院受理民事诉讼的范围和受诉人民法院管辖。之所以民事公益诉讼不要求原告与本案有直接利害关系,因为公共利益并不归属于原告,原告是基于法律的规定才具有公益诉讼的诉讼权利能力。此外,《民事诉讼法》第 55 条第 2 款规定,人民检察院在履行职责中发现破坏生态环境和资源保护、食品药品安全领域侵害众多消费者合法权益等损害社会公共利益的行为,在没有《民事诉讼法》第 55 条第 1 款规定的机关和组织或者其规定的机关和组织不提起诉讼的情况下,可以向人民法院提起诉讼。

理论上认为,法院对一个纠纷(诉讼)的审查,包括起诉条件、诉讼要件和本案要件三部分。由于我国《民事诉讼法》规定的起诉条件实际上包括了部分诉讼要件,如原告适格、法院受案范围、法院管辖权等,由此导致的我国民事诉讼起诉的门槛比较高,立案难的问题较为严重。为了解决立案难的问题,我国自 2015 年 5 月 1 日开始实施立案登记制。根据《民诉法解释》以及《最高人民法院关于人民法院登记立案若干问题的规定》(法释〔2015〕8 号),对起诉人民法院应当一律接收诉状,出具书面凭证并注明收到日期。当事人书写诉状确有困难的,可以口头提出,由人民法院记入笔录,符合法律规定的,予以登记立案。人民法院对起诉不予受理的,应当出具书面裁定,并载明理由。裁定不予受理、驳回起诉的案件,原告再次起诉,符合起诉条件且不属于《民事诉讼法》第124条规定情形的,人民法院应予受理。对于不予受理的裁定,原告有权上诉。

（二）法院管辖制度

受案范围制度解决的是法院与法院外组织处理民事纠纷的权限,而主管制度解决的则是我国四级法院组织内部受理第一审民事案件的权限,即对于属于法院受案范围内的民事法律纠纷,具体应该由哪一家法院受理原告的起诉。管辖分为级别管辖和地域管辖,地域管辖又分为一般地域管辖、特殊地域管辖、协议管辖、应诉管辖、专属管辖。如果同一个纠纷有多个合法管辖法院,就构成了共同管辖,而原告有权选择管辖法院。此外,为了处理管辖中的特殊问题,制度上还有裁定管辖和管辖权异议。

1. 级别管辖。级别管辖,是划分各级法院之间受理第一审民事案件的权限。根据《民事诉讼法》的规定,最高人民法院管辖在全国有重大影响的案件,以及最高法认为应当由该院审理的案件。高级人民法院管辖在本辖区有重大影响的第一审民事案件。中级人民法院管辖重大涉外案件、在本辖区有重大影响的案件、最高人民法院确定由中级人民法院管辖的案件。除此之外,基层人民法院管辖第一审民事案件。级别管辖主要以案件标的额为标准,并同时考虑案件性质、案件影响等因素。《最高人民法院关于调整高级人民法院和中级人民法院管辖第一审民商事案件标准的通知》（法发〔2015〕7号）主要基于案件标的额对级别管辖作出了操作性的规定。

2. 地域管辖

（1）一般地域管辖。对公民提起的民事诉讼,由被告住所地人民法院管辖;被告住所地与经常居住地不一致的,由经常居住地人民法院管辖。对法人或者其他组织提起的民事诉讼,由被告住所地人民法院管辖。同一诉讼的几个被告住所地、经常居住地在两个以上人民法院辖区的,各该人民法院都有管辖权。

对不在中华人民共和国领域内居住的人提起的有关身份关系的诉讼,对下落不明或者宣告失踪的人提起的有关身份关系的诉讼,对被采取强制性教育措施的人提起的诉讼,对被监禁的人提起的诉讼,由原告住所地人民法院管辖;原告住所地与经常居住地不一致的,由原告经常居住地人民法院管辖。

（2）特殊地域管辖。因合同纠纷提起的诉讼,由被告住所地或者合同履行地人民法院管辖。因保险合同纠纷提起的诉讼,由被告住所地或者保险标的物所在地人民法院管辖。因票据纠纷提起的诉讼,由票据支付地或者被告住所地人民法院管辖。因公司设立、确认股东资格、分配利润、解散等纠纷提起的诉讼,由公司住所地人民法院管辖。因铁路、公路、水上、航空运输和联合运输合同纠纷提起的诉讼,由运输始发地、目的地或者被告住所地人民法院管辖。因侵权行为提起的诉讼,由侵权行为地或者被告住所地人民法院管辖。因铁路、公路、水上和航空事故请求损害赔偿提起的诉讼,由事故发生地或者车辆、船舶最先到达地、航空器最先降落地或者被告住所地人民法院管辖。因船舶碰撞或者其他海事损害事故请求损害赔偿提起的诉讼,由碰撞发生地、碰撞船舶最先到达地、加害船舶被扣留地或者被告住所地人民法院管辖。因海难救助费用提起的诉讼,由救助地或者被救助船舶最先到达地人民法院管辖。因共同海损提起的诉讼,由船舶最先到达地、共同海损理算地或者航程终止地的人民法院管辖。

(3)协议管辖。合同或者其他财产权益纠纷的当事人可以书面协议选择被告住所地、合同履行地、合同签订地、原告住所地、标的物所在地等与争议有实际联系的地点的人民法院管辖,但不得违反《民事诉讼法》对级别管辖和专属管辖的规定。

(4)应诉管辖。根据《民事诉讼法》第 127 条的规定,人民法院受理案件后,当事人未提出管辖异议,并应诉答辩的,视为受诉人民法院有管辖权,但违反级别管辖和专属管辖规定的除外。

(5)专属管辖。因不动产纠纷提起的诉讼,由不动产所在地人民法院管辖;因港口作业中发生纠纷提起的诉讼,由港口所在地人民法院管辖;因继承遗产纠纷提起的诉讼,由被继承人死亡时住所地或者主要遗产所在地人民法院管辖。

3. 共同管辖和选择管辖。两个以上人民法院都有管辖权的诉讼,原告可以向其中一个人民法院起诉;原告向两个以上有管辖权的人民法院起诉的,由最先立案的人民法院管辖。

4. 裁定管辖

(1)移送管辖。人民法院发现受理的案件不属于本院管辖的,应当移送有管辖权的人民法院,受移送的人民法院应当受理。受移送的人民法院认为受移送的案件依照规定不属于本院管辖的,应当报请上级人民法院指定管辖,不得再自行移送。

(2)指定管辖。有管辖权的人民法院由于特殊原因,不能行使管辖权的,由上级人民法院指定管辖。人民法院之间因管辖权发生争议,由争议双方协商解决;协商解决不了的,报请它们的共同上级人民法院指定管辖。

(3)管辖权的移转。上级人民法院有权审理下级人民法院管辖的第一审民事案件;确有必要将本院管辖的第一审民事案件交下级人民法院审理的,应当报请其上级人民法院批准。下级人民法院对它所管辖的第一审民事案件,认为需要由上级人民法院审理的,可以报请上级人民法院审理。

5. 管辖权异议。原告在立案时选择管辖法院,法院受理案件之后,被告可以对受诉法院之于案件的管辖权提出异议。《民事诉讼法》第 127 条规定:"人民法院受理案件后,当事人对管辖权有异议的,应当在提交答辩状期间提出。人民法院对当事人提出的异议,应当审查。异议成立的,裁定将案件移送有管辖权的人民法院;异议不成立的,裁定驳回。"对于管辖权异议的裁定,当事人可以上诉。

五、民事诉讼保障制度

(一) 期间

期间包括法定期间和人民法院指定的期间。期间以时、日、月、年计算。期间开始的时和日,不计算在期间内。期间届满的最后一日是节假日的,以节假日后的第一日为期间届满的日期。期间不包括在途时间,诉讼文书在期满前交邮的,不算过期。当事人因不可抗拒的事由或者其他正当理由耽误期限的,在障碍消除后的 10 日内,可以申请顺延期限,是否准许,由人民法院决定。

(二) 送达

送达是法院依照法定的程序和方式,将诉讼文书送交给受送达人的行为。送达诉讼文书必须有送达回证,由受送达人在送达回证上记明收到日期,签名或者盖章。受送达人在送达回证上的签收日期为送达日期。

1. 直接送达。送达诉讼文书,应当直接送交受送达人。受送达人是公民的,本人不在交他的同住成年家属签收;受送达人是法人或者其他组织的,应当由法人的法定代表人、其他组织的主要负责人或者该法人、组织负责收件的人签收;受送达人有诉讼代理人的,可以送交其代理人签收;受送达人已向人民法院指定代收人的,送交代收人签收。受送达人的同住成年家属,法人或者其他组织的负责收件的人,诉讼代理人或者代收人在送达回证上签收的日期为送达日期。

2. 留置送达。受送达人或者他的同住成年家属拒绝接收诉讼文书的,送达人可以邀请有关基层组织或者所在单位的代表到场,说明情况,在送达回证上记明拒收事由和日期,由送达人、见证人签名或者盖章,把诉讼文书留在受送达人的住所;也可以把诉讼文书留在受送达人的住所,并采用拍照、录像等方式记录送达过程,即视为送达。

3. 电子送达。经受送达人同意,人民法院可以采用传真、电子邮件等能够确认其收悉的方式送达诉讼文书,但判决书、裁定书、调解书除外。受送达人同意采用电子方式送达的,应当在送达地址确认书中予以确认。电子送达可以采用传真、电子邮件、移动通信等即时收悉的特定系统作为送达媒介。采用电子送达方式的,以传真、电子邮件等到达受送达人特定系统的日期为送达日期,该日期为人民法院对应系统显示发送成功的日期,但受送达人证明到达其特定系统的日期与人民法院对应系统显示发送成功的日期不一致的,以受送达人证明到达其特定系统的日期为准。

4. 委托送达。直接送达诉讼文书有困难的,可以委托其他人民法院代为送达。委托其他人民法院代为送达的,委托法院应当出具委托函,并附需要送达的诉讼文书和送达回证,以受送达人在送达回证上签收的日期为送达日期。委托送达的,受委托人民法院应当自收到委托函及相关诉讼文书之日起 10 日内代为送达。

5. 邮寄送达。直接送达诉讼文书有困难的,可以邮寄送达。邮寄送达的,以回执上注明的收件日期为送达日期。

6. 转交送达。受送达人是军人的,通过其所在部队团以上单位的政治机关转交。受送达人被监禁的,通过其所在监所转交。受送达人被采取强制性教育措施的,通过其所在强制性教育机构转交。代为转交的机关、单位收到诉讼文书后,必须立即交受送达人签收,以在送达回证上的签收日期,为送达日期。

7. 公告送达。受送达人下落不明,或者用本节规定的其他方式无法送达的,公告送达。自发出公告之日起,经过 60 日,即视为送达。公告送达,应当在案卷中记明原因和经过。公告送达可以在法院的公告栏和受送达人住所地张贴公告,也可以在报纸、信息网络等媒体上刊登公告,发出公告日期以最后张贴或者刊登的日期为准。对公告送达方式有特殊要求的,应当按要求的方式进行。公告期满,即视为送达。人民法院在受送达人住所地张贴公告的,应当采取拍照、录像等方式记录张贴过程。公告送达应当说明公告送达的原因;公告送达起诉状或者上诉状副本的,应当说明起诉或者上诉要点,受送达人答辩期限及逾期不答辩的法律后果;公告送达传票,应当说明出庭的时间和地点及逾期不出庭的法律后果;公告送达判决书、裁定书的,应当说明裁判主要内容,当事人有权上诉的,还应当说明上诉权利、上诉期限和上诉的人民法院。

2017 年 7 月,最高人民法院印发《关于进一步加强民事送达工作的若干意见》(法发〔 2017 〕 19 号),进一步强化和规范了民事送达程序。

（三）保全

保全包括财产保全和行为保全。保全又分为诉中保全和诉前保全。

1. 诉中保全。根据《民事诉讼法》的规定,人民法院对于可能因当事人一方的行为或者其他原因,使判决难以执行或者造成当事人其他损害的案件,根据对方当事人的申请,可以裁定对其财产进行保全、责令其作出一定行为或者禁止其作出一定行为;当事人没有提出申请的,人民法院在必要时也可以裁定采取保全措施。人民法院采取保全措施,可以责令申请人提供担保,申请人不提供担保的,裁定驳回申请。人民法院接受申请后,对情况紧急的,必须在48小时内作出裁定;裁定采取保全措施的,应当立即开始执行。

2. 诉前保全。利害关系人因情况紧急,不立即申请保全将会使其合法权益受到难以弥补的损害的,可以在提起诉讼或者申请仲裁前向被保全财产所在地、被申请人住所地或者对案件有管辖权的人民法院申请采取保全措施。申请人应当提供担保,不提供担保的,裁定驳回申请。人民法院接受申请后,必须在48小时内作出裁定;裁定采取保全措施的,应当立即开始执行。申请人在人民法院采取保全措施后30日内不依法提起诉讼或者申请仲裁的,人民法院应当解除保全。

3. 保全的范围和程序。保全限于请求的范围,或者与本案有关的财物。财产保全采取查封、扣押、冻结或者法律规定的其他方法。人民法院保全财产后,应当立即通知被保全财产的人。财产已被查封、冻结的,不得重复查封、冻结。财产纠纷案件,被申请人提供担保的,人民法院应当裁定解除保全。申请有错误的,申请人应当赔偿被申请人因保全所遭受的损失。

（四）先予执行

根据《民事诉讼法》的规定,人民法院对追索赡养费、扶养费、抚育费、抚恤金、医疗费用的案件,追索劳动报酬的案件,因情况紧急需要先予执行的案件,根据当事人的申请,可以裁定先予执行。人民法院裁定先予执行的,应当符合如下条件:①当事人之间权利义务关系明确,不先予执行将严重影响申请人的生活或者生产经营的;②被申请人有履行能力。人民法院可以责令申请人提供担保,申请人不提供担保的,驳回申请。申请人败诉的,应当赔偿被申请人因先予执行遭受的财产损失。当事人对保全或者先予执行的裁定不服的,可以申请复议一次。复议期间不停止裁定的执行。

（五）强制措施

1. 强制措施的种类。根据《民事诉讼法》第10章的规定,对妨害民事诉讼的行为,法院有权采取强制措施。具体的强制措施包括拘传、训诫、责令退出法庭、罚款、拘留。对于妨碍民事诉讼的行为,如果构成犯罪,则依法追究刑事责任,而不再适用上述强制措施。此外,在某些情况下,法院还可以向监察机关或者有关机关提出予以纪律处分的司法建议。

2. 强制措施的裁量基准与实施程序。对个人的罚款金额,为人民币10万元以下。对单位的罚款金额,为人民币5万元以上100万元以下。拘留的期限,为15日以下。被拘留的人,由人民法院交公安机关看管。拘留期间,被拘留人承认并改正错误的,人民法院可以决定提前解除拘留。

拘传、罚款、拘留必须经院长批准。拘传应当发拘传票。罚款、拘留应当用决定书。对决定不服的,可以向上一级人民法院申请复议一次。复议期间不停止执行。采取对妨害民事诉讼的强制措施必须由人民法院决定。任何单位和个人采取非法拘禁他人或者非法私自扣押他人财产追索债务的,应当依法追究刑事责任,或者予以拘留、罚款。

（六）诉讼费用

根据《民事诉讼法》第 11 章以及《诉讼费用交纳办法》的规定,当事人进行民事诉讼,应当按照规定交纳案件受理费。财产案件除交纳案件受理费外,并按照规定交纳其他诉讼费用。当事人交纳诉讼费用确有困难的,可以按照规定向人民法院申请缓交、减交或者免交。诉讼费用由败诉方负担,胜诉方自愿承担的除外。部分胜诉、部分败诉的,人民法院根据案件的具体情况决定当事人各自负担的诉讼费用数额。共同诉讼当事人败诉的,人民法院根据其对诉讼标的的利害关系,决定当事人各自负担的诉讼费用数额。

六、证据与证明

（一）证据的概念与性质

《民事诉讼法》第 7 条规定,人民法院审理民事案件,必须以事实为根据。而证据就是证明案件事实的根据。从证据的外观或者形式看,证据是包含认定事实的信息的有形物,此意义上的证据被称为证据方法。法官对证据方法进行调查之后获得的信息和内容,被称为证据资料。促使法官形成心证的原因,被称为证据原因。民事证据概念的上述三个侧面在逻辑上具有一种递进关系。

作为最终认定案件事实的根据的民事证据,即证据原因,应该具备真实性、合法性、关联性。《民诉法解释》第 104 条规定,人民法院应当组织当事人围绕证据的真实性、合法性以及与待证事实的关联性进行质证,并针对证据有无证明力和证明力大小进行说明和辩论。能够反映案件真实情况、与待证事实相关联、来源和形式符合法律规定的证据,应当作为认定案件事实的根据。

（二）民事诉讼证据的种类

根据《民事诉讼法》第 63 条的规定,民事证据包括如下 8 种。

1. 当事人的陈述。当事人的陈述是指诉讼当事人就案件事实向人民法院所作的陈述。当事人陈述的主要形式,包括起诉状和答辩状以及庭审辩论,还包括诉讼过程中法官对当事人的询问笔录,以及书面辩论意见等。《民诉法解释》第 110 条规定,人民法院认为有必要的,可以要求当事人本人到庭,就案件有关事实接受询问。在询问当事人之前,可以要求其签署保证书。保证书应当载明据实陈述、如有虚假陈述愿意接受处罚等内容。当事人应当在保证书上签名或者捺印。负有举证证明责任的当事人拒绝到庭、拒绝接受询问或者拒绝签署保证书,待证事实又欠缺其他证据证明的,人民法院对其主张的事实不予认定。

2. 书证。书证是指以文字、符号、图像等形式表达的内容或者思想来证明案件事实的证据。作为书证的文书,可以分为公文书和私文书。一般而言,公文书的证明力更高。《民诉法解释》第 114 条规定,国家机关或者其他依法具有社会管理职能的组织,在其职权范围内制作的文书所记载的事项推定为真实,但有相反证据足以推翻的除外。必要时,人民法院可以要求制作文书的机关或者组织对文书的真实性予以说明。

3. 物证。物证是指以物的外部特征,即物的外形、性状、质地、所处位置以及状态来证明案件事实的实物。

4. 视听资料。视听资料包括录音资料和影像资料。

5. 电子数据。电子数据是指通过电子邮件、电子数据交换、网上聊天记录、博客、微博客、手机短信、电子签名、域名等形成或者存储在电子介质中的信息。存储在电子介质中的录音资料和影像资料,适用电子数据的规定。根据最高人民法院、最高人民检察院、公安部《关于办理刑事案件收集提取和审查判断电子数据若干问题的规定》(法发〔2016〕22 号),电子数据是案件发生过程中形成的,以数字化形式存储、处理、传输的,能够证明案件事实的数据。电子数据包括但不限于下列信息、电子文件:①网页、博客、微博客、朋友圈、贴吧、网盘等网络平台发布的信息;②手机短信、电子邮件、即时通信、通讯群组等网络应用服务的通信信息;③用户注册信息、身份认证信息、电子交易记录、通信记录、登录日志等信息;④文档、图片、音视频、数字证书、计算机程序等电子文件。对作为证据使用的电子数据,应当采取以下一种或者几种方法保护电子数据的完整性:①扣押、封存电子数据原始存储介质;②计算电子数据完整性校验值;③制作、封存电子数据备份;④冻结电子数据;⑤对收集、提取电子数据的相关活动进行录像;⑥其他保护电子数据完整性的方法。初查过程中收集、提取的电子数据,以及通过网络在线提取的电子数据,可以作为证据使用。上述规定虽然是刑事诉讼程序中的专门性规定,但对于民事诉讼、行政执法以及行政诉讼程序都具有参照适用的价值。

6. 证人证言。证人证言是指知晓案件事实的人对案件事实所作的陈述。我国证人包括两类:单位证人和自然人证人。单位向人民法院提出的证明材料,应当由单位负责人及制作证明材料的人员签名或者盖章,并加盖单位印章。人民法院就单位出具的证明材料,可以向单位及制作证明材料的人员进行调查核实。必要时,可以要求制作证明材料的人员出庭作证。单位及制作证明材料的人员拒绝人民法院调查核实,或者制作证明材料的人员无正当理由拒绝出庭作证的,该证明材料不得作为认定案件事实的根据。人民法院在证人出庭作证前应当告知其如实作证的义务以及作伪证的法律后果,并责令其签署保证书,但无民事行为能力人和限制民事行为能力人除外。

7. 鉴定意见。鉴定意见是具有专门知识的人对案件中的专门性问题所出具的专业意见。当事人申请鉴定,可以在举证期限届满前提出。申请鉴定的事项与待证事实无关联,或者对证明待证事实无意义的,人民法院不予准许。人民法院准许当事人鉴定申请的,应当组织双方当事人协商确定具备相应资格的鉴定人。当事人协商不成的,由人民法院指定。符合依职权调查收集证据条件的,人民法院应当依职权委托鉴定,在询问当事人的意见后,指定具备相应资格的鉴定人。此外,纠纷当事人也可以在诉讼程序开始之前自行委托鉴定,即不通过法院委托鉴定。

8. 勘验笔录。人民法院认为有必要的,可以根据当事人的申请或者依职权对物证或者现场进行勘验。勘验时应当保护他人的隐私和尊严。人民法院可以要求鉴定人参与勘验。必要时,可以要求鉴定人在勘验中进行鉴定。

(三)证据的收集与提交

《民事诉讼法》第 64 条规定,当事人对自己提出的主张,有责任提供证据。当事人及其诉讼代理人因客观原因不能自行收集的证据,或者人民法院认为审理案件需要的证据,人民法院应当调查收集。根据《民诉法解释》第 94 条、96 条的规定,当事人及其诉讼代理人因客观原因不能自行收集的证据包括:①证据由国家有关部门保存,当事人及其诉讼代理人无权查阅调取的;②涉及国家秘密、商业秘密或者个人隐私的;③当事人及其诉讼代理人因客观原因不能自行收集的其他证据。当事人及其诉讼代理人因客观原因不能自行收集的证据,可以在举证期限届满前书面申请人民法院调查收集。

人民法院认为审理案件需要的证据包括:①涉及可能损害国家利益、社会公共利益的;②涉及身份关系的;③涉及民事诉讼法第五十五条规定诉讼的;④当事人有恶意串通损害他人合法权益可能的;⑤涉及依职权追加当事人、中止诉讼、终结诉讼、回避等程序性事项的。除前述规定外,人民法院调查收集证据,应当依照当事人的申请进行。

《民事诉讼法》第 65 条规定,当事人对自己提出的主张应当及时提供证据。人民法院根据当事人的主张和案件审理情况,确定当事人应当提供的证据及其期限。当事人在该期限内提供证据确有困难的,可以向人民法院申请延长期限,人民法院根据当事人的申请适当延长。当事人逾期提供证据的,人民法院应当责令其说明理由;拒不说明理由或者理由不成立的,人民法院根据不同情形可以不予采纳该证据,或者采纳该证据但予以训诫、罚款。

　　根据《民诉法解释》第 99 条,人民法院应当在审理前的准备阶段确定当事人的举证期限。举证期限可以由当事人协商,并经人民法院准许。人民法院确定举证期限,第一审普通程序案件不得少于 15 日,当事人提供新的证据的第二审案件不得少于 10 日。举证期限届满后,当事人对已经提供的证据,申请提供反驳证据或者对证据来源、形式等方面的瑕疵进行补正的,人民法院可以酌情再次确定举证期限,该期限不受前款规定的限制。

　　(四)证明的对象

　　1. 主要事实。民事诉讼的过程是认定事实与适用法律的过程。一方当事人向对方当事人主张权利,必须明确该方当事人享有的请求权所依据的法律规范。这种法律规范,被称为请求权基础。要适用特定的请求权基础,必须证明案件事实符合该请求权基础包括的要件事实。对应要件事实的案件事实,被称为主要事实。此外,民事诉讼的案件事实还存在间接事实和辅助事实两类。间接事实是指借助规律定理、经验法则、逻辑规则推定主要事实存在与否的事实。辅助事实是指证明证据的证据能力和证明力的事实。基于辩论主义,主要事实才是当事人证明的对象。法院不得将没有出现在当事人辩论中的主要事实作为裁判依据,而对于间接事实和辅助事实,即使当事人没有主张,法院也能依职权进行认定。

　　2. 法规和经验法则。根据法官知法原则,法规一般不是当事人证明的对象。经验法则,是指人们从生活经验中归纳获得的关于事物因果关系或属性状态的法则或知识。日常生活领域的经验法则,为一般人所知晓,因此无需加以证明。不为一般人所知晓的专门领域的经验法则则应当加以证明。

　　3. 无须证明的事实。根据《民诉法解释》第 93 条,当事人无须举证证明下列事实:①自然规律以及定理、定律;②众所周知的事实;③根据法律规定推定的事实;④根据已知的事实和日常生活经验法则推定出的另一事实;⑤已为人民法院发生法律效力的裁判所确认的事实;⑥已为仲裁机构生效裁决所确认的事实;⑦已为有效公证文书所证明的事实。前述第 2 项至第 4 项规定的事实,当事人有相反证据足以反驳的除外;第 5 项至第 7 项规定的事实,当事人有相反证据足以推翻的除外。

　　(五)证明责任及其分配规则

　　《民诉法解释》第 90 条第 2 款规定,在作出判决前,当事人未能提供证据或者证据不足以证明其事实主张的,由负有举证证明责任的当事人承担不利的后果。此即证明责任的规定。所谓证明责任,是指直接产生实体法效果的主要事实真伪不明时,一方当事人所承担的败诉风险。证明责任原则上由法律预先进行分配,特殊情况下由法官进行裁量。

　　《民诉法解释》第 91 条对证明责任的分配进行了原则性规定。主张法律

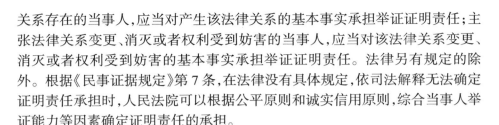

关系存在的当事人,应当对产生该法律关系的基本事实承担举证证明责任;主张法律关系变更、消灭或者权利受到妨害的当事人,应当对该法律关系变更、消灭或者权利受到妨害的基本事实承担举证证明责任。法律另有规定的除外。根据《民事证据规定》第7条,在法律没有具体规定,依司法解释无法确定证明责任承担时,人民法院可以根据公平原则和诚实信用原则,综合当事人举证能力等因素确定证明责任的承担。

(六)证明标准

证明标准是指当事人证明案件事实所需要达到的使法官确信该事实主张成立的程度。《民诉法解释》第108条规定,对负有举证证明责任的当事人提供的证据,人民法院经审查并结合相关事实,确信待证事实的存在具有高度可能性的,应当认定该事实存在。对一方当事人为反驳负有举证证明责任的当事人所主张事实而提供的证据,人民法院经审查并结合相关事实,认为待证事实真伪不明的,应当认定该事实不存在。法律对于待证事实所应达到的证明标准另有规定的,从其规定。第109条规定,当事人对欺诈、胁迫、恶意串通事实的证明,以及对口头遗嘱或者赠与事实的证明,人民法院确信该待证事实存在的可能性能够排除合理怀疑的,应当认定该事实存在。此外,《最高人民法院关于审理独立保函纠纷案件若干问题的规定》(法释〔2016〕24号)规定,人民法院经审理独立保函欺诈纠纷案件,能够排除合理怀疑地认定构成独立保函欺诈,并且不存在该规定第14条第3款情形的,应当判决开立人终止支付独立保函项下被请求的款项。可见,我国民事诉讼中,原则上采取高度盖然性的专门标准。

(七)证据调查与证据评价

证据调查是指就待证事实,法院为了形成心证,而查验证据方法的行为,如听取当事人的陈述、听取鉴定人的意见、阅览文书、勘验勘验物等。证据调查一般通过当事人举证与质证、法官询问等方式进行。此外,某些情况下,勘验、证据保全是为了获取证据方法中承载的证据资料,也具有证据调查的属性。

举证即当事人在法庭上出示证据并陈述证据的内容和证据对象(从证据方法到证据资料)。质证即对方当事人对证据的客观性、关联性、合法性以及证据证明力的大小和有无进行质疑、说明与辩驳。质证的意义在于,证据应当在法庭上出示,由当事人质证。未经质证的证据,不能作为认定案件事实的依据。作为例外情况,当事人在证据交换过程中认可并记录在卷的证据,经审判人员在庭审中说明后,可以作为认定案件事实的依据。质证的顺序如下:①原告出示证据,被告、第三人与原告进行质证;②被告出示证据,原告、第三人与被告进行质证;③第三人出示证据,原告、被告与第三人进行质证。

证据调查需要注意如下问题:①人民法院依照当事人申请调查收集的证据,作为提出申请的一方当事人提供的证据。②人民法院依照职权调查收集的证据应当在庭审时出示,听取当事人意见,并可就调查收集该证据的情况予以说明。③涉及国家秘密、商业秘密和个人隐私或者法律规定的其他应当保密的证据,不得在开庭时公开质证。④对书证、物证、视听资料进行质证时,当事人有权要求出示证据的原件或者原物。但有下列情况之一的除外:出示原件或者原物确有困难并经人民法院准许出示复制件或者复制品的;原件或者原物已不存在,但有证据证明复制件、复制品与原件或原物一致的。

在证据评价(事实认定)方面,我国民事诉讼采自由心证主义以及整体主义的证据评价模式。自由心证即法律预先不对证据的证据能力和证明力进行规定,而由法官凭借良心和理性进行自由的判断,进而以自己内心确信的事实作为裁判的依据。对此,《民事证据规定》第 64 条规定,审判人员应当依照法定程序,全面、客观地审核证据,依据法律的规定,遵循法官职业道德,运用逻辑推理和日常生活经验,对证据有无证明力和证明力大小独立进行判断,并公开判断的理由和结果。《民诉法解释》第 105 条作了类似的规定。整体主义的证据评价是指,一种证据方法的证明力受到其他证据方法的证明力的影响。单项证据方法的证明力,无法游离于所有证据的总体判断。《民事证据规定》第 66 条规定,审判人员对案件的全部证据,应当从各证据与案件事实的关联程度、各证据之间的联系等方面进行综合审查判断。此即整体主义的证据评价模式在我国民事诉讼中的反映。

七、第一审程序

第一审程序分为普通程序和简易程序,其中简易程序又包括小额诉讼程序。

(一) 普通程序

民事诉讼一审普通程序可以分为立案阶段、审前阶段、庭审阶段、裁判阶段。其中,审前阶段又包括案件分流机制、答辩阶段、准备程序。由于立案阶段前文已经述及,下文集中介绍其他阶段。

1. 案件分流。根据《民事诉讼法》第 133 条的规定,人民法院对受理的案件,分别情形,予以处理:(一)当事人没有争议,符合督促程序规定条件的,可以转入督促程序;(二)开庭前可以调解的,采取调解方式及时解决纠纷;(三)根据案件情况,确定适用简易程序或者普通程序;(四)需要开庭审理的,通过要求当事人交换证据等方式,明确争议焦点。

2. 答辩阶段。根据《民事诉讼法》第 125 条的规定,人民法院应当在立案之日起 5 日内将起诉状副本发送被告,被告应当在收到之日起 15 日内提出答辩状。答辩状应当记明被告的姓名、性别、年龄、民族、职业、工作单位、住所、联系方式;法人或者其他组织的名称、住所和法定代表人或者主要负责人的姓名、职务、联系方式。人民法院应当在收到答辩状之日起5日内将答辩状副本发送原告。被告不提出答辩状的,不影响人民法院审理。可见,我国民事诉讼实行任意答辩主义,不要求被告强制答辩。

3. 准备程序。准备程序是为了促使连续集中开庭,充实庭审的内容,保障庭审的效率,而在庭前就案件的事实主张、争议焦点、证据材料等进行整理的程序。根据《民事诉讼法》第133条第4项关于"需要开庭审理的,通过要求当事人交换证据等方式,明确争议焦点"的规定,即是准备程序的法律依据。对此,根据《民诉法解释》第224条规定,人民法院可以在答辩期届满后,通过组织证据交换、召集庭前会议等方式,作好审理前的准备。

《民诉法解释》第225条对庭前会议的内容进行了细化。根据案件具体情况,庭前会议可以包括下列内容:①明确原告的诉讼请求和被告的答辩意见;②审查处理当事人增加、变更诉讼请求的申请和提出的反诉,以及第三人提出的与本案有关的诉讼请求;③根据当事人的申请决定调查收集证据,委托鉴定,要求当事人提供证据,进行勘验,进行证据保全;④组织交换证据;⑤归纳争议焦点;⑥进行调解。

根据《民事证据规定》第39条,证据交换应当在审判人员的主持下进行。在证据交换的过程中,审判人员对当事人无异议的事实、证据应当记录在卷;对有异议的证据,按照需要证明的事实分类记录在卷,并记载异议的理由。通过证据交换,确定双方当事人争议的主要问题。

4. 庭审阶段。根据《民事诉讼法》的规定,人民法院审理民事案件,除涉及国家秘密、个人隐私或者法律另有规定的以外,应当公开进行。离婚案件,涉及商业秘密的案件,当事人申请不公开审理的,可以不公开审理。人民法院审理民事案件,应当在开庭3日前通知当事人和其他诉讼参与人。公开审理的,应当公告当事人姓名、案由和开庭的时间、地点。

开庭审理前,书记员应当查明当事人和其他诉讼参与人是否到庭,宣布法庭纪律。开庭审理时,由审判长核对当事人,宣布案由,宣布审判人员、书记员名单,告知当事人有关的诉讼权利义务,询问当事人是否提出回避申请。

法庭调查按照下列顺序进行:①当事人陈述;②告知证人的权利义务,证人作证,宣读未到庭的证人证言;③出示书证、物证、视听资料和电子数据;④宣读鉴定意见;⑤宣读勘验笔录。

法庭辩论按照下列顺序进行:①原告及其诉讼代理人发言;②被告及其诉讼代理人答辩;③第三人及其诉讼代理人发言或者答辩;④互相辩论。

法庭辩论终结,由审判长按照原告、被告、第三人的先后顺序征询各方最后意见。

5. 裁判阶段。法庭辩论终结,应当依法作出判决。判决前能够调解的,还可以进行调解,调解不成的,应当及时判决。原告经传票传唤,无正当理由拒不到庭的,或者未经法庭许可中途退庭的,可以按撤诉处理;被告反诉的,可以缺席判决。被告经传票传唤,无正当理由拒不到庭的,或者未经法庭许可中途退庭的,可以缺席判决。宣判前,原告申请撤诉的,是否准许,由人民法院裁定。人民法院裁定不准许撤诉的,原告经传票传唤,无正当理由拒不到庭的,可以缺席判决。人民法院对公开审理或者不公开审理的案件,一律公开宣告判决。当庭宣判的,应当在10日内发送判决书;定期宣判的,宣判后立即发给判决书。宣告判决时,必须告知当事人上诉权利、上诉期限和上诉的法院。宣告离婚判决,必须告知当事人在判决发生法律效力前不得另行结婚。

人民法院适用普通程序审理的案件,应当在立案之日起6个月内审结。有特殊情况需要延长的,由本院院长批准,可以延长6个月;还需要延长的,报请上级人民法院批准。

案件终结,法院最终作出判决书、裁定书或者调解书。其中,判决书应当写明判决结果和作出该判决的理由。判决书内容包括:①案由、诉讼请求、争议的事实和理由;②判决认定的事实和理由、适用的法律和理由;③判决结果和诉讼费用的负担;④上诉期间和上诉的法院。判决书由审判人员、书记员署名,加盖人民法院印章。

(二)简易程序

《民事诉讼法》第13章规定了简易程序,是指基层人民法院和它派出的法庭审理事实清楚、权利义务关系明确、争议不大的简单的民事案件所适用的程序。此外,基层人民法院和它派出的法庭审理前款规定以外的民事案件,当事人双方也可以约定适用简易程序。

对简单的民事案件,原告可以口头起诉。当事人双方可以同时到基层人民法院或者它派出的法庭,请求解决纠纷。基层人民法院或者它派出的法庭可以当即审理,也可以另定日期审理。基层人民法院和它派出的法庭审理简单的民事案件,可以用简便方式传唤当事人和证人、送达诉讼文书、审理案件,但应当保障当事人陈述意见的权利。简单的民事案件由审判员一人独任审理,并不受《民事诉讼法》第136条关于开庭公告、第138条关于法庭调查顺序、第141条关于法庭辩论顺序的限制。人民法院适用简易程序审理案件,应当在立案之日起3个月内审结。人民法院在审理过程中,发现案件不宜适用简易程序的,裁定转为普通程序。

此外,《民事诉讼法》在2012年修订时增设了小额诉讼程序。基层人民法院和它派出的法庭审理事实清楚、权利义务关系明确、争议不大的简单的民事

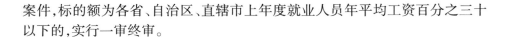

案件,标的额为各省、自治区、直辖市上年度就业人员年平均工资百分之三十以下的,实行一审终审。

八、第二审程序

第二审程序是当事人对未确定的一审判决和裁定,在法定的期限内向上一级法院声明不服,要求上一级法院撤销或者改判,上一级法院据此对案件进行审理所适用的程序。我国民事诉讼实行两审终审,因此第二审程序就是终审程序。

就第二审程序的性质,存在复审制、事后审制以及续审制三种。《民事诉讼法》第 139 条规定,当事人在法庭上可以提出新的证据。第 174 条规定,第二审人民法院审理上诉案件,除依照《民事诉讼法》第 14 章"第二审程序"规定外,适用第一审普通程序。因此,二审程序中允许当事人提出"新的证据"。《民事证据规定》第 41 条第 2 项规定,二审程序中的"新的证据"包括:一审庭审结束后新发现的证据;当事人在一审举证期限届满前申请人民法院调查取证未获准许,二审法院经审查认为应当准许并依当事人申请调取的证据。

第二审程序的审理范围是当事人上诉的请求,实行禁止不利益变更原则。《民事诉讼法》第 168 条规定,第二审人民法院应当对上诉请求的有关事实和适用法律进行审查。

第二审人民法院对上诉案件,应当组成合议庭,开庭审理。经过阅卷、调查和询问当事人,对没有提出新的事实、证据或者理由,合议庭认为不需要开庭审理的,可以不开庭审理。第二审人民法院审理上诉案件,可以在本院进行,也可以到案件发生地或者原审人民法院所在地进行。

第二审人民法院对上诉案件,经过审理,按照下列情形,分别处理:①原判决、裁定认定事实清楚,适用法律正确的,以判决、裁定方式驳回上诉,维持原判决、裁定;②原判决、裁定认定事实错误或者适用法律错误的,以判决、裁定方式依法改判、撤销或者变更;③原判决认定基本事实不清的,裁定撤销原判决,发回原审人民法院重审,或者查清事实后改判;④原判决遗漏当事人或者违法缺席判决等严重违反法定程序的,裁定撤销原判决,发回原审人民法院重审。原审人民法院对发回重审的案件作出判决后,当事人提起上诉的,第二审人民法院不得再次发回重审。

第二审人民法院对不服第一审人民法院裁定的上诉案件的处理,一律使用裁定。

第二审人民法院审理上诉案件,可以进行调解。调解达成协议,应当制作调解书,由审判人员、书记员署名,加盖人民法院印章。调解书送达后,原审人民法院的判决即视为撤销。第二审人民法院判决宣告前,上诉人申请撤回上诉的,是否准许,由第二审人民法院裁定。

第二审人民法院的判决、裁定,是终审的判决、裁定。人民法院审理对判决的上诉案件,应当在第二审立案之日起 3 个月内审结。有特殊情况需要延长的,由本院院长批准。人民法院审理对裁定的上诉案件,应当在第二审立案之日起 30 日内作出终审裁定。

九、审判监督程序与第三人撤销之诉程序

(一) 审判监督程序

1. 审判监督程序的启动机制。审判监督程序是指人民法院对已经发生法律效力的判决书、裁定书以及调解书,在符合再审事由的情况下,对案件进行重新审判的程序。审判监督程序的启动机制包括法院依职权启动再审、当事人申请再审以及检察院抗诉再审三种。此外,检察院还可以向法院发出检察建议,建议法院依职权启动再审。

2. 再审的事由。法院依职权启动再审的事由,是已经发生法律效力的判决、裁定、调解书确有错误。

当事人对判决、裁定申请再审的事由,根据《民事诉讼法》第 200 条的规定,包括如下情况:①有新的证据,足以推翻原判决、裁定的;②原判决、裁定认定的基本事实缺乏证据证明的;③原判决、裁定认定事实的主要证据是伪造的;④原判决、裁定认定事实的主要证据未经质证的;⑤对审理案件需要的主要证据,当事人因客观原因不能自行收集,书面申请人民法院调查收集,人民法院未调查收集的;⑥原判决、裁定适用法律确有错误的;⑦审判组织的组成不合法或者依法应当回避的审判人员没有回避的;⑧无诉讼行为能力人未经法定代理人代为诉讼或者应当参加诉讼的当事人,因不能归责于本人或者其诉讼代理人的事由,未参加诉讼的;⑨违反法律规定,剥夺当事人辩论权利的;⑩未经传票传唤,缺席判决的;⑪原判决、裁定遗漏或者超出诉讼请求的;⑫据以作出原判决、裁定的法律文书被撤销或者变更的;⑬审判人员审理该案件时有贪污受贿,徇私舞弊,枉法裁判行为的。

当事人对调解书申请再审的事由,是调解违反自愿原则或者调解协议的内容违反法律的。当事人对已经发生法律效力的解除婚姻关系的判决、调解书,不得申请再审。

人民检察院抗诉或者提出检察建议的事由,包括已经发生法律效力的判决、裁定存在《民事诉讼法》第 200 条规定的情形,以及调解书损害国家利益、社会公共利益。

3. 审判监督程序的运行。各级人民法院院长对本院已经发生法律效力的判决、裁定、调解书,发现确有错误,认为需要再审的,应当提交审判委员会

讨论决定。最高人民法院对地方各级人民法院已经发生法律效力的判决、裁定、调解书,上级人民法院对下级人民法院已经发生法律效力的判决、裁定、调解书,发现确有错误的,有权提审或者指令下级人民法院再审。

当事人对已经发生法律效力的判决、裁定,认为有错误的,可以向上一级人民法院申请再审;当事人一方人数众多或者当事人双方为公民的案件,也可以向原审人民法院申请再审。当事人申请再审的,不停止判决、裁定的执行。

当事人申请再审的,应当提交再审申请书等材料。人民法院应当自收到再审申请书之日起5日内将再审申请书副本发送对方当事人。对方当事人应当自收到再审申请书副本之日起15日内提交书面意见;不提交书面意见的,不影响人民法院审查。人民法院可以要求申请人和对方当事人补充有关材料,询问有关事项。

人民法院应当自收到再审申请书之日起3个月内审查,符合《民事诉讼法》规定的,裁定再审;不符合《民事诉讼法》规定的,裁定驳回申请。有特殊情况需要延长的,由本院院长批准。

人民法院按照审判监督程序再审的案件,发生法律效力的判决、裁定是由第一审法院作出的,按照第一审程序审理,所作的判决、裁定,当事人可以上诉;发生法律效力的判决、裁定是由第二审法院作出的,按照第二审程序审理,所作的判决、裁定,是发生法律效力的判决、裁定;上级人民法院按照审判监督程序提审的,按照第二审程序审理,所作的判决、裁定是发生法律效力的判决、裁定。人民法院审理再审案件,应当另行组成合议庭。

人民检察院提出抗诉的案件,接受抗诉的人民法院应当自收到抗诉书之日起30日内作出再审的裁定;有《民事诉讼法》第200条第1项至第5项规定情形之一的,可以交下一级人民法院再审,但经该下一级人民法院再审的除外。人民检察院决定对人民法院的判决、裁定、调解书提出抗诉的,应当制作抗诉书。人民检察院提出抗诉的案件,人民法院再审时,应当通知人民检察院派员出席法庭。

4. 审判监督程序的双层结构。申请再审和申请检察监督是当事人的诉讼权利,但是权利的行使是有限度的。《民事诉讼法》第209条规定,有下列情形之一的,当事人可以向人民检察院申请检察建议或者抗诉:①人民法院驳回再审申请的;②人民法院逾期未对再审申请作出裁定的;③再审判决、裁定有明显错误的。《民诉法解释》第383条规定,当事人申请再审,有下列情形之一的,人民法院不予受理:①再审申请被驳回后再次提出申请的;②对再审判决、裁定提出申请的;③在人民检察院对当事人的申请作出不予提出再审检察建议或者抗诉决定后又提出申请的。有前述第1项、第2项规定情形,人民法院应当告知当事人可以向人民检察院申请再审检察建议或者抗诉,但因人民检察院提出再审检察建议或者抗诉而再审作出的判决、裁定除外。由此,我国的审判监督程序建立起了双层结构,一方面,当事人既可以向法院申请再审,也可以向检察机关申请检察监督,另一方面,一旦检察监督先行,则当事人丧失了向法院申请再审的诉讼权利,检察机关的判断就具有了最终的权威性。

（二）第三人撤销之诉程序

1. 第三人撤销之诉的性质。根据《民事诉讼法》第56条第3款的规定,《民事诉讼法》第56条第1款和第2款规定的第三人,因不能归责于本人的事由未参加诉讼,但有证据证明发生法律效力的判决、裁定、调解书的部分或者全部内容错误,损害其民事权益的,可以自知道或者应当知道其民事权益受到损害之日起6个月内,向作出该判决、裁定、调解书的人民法院提起诉讼。人民法院经审理,诉讼请求成立的,应当改变或者撤销原判决、裁定、调解书;诉讼请求不成立的,驳回诉讼请求。第三人撤销之诉程序与审判监督程序都具有打破判决和裁定的既判力,以及调解书的确定力的效力,但第三人撤销之诉程序仅仅是打破原判决、裁定、调解书对第三人不利的部分。

2. 第三人撤销之诉的程序构造。《民诉法解释》规定了第三人撤销之诉的程序构造。第三人提起撤销之诉,人民法院应当将该第三人列为原告,生效判决、裁定、调解书的当事人列为被告,但生效判决、裁定、调解书中没有承担责任的无独立请求权的第三人列为第三人。受理第三人撤销之诉案件后,原告提供相应担保,请求中止执行的,人民法院可以准许。

对第三人撤销或者部分撤销发生法律效力的判决、裁定、调解书内容的请求,人民法院经审理,按下列情形分别处理:①请求成立且确认其民事权利的主张全部或部分成立的,改变原判决、裁定、调解书内容的错误部分;②请求成立,但确认其全部或部分民事权利的主张不成立,或者未提出确认其民事权利请求的,撤销原判决、裁定、调解书内容的错误部分;③请求不成立的,驳回诉讼请求。对前述规定裁判不服的,当事人可以上诉。原判决、裁定、调解书的内容未改变或者未撤销的部分继续有效。

就第三人撤销之诉与再审程序之间的关系,《民诉法解释》第301条、302条进行了规定。第三人撤销之诉案件审理期间,人民法院对生效判决、裁定、调解书裁定再审的,受理第三人撤销之诉的人民法院应当裁定将第三人的诉讼请求并入再审程序。但有证据证明原审当事人之间恶意串通损害第三人合法权益的,人民法院应当先行审理第三人撤销之诉案件,裁定中止再审诉讼。第三人诉讼请求并入再审程序审理的,按照下列情形分别处理:(1)按照第一审程序审理的,人民法院应当对第三人的诉讼请求一并审理,所作的判决可以上诉;(2)按照第二审程序审理的,人民法院可以调解,调解达不成协议的,应当裁定撤销原判决、裁定、调解书,发回一审法院重审,重审时应当列

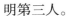

明第三人。

《民事诉讼法》第 227 条规的,执行过程中,案外人对执行标的提出书面异议的,人民法院应当自收到书面异议之日起 15 日内审查,理由成立的,裁定中止对该标的的执行;理由不成立的,裁定驳回。案外人、当事人对裁定不服,认为原判决、裁定错误的,依照审判监督程序办理;与原判决、裁定无关的,可以自裁定送达之日起十五日内向人民法院提起诉讼。此即执行异议之诉制度。就第三人撤销之诉与执行异议之诉的关系,《民诉法解释》第 303 条规定,第三人提起撤销之诉后,未中止生效判决、裁定、调解书执行的,执行法院对第三人依照《民事诉讼法》第 227 条规定提出的执行异议,应予审查。第三人不服驳回执行异议裁定,申请对原判决、裁定、调解书再审的,人民法院不予受理。案外人对人民法院驳回其执行异议裁定不服,认为原判决、裁定、调解书内容错误损害其合法权益的,应当根据《民事诉讼法》第 227 条规定申请再审,提起第三人撤销之诉的,人民法院不予受理。

第三节 行 政 诉 讼

一、行政诉讼概述

(一) 行政诉讼的涵义与特征

我国的行政诉讼是指公民、法人或者其他组织认为行政行为侵犯其合法权益,依法向人民法院提起诉讼,人民法院主持审理行政争议并作出裁判的活动。

我国的行政诉讼具有以下特征:

1. 行政诉讼以行政争议的存在为前提。行政诉讼的起因是公民、法人或者其他组织认为行政行为侵犯其合法权益,从而向人民法院提起诉讼请求、寻求司法保护。

2. 行政诉讼是在人民法院主持下审查行政行为的合法性。人民法院在整个诉讼活动中居于核心和主导的地位,它通过行使审查权,来处理和解决行政主体和行政相对人之间的行政争议,为行政相对人的合法权益提供法律保障。

3. 行政诉讼解决的是特定范围内的行政争议。不属于人民法院受案范围外的,行政相对人不能提起诉讼。

4. 行政诉讼的当事人具有恒定性。根据行政诉讼法的规定,行政诉讼的原告是公民、法人或者其他组织,而行政诉讼的被告只能是行政主体。

5. 行政诉讼的目的是通过解决行政争议,对违法行政行为所造成的消极后果进行补救,以保护行政相对人的合法权益不受侵害。

行政诉讼与行政诉讼法是两个互相联系、又互相区别的概念,行政诉讼受行政诉讼法的调整,行政诉讼法以行政诉讼活动为调整对象。行政诉讼法,是规范行政诉讼活动的法律规范的总称,具体说,它是调整人民法院在当事人及其他诉讼参与人的参加下审理行政争议纠纷所进行的各种诉讼活动,以及由此而产生的各诉讼关系的法律规范的总称。行政诉讼法有广义和狭义之分。广义的行政诉讼法是指有关行政诉讼的法律、法规的总和,也称实质意义上的行政诉讼法;狭义的行政诉讼法也称形式意义上的行政诉讼法,在我国即指1989 年 4 月 4 日第七届全国人民代表大会第二次会议通过的《中华人民共和国行政诉讼法》,该法于 2014 年 11 月 1 日进行了重大修订。

我国现行《行政诉讼法》的立法目的有四个:①保证人民法院公正、及时审理行政案件。②解决行政争议。这是 2014 年修法新增的立法目的,旨在进一步强化通过行政诉讼化解行政纠纷的作用,以法治的方式解决行政争议。③保护公民、法人和其他组织的合法权益。④监督行政机关依法行使职权。

(二) 行政诉讼的基本原则

行政诉讼的基本原则是指行政诉讼法规定,贯穿于行政诉讼的主要过程,对行政诉讼活动起支配作用的基本行为准则。

《行政诉讼法》第 3 条至第 11 条对我国行政诉讼的基本原则做了规定。首先,我国行政诉讼与其他诉讼的共有原则在行政诉讼法中有明确的规定,这些原则大都是和民事诉讼活动所共有的,反映了两种诉讼活动的共性,主要有:①人民法院依法独立行使审判权原则;②以事实为根据、以法律为准绳原则;③人民法院审理行政案件,依法实行合议、回避、公开审判和两审终审的原则;④当事人在行政诉讼中的法律地位平等;⑤使用本民族语言、文字进行行政诉讼的原则;⑥辩论原则;⑦检察院实行法律监督原则。其次,行政诉讼作为一种独立的诉讼活动,和民事诉讼相比,有自己独特的个性。行政诉讼法所规定的行政诉讼的特有原则反映了行政诉讼自身的特点,主要有两项原则:

1. 保障相对人起诉权利原则和行政机关负责人出庭应诉原则。起诉权利,是公民、法人和其他组织对侵害其合法权益的行为,通过诉讼的渠道寻求司法保护和救济的权利。起诉权利是公民的一项基本权利。从实践情况看,目前我国每年的行政诉讼案件非常少,只有十多万件。之所以出现这样的情况,很大程度上是由于公民、法人和其他组织的起诉权利没有得到很好的保护,行政诉讼的"三难",即立案难、审理难、执行难问题,影响了行政诉讼制度的实际效果。因此,2014 修改的行政诉讼法增加了保障相对人起诉权利原则,并对起诉立案制度进行了相应的修改,突出对相对人起诉权利的保障。

同时,为解决行政诉讼"告官不见官"的问题,推动行政争议的有效化解,提高行政机关负责人的法治意识,增强人民群众对法治的信心,2014 修改的行政诉讼法规定了行政机关负责人应当出庭应诉原则。被诉行政机关负责人应当出庭应诉。不能出庭的,应当委托行政机关相应的工作人员出庭。根据《最高人民法院关于适用〈中华人民共和国行政诉讼法〉的解释》[187](法释〔2018〕1 号,以下简称《行诉解释》),行政机关负责人,包括行政机关的正职、副职负责人以及其他参与分管的负责人。行政机关负责人出庭应诉的,可以另行委托一至二名诉讼代理人。行政机关负责人不能出庭的,应当委托行政机关相应的工作人员出庭,不得仅委托律师出庭。涉及重大公共利益、社会高度关注或者可能引发群体性事件等案件以及人民法院书面建议行政机关负责人出庭的案件,被诉行政机关负责人应当出庭。行政机关负责人有正当理由不能出庭应诉的,应当向人民法院提交情况说明,并加盖行政机关印章或者由该机关主要负责人签字认可。行政机关拒绝说明理由的,不发生阻止案件审理的效果,人民法院可以向监察机关、上一级行政机关提出司法建议。

2. 行政行为合法性审查的原则。《行政诉讼法》第 6 条规定:"人民法院审理行政案件,对行政行为是否合法进行审查。"行政行为合法性审查的原则是行政诉讼中极为重要的一项原则,也是行政诉讼区别于民事诉讼及刑事诉讼的一项特有的原则,这一原则包括以下几层含义:

(1)人民法院审理行政案件,审查的对象和范围是行政行为,即:①人民法院的司法审查权仅限于行政行为。②人民法院审查的限于属于人民法院受案范围的行政行为。换言之,人民法院行使司法审查权必须在法律规定的限度内,不得超越法定的职权范围。

(2)人民法院审查行政案件,原则上只审查行政行为的合法性,对行政行为的合理性、适当性一般不予审查。这一原则有两个例外情形:一是行政行为明显不当的,法院可以判决全部或部分撤销,二是行政处罚明显不当,或者其他行政行为涉及对款额的确定、认定确有错误的,人民法院可以判决变更。

二、行政诉讼受案范围和管辖

(一)行政诉讼受案范围

1. 行政诉讼受案范围的概念。行政诉讼受案范围,从人民法院的角度来说即主管范围,是指人民法院受理行政案件的范围,是指人民法院对行政机关

---

[187]《最高人民法院关于适用〈中华人民共和国行政诉讼法〉的解释》已于 2017 年 11 月 13 日由最高人民法院审判委员会第 1726 次会议通过,自 2018 年 2 月 8 日起施行。该解释施行后,《最高人民法院关于执行〈中华人民共和国行政诉讼法〉若干问题的解释》(法释〔2000〕8 号)、《最高人民法院关于适用〈中华人民共和国行政诉讼法〉若干问题的解释》(法释〔2015〕9 号)同时废止。最高人民法院以前发布的司法解释与本解释不一致的,不再适用。

的哪些行政行为拥有司法审查权;从行政相对人的角度来说即诉权范围,是指公民、法人或其他组织对行政机关的哪些行政行为可以向人民法院提起诉讼的法定界限。

按照应然的逻辑和法治要求,当行政相对人的合法权益受到行政行为侵犯时,都应当得到司法救济,受到司法保护,因此行政诉讼的受案范围应当是非常宽泛的,而不应有所限制。但是,在行政法治实践中,行政诉讼受案范围涉及司法权与行政权的关系,再加上行政活动的复杂性、行政法治进程等多种影响,并非所有的因行政行为引发的争议都适宜或能够通过司法途径来解决。这就产生了人民法院与其他国家机关之间处理行政争议的分工权限。

行政诉讼的受案范围是行政诉讼中的一个非常重要的问题,它既涉及行政相对人合法权益的保护,也涉及行政机关的行政活动,还涉及人民法院的审判活动。因此,在行政诉讼中占有举足轻重的地位。

2. 行政诉讼受案范围的设定方式。行政诉讼受案范围的确定方式一般有三种:

(1)概括式。概括式是由法律规定一个概括、抽象的标准,凡是与此标准相符合的行政案件,均可提起行政诉讼,其优点是赋予行政相对人以广泛的司法救济请求权,为相对人的合法权益提供充分的保障。凡是符合标准的行政相对人均可通过行政诉讼寻求公正的保护。概括式的局限性在于范围不明确,界限不易确定。

(2)列举式。列举式一般有肯定列举与否定列举两种方法。肯定列举是由行政诉讼法和其他单行法律属于行政诉讼受案范围的行政案件逐条加以列举,凡是列举了的行政案件相对人才能提起诉讼,法院才能受理,没有列举的则不属于受案范围。否定列举是对不属于行政诉讼受案范围的事项,但凡被列举了的,就不属于受案范围,没有被列举的则属于受案范围。列举式的优点是使规定的行政诉讼受案范围比较具体明确,不易产生歧义。其局限性在于无法把行政诉讼受案范围列举穷尽,还有分散、繁杂、操作不便等缺点,因而使行政诉讼的受案范围和行政相对人的诉权受到较大限制,不利于充分保护相对人的合法权益。

(3)混合式。混合式又称折衷式,是指法律对行政诉讼受案范围采取概括式与列举式相结合的方式加以规定。混合式可以吸取上述两种方式的长处,避免其不足,因而是目前世界上制定法国家较多采用的方法。

我国行政诉讼受案范围的确定方式是混合式。首先,以概括的方式确立了人民法院的行政案件的基本范围,即《行政诉讼法》第 2 条规定:"公民、法人或者其他组织认为行政机关和行政机关工作人员的行政行为侵犯其合法权益,有权依照本法向人民法院提起诉讼。"其次,以肯定列举的方式列出了属于受案范围的情形,表现为《行政诉讼法》第 12 条规定的 12 种情形。再次,以否定列举的方式列出了不属于受案范围的情形,表现为《行政诉讼法》第 13 条规定的 4 种情形。最后,《行政诉讼法》第 12 条第 2 款以概括的方式作了兜底规定,即"人民法院受理法律、法规规定可以提起诉讼的其他行政案件。"

3. 我国行政诉讼的受案范围。《行政诉讼法》第 2 条规定:"公民、法人或者其他组织认为行政机关和行政机关工作人员的行政行为侵犯其合法权益,有权依照本法向人民法院提起诉讼。"这是《行政诉讼法》肯定概括的规定。行政诉讼受案范围是 2014 年修订的重点,其中肯定概括内容的修改主要是将"具体行政行为"修改为"行政行为",这里的行政行为包括作为、不作为、事实行为、行政协议,范围非常广泛。

(1)肯定列举的范围。根据《行政诉讼法》第 12 条第 1 款列举了属于行政诉讼受案范围的 12 种行政行为:

1)对行政拘留、暂扣或者吊销许可证和执照、责令停产停业、没收违法所得、没收非法财物、罚款、警告等行政处罚不服的。

2)对限制人身自由或者对财产的查封、扣押、冻结等行政强制措施和行政强制执行不服的。

3)申请行政许可,行政机关拒绝或者在法定期限内不予答复,或者对行政机关作出的有关行政许可的其他决定不服的。

4)对行政机关作出的关于确认土地、矿藏、水流、森林、山岭、草原、荒地、滩涂、海域等自然资源的所有权或者使用权的决定不服的。

5)对征收、征用决定及其补偿决定不服的。

6)申请行政机关履行保护人身权、财产权等合法权益的法定职责,行政机关拒绝履行或者不予答复的。

7)认为行政机关侵犯其经营自主权或者农村土地承包经营权、农村土地经营权的。

8)认为行政机关滥用行政权力排除或者限制竞争的。

9)认为行政机关违法集资、摊派费用或者违法要求履行其他义务的。

10)认为行政机关没有依法支付抚恤金、最低生活保障待遇或者社会保险待遇的。

11)认为行政机关不依法履行、未按照约定履行或者违法变更、解除政府特许经营协议、土地房屋征收补偿协议等协议的。

12)认为行政机关侵犯其他人身权、财产权等合法权益的。本项为肯定列举中的兜底规定。

修订前的《行政诉讼法》规定"认为行政机关侵犯其他人身权、财产权的",2014 年修订增加了"等合法权益"。本项规定表明行政相对人一方不限于只有人身权和财产权受到侵害时才可起诉,如果行政相对人受到侵害的是受教育权、劳动权等合法权益,也同样可以纳入行政诉讼的受案范围,人民法院应当受理。因此,在事实上,本项规定为实践中逐渐扩展行政诉讼的受案范围提供了法律依据。

（2）否定列举的范围

根据《行政诉讼法》第 13 条,下列行为不属于人民法院的受案范围:

1）国防、外交等国家行为。所谓国家行为,是指国务院、中央军事委员会、国防部、外交部等根据宪法和法律的授权,以国家的名义实施的有关国防和外交事务的行为,以及经宪法和法律授权的国家机关宣布紧急状态、实施戒严和总动员等行为。

2）抽象行政行为。抽象行政行为是指行政法规、规章或者行政机关制定、发布的具有普遍约束力的决定、命令。所谓"具有普遍约束力的决定、命令",是指行政机关针对不特定对象发布的能反复适用的行政规范性文件。按照我国目前的体制,行政法规和全国人大及其常委会和地方同级人大及其常委会或者国务院负责监督,行政规范性上级人民政府或同级人大及其常委会监督。这说明,对违法抽象行政行为予以改变或撤销的权力,不在人民法院,因而不能对其提起行政诉讼。但是,由于行政规范性文件制定主体的多层级性、程序的非严格性,违法情形难免存在,而且其侵犯相对人权益的后果往往比具体行政行为更为严重。如何既解决其违法性问题,又不与我国当前的体制相冲突,2014 年《行政诉讼法》修改采取了"一并请求附带审查"的模式。第53 条规定,公民、法人或者其他组织认为行政行为所依据的国务院部门和地方人民政府及其部门制定的规范性文件不合法,在对行政行为提起诉讼时,可以一并请求对该规范性文件进行审查。前款规定的规范性文件不含规章。第64条规定,人民法院在审理行政案件中,经审查认为本法第五十三条规定的规范性文件不合法的,不作为认定行政行为合法的依据,并向制定机关提出处理建议。至此,尽管抽象行政行为不能直接纳入行政诉讼受案范围,但事实上也形成了一套监督和矫正机制。

3）奖惩、任免等内部行政行为。《行政诉讼法》第 13 条第 3 项规定,行政机关对行政机关工作人员的奖惩、任免等决定不属于人民法院的受案范围。《行诉解释》进一步解释,行政机关作出的涉及该行政机关公务员权利义务的决定,不属于我国行政诉讼的受案范围。

4）行政最终裁决行为。行政最终裁决行为指法律规定由行政机关最终裁决的行政行为。此条规定中的"法律",是指全国人民代表大会及其常务委员会制定、通过的规范性文件。

《行诉解释》进一步明确下列行为也不属于行政诉讼受案范围:

1）刑事司法行为。刑事司法行为是指公安、国家安全等机关依照刑事诉讼法的明确授权实施的行为。刑事司法行为不属于行政诉讼受案理由在于它本身不是行政行为，而是司法行为。

2）行政调解和行政仲裁行为。行政调解行为是行政机关居间对双方当事人之间的民事争议，在尊重当事人各方意愿的基础上所作的调停处理行为。调解行为的效力当事人各方的意愿而非行政机关的意志。行政仲裁是行政主体以第三人的身份对平等主体之间的民事纠纷进行裁断的行为。在我国，主要指劳动争议仲裁。行政仲裁行为与行政调解不同，仲裁对裁决双方有约束力，但二者均不属于行政诉讼受案范围，是因为当事人可以通过民事诉讼方式来解决彼此之间的争议。既然规定了司法救济渠道，就没必要再纳入受案范围了。

3）不具有强制力的行政指导行为。行政指导行为是行政机关在其职责范围内为实现一定行政目的而采取的符合法律精神、原则、规则或政策的指导、劝告、建议等不具有国家强制力的行为。行政指导效力的发生与否取决于行政相对人的自由选择，既可以遵从，也可以不遵从，如果不遵从也不会产生不利的法律后果。正因为行政指导不具有强制性和拘束力，所以没有将其纳入受案范围。但行政机关如果以指导为名而作出具有强制力的行为，行政相对人不服的，人民法院应当受理。

4）驳回当事人对行政行为提起申诉的重复处理行为。重复处理行为是指行政机关依据相对人的申请，以原有行政行为为基础，作出的没有改变原行政行为及其所确认的权利义务关系的行为。行政机关驳回提起申诉的重复处理行为，实质上是行政机关对原已生效的行政行为再次肯定，没有形成新的权利义务，因此不能提起行政诉讼。

5）行政机关作出的不产生外部法律效力的行为。对外性是可诉的行政行为的重要特征之一。行政机关在行政程序内部所作的行为，例如行政机关的内部沟通、会签意见、内部报批等行为，并不对外发生法律效力，不对公民、法人或者其他组织合法权益产生影响，因此不属于可诉的行为。

6）过程性行为。可诉的行政行为需要具备成熟性。行政机关在作出行政行为之前，一般要为作出行政行为进行准备、论证、研究、层报、咨询等，这些行为尚不具备最终的法律效力，一般称为"过程性行为"，不属于可诉的行为。

7）协助执行行为。可诉的行政行为须是行政机关基于自身意思表示作出的行为。行政机关依照法院生效裁判作出的行为，本质上属于履行生效裁判的行为，并非行政机关自身依职权主动作出的行为，亦不属于可诉的行为。

8）内部层级监督行为。内部层级监督属于行政机关上下级之间管理的内部事务。司法实践中，有的法律规定上级行政机关对下级行政机关的监督。

例如《国有土地上房屋征收与补偿条例》规定上级人民政府应当加强对下级人民政府房屋征收补偿工作的监督。有的当事人起诉要求法院判决上级人民政府履行监督下级人民政府的职责。法律法规规定的内部层级监督，并不直接设定当事人新的权利义务关系，因此，该类行为属于不可诉的行为。

9）信访办理行为。信访办理行为不是行政机关行使"首次判断权"的行为。根据《信访条例》的规定，信访工作机构依据《信访条例》作出的登记、受理、交办、转送、承办、协调处理、监督检查、指导信访事项等行为，对信访人不具有强制力，对信访人的实体权利义务不产生实质影响，因此不具有可诉性。

10）对公民、法人或者其他组织权利义务不产生实际影响的行为。

（3）兜底肯定的范围。《行政诉讼法》第 12 条第 1 款对属于人民法院受案范围的各种情形作了明确列举，但并不等于我国行政诉讼受案范围只限于《行政诉讼法》自身所设定的范围，因此《行政诉讼法》第 12 条第 2 款进一步规定，"除前款规定外，人民法院受理法律、法规规定可以提起诉讼的其他行政案件。"这个肯定性的兜底条款表明，对于超出《行政诉讼法》规定之外的行政案件，只要其他法律、法规规定可以起诉的，也属于人民法院受案范围。

（二）行政诉讼的管辖

1. 行政诉讼管辖的含义。行政诉讼的管辖是指人民法院内部审理第一审行政案件的分工与权限，就法院而言，管辖所解决的是法院内部审理行政案件的分工问题。对相对人来说，行政诉讼的管辖决定其应向哪一个人民法院起诉，对行政主体而言，行政诉讼的管辖意味着其具体行政行为应接受哪一个人民法院的司法监督。

行政诉讼管辖与行政诉讼的受案范围是不同的，受案范围要解决的问题是人民法院对行政机关的哪些行政行为拥有司法审查权。它着重解决的是人民法院同其他国家机关的关系；而管辖问题存在于人民法院之间，着重解决第一审行政案件具体由何级、何地、何种人民法院受理和审判的问题。

我国确定行政诉讼管辖的一般原则是，便于当事人进行诉讼；便于人民法院行使审判权；保证各级人民法院之间合理分工和均衡负担；坚持原则性和灵活性相结合；坚持维护国家主权。

行政诉讼的管辖有法定管辖与裁定管辖两种情形，法定管辖中有级别管辖、地域管辖、共同管辖及选择管辖，裁定管辖又有移送管辖、指定管辖与移转管辖。

2. 级别管辖。级别管辖是指上下级人民法院审理第一审行政案件的分工与权限。

（1）基层人民法院管辖第一审行政案件。即除法律规定应由中级人民法院、高级人民法院和最高人民法院管辖的第一审行政案件外，其他行政案件都由基层人民法院管辖。

（2）中级人民法院的管辖。中级人民法院管辖有四类：①对国务院部门或者县级以上地方人民政府所作的行政行为提起诉讼的案件；②海关处理的案件；③本辖区内重大、复杂的案件；④其他法律规定由中级人民法院管辖的案件。

（3）高级及最高人民法院的管辖。高级人民法院管辖本辖区内重大、复杂的第一审行政案件；最高人民法院管辖全国范围内重大、复杂的行政案件。

3. 地域管辖。**地域管辖是指同级人民法院审理第一审行政案件的分工与权限，它又分为一般地域管辖与特殊地域管辖。**

（1）一般地域管辖。一般地域管辖是指按照最初作出具体行政行为的行政机关所在地来确定管辖法院的制度。一般地域管辖是"原告就被告"原则在行政诉讼管辖制度中的体现，是行政诉讼管辖制度中最基本、最常用的一种管辖方式。

（2）特殊地域管辖。特殊地域管辖主要包括以下几种情形：

1）经复议的案件，也可以由复议机关所在地法院管辖。

2）跨区域管辖案件：《行政诉讼法》第18条第2款规定："经最高人民法院批准，高级人民法院可以根据审判工作的实际情况，确定若干人民法院跨行政区域管辖行政案件。"这是2014年修订增加的一个全新的规定。

3）对限制人身自由的行政强制措施不服提起的诉讼，由被告所在地或者原告所在地人民法院管辖。

4）因不动产提起的行政诉讼，由不动产所在地人民法院管辖。所谓"因不动产提起的行政诉讼"是指因行政行为导致不动产物权变动而提起的诉讼。不动产已登记的，以不动产登记簿记载的所在地为不动产所在地；不动产未登记的，以不动产实际所在地为不动产所在地。

4. 移送管辖。《行政诉讼法》第22条规定："人民法院发现受理的案件不属于本院管辖的，应当移送有管辖权的人民法院，受移送的人民法院应当受理。受移送的人民法院认为受移送的案件按照规定不属于本院管辖的，应当报请上级人民法院指定管辖，不得再自行移送。"因此，移送管辖实际上是无管辖权的人民法院将案件移送到有管辖权的人民法院。移送管辖必须具备以下三个条件：①移送的人民法院对移送的案件没有管辖权，这是移送管辖的前提；②移送的人民法院已经受理了行政案件，但案件尚处在第一审程序之中。③受移送的人民法院对移送的案件有管辖权。移送是一种程序上的法律行为，产生程序上的法律效力，即接受移送的人民法院不得拒绝、退回或自行移送。如果确定有误，也应当说明理由，报请上级人民法院指定管辖。

5. 指定管辖。指定管辖是指由于某些特殊原因致使有管辖权的人民法院不能行使管辖权,或者人民法院之间因管辖权发生争议,而由上级法院以指定的方式交由某一人民法院管辖的制度。指定管辖的实质是《行政诉讼法》赋予上级法院在特定情况下,对行政案件的管辖法院予以变更或确认的权力。

《行政诉讼法》第 23 条规定:"有管辖权的人民法院由于特殊原因不能行使管辖权的,由上级人民法院指定管辖。人民法院对管辖权发生争议,由争议双方协商解决。协商不成的,报它们的共同上级人民法院指定管辖。"

6. 管辖权转移。管辖权转移是指上级人民法院决定或者同意,把对第一审行政案件的审判权转移给上级人民法院管辖的制度。《行政诉讼法》第 24 条规定:"上级人民法院有权审理下级人民法院管辖的第一审行政案件。下级人民法院对其管辖的第一审行政案件,认为需要由上级人民法院审理或者指定管辖的,可以报请上级人民法院决定。"2014 年《行政诉讼法》的修订取消了管辖权的下放,目前管辖权的转移只存在管辖权的上移一种情况。

7. 管辖异议。《行诉解释》明确规定了管辖异议处理程序制度。人民法院对管辖异议审查后确定有管辖权的,不因当事人增加或者变更诉讼请求等改变管辖,但违反级别管辖、专属管辖规定的除外。《行诉解释》同时明确了对于人民法院发回重审或者按第一审程序再审的案件,当事人提出管辖异议的、以及当事人在第一审程序中未按照法律规定的期限和形式提出管辖异议,在第二审程序中提出的,人民法院不予审查,确保提高行政诉讼效率。

三、行政诉讼参加人

(一) 行政诉讼参加人的含义

行政诉讼的参加人是指参加行政诉讼活动并与诉讼争议的行政行为有利害关系的人以及代理人,它包括当事人和诉讼代理人,而当事人又包括原告、被告、第三人及共同诉讼人。诉讼参加人是诉讼权利义务的主要承担者,是进行诉讼活动的基本主体。

行政诉讼参与人的范围较诉讼参加人更为宽泛,除了诉讼参加人以外,还包括证人、鉴定人、翻译人员、勘验人员等其他诉讼参与人,而狭义的诉讼参与人仅指证人、鉴定人、翻译人员、勘验人员等。诉讼参与人与争议的行政行为及诉讼结果没有利害关系,他们参与诉讼活动只是协助人民法院查清案件的事实,保证审判活动的顺利开展,他们在诉讼活动中虽然享有一定的诉讼权利并承担一定的诉讼义务,但不受人民法院判决或裁定的约束。

(二) 行政诉讼的当事人

1. 行政诉讼当事人的含义和特征。行政诉讼中的当事人是指与诉讼争议的具体行政行为有直接的利害关系,能以自己的名义进行诉讼,并受人民法院判决、裁定及其他法律文书约束的人,狭义的当事人是指原告与被告,广义

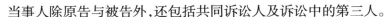

当事人除原告与被告外,还包括共同诉讼人及诉讼中的第三人。

此外,当事人在不同的审判程序中有不同的称呼,譬如一审称为原告和被告,二审则称为上诉人与被上诉人,在执行程序中称为申请执行人和被执行人,审判监督程序中称为申诉人与被申诉人,当事人的称谓不同,表明在不同的程序活动中具有不同的诉讼地位,其享有的诉讼权利及义务亦不尽相同。

行政诉讼的当事人具有以下特征:

(1)能够且必须以自己的名义进行诉讼活动。

(2)与诉讼争议的具体行政行为有直接的利害关系。

(3)受人民法院判决、裁定及其他法律文书的约束。

2. 原告

(1)原告的资格。《行政诉讼法》第25条规定:"行政行为的相对人以及其他与行政行为有利害关系的公民、法人或者其他组织,有权提起诉讼。"根据这一规定,只要公民、法人或其他组织与行政行为有利害关系,均可起诉。根据《行诉法解释》第12条,有下列情形之一的,属于行政诉讼法第25条第一款规定的"与行政行为有利害关系":①被诉的行政行为涉及其相邻权或者公平竞争权的;②在行政复议等行政程序中被追加为第三人的;③要求行政机关依法追究加害人法律责任的;④撤销或者变更行政行为涉及其合法权益的;⑤为维护自身合法权益向行政机关投诉,具有处理投诉职责的行政机关作出或者未作出处理的;⑥其他与行政行为有利害关系的情形。

《行诉解释》主要在四个方面对原告资格作了重点规定:

1)投诉举报者的原告资格。根据《行诉解释》的规定,只有为维护自身合法权益向行政机关投诉的投诉举报者才具有原告主体资格。一些与自身合法权益没有关系或者与被投诉事项没有关联的"职业打假人""投诉专业户"不具有行政诉讼原告资格。

2)债权人的原告资格。债权人原则上没有行政诉讼原告主体资格,即债权人以行政机关对债务人所作的行政行为损害债权实现为由提起行政诉讼的,人民法院应当告知其就民事争议提起民事诉讼,但行政机关作出行政行为时依法应予保护或者应予考虑的除外。

3)非营利法人的原告主体资格。即事业单位、社会团体、基金会、社会服务机构等非营利法人的出资人、设立人认为行政行为损害法人合法权益的,可以自己的名义提起诉讼。

4)涉及业主共有利益的原告主体资格。业主委员会对于行政机关作出的涉及业主共有利益的行政行为,可以自己的名义提起诉讼。业主委员会不起诉的,专有部分占建筑物总面积过半数或者占总户数过半数的业主可以提起诉讼。

（2）原告资格的转移。原告资格的转移包括自然人原告资格的转移和法人及其他组织原告资格的转移两种情形。《行政诉讼法》第25条第2款和第3款规定："有权提起诉讼的公民死亡，其近亲属可以提起诉讼。有权提起诉讼的法人或者其他组织终止，承受其权利的法人或者其他组织可以提起诉讼。"

（3）行政公益诉讼的原告。2017年6月27日，第十二届全国人民代表大会常务委员会第二十八次会议作出《关于修改〈中华人民共和国民事诉讼法〉和〈中华人民共和国行政诉讼法〉的决定》第二次修正），在《行政诉讼法》第25条增加一款，作为第4款："人民检察院在履行职责中发现生态环境和资源保护、食品药品安全、国有财产保护、国有土地使用权出让等领域负有监督管理职责的行政机关违法行使职权或者不作为，致使国家利益或者社会公共利益受到侵害的，应当向行政机关提出检察建议，督促其依法履行职责。行政机关不依法履行职责的，人民检察院依法向人民法院提起诉讼。"正式确立了行政公益诉讼制度。根据该规定，人民检察院在履行职责中发现在上述领域中行政机关违法行使职权或者不作为，致使国家利益或者社会公共利益受到侵害的，在提出检察建议督促其履职后，行政机关仍不依法履职的，人民可以依法向人民法院提起诉讼。

3. 被告。行政诉讼的被告是指被原告起诉指控其实施了侵犯原告合法权益的具体行政行为，而由人民法院通知其应诉的行政机关或者法律法规授权的组织。

根据《行政诉讼法》第26条的规定，行政诉讼被告是按以下原则确定的：

（1）公民、法人或者其他组织直接向人民法院提起诉讼的，作出行政行为的行政机关（法律、法规、规章授权的组织）是被告。

（2）经复议的案件，复议机关决定维持原行政行为的，作出原行政行为的行政机关和复议机关是共同被告；复议机关改变原行政行为的，复议机关是被告。根据《行诉法解释》第22条的规定，"复议机关改变原行政行为"，是指复议机关改变原行政行为的处理结果。复议机关改变原行政行为所认定的主要事实和证据、改变原行政行为所适用的规范依据，但未改变原行政行为处理结果的，视为复议机关维持原行政行为。复议机关确认原行政行为无效，属于改变原行政行为。复议机关确认原行政行为违法，属于改变原行政行为，但复议机关以违反法定程序为由确认原行政行为违法的除外。

（3）复议机关在法定期限内未作出复议决定，公民、法人或者其他组织起诉原行政行为的，作出原行政行为的行政机关是被告；起诉复议机关不作为的，复议机关是被告。

（4）两个以上行政机关作出同一行政行为的，共同作出行政行为的行政机关是共同被告。

（5）行政机关委托的组织所作的行政行为，委托的行政机关是被告。

（6）行政机关被撤销或者职权变更的，继续行使其职权的行政机关是被告。

此外，《行诉法解释》还明确了开发区管理机构及其职能部门、村委会和居委会以及事业单位和行业协会的被告资格。

（7）当事人对由国务院、省级人民政府批准设立的开发区管理机构作出的行政行为不服提起诉讼的，以该开发区管理机构为被告；对由国务院、省级人民政府批准设立的开发区管理机构所属职能部门作出的行政行为不服提起诉讼的，以其职能部门为被告；对其他开发区管理机构所属职能部门作出的行政行为不服提起诉讼的，以开发区管理机构为被告；开发区管理机构没有行政主体资格的，以设立该机构的地方人民政府为被告。

（8）当事人对村民委员会或者居民委员会依据法律、法规、规章的授权履行行政管理职责的行为不服提起诉讼的，以村民委员会或者居民委员会为被告。

（9）当事人对高等学校等事业单位以及律师协会、注册会计师协会等行业协会依据法律、法规、规章的授权实施的行政行为不服提起诉讼的，以该事业单位、行业协会为被告。

4. 共同诉讼人。《行政诉讼法》第 27 条规定："当事人一方或者双方为二人以上，因同一行政行为发生的行政案件，或者因同类行政行为发生的行政案件、人民法院认为可以合并审理并经当事人同意的，为共同诉讼。"因此，共同诉讼是指当事人一方或双方为二人以上的诉讼，两个或两个以上当事人对同一具体行政为或同样的具体行政行为不服向人民法院提起诉讼的，是共同原告；两个或两个以上行政机关作出同一具体行政行为的，共同作出该具体行政行为的行政机关是共同被告，共同原告与共同被告称共同诉讼人，因此，共同诉讼实质上是诉讼主体的合并。

共同诉讼有必要的共同诉讼与普通的共同诉讼之分。必要的共同诉讼是指当事人一方或双方为二人或二人以上，因同一具体行政行为引起争议，人民法院必须合并审理的诉讼，它是一种不可分之诉；普通的共同诉讼是指当事人一方或双方为二人或二人以上，对同样的具体行政行为不服提起诉讼，人民法院认为可以合并审理的诉讼，同样的具体行政行为，是指两个或者两个以上性质相同或事实、理由相同的具体行政行为，普通的共同诉讼是可分之诉，即只有在人民法院认为有必要时才会将其合并审理。

5. 第三人。《行政诉讼法》第 29 条规定："公民、法人或者其他组织同被诉行政行为有利害关系但没有提起诉讼，或者同案件处理结果有利害关系的，可以作为第三人申请参加诉讼，或者由人民法院通知参加诉讼。"因此，行政诉讼中的第三人是指同被行政行为有利害关系因而可能受到行政诉讼审理结果的影响，由本人申请或者由人民法院通知参加诉讼的公民、法人或者其他组织。法院判决第三人承担义务或者减损第三人权益的，第三人有权依法提起上诉。

（三）诉讼代理人

诉讼代理人是指根据法律规定或受当事人的委托，以当事人的名义在代理权限范围内进行行政诉讼活动的人，被代理的一方当事人称为被代理人或委托人。根据《行政诉讼法》的规定，诉讼代理人分为两类：法定代理人和委托代理人。

1. 法定代理人。《行政诉讼法》第 30 条规定："没有诉讼行为能力的公民，由其法定代理人代为诉讼。法定代理人互相推诿代理责任的，由人民法院指定其中一人代为诉讼。"因此，行政诉讼中的法定代理人是指根据法律规定行使诉讼代理权，代理无行为能力或者限制行为能力的公民参加诉讼，行使被代理人的诉讼权利及履行被代理人的诉讼义务，以维护被代理人合法权益的人。法定代理是全权代理，在诉讼中与当事人处于同等地位，其代理权不受限制，但法定代理人又不是当事人，不是诉讼主体，因此，实体权利的承接者是当事人而非代理人。

2. 委托代理人。《行政诉讼法》第 31 条规定："当事人、法定代理人，可以委托一至二人作为诉讼代理人。"因此，委托代理人是指接受当事人、法定代理人的委托进行诉讼活动的人，委托代理人的范围包括律师、基层法律服务工作者；当事人的近亲属或者工作人员；当事人所在社区、单位以及有关社会团体推荐的公民。

四、行政诉讼证据

证据制度是诉讼程序的核心。行政诉讼性质的特殊性，决定了行政诉讼证据的特点。《行政诉讼法》对行政诉讼证据的种类、被告的举证责任、原告的证明责任、补充证据以及人民法院调取证据的权力和限制等作了明确规定，基本构建起我国行政审判要求的证据规则体系。

（一）行政诉讼证据的含义与分类

1. 行政诉讼证据的含义。按照学界一般的理解，行政诉讼证据是行政诉讼中用来证明待证案件事实是否客观存在的一切事实。在行政审判实践中，当事人举出的或者人民法院调查收集到的证据，并不一定都是真实可靠的，有的可能是非法获得的，有的可能是伪造的，有的可能相互矛盾，并不都能用来作为定案证据。所以，行政诉讼证据并不等于可定案证据。行政诉讼证据是经合法收集的，在行政诉讼中经人民法院审查认可的，用以证明案件事实并表现为一定证据形式的事实材料。

2. 行政诉讼证据的分类。根据《行政诉讼法》第 33 条第 1 款规定,我国的行政诉讼证据包括八类:①书证;②物证;③视听资料;④电子数据;⑤证人证言;⑥当事人的陈述;⑦鉴定意见;⑧勘验笔录、现场笔录。

上述证据种类基本与民事诉讼证据一致,但现场笔录则是行政诉讼所特有的证据种类。现场笔录是指行政机关工作人员在执行职务过程中对有关管理活动的现场情况所作的书面记录。现场笔录具有以下特征:一是由法定的制作主体制作。制作主体必须是行政执法人员;二是制作的时间是在行政案件发生的过程中;三是制作的地点是在案件发生的现场;四是制作应当符合程序;五是现场笔录的内容是行政执法人员对自己耳闻目睹、检验、检查等案件事实的记载。与勘验笔录相比,现场笔录由行政执法人员制作,着重于对执法过程和处理结果的记录,而勘验笔录则是人民法院对案件现场或物品静态的全面综合的勘查、检验记录,往往具有滞后性。

(二) 行政诉讼举证责任

举证责任是指当事人根据法律规定对特定的事实提供相关证据加以证明的责任,若不能提供证据,将在诉讼中承担不利诉讼后果,甚至可能败诉。

1. 被告的举证责任

(1) 被告承担举证责任的范围。被告对作出的行政行为负有举证责任是行政诉讼举证责任分配的基本原则,也是行政诉讼区别于其他诉讼的特有原则。根据,《行政诉讼法》第 34 条规定,被告对作出的行政行为负有举证责任,应当提供作出该行政行为的证据和所依据的规范性文件。

(2) 被告举证的时限。根据《行政诉讼法》第 67 条第 1 款的规定,被告应当在收到起诉状副本之日起 15 日内向人民法院提交作出行政行为的证据和所依据的规范性文件,并提出答辩状。第 34 条规定,被告不提供或者无正当理由逾期提供证据,视为没有相应证据。但是,被诉行政行为涉及第三人合法权益,第三人提供证据的除外。此外,被告在作出行政行为时已经收集了证据,但因不可抗力等正当事由不能提供的,经人民法院准许,可以延期提供。

(3) 被告收集证据和补充证据的限制。根据案卷主义规则的要求,在诉讼过程中,被告及其诉讼代理人不得自行向原告、第三人和证人收集证据。一般也不允许被告在诉讼中补充证据。但如果原告或者第三人提出了其在行政处理程序中没有提出的理由或者证据的,经人民法院准许,被告可以补充证据。

2. 原告的举证责任。虽然被告对其作出的行政行为负有举证责任,但是原告在特定的情况下也应提供相应的证据,具体包括:

(1) 不作为案件。在起诉被告不履行法定职责的案件中,原告应当提供其向被告提出申请的证据。但有下列情形之一的除外：①被告应当依职权主动履行法定职责的；②原告因正当理由不能提供证据的。

（2）行政赔偿、补偿案件。在行政赔偿、补偿的案件中，原告应当对行政行为造成的损害提供证据。但因被告的原因导致原告无法举证的，由被告承担举证责任。对于各方主张损失的价值无法认定的，应当由负有举证责任的一方当事人申请鉴定，但法律、法规、规章规定行政机关在作出行政行为时依法应当评估或者鉴定的除外；负有举证责任的当事人拒绝申请鉴定的，由其承担不利的法律后果。当事人的损失因客观原因无法鉴定的，人民法院应当结合当事人的主张和在案证据，遵循法官职业道德，运用逻辑推理和生活经验、生活常识等，酌情确定赔偿数额。

（三）法院收集证据的权力与义务

行政诉讼过程中，人民法院有权要求当事人提供或者补充证据。人民法院也有权向有关行政机关以及其他组织、公民调取证据。但是，不得为证明行政行为的合法性调取被告作出行政行为时未收集的证据。

人民法院调取证据根据是否须经申请，分为依职权调取和依申请调取两种形式。

1. 依职权调取。依职权调取是指人民法院主动向有关机关及其他组织、公民调取证据。司法实践中，依职权调取证据主要体现在两个方面：一是涉及国家利益、公共利益或者他人合法权益的事实认定的；二是涉及依职权追加当事人、中止诉讼、终结诉讼、回避等程序性事项的。

2. 依申请调取。根据《行政诉讼法》第41条规定，与本案有关的下列证据，原告或者第三人不能自行收集的，可以申请人民法院调取：①由国家机关保存而须由人民法院调取的证据；②涉及国家秘密、商业秘密和个人隐私的证据；③确因客观原因不能自行收集的其他证据。当事人申请调查收集证据，但该证据与待证事实无关联、对证明待证事实无意义或者其他无调查收集必要的，人民法院不予准许。

（四）质证和认证

根据《行政诉讼法》的规定，所有的证据都应当在法庭上出示，并由当事人互相质证。

1. 质证。根据《最高人民法院关于行政诉讼证据若干问题的规定》（以下简称《证据规定》）的要求，当事人应当围绕证据的关联性、合法性和真实性，针对证据有无证明效力以及证明效力大小，进行质证。经法庭准许，当事人及其代理人可以就证据问题相互发问，也可以向证人、鉴定人或者勘验人发问。当事人及其代理人相互发问，或者向证人、鉴定人、勘验人发问时，发问的内容应当与案件事实有关联，不得采用引诱、威胁、侮辱等语言或者方式。

对书证、物证和视听资料进行质证时,除规定的几种特殊情况外,当事人应当出示证据的原件或者原物。凡是知道案件事实的人,除有法定情形且经法院准许,都有出庭作证的义务。

《证据规定》第44条和《行诉法解释》第41条规定,有下列情形之一,原告或者第三人要求相关行政执法人员出庭说明的,人民法院可以准许:①对现场笔录的合法性或者真实性有异议的;②对扣押财产的品种或者数量有异议的;③对检验的物品取样或者保管有异议的;④对行政执法人员身份的合法性有异议的;⑤需要出庭说明的其他情形。人民法院认为有必要的,也可以要求当事人本人或者行政机关执法人员到庭,就案件有关事实接受询问。在询问之前,可以要求其签署保证书。保证书应当载明据实陈述、如有虚假陈述愿意接受处罚等内容。

2. 认证。根据《行政诉讼法》第43条和《行诉法解释》第42条的规定,人民法院应当按照法定程序,全面、客观地审查核实证据。能够反映案件真实情况、与待证事实相关联、来源和形式符合法律规定的证据,应当作为认定案件事实的根据。对未采纳的证据应当在裁判文书中说明理由。以非法手段取得的证据,不得作为认定案件事实的根据。

有下列情形之一的,属于行政诉讼法第43条第三款规定的"以非法手段取得的证据":①严重违反法定程序收集的证据材料;②以违反法律强制性规定的手段获取且侵害他人合法权益的证据材料;③以利诱、欺诈、胁迫、暴力等手段获取的证据材料。

负有举证责任的当事人拒绝到庭、拒绝接受询问或者拒绝签署保证书,待证事实又欠缺其他证据加以佐证的,人民法院对其主张的事实不予认定。[188]

被告有证据证明其在行政程序中依照法定程序要求原告或者第三人提供证据,原告或者第三人依法应当提供而没有提供,在诉讼程序中提供的证据,人民法院一般不予采纳。[189]

原告或者第三人确有证据证明被告持有的证据对原告或者第三人有利的,可以在开庭审理前书面申请人民法院责令行政机关提交。申请理由成立的,人民法院应当责令行政机关提交,因提交证据所产生的费用,由申请人预付。行政机关无正当理由拒不提交的,人民法院可以推定原告或者第三人基于该证据主张的事实成立。持有证据的当事人以妨碍对方当事人使用为目的,毁灭有关证据或者实施其他致使证据不能使用行为的,人民法院可以推定对方当事人基于该证据主张的事实成立,并可依照行政诉讼法第59条予以训

---

[188]《最高人民法院关于适用〈行政诉讼法〉的解释》第44条。
[189]《最高人民法院关于适用〈行政诉讼法〉的解释》第45条。

诫、罚款、拘留。[190]

五、行政诉讼的程序

（一）行政诉讼的起诉与受理

1. 行政诉讼的起诉

（1）行政诉讼起诉的概念。起诉是指公民、法人或者其他组织认为行政机关的行政行为侵犯其合法权益，依法向人民法院提出诉讼请求，请求人民法院对该行政行为进行审查并作出相应裁判，以维护自己合法权益的行为。这种诉讼行为的性质是原告行使法律赋予的起诉权的行为，是原告单方的诉讼行为。

（2）行政诉讼的起诉条件根据《行政诉讼法》第 49 条的规定，行政诉讼的起诉必须符合下列条件：①原告是符合本法第二十五条规定的公民、法人或者其他组织；②有明确的被告；③有具体的诉讼请求和事实根据；④属于人民法院受案范围和受诉人民法院管辖。

（3）行政诉讼的起诉期限。根据《行政诉讼法》第 46 条的规定，公民、法人或者其他组织直接向人民法院提起诉讼的，应当自知道或者应当知道作出行政行为之日起 6 个月内提出。法律另有规定的除外。因不动产提起诉讼的案件自行政行为作出之日起超过 20 年，其他案件自行政行为作出之日起超过 5 年提起诉讼的，人民法院不予受理。另据《行诉法解释》第 64 条，行政机关作出行政行为时，未告知公民、法人或者其他组织起诉期限的，起诉期限从公民、法人或者其他组织知道或者应当知道起诉期限之日起计算，但从知道或者应当知道行政行为内容之日起最长不得超过一年。复议决定未告知公民、法人或者其他组织起诉期限的，适用前款规定。

起诉应当向人民法院递交起诉状，并按照被告人数提出副本。书写起诉状确有困难的，可以口头起诉，由人民法院记入笔录，出具注明日期的书面凭证，并告知对方当事人。行政诉讼法未对起诉状的内容作规定，实践中可参照民事诉讼法的有关规定。

2. 行政诉讼的受理。 受理是指人民法院通过审查原告的起诉，认为符合法律规定的起诉条件，决定接受其诉讼请求予以立案审查，从而引起行政诉讼第一审程序开始的诉讼行为。

为了解决立案难的问题，2014 年修改的《行政诉讼法》规定了登记立案制度。根据《行政诉讼法》第 51 条的规定，人民法院在接到起诉状时应作出如下决定：

---

[190] 《最高人民法院关于适用〈行政诉讼法〉的解释》第 46 条。

（1）对符合本法规定的起诉条件的，应当登记立案。

（2）对当场不能判定是否符合本法规定的起诉条件的，应当接收起诉状，出具注明收到日期的书面凭证，并在七日内决定是否立案。不符合起诉条件的，作出不予立案的裁定。裁定书应当载明不予立案的理由。原告对裁定不服的，可以提起上诉。

（3）起诉状内容欠缺或者有其他错误的，应当给予指导和释明，并一次性告知当事人需要补正的内容。不得未经指导和释明即以起诉不符合条件为由不接收起诉状。

不接收起诉状、接收起诉状后不出具书面凭证，以及不一次性告知当事人需要补正的起诉状内容的，当事人可以向上级人民法院投诉，上级人民法院应当责令改正，并对直接负责的主管人员和其他直接责任人员依法给予处分。

对人民法院既不立案，又不作出不予立案裁定的，第52条明确规定当事人可以向上一级人民法院起诉。上一级人民法院认为符合起诉条件的，应当立案、审理，也可以指定其他下级人民法院立案、审理。

（二）行政诉讼第一审程序

1. 行政诉讼第一审程序概述。行政诉讼第一审程序是指人民法院从裁定受理到作出第一审判决的全部诉讼程序。它由审理前的准备和开庭审理两个阶段构成，而开庭审理又有开庭准备、宣布开庭、法庭调查、法庭辩论及宣告判决等环节。在第一审程序中，人民法院要确定是否停止原行政行为的执行，还要对财产保全、先予执行、有关当事人拒不到庭、撤诉、中止诉讼、终结诉讼等问题作出相应处理。

人民法院审理行政案件，一般应由审判员组成合议庭，或者由审判员、陪审员组成合议庭。合议庭的成员，应当是三人以上的单数。人民法院应当在立案之日起6个月内作出第一审判决，有特殊情况需要延长的，由高级人民法院批准，高级人民法院审理第一审案件需要延长的，由最高人民法院批准。

2014年修改后的行政诉讼法增加了简易程序。根据法律规定，人民法院审理下列第一审行政案件，认为事实清楚、权利义务关系明确、争议不大的，可以适用简易程序：①被诉行政行为是依法当场作出的；②案件涉及款额二千元以下的；③属于政府信息公开案件的。除前款规定以外的第一审行政案件，当事人各方同意适用简易程序的，可以适用简易程序。发回重审、按照审判监督程序再审的案件不适用简易程序。适用简易程序审理的行政案件，由审判员一人独任审理，并应当在立案之日起45日内审结。

2. 行政诉讼一审判决。**人民法院审理行政案件，以法律和行政法规、地方性法规为依据，参照规章。地方性法规适用于本行政区域内发生的行政案件。人民法院审理民族自治地方的行政案件，并以该民族自治地方的自治条**

例和单行条例为依据。

人民法院审理行政案件,不适用调解。但是,行政赔偿、补偿以及行政机关行使法律、法规规定的自由裁量权的案件可以调解。调解应当遵循自愿、合法原则,不得损害国家利益、社会公共利益和他人合法权益。调解达成协议,人民法院应当制作调解书。调解书应当写明诉讼请求、案件的事实和调解结果。调解书经双方当事人签收后,即具有法律效力。

经审理后,人民法院应根据不同的情况,对行政争议案件作出以下判决:

(1)驳回原告诉讼请求判决。行政行为证据确凿,适用法律、法规正确,符合法定程序的,或者原告申请被告履行法定职责或者给付义务理由不成立的,人民法院判决驳回原告的诉讼请求。

(2)撤销判决及责令被告重作行政行为的判决。撤销判决及责令被告重作行政行为的判决是指人民法院通过审理,确认行政行为部分或者全部违法,从而部分或者全部撤销,并可责令被告重新作出行政行为的判决。

行政行为有下列情形之一的,人民法院判决撤销或者部分撤销,并可以判决被告重新作出行政行为:

1)主要证据不足的。

2)适用法律、法规错误的。

3)违反法定程序的。

4)超越职权的。

5)滥用职权的。

6)明显不当的。

人民法院判决被告重新作出行政行为的,被告不得以同一的事实和理由作出与原行政行为基本相同的行政行为。

(3)履行判决。履行判决是人民法院责令被告在一定期限内履行其应当履行的法定职责或给付义务的判决。人民法院经过审理,查明被告不履行法定职责的,判决被告在一定期限内履行。人民法院经过审理,查明被告依法负有给付义务的,判决被告履行给付义务。

(4)确认违法判决。确认违法判决是针对一些被诉行政行为违法但不宜或者不能适用撤销、履行职责等判决的情况,由人民法院判决确认违法,但不撤销行政行为或判决履行。主要适用于以下几种情形:

1)行政行为依法应当撤销,但撤销会给国家利益、社会公共利益造成重大损害的。

2)行政行为程序轻微违法,但对原告权利不产生实际影响的。

3)行政行为违法,但不具有可撤销内容的。

4)被告改变原违法行政行为,原告仍要求确认原行政行为违法的。

5）被告不履行或者拖延履行法定职责,判决履行没有意义的。

（5）确认无效判决。行政行为有实施主体不具有行政主体资格或者没有依据等重大且明显违法情形,原告申请确认行政行为无效的,人民法院判决确认无效。

人民法院判决确认违法或者无效的,可以同时判决责令被告采取补救措施;给原告造成损失的,依法判决被告承担赔偿责任。

（6）变更判决。行政处罚明显不当,或者其他行政行为涉及对款额的确定、认定确有错误的,人民法院可以判决变更。人民法院判决变更,不得加重原告的义务或者减损原告的权益。但利害关系人同为原告,且诉讼请求相反的除外。

（7）行政协议履行及补偿判决。被告不依法履行、未按照约定履行或者违法变更、解除行政协议的,人民法院判决被告承担继续履行、采取补救措施或者赔偿损失等责任。被告变更、解除行政协议合法,但未依法给予补偿的,人民法院判决给予补偿。

复议机关与作出原行政行为的行政机关为共同被告的案件,人民法院应当对复议决定和原行政行为一并作出裁判。

（三）行政诉讼第二审程序

1. 行政诉讼第二审程序概述。行政诉讼第二审程序是指在第一审判决或裁定生效前因第一审当事人提起上诉所引起的诉讼程序,故又称上诉审程序。在我国,人民法院通过二审程序所作出的判决或裁定是终审的判决和裁定。

当事人不服人民法院第一审判决的,有权在判决书送达之日起 15 日内向上一级人民法院提起上诉。当事人不服人民法院第一审裁定的,有权在裁定书送达之日起 10 日内向上一级人民法院提起上诉。逾期不提起上诉的,人民法院的第一审判决或者裁定发生法律效力。

人民法院对上诉案件,应当组成合议庭,开庭审理。经过阅卷、调查和询问当事人,对没有提出新的事实、证据或者理由,合议庭认为不需要开庭审理的,也可以不开庭审理。

人民法院审理上诉案件,应当对原审人民法院的判决、裁定和被诉行政行为进行全面审查。全面审查是行政诉讼与民事诉讼的重要区别。民事诉讼法第 168 条规定,第二审人民法院应当对上诉请求的有关事实和适用法律进行审查,要求法院在上诉请求范围内作出裁判。而行政诉讼中,二审法院对原审人民法院的判决、裁定和被诉行政行为的审查则不受上诉范围（上诉请求和理由）的限制。

人民法院审理上诉案件,应当在收到上诉状之日起三个月内作出终审判决。有特殊情况需要延长的,由高级人民法院批准,高级人民法院审理上诉案件需要延长的由最高人民法院批准。

2. 行政诉讼二审的裁判方式及其适用条件。二审判决是指人民法院适用第二审程序对上诉审行政案件所作出的裁判,也是终审的裁判。

人民法院审查上诉案件,应当根据不同的情形,分别作出不同的处理:

(1)以判决、裁定的方式驳回上诉,维持原判决、裁定。原判决、裁定认定事实清楚,适用法律、法规正确的,判决或者裁定驳回上诉,维持原判决、裁定。

(2)以判决、裁定的方式依法改判、撤销或变更。原判决、裁定认定事实错误或者适用法律、法规错误的,依法改判、撤销或者变更。

(3)以裁定的方式发回重审或依法改判。原判决认定基本事实不清、证据不足的,发回原审人民法院重审,或者查清事实后改判。人民法院审理上诉案件,需要改变原审判决的,应当同时对被诉行政行为作出判决。

(4)以裁定方式撤销原判,发回重审。原判决遗漏当事人或者违法缺席判决等严重违反法定程序的,裁定撤销原判决,发回原审人民法院重审。

当事人对重审案件的判决、裁定不服的,仍可提起上诉。原审人民法院对发回重审的案件作出判决后,当事人提起上诉的,第二审人民法院不得再次发回重审。

(四)行政诉讼的审判监督程序

行政诉讼的审判监督程序是指人民法院依法定职权而对已经生效的行政判决或裁定重新进行审理的诉讼活动,又称再审程序。再审程序不是行政诉讼的必经程序,也不是一个独立的审级,这一程序具有以下特点:

1. 针对的是已经生效,但确有错误的判决或裁定。

2. 必须由有审判监督权的组织提起。

审判监督程序与第一审程序有很大的区别,较易辨别。它和第二审程序相比,就其审理对象而言,都是人民法院已作出的判决、裁定,就其目的而言,都是为了审查、纠正判决、裁定的错误,因而容易造成两者的混淆,但事实上审判监督程序和第二审程序在提起诉讼的主体、审理对象、提起诉讼的理由、提起诉讼的期限、审理的法院、程序的性质等方面均存在较大的区别。

审判监督程序的提起方式主要有:原审人民法院院长通过审判委员会讨论决定再审,上级人民法院有权提审或指令再审,人民检察院提出抗诉,当事人提出申诉人民法院决定再审。其中,当事人申请再审的,应在判决、裁定发生法律效力6个月内提出。当事人的申请符合下列情形之一的,人民法院应当再审:①不予立案或者驳回起诉确有错误的;②有新的证据,足以推翻原判决、裁定的;③原判决、裁定认定事实的主要证据不足、未经质证或者系伪造的;④原判决、裁定适用法律、法规确有错误的;⑤违反法律规定的诉讼程序,可能影响公正审判的;⑥原判决、裁定遗漏诉讼请求的;⑦据以作出原判决、裁定的法律文书被撤销或者变更的;⑧审判人员在审理该案件时有贪污受贿、徇私舞弊、枉法裁判行为的。

人民法院决定再审,应作出裁定,中止原判决的执行。再审案件原来是经第一审程序裁判并发生法律效力的,按照第一审程序进行再审,对再审的裁判当事人可以上诉,再审案件原来是经上诉审程序后发生法律效力的,按照第二审程序进行再审,对再审的裁判,当事人不得上诉。上级人民法院按照审判监督程序提审的,按照第二审程序审理。

（五）行政诉讼裁判的执行

当事人必须履行人民法院发生法律效力的判决、裁定、调解书。对发生法律效力的行政判决书、行政裁定书、行政赔偿判决书和行政调解书,负有义务的一方当事人拒绝履行的,对方当事人可以依法申请人民法院强制执行。申请执行的期限为二年。申请执行时效的中止、中断,适用法律有关规定。

行政机关拒绝履行判决、裁定、调解书的,第一审人民法院可以采取下列措施:①对应当归还的罚款或者应当给付的款额,通知银行从该行政机关的账户内划拨;②在规定期限内不履行的,从期满之日起,对该行政机关负责人按日处五十元至一百元的罚款;③将行政机关拒绝履行的情况予以公告;④向监察机关或者该行政机关的上一级行政机关提出司法建议。接受司法建议的机关,根据有关规定进行处理,并将处理情况告知人民法院;⑤拒不履行判决、裁定、调解书,社会影响恶劣的,可以对该行政机关直接负责的主管人员和其他直接责任人员予以拘留;情节严重,构成犯罪的,依法追究刑事责任。

公民、法人或者其他组织对行政行为在法定期限内不提起诉讼又不履行的,行政机关可以申请人民法院强制执行,或者依法强制执行。

第四节　刑事诉讼法

一、概述

（一）刑事诉讼的概念与特点

刑事诉讼是解决犯罪嫌疑人、被告人刑事责任问题的程序、步骤和方法。[191] 刑事诉讼具有如下特点:第一,刑事诉讼是国家追诉犯罪的活动。刑事诉讼中,国家专门机关在当事人和其他诉讼参与人的参加下,解决被追诉人有无刑事责任,以及刑事责任的大小的问题。第二,刑事诉讼一方面要追诉犯

[191] 易延友:《刑事诉讼法——规则、原理与应用(第 4 版)》,法律出版社 2013 年版,第 12 页。

罪,但更重要的是保障人权。只有更好的保障人权,才能提升刑事司法程序的正义性。第三,刑事诉讼按照法定的程序进行,国家刑罚权必须受到正当程序的约束。"每一社会均需有保护本身不受犯罪分子危害的手段。社会必须有权逮捕、搜查、监禁那些不法分子。只要这种权力运用适当,这些手段都是自由的保护者。但是这种权力也可能被滥用。而假如它被人滥用,那么任何暴政都要甘拜下风。"[192] "真正危险的不是真相,而是发现真相的过程。"[193] 刑事诉讼法就是规范和限制国家追究犯罪的权力的法律。

（二）刑事诉讼法的常用法律渊源

刑事诉讼法的法律渊源是包括宪法、刑事诉讼法典、司法解释、行政法规、国际条约等在内的庞大的规范体系。常用的法律渊源有《刑事诉讼法》(2012年修订)、《最高人民法院关于适用〈中华人民共和国刑事诉讼法〉的解释》(法释〔2012〕21号)(以下简称《刑诉法解释》)、《最高人民法院、最高人民检察院、公安部、国家安全部、司法部、全国人大常委会法制工作委员会关于实施刑事诉讼法若干问题的规定》(以下简称《六机关规定》)、《人民检察院刑事诉讼规则》(高检发释字〔2012〕2号)(以下简称《高检规则》)、《人民检察院办理未成年人刑事案件的规定》(高检发研字〔2013〕7号)、《最高人民法院、最高人民检察院、公安部、国家安全部、司法部关于办理刑事案件严格排除非法证据若干问题的规定(法发〔2017〕15号)(以下简称《排除非法证据规定》)、《人民法院办理刑事案件庭前会议规程(试行)》《人民法院办理刑事案件排除非法证据规程(试行)》《人民法院办理刑事案件第一审普通程序法庭调查规程(试行)》《监察法》。

（三）刑事诉讼法的基本原则

《刑事诉讼法》专章规定了刑事诉讼的基本原则,对刑事诉讼法的结构即刑事诉讼中侦查权、检察权和审判权之间的权限划分进行了基础性规定。结合《监察法》的规定,刑事诉讼法的基本原则包括13项:

1. 侦查权、监察权、检察权、审判权由专门机关依法行使原则。
2. 监察委员会、人民法院、人民检察院依法独立行使职权原则。
3. 分工负责、互相配合、互相制约原则。
4. 人民检察院依法对刑事诉讼实行法律监督原则。
5. 各民族公民有权使用本民族语言文字进行诉讼原则。
6. 两审终审原则。
7. 审判公开原则。

---

[192]［英］丹宁勋爵:《法律的正当程序》,李克强等译,法律出版社1999年版,第109页。
[193]［德］托马斯·达恩史戴特:《失灵的司法——德国冤错案启示录》,郑惠芬译,法律出版社2017年版,第35页。

8. 犯罪嫌疑人、被告人有权获得辩护原则。

9. 未经人民法院依法判决,不得确定有罪原则。

10. 保障诉讼参与人的诉讼权利原则。

11. 依照法定情形不予追究刑事责任原则。

12. 追究外国人刑事责任适用我国刑事诉讼法原则。

13. 刑事司法协助原则。

二、刑事诉讼中的专门机关

刑事诉讼中的专门机关是指依照法定职权进行刑事诉讼活动的国家机关,包括人民法院、人民检察院和公安机关。此外,《刑事诉讼法》第4条规定:"国家安全机关依照法律规定,办理危害国家安全的刑事案件,行使与公安机关相同的职权。"第290条规定:"军队保卫部门对军队内部发生的刑事案件行使侦查权。对罪犯在监狱内犯罪的案件由监狱进行侦查。军队保卫部门、监狱办理刑事案件,适用本法的有关规定。"因此,除上述三机关外,专门机关还包括国家安全机关、监察机关、军队保卫部门和监狱。

（一）人民法院

1. 职能。人民法院是国家审判机关,依法独立行使审判权,除此之外,我国《刑事诉讼法》和《人民法院组织法》还赋予人民法院若干职权。

（1）决定拘传、取保候审或者监视居住。《刑事诉讼法》第64条规定:"人民法院、人民检察院和公安机关根据案件情况,对犯罪嫌疑人、被告人可以拘传、取保候审或者监视居住。"

（2）决定逮捕。《刑事诉讼法》第78条规定:"逮捕犯罪嫌疑人、被告人,必须经过人民检察院批准或者人民法院决定,由公安机关执行。"

（3）采取保全措施。《刑事诉讼法》第100条规定:"人民法院在必要的时候,可以采取保全措施,查封、扣押或者冻结被告人的财产。附带民事诉讼原告人或者人民检察院可以申请人民法院采取保全措施。人民法院采取保全措施,适用民事诉讼法的有关规定。"

（4）执行。《刑事诉讼法》第261条规定:"没收财产的判决,无论附加适用或者独立适用,都由人民法院执行;在必要的时候,可以会同公安机关执行。"

2. 审判组织。根据《刑事诉讼法》第1章的规定,审判组织可分为独任庭、合议庭和审判委员会。基层人民法院适用简易程序的案件可以由审判员1人独任审判。除可独任审理外,均应采合议庭形式（成员人数为单数）,基层人民法院、中级人民法院审判第一审案件,应当由审判员3人或者由审判员和人民陪审员共3人组成合议庭进行;高级人民法院、最高人民法院审判第一审案件,应当由审判员3人至7人或者由审判员和人民陪审员共3人至7人组成合议庭进行;审判上诉和抗诉案件,由审判员3人至5人组成合议庭进行。合议庭由院长或者庭长指定审判员1人担任审判长。院长或者庭长参加审判案件的时候,自己担任审判长。合议庭进行评议的时候,如果意见分歧,应当按多数人的意见作出决定,但是少数人的意见应当写入笔录。评议笔录由合议庭的组成人员签名。《刑事诉讼法》第180条规定:"合议庭开庭审理并且评议后,应当作出判决。对于疑难、复杂、重大的案件,合议庭认为难以作出决定的,由合议庭提请院长决定提交审判委员会讨论决定。审判委员会的决定,合议庭应当执行。"

（二）人民检察院

人民检察院是法律监督机关,依法行使检察权。《刑事诉讼法》第3条规定检察、批准逮捕、检察机关直接受理的案件的侦查、提起公诉,由人民检察院负责。第8条规定人民检察院依法对刑事诉讼实行法律监督。

（三）公安机关

公安机关是侦查执行机关。《刑事诉讼法》第2编第2章"侦查"规定公安机关享有拘留、逮捕羁押、讯问犯罪嫌疑人、询问证人、勘验、检查、搜查、扣押物证书证,指派、聘请有专门知识的人进行鉴定、采取技术侦查措施和通缉的权力。第4编"执行"规定公安机关担负着对判处管制、剥夺政治权利、宣告缓刑、假释、暂予监外执行罪犯的执行、监督和考察职责。

（四）国家安全机关

《中华人民共和国国家安全法》第42条第1款规定:"国家安全机关、公安机关依法搜集涉及国家安全的情报信息,在国家安全工作中依法行使侦查、拘留、预审和执行逮捕以及法律规定的其他职权。"对于危害国家安全的刑事案件,国家安全机关享有与公安机关相同的职权。

（五）监察机关

《宪法》第123条规定:"中华人民共和国各级监察委员会是国家的监察机关。"第124条规定:"中华人民共和国设立国家监察委员会和地方各级监察委员会。"监察机关办理职务违法和职务犯罪案件。根据《监察法》的规定,中华人民共和国国家监察委员会是最高监察机关。省、自治区、直辖市、自治州、县、自治县、市、市辖区设立监察委员会。监察委员会可以采取谈话、讯问、询问、查询、冻结、调取、查封、扣押、搜查、勘验检查、鉴定、留置等措施。

三、当事人与诉讼参与人

（一）当事人

《刑事诉讼法》第106条第2款规定:"当事人是指被害人、自诉人、犯罪嫌

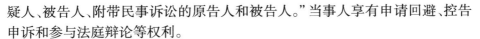
疑人、被告人、附带民事诉讼的原告人和被告人。"当事人享有申请回避、控告申诉和参与法庭辩论等权利。

（二）诉讼参与人

《刑事诉讼法》第106条第4款规定："诉讼参与人是指当事人、法定代理人、诉讼代理人、辩护人、证人、鉴定人和翻译人员。"

四、辩护与代理

最早记载允许被指控者进行辩护的成文法大约出现在古罗马，记载于《十二铜表法》中，而现代律师辩护制度起源于英国。辩护制度有助于保障人权，促进程序公正，并在一定程度上帮助发现案件真相。

（一）辩护

1.辩护人。《刑事诉讼法》第32条规定："犯罪嫌疑人、被告人除自己行使辩护权以外，还可以委托一至二人作为辩护人。可以被委托为辩护人的有：（一）律师；（二）人民团体或者犯罪嫌疑人、被告人所在单位推荐的人；（三）犯罪嫌疑人、被告人的监护人、亲友。并且正在被执行刑罚或者依法被剥夺、限制人身自由的人，不得担任辩护人。"《六机关规定》对于辩护人资格作了进一步规定，人民法院、人民检察院、公安机关、国家安全机关、监狱的现职人员，人民陪审员，外国人或者无国籍人，以及与本案有利害关系的人，不得担任辩护人。但是，上述人员系犯罪嫌疑人、被告人的监护人或者近亲属，犯罪嫌疑人、被告人委托其担任辩护人的，可以准许。无行为能力或者限制行为能力的人，不得担任辩护人。一名辩护人不得为两名以上的同案犯罪嫌疑人、被告人辩护，不得为两名以上的未同案处理但实施的犯罪存在关联的犯罪嫌疑人、被告人辩护。

2.辩护人的责任、权利与义务。《刑事诉讼法》第35条规定："辩护人的责任是根据事实和法律，提出犯罪嫌疑人、被告人无罪、罪轻或者减轻、免除其刑事责任的材料和意见，维护犯罪嫌疑人、被告人的诉讼权利和其他合法权益。"第36条规定："辩护律师在侦查期间可以为犯罪嫌疑人提供法律帮助；代理申诉、控告；申请变更强制措施；向侦查机关了解犯罪嫌疑人涉嫌的罪名和案件有关情况，提出意见。"《六机关规定》对这一条作了进一步阐释，辩护律师在侦查期间可以向侦查机关了解犯罪嫌疑人涉嫌的罪名及当时已查明的该罪的主要事实，犯罪嫌疑人被采取、变更、解除强制措施的情况，侦查机关延长侦查羁押期限等情况。《刑事诉讼法》第37条第1和第4款分别规定了会见通信权以及会见时不被监听权："辩护律师可以同在押的犯罪嫌疑人、被告人会见和通信。其他辩护人经人民法院、人民检察院许可，也可以同在押的犯罪嫌疑人、被告人会见和通信。辩护律师会见在押的犯罪嫌疑人、被告人，可以了解案件有关情况,提供法律咨询等;自案件移送审查起诉之日起,可以向犯罪嫌疑人、被告人核实有关证据。辩护律师会见犯罪嫌疑人、被告人时不被监听。"《刑事诉讼法》第38条规定了查阅摘抄复制案卷的权利:"辩护律师自人民检察院对案件审查起诉之日起,可以查阅、摘抄、复制本案的案卷材料。其他辩护人经人民法院、人民检察院许可,也可以查阅、摘抄、复制上述材料。"《刑事诉讼法》第39条规定了申请法院、检察院收集取证的权利:"辩护人认为在侦查、审查起诉期间公安机关、人民检察院收集的证明犯罪嫌疑人、被告人无罪或者罪轻的证据材料未提交的,有权申请人民检察院、人民法院调取。"《刑事诉讼法》第41条规定了向有关单位、个人收集与本案有关的材料的权力:"辩护律师经证人或者其他有关单位和个人同意,可以向他们收集与本案有关的材料,也可以申请人民检察院、人民法院收集、调取证据,或者申请人民法院通知证人出庭作证。辩护律师经人民检察院或者人民法院许可,并且经被害人或者其近亲属、被害人提供的证人同意,可以向他们收集与本案有关的材料。"《六机关规定》强调对于辩护律师申请人民检察院、人民法院收集、调取证据,人民检察院、人民法院认为需要调查取证的,应当由人民检察院、人民法院收集、调取证据,不得向律师签发准许调查决定书,让律师收集、调取证据。《刑事诉讼法》第40条、42条、第46条规定了辩护人的义务,辩护人收集的有关犯罪嫌疑人不在犯罪现场、未达到刑事责任年龄、属于依法不负刑事责任的精神病人的证据,应当及时告知公安机关、人民检察院。辩护人或者其他任何人,不得帮助犯罪嫌疑人、被告人隐匿、毁灭、伪造证据或者串供,不得威胁、引诱证人作伪证以及进行其他干扰司法机关诉讼活动的行为。辩护律师对在执业活动中知悉的委托人的有关情况和信息,有权予以保密。但是,辩护律师在执业活动中知悉委托人或者其他人,准备或者正在实施危害国家安全、公共安全以及严重危害他人人身安全的犯罪的,应当及时告知司法机关。

3. 委托辩护和指定辩护。公诉案件犯罪嫌疑人自被侦查机关第一次讯问或者采取强制措施之日起,有权委托辩护人;在侦查期间,只能委托律师作为辩护人。自诉案件被告人有权随时委托辩护人。犯罪嫌疑人、被告人在押的,也可以由其监护人、近亲属代为委托辩护人。指定辩护有以下三种情况:一是犯罪嫌疑人、被告人因经济困难或者其他原因没有委托辩护人的,本人及其近亲属可以向法律援助机构提出申请。对符合法律援助条件的,法律援助机构应当指派律师为其提供辩护。二是犯罪嫌疑人、被告人是盲、聋、哑人,或者是尚未完全丧失辨认或者控制自己行为能力的精神病人,没有委托辩护人的,人民法院、人民检察院和公安机关应当通知法律援助机构指派律师为其提供辩护。三是犯罪嫌疑人、被告人可能被判处无期徒刑、死刑,没有委托辩护人的,人民法院、人民检察院和公安机关应当通知法律援助机构指派律师为其

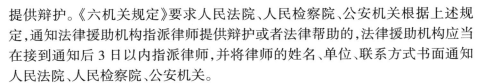

提供辩护。《六机关规定》要求人民法院、人民检察院、公安机关根据上述规定,通知法律援助机构指派律师提供辩护或者法律帮助的,法律援助机构应当在接到通知后 3 日以内指派律师,并将律师的姓名、单位、联系方式书面通知人民法院、人民检察院、公安机关。

（二）代理

根据《刑事诉讼法》第 45 条和第 32 条的规定,公诉案件的被害人及其法定代理人或者近亲属,附带民事诉讼的当事人及其法定代理人,可以委托一至二名律师,人民团体或者犯罪嫌疑人、被告人所在单位推荐的人,犯罪嫌疑人、被告人的监护人、亲友作为诉讼代理人。正在被执行刑罚或者依法被剥夺、限制人身自由的人,不得担任诉讼代理人。

五、管辖

刑事诉讼中的管辖,是指人民法院、监察委员会和公安机关在直接受理第一审刑事案件方面的权限分工,以及人民法院组织系统内部在审判第一审刑事案件方面的权限划分。前者称为立案管辖,后者称为审判管辖。

（一）立案管辖

1.《刑事诉讼法》《刑诉法解释》规定的自诉案件,由人民法院直接受理进行诉讼。

2. 对涉嫌贪污贿赂、滥用职权、玩忽职守、权力寻租、利益输送、徇私舞弊以及浪费国家资财等职务犯罪由监察委立案调查。

3. 危害国家安全的刑事案件由国家安全机关立案侦查。

4. 军队内部发生的刑事案件由军队保卫部门立案侦查。

5. 上述之外的其他刑事案件由公安机关立案侦查。

（二）审判管辖

1. 级别管辖。《刑事诉讼法》规定基层人民法院管辖第一审普通刑事案件,依法由上级人民法院管辖的除外。中级人民法院管辖下列第一审刑事案件:危害国家安全、恐怖活动案件;可能判处无期徒刑、死刑的案件。高级人民法院管辖的第一审刑事案件,是全省(自治区、直辖市)性的重大刑事案件。最高人民法院管辖的第一审刑事案件,是全国性的重大刑事案件。此外,还规定上级人民法院在必要的时候,可以审判下级人民法院管辖的第一审刑事案件;下级人民法院认为案情重大、复杂需要由上级人民法院审判的第一审刑事案件,可以请求移送上一级人民法院审判。《刑诉法解释》规定人民检察院认为可能判处无期徒刑、死刑,向中级人民法院提起公诉的案件,中级人民法院受理后,认为不需要判处无期徒刑、死刑的,应当依法审判,不再交基层人民法院审判。一人犯数罪、共同犯罪和其他需要并案审理的案件,其中一人或者一罪属于上级人民法院管辖的,全案由上级人民法院管辖。

2. 地域管辖

(1)《刑事诉讼法》规定刑事案件由犯罪地的人民法院管辖。如果由被告人居住地的人民法院审判更为适宜的,可以由被告人居住地的人民法院管辖。《六机关规定》《刑诉法解释》进一步说明刑事诉讼法规定的"犯罪地"包括犯罪的行为发生地和结果发生地,针对或者利用计算机网络实施的犯罪,犯罪地包括犯罪行为发生地的网站服务器所在地,网络接入地,网站建立者、管理者所在地,被侵害的计算机信息系统及其管理者所在地,被告人、被害人使用的计算机信息系统所在地,以及被害人财产遭受损失地。被告人的户籍地为其居住地。经常居住地与户籍地不一致的,经常居住地为其居住地。经常居住地为被告人被追诉前已连续居住一年以上的地方,但住院就医的除外。被告单位登记的住所地为其居住地。主要营业地或者主要办事机构所在地与登记的住所地不一致的,主要营业地或者主要办事机构所在地为其居住地。在中华人民共和国领域外的中国船舶内的犯罪,由该船舶最初停泊的中国口岸所在地的人民法院管辖。在中华人民共和国领域外的中国航空器内的犯罪,由该航空器在中国最初降落地的人民法院管辖。在国际列车上的犯罪,根据我国与相关国家签订的协定确定管辖;没有协定的,由该列车最初停靠的中国车站所在地或者目的地的铁路运输法院管辖。中国公民在中国驻外使、领馆内的犯罪,由其主管单位所在地或者原户籍地的人民法院管辖。中国公民在中华人民共和国领域外的犯罪,由其入境地或者离境前居住地的人民法院管辖;被害人是中国公民的,也可由被害人离境前居住地的人民法院管辖。外国人在中华人民共和国领域外对中华人民共和国国家或者公民犯罪,根据《中华人民共和国刑法》应当受处罚的,由该外国人入境地、入境后居住地或者被害中国公民离境前居住地的人民法院管辖。对中华人民共和国缔结或者参加的国际条约所规定的罪行,中华人民共和国在所承担条约义务的范围内,行使刑事管辖权的,由被告人被抓获地的人民法院管辖。正在服刑的罪犯在判决宣告前还有其他罪没有判决的,由原审地人民法院管辖;由罪犯服刑地或者犯罪地的人民法院审判更为适宜的,可以由罪犯服刑地或者犯罪地的人民法院管辖。罪犯在服刑期间又犯罪的,由服刑地的人民法院管辖。罪犯在脱逃期间犯罪的,由服刑地的人民法院管辖。但是,在犯罪地抓获罪犯并发现其在脱逃期间的犯罪的,由犯罪地的人民法院管辖。

(2)几个同级人民法院都有权管辖的案件,由最初受理的人民法院审判。在必要的时候,可以移送主要犯罪地的人民法院审判。

(3)上级人民法院可以指定下级人民法院审判管辖不明的案件,也可以指定下级人民法院将案件移送其他人民法院审判。

3. 专门管辖。专门人民法院案件的管辖另行规定,军队和地方互涉刑事案件,按照有关规定确定管辖。

4. 移送管辖。根据《刑事诉讼法》和《刑诉法司法解释》,上级人民法院在必要的时候,可以审判下级人民法院管辖的第一审刑事案件;下级人民法院认为案情重大、复杂需要由上级人民法院审判的第一审刑事案件,可以请求移送上一级人民法院审判。上级人民法院决定审判下级人民法院管辖的第一审刑事案件的,应当向下级人民法院下达改变管辖决定书,并书面通知同级人民检察院。基层人民法院对可能判处无期徒刑、死刑的第一审刑事案件,应当移送中级人民法院审判。基层人民法院在审理重大、复杂案件、新类型的疑难案件和在法律适用上具有普遍指导意义的案件第一审刑事案件,可以请求移送中级人民法院审判。需要将案件移送中级人民法院审判的,应当在报请院长决定后,至迟于案件审理期限届满15日前书面请求移送。中级人民法院应当在接到申请后10日内作出决定。不同意移送的,应当下达不同意移送决定书,由请求移送的人民法院依法审判;同意移送的,应当下达同意移送决定书,并书面通知同级人民检察院。

5. 指定管辖。根据《刑事诉讼法》第26条和相关司法解释的规定,指定管辖包括管辖权不明的案件和有特殊情况的案件,如有管辖权的人民法院因案件涉及本院院长需要回避等原因,不宜行使管辖权的,可以请求移送上一级人民法院管辖。上一级人民法院可以管辖,也可以指定与提出请求的人民法院同级的其他人民法院管辖。以及第二审人民法院发回重新审判的案件,人民检察院撤回起诉后,又向原第一审人民法院的下级人民法院重新提起公诉的,下级人民法院应当将有关情况层报原第二审人民法院。原第二审人民法院根据具体情况,可以决定将案件移送原第一审人民法院或者其他人民法院审判。

六、强制措施

《刑事诉讼法》规定了5种强制措施,分别是拘传、取保候审、监视居住、拘留和逮捕,都是对人身自由的限制或者剥夺,使用不慎易造成对公民权利的损害。人身自由是人最基本的权利之一,因而强制措施必须平衡维护社会秩序与保障公民自由权利之间的维度。

(一)拘传

拘传是指司法机关强制未被羁押的犯罪嫌疑人、被告人到指定地点接受讯问的一种方法。

(二)取保候审

取保候审是指司法机关为了防止犯罪嫌疑人、被告人逃避侦查、起诉和审判,责令其提出保证人或缴纳保证金,保证其随传随到的一种强制措施。

（三）监视居住

监视居住是指司法机关责令犯罪嫌疑人、被告人未经批准不得离开（指定）居所的一种强制方式。

（四）拘留

拘留是侦查机关在侦查中对现行犯或重大嫌疑分子在紧急情况下采取的一种短期剥夺人身自由的强制方法。

（五）逮捕

逮捕是指司法机关依法剥夺犯罪嫌疑人、被告人人身自由并进行羁押审查的强制措施。人民检察院有批准逮捕的权力,人民法院有决定逮捕的权力,公安机关只有执行逮捕的权力。

七、证据与证明

（一）证据的概念与性质

证据与事实密切相关,但只有符合客观真实情况的证据才是事实,而事实只有在拿到法庭上来证明案件情况时才表现为证据。证据是指出示并用于证明某一事实存在或不存在的有形物的总称,简单说就是证明的依据。

刑事诉讼中的证据必须具备客观性、关联性和合法性。认定案件事实,必须以证据为根据。

（二）刑事诉讼证据的种类

根据《刑事诉讼法》第48条的规定,刑事证据包括以下8种。

（1）物证。物证是证明案件真实情况的一切物品和痕迹,是以其外部特征来发挥证明作用的,通常只能作为间接证据。

（2）书证。书证是指以文字、符号等来表达一定思想的物品。书证所记载的思想内容必须与待证明事实相关联。

（3）证人证言。是指证人将其所了解的案件事实情况向公安司法机关所做的陈述。证人的陈述应当是亲身感知到的事实而非猜测臆断的。证人证言具有不可替代性。

（4）被害人陈述。是指被害人就其受害情况以及其他与案件相关事实向公安司法机关所做的陈述。

（5）犯罪嫌疑人、被告人供述和辩解。是指犯罪嫌疑人向公安司法机关所做的有罪的供述和无罪、罪轻的辩解。犯罪嫌疑人、被告人供述和辩解具有一定不确定性。

（6）鉴定意见。鉴定意见是指公安司法机关或者当事人就案件中的专门问题,指派或者聘请具有专门知识的人进行鉴定后作出的判断。鉴定意见是

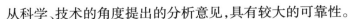

从科学、技术的角度提出的分析意见,具有较大的可靠性。

（7）勘验、检查、辨认、侦查实验等笔录。是指公安司法人员依法对于与犯罪有关的场所、物品、人身、尸体等进行勘察、检验以及组织辨认、展开侦查实验就所观察、测量、识别和实验等情况所作的记载。

（8）视听资料、电子数据。指录音资料、录像资料、电影资料和电子计算机或电子磁盘存储的资料。

（三）证据的收集和审查判断

《刑事诉讼法》规定公诉案件中被告人有罪的举证责任由人民检察院承担,自诉案件中被告人有罪的举证责任由自诉人承担。审判人员、检察人员、侦查人员必须依照法定程序,收集能够证实犯罪嫌疑人、被告人有罪或者无罪、犯罪情节轻重的各种证据。严禁刑讯逼供和以威胁、引诱、欺骗以及其他非法方法收集证据,不得强迫任何人证实自己有罪。必须保证一切与案件有关或者了解案情的公民,有客观地充分地提供证据的条件,除特殊情况外,可以吸收他们协助调查。人民法院、人民检察院和公安机关有权向有关单位和个人收集、调取证据。有关单位和个人应当如实提供证据。行政机关在行政执法和查办案件过程中收集的物证、书证、视听资料、电子数据等证据材料,在刑事诉讼中可以作为证据使用。对涉及国家秘密、商业秘密、个人隐私的证据,应当保密。凡是伪造证据、隐匿证据或者毁灭证据的,无论属于何方,必须受法律追究。对一切案件的判处都要重证据,重调查研究,不轻信口供。只有被告人供述,没有其他证据的,不能认定被告人有罪和处以刑罚;没有被告人供述,证据确实、充分的,可以认定被告人有罪和处以刑罚。

证据确实、充分,应当符合以下条件:①定罪量刑的事实都有证据证明;②据以定案的证据均经法定程序查证属实;③综合全案证据,对所认定事实已排除合理怀疑。

根据《刑事诉讼法解释》,对物证、书证应当着重审查以下内容:①物证、书证是否为原物、原件,是否经过辨认、鉴定;物证的照片、录像、复制品或者书证的副本、复制件是否与原物、原件相符,是否由二人以上制作,有无制作人关于制作过程以及原物、原件存放于何处的文字说明和签名;②物证、书证的收集程序、方式是否符合法律、有关规定;经勘验、检查、搜查提取、扣押的物证、书证,是否附有相关笔录、清单,笔录、清单是否经侦查人员、物品持有人、见证人签名,没有物品持有人签名的,是否注明原因;物品的名称、特征、数量、质量等是否注明清楚;③物证、书证在收集、保管、鉴定过程中是否受损或者改变;④物证、书证与案件事实有无关联;对现场遗留与犯罪有关的具备鉴定条件的血迹、体液、毛发、指纹等生物样本、痕迹、物品,是否已作 DNA 鉴定、指纹鉴定等,并与被告人或者被害人的相应生物检材、生物特征、物品等比对;⑤与案件事实有关联的物证、书证是否全面收集。据以定案的物证应当是原物。原物不便搬运,不易保存,依法应当由有关部门保管、处理,或者依法应当返还的,可以拍摄、制作足以反映原物外形和特征的照片、录像、复制品。物证的照片、录像、复制品,不能反映原物的外形和特征的,不得作为定案的根据。物证的照片、录像、复制品,经与原物核对无误、经鉴定为真实或者以其他方式确认为真实的,可以作为定案的根据。据以定案的书证应当是原件。取得原件确有困难的,可以使用副本、复制件。书证有更改或者更改迹象不能作出合理解释,或者书证的副本、复制件不能反映原件及其内容的,不得作为定案的根据。书证的副本、复制件,经与原件核对无误、经鉴定为真实或者以其他方式确认为真实的,可以作为定案的根据。在勘验、检查、搜查过程中提取、扣押的物证、书证,未附笔录或者清单,不能证明物证、书证来源的,不得作为定案的根据。

证人证言、被害人陈述的审查与认定包括以下 6 点:①处于明显醉酒、中毒或者麻醉等状态,不能正常感知或者正确表达的证人所提供的证言,不得作为证据使用;②证人的猜测性、评论性、推断性的证言,不得作为证据使用,但根据一般生活经验判断符合事实的除外;③询问证人没有个别进行的;④书面证言没有经证人核对确认的;⑤询问聋、哑人,应当提供通晓聋、哑手势的人员而未提供的;⑥询问不通晓当地通用语言、文字的证人,应当提供翻译人员而未提供的。

被告人供述和辩解的审查与认定。被告人供述具有下列情形之一的,不得作为定案的根据:①讯问笔录没有经被告人核对确认的;②讯问聋、哑人,应当提供通晓聋、哑手势的人员而未提供的;③讯问不通晓当地通用语言、文字的被告人,应当提供翻译人员而未提供的。讯问笔录有下列瑕疵,经补正或者作出合理解释的,可以采用;不能补正或者作出合理解释的,不得作为定案的根据:①讯问笔录填写的讯问时间、讯问人、记录人、法定代理人等有误或者存在矛盾的;②讯问人没有签名的;③首次讯问笔录没有记录告知被讯问人相关权利和法律规定的。

鉴定意见的审查与认定。鉴定意见具有下列情形之一的,不得作为定案的根据:①鉴定机构不具备法定资质,或者鉴定事项超出该鉴定机构业务范围、技术条件的;②鉴定人不具备法定资质,不具有相关专业技术或者职称,或者违反回避规定的;③送检材料、样本来源不明,或者因污染不具备鉴定条件的;④鉴定对象与送检材料、样本不一致的;⑤鉴定程序违反规定的;⑥鉴定过程和方法不符合相关专业的规范要求的;⑦鉴定文书缺少签名、盖章的;⑧鉴定意见与案件待证事实没有关联的;⑨违反有关规定的其他情形。经人民法院通知,鉴定人拒不出庭作证的,鉴定意见不得作为定案的根据。鉴定人由于不能抗拒的原因或者有其他正当理由无法出庭的,人民法院可以根据情况决定延期审理或者重新鉴定。对没有正当理由拒不出庭作证的鉴定人,人民法院应当通报司法行政机关或者有关部门。经人民法院通知,检验人拒不出庭作证的,检验报告不得作为定罪量刑的参考。

勘验、检查、辨认、侦查实验等笔录的审查与认定。勘验、检查笔录存在明显不符合法律、有关规定的情形,不能作出合理解释或者说明的,不得作为定案的根据。对辨认笔录应当着重审查辨认的过程、方法,以及辨认笔录的制作是否符合有关规定。辨认笔录具有下列情形之一的,不得作为定案的根据:①辨认不是在侦查人员主持下进行的;②辨认前使辨认人见到辨认对象的;③辨认活动没有个别进行的;④辨认对象没有混杂在具有类似特征的其他对象中,或者供辨认的对象数量不符合规定的;⑤辨认中给辨认人明显暗示或者明显有指认嫌疑的;⑥违反有关规定、不能确定辨认笔录真实性的其他情形。侦查实验的条件与事件发生时的条件有明显差异,或者存在影响实验结论科学性的其他情形的,侦查实验笔录不得作为定案的根据。

视听资料、电子数据的审查与认定。视听资料、电子数据具有下列情形之一的,不得作为定案的根据:①经审查无法确定真伪的;②制作、取得的时间、地点、方式等有疑问,不能提供必要证明或者作出合理解释的。

(四)证明对象

《刑事诉讼法解释》第64条规定需要运用证据证明的案件事实包括:"(一)被告人、被害人的身份;(二)被指控的犯罪是否存在;(三)被指控的犯罪是否为被告人所实施;(四)被告人有无刑事责任能力,有无罪过,实施犯罪的动机、目的;(五)实施犯罪的时间、地点、手段、后果以及案件起因等;(六)被告人在共同犯罪中的地位、作用;(七)被告人有无从重、从轻、减轻、免除处罚情节;(八)有关附带民事诉讼、涉案财物处理的事实;(九)有关管辖、回避、延期审理等的程序事实;(十)与定罪量刑有关的其他事实。"

《高检规则》第437条规定在法庭审理中,下列事实不必提出证据进行证明:"(一)为一般人共同知晓的常识性事实;(二)人民法院生效裁判所确认的并且未依审判监督程序重新审理的事实;(三)法律、法规的内容以及适用等属于审判人员履行职务所应当知晓的事实;(四)在法庭审理中不存在异议的程序事实;(五)法律规定的推定事实;(六)自然规律或者定律。"

(五)证明责任及其分配规则

公诉案件检察院承担证明犯罪嫌疑人、被告人有罪的责任,自诉案件则由自诉人承担。一般情况下,作为被诉的一方并不承担证明责任,除个别犯罪如巨额财产来源不明罪和持有型犯罪需要被诉方提出证据。

(六) 证明标准

立案的证明标准:①具有犯罪事实;②需要追究刑事责任。

逮捕的证明标准:①有证据证明有犯罪事实;②有证据证明该犯罪事实是犯罪嫌疑人实施的;③犯罪嫌疑人事实犯罪的证据已查证属实。

侦查终结、提起公诉和判决有罪的证明标准:①犯罪事实清楚;②证据确实充分。其中《刑事诉讼法》规定:"证据确实、充分,应当符合以下条件:(一)定罪量刑的事实都有证据证明;(二)据以定案的证据均经法定程序查证属实;(三)综合全案证据,对所认定事实已排除合理怀疑。"

《最高人民法院关于建立健全防范刑事冤假错案工作机制的意见》(法发〔2013〕11号)第6条规定:"定罪证据不足的案件,应当坚持疑罪从无原则,依法宣告被告人无罪,不得降格作出'留有余地'的判决。定罪证据确实、充分,但影响量刑的证据存疑的,应当在量刑时作出有利于被告人的处理。死刑案件,认定对被告人适用死刑的事实证据不足的,不得判处死刑。"关于疑罪从无,还包括检察院在审查起诉时,经过2次补充侦查,仍然证据不足,应作出不起诉决定。一审中证据不足应当作出无罪判决。二审、死刑复核可以改判也可以发回重审。死刑立即执行案件中应当裁定不予核准并撤销原判,发回重审。

(七) 非法证据排除规则

《刑事诉讼法》第54条规定:"采用刑讯逼供等非法方法收集的犯罪嫌疑人、被告人供述和采用暴力、威胁等非法方法收集的证人证言、被害人陈述,应当予以排除。收集物证、书证不符合法定程序,可能严重影响司法公正的,应当予以补正或者作出合理解释;不能补正或者作出合理解释的,对该证据应当予以排除。""在侦查、审查起诉、审判时发现有应当排除的证据的,应当依法予以排除,不得作为起诉意见、起诉决定和判决的依据。"《刑诉法解释》第95条进一步解释了使用肉刑或者变相肉刑,或者采用其他使被告人在肉体上或者精神上遭受剧烈疼痛或者痛苦的方法,迫使被告人违背意愿供述的,应当认定为《刑事诉讼法》第54条规定的"刑讯逼供等非法方法"。认定《刑事诉讼法》第54条规定的"可能严重影响司法公正",应当综合考虑收集物证、书证违反法定程序以及所造成后果的严重程度等情况。《最高人民法院关于建立健全防范刑事冤假错案工作机制的意见》(法发〔2013〕11号)第8条规定,采用刑讯逼供或者冻、饿、晒、烤、疲劳审讯等非法方法收集的被告人供述,应当排除。除情况紧急必须现场讯问以外,在规定的办案场所外讯问取得的供述,未依法对讯问进行全程录音录像取得的供述,以及不能排除以非法方法取得的供述,应当排除。以上可见我国非法证据排除规则包括强制排除和裁量排除,即在某些情况下可以通过补正使证据得以被采纳,当然能够补正的仅限于法律明文规定的非实质性瑕疵的证据。

人民检察院接到报案、控告、举报或者发现侦查人员以非法方法收集证据的,应当进行调查核实。对于确有以非法方法收集证据情形的,应当提出纠正意见;构成犯罪的,依法追究刑事责任。法庭审理过程中,审判人员认为可能存在《刑事诉讼法》第 54 条规定的以非法方法收集证据情形的,应当对证据收集的合法性进行法庭调查。当事人及其辩护人、诉讼代理人有权申请人民法院对以非法方法收集的证据依法予以排除。申请排除以非法方法收集的证据的,应当提供相关线索或者材料。在对证据收集的合法性进行法庭调查的过程中,人民检察院应当对证据收集的合法性加以证明。现有证据材料不能证明证据收集的合法性的,人民检察院可以提请人民法院通知有关侦查人员或者其他人员出庭说明情况;人民法院可以通知有关侦查人员或者其他人员出庭说明情况。有关侦查人员或者其他人员也可以要求出庭说明情况。经人民法院通知,有关人员应当出庭。对于经过法庭审理,确认或者不能排除存在《刑事诉讼法》第 54 条规定的以非法方法收集证据情形的,对有关证据应当予以排除。证人证言必须在法庭上经过公诉人、被害人和被告人、辩护人双方质证并且查实以后,才能作为定案的根据。法庭查明证人有意作伪证或者隐匿罪证的时候,应当依法处理。

2017 年出台的《排除非法证据规定》明确非法证据认定标准及其排除程序,适用于从侦查、起诉、一审、二审、死刑复核到审判监督的全过程。增加了非法限制人身自由的非法方式;确立了重复性供述的排除规则,即采用刑讯逼供方法使犯罪嫌疑人、被告人作出供述,之后犯罪嫌疑人、被告人受该刑讯逼供行为影响而作出的与该供述相同的重复性供述,应当一并排除。

《人民法院办理刑事案件排除非法证据规程(试行)》进一步细化了非法证据排除的规则。第一,采用下列非法方法收集的被告人供述,应当予以排除:①采用殴打、违法使用戒具等暴力方法或者变相肉刑的恶劣手段,使被告人遭受难以忍受的痛苦而违背意愿作出的供述;②采用以暴力或者严重损害本人及其近亲属合法权益等进行威胁的方法,使被告人遭受难以忍受的痛苦而违背意愿作出的供述;③采用非法拘禁等非法限制人身自由的方法收集的被告人供述。第二,采用刑讯逼供方法使被告人作出供述,之后被告人受该刑讯逼供行为影响而作出的与该供述相同的重复性供述,应当一并排除,但下列情形除外:①侦查期间,根据控告、举报或者自己发现等,侦查机关确认或者不能排除以非法方法收集证据而更换侦查人员,其他侦查人员再次讯问时告知诉讼权利和认罪的法律后果,被告人自愿供述的;②审查逮捕、审查起诉和审判期间,检察人员、审判人员讯问时告知诉讼权利和认罪的法律后果,被告人自愿供述的。第三,采用暴力、威胁以及非法限制人身自由等非法方法收集的证人证言、被害人陈述,应当予以排除。第四,采用非法搜查、扣押等违反法定程序的方法收集物证、书证,可能严重影响司法公正的,应当予以补正或者作出合理解释;不能补正或者作出合理解释的,对有关证据应当予以排除。

八、立案、侦查和起诉

(一) 立案

公安机关发现犯罪事实或者犯罪嫌疑人,应当按照管辖范围,立案侦查。任何单位和个人发现有犯罪事实或者犯罪嫌疑人,有权利也有义务向公安机关、人民检察院或者人民法院报案或者举报。被害人对侵犯其人身、财产权利的犯罪事实或者犯罪嫌疑人,有权向公安机关、人民检察院或者人民法院报案或者控告。公安机关、人民检察院或者人民法院对于报案、控告、举报,都应当接受。对于不属于自己管辖的,应当移送主管机关处理,并且通知报案人、控告人、举报人;对于不属于自己管辖而又必须采取紧急措施的,应当先采取紧急措施,然后移送主管机关。报案、控告、举报可以用书面或者口头提出。接受口头报案、控告、举报的工作人员,应当写成笔录,经宣读无误后,由报案人、控告人、举报人签名或者盖章。

监察机关对于报案或者举报,应当接受并按照有关规定处理。对于不属于本机关管辖的,应当移送主管机关处理。

(二) 侦查

立案后,公安机关和监察委员会依照法定程序收集审查证据材料,进行侦查。

《刑事诉讼法》规定了公安机关侦查的主要内容有讯问犯罪嫌疑人、讯问证人、勘验检查、搜查、扣押物证书证、鉴定、采取技术侦查措施和通缉。

关于侦查终结时逮捕期限的计算,对犯罪嫌疑人逮捕后的侦查羁押期限不得超过2个月。案情复杂、期限届满不能终结的案件,可以经上一级人民检察院批准延长1个月。因为特殊原因,在较长时间内不宜交付审判的特别重大复杂的案件,由最高人民检察院报请全国人民代表大会常务委员会批准延期审理。如有下列情形,经省、自治区、直辖市人民检察院批准或者决定,可以延长2个月:①交通十分不便的边远地区的重大复杂案件;②重大的犯罪集团案件;③流窜作案的重大复杂案件;④犯罪涉及面广,取证困难的重大复杂案件。

在侦查过程中,发现不应对犯罪嫌疑人追究刑事责任的,应当撤销案件;犯罪嫌疑人已被逮捕的,应当立即释放,发给释放证明,并且通知原批准逮捕的人民检察院。在案件侦查终结前,辩护律师提出要求的,公安机关应当听取辩护律师的意见,并记录在案。辩护律师提出书面意见的,应当附卷。公安机关侦查终结的案件,应当做到犯罪事实清楚,证据确实、充分,并且写出起诉意见书,连同案卷材料、证据一并移送同级人民检察院审查决定;同时将案件移送情况告知犯罪嫌疑人及其辩护律师。人民检察院侦查终结的案件,应当作出提起公诉、不起诉或者撤销案件的决定。

《监察法》中将对职务犯罪的侦查称为"调查",并且规定了不同于《刑事诉讼法》的程序。

(三) 审查起诉

人民检察院是提起公诉的主体,审查起诉的结果包括起诉和不起诉。人民检察院认为犯罪嫌疑人的犯罪事实已经查清,证据确实、充分,依法应当追究刑事责任的,应当作出起诉决定,按照审判管辖的规定,向人民法院提起公诉,并将案卷材料、证据移送人民法院。犯罪嫌疑人没有犯罪事实,或者有《刑事诉讼法》第15条规定的情形之一的,人民检察院应当作出不起诉决定。对于犯罪情节轻微,依照刑法规定不需要判处刑罚或者免除刑罚的,人民检察院可以作出不起诉决定。对于二次补充侦查的案件,人民检察院仍然认为证据不足,不符合起诉条件的,应当作出不起诉的决定。

此外,根据《监察法》的规定,对监察机关移送的案件,人民检察院依照《刑事诉讼法》对被调查人采取强制措施。人民检察院经审查,认为犯罪事实已经查清,证据确实、充分,依法应当追究刑事责任的,应当作出起诉决定。人民检察院经审查,认为需要补充核实的,应当退回监察机关补充调查,必要时可以自行补充侦查。对于补充调查的案件,应当在一个月内补充调查完毕。补充调查以二次为限。人民检察院对于有《刑事诉讼法》规定的不起诉的情形的,经上一级人民检察院批准,依法作出不起诉的决定。监察机关认为不起诉的决定有错误的,可以向上一级人民检察院提请复议。

九、第一审程序

(一) 公诉案件

人民法院对提起公诉的案件进行审查后,对于起诉书中有明确的指控犯罪事实的,应当决定开庭审判。

开庭前应当做好以下准备:确定合议庭的组成人员,将人民检察院的起诉书副本至迟在开庭10日以前送达被告人及其辩护人。审判人员可以召集公诉人、当事人和辩护人、诉讼代理人,对回避、出庭证人名单、非法证据排除等与审判相关的问题,了解情况,听取意见。人民法院确定开庭日期后,应当将开庭的时间、地点通知人民检察院,传唤当事人,通知辩护人、诉讼代理人、证人、鉴定人和翻译人员,传票和通知书至迟在开庭三日以前送达。公开审判的案件,应当在开庭3日以前先期公布案由、被告人姓名、开庭时间和地点。

审判阶段包括以下几个阶段：

（1）开庭。开庭的时候，审判长查明当事人是否到庭，宣布案由；宣布合议庭的组成人员、书记员、公诉人、辩护人、诉讼代理人、鉴定人和翻译人员的名单；告知当事人有权对合议庭组成人员、书记员、公诉人、鉴定人和翻译人员申请回避；告知被告人享有辩护权利。

（2）法庭调查。公诉人在法庭上宣读起诉书后，被告人、被害人可以就起诉书指控的犯罪进行陈述，公诉人可以讯问被告人。被害人、附带民事诉讼的原告人和辩护人、诉讼代理人，经审判长许可，可以向被告人发问。审判人员可以讯问被告人。公诉人、当事人或者辩护人、诉讼代理人对证人证言有异议，且该证人证言对案件定罪量刑有重大影响，人民法院认为证人有必要出庭作证的，证人应当出庭作证。公诉人、辩护人应当向法庭出示物证，让当事人辨认，对未到庭的证人的证言笔录、鉴定人的鉴定意见、勘验笔录和其他作为证据的文书，应当当庭宣读。审判人员应当听取公诉人、当事人和辩护人、诉讼代理人的意见。法庭审理过程中，合议庭对证据有疑问的，可以宣布休庭，对证据进行调查核实。

（3）法庭辩论和最后陈述。法庭审理过程中，对与定罪、量刑有关的事实、证据都应当进行调查、辩论。经审判长许可，公诉人、当事人和辩护人、诉讼代理人可以对证据和案件情况发表意见并且可以互相辩论。审判长在宣布辩论终结后，被告人有最后陈述的权利。

（4）评议宣判。在被告人最后陈述后，审判长宣布休庭，合议庭进行评议，根据已经查明的事实、证据和有关的法律规定，分别作出以下判决：案件事实清楚，证据确实、充分，依据法律认定被告人有罪的，应当作出有罪判决；依据法律认定被告人无罪的，应当作出无罪判决；证据不足，不能认定被告人有罪的，应当作出证据不足、指控的犯罪不能成立的无罪判决。宣告判决，一律公开进行。当庭宣告判决的，应当在5日以内将判决书送达当事人和提起公诉的人民检察院；定期宣告判决的，应当在宣告后立即将判决书送达当事人和提起公诉的人民检察院。判决书应当同时送达辩护人、诉讼代理人。

人民法院审理公诉案件，应当在受理后2个月以内宣判，至迟不得超过3个月。对于可能判处死刑的案件或者附带民事诉讼的案件，以及有《刑事诉讼法》第156条规定情形之一的，经上一级人民法院批准，可以延长3个月。因特殊情况还需要延长的，报请最高人民法院批准。

（二）自诉案件

自诉案件包括告诉才处理的案件、被害人有证据证明的轻微刑事案件和被害人有证据证明被告人侵犯自己人身、财产权利的行为并且应当依法追究刑事责任，而公安机关或者人民检察院不予追究被告人刑事责任的案件。《刑诉法解释》第 263 条规定:"对自诉案件,人民法院应当在十五日内审查完毕。经审查,符合受理条件的,应当决定立案,并书面通知自诉人或者代为告诉人。具有下列情形之一的,应当说服自诉人撤回起诉;自诉人不撤回起诉的,裁定不予受理:(一)不属于本解释第一条规定的案件的;(二)缺乏罪证的;(三)犯罪已过追诉时效期限的;(四)被告人死亡的;(五)被告人下落不明的;(六)除因证据不足而撤诉的以外,自诉人撤诉后,就同一事实又告诉的;(七)经人民法院调解结案后,自诉人反悔,就同一事实再行告诉的。"人民法院对于自诉案件进行审查后,按照下列情形分别处理:犯罪事实清楚,有足够证据的案件,应当开庭审判;缺乏罪证的自诉案件,如果自诉人提不出补充证据,应当说服自诉人撤回自诉,或者裁定驳回。自诉人经两次依法传唤,无正当理由拒不到庭的,或者未经法庭许可中途退庭的,按撤诉处理。

自诉案件可以和解、调解、反诉、适用简易程序与撤诉。被告人未被羁押的自诉案件审期为 6 个月。被告人已羁押的审期与公诉案件相同。

(三)简易程序

简易程序只适用于基层法院第一审程序,可以由法官独任审理也可以组成合议庭审理,对可能判处的有期徒刑超过 3 年的,必须组成合议庭进行审判。适用简易程序审理案件,人民法院应当在受理后 20 日以内审结;对可能判处的有期徒刑超过 3 年的,可以延长至 1 个半月。

符合下列条件的,可以适用简易程序审判:①案件事实清楚、证据充分的;②被告人承认自己所犯罪行,对指控的犯罪事实没有异议的;③被告人对适用简易程序没有异议的。人民检察院在提起公诉的时候,可以建议人民法院适用简易程序。不适用简易程序的有:①被告人是盲、聋、哑人,或者是尚未完全丧失辨认或者控制自己行为能力的精神病人的;②有重大社会影响的;③共同犯罪案件中部分被告人不认罪或者对适用简易程序有异议的;④辩护人作无罪辩护的;⑤被告人认罪但经审查认为可能不构成犯罪的;⑥其他不宜适用简易程序审理的。

适用简易程序审理案件,可以对庭审作如下简化:①公诉人可以摘要宣读起诉书;②公诉人、辩护人、审判人员对被告人的讯问、发问可以简化或者省略;③对控辩双方无异议的证据,可以仅就证据的名称及所证明的事项作出说明;对控辩双方有异议,或者法庭认为有必要调查核实的证据,应当出示,并进行质证;④控辩双方对与定罪量刑有关的事实、证据没有异议的,法庭审理可以直接围绕罪名确定和量刑问题进行。适用简易程序审理案件,判决宣告前应当听取被告人的最后陈述。

适用简易程序审理案件,在法庭审理过程中,有下列情形之一的,应当转为普通程序审理:①被告人的行为可能不构成犯罪的;②被告人可能不负刑事责任的;③被告人当庭对起诉指控的犯罪事实予以否认的;④案件事实不清、证据不足的;⑤不应当或者不宜适用简易程序的其他情形。转为普通程序审理的案件,审理期限应当从决定转为普通程序之日起计算。适用简易程序审理案件,一般应当当庭宣判。

(四)附带民事诉讼

被害人由于被告人的犯罪行为而遭受物质损失的,在刑事诉讼过程中,有权提起附带民事诉讼。被害人死亡或者丧失行为能力的,被害人的法定代理人、近亲属有权提起附带民事诉讼。如果是国家财产、集体财产遭受损失的,人民检察院在提起公诉的时候,可以提起附带民事诉讼。附带民事诉讼的提起的前提是刑事诉讼已成立,且不支持精神损害赔偿、非法占有、处置被害人财产犯罪以及国家机关行使公权力侵权。

人民法院审理附带民事诉讼案件,可以进行调解,或者根据物质损失情况作出判决、裁定。附带民事诉讼应当同刑事案件一并审判,只有为了防止刑事案件审判的过分迟延,才可以在刑事案件审判后,由同一审判组织继续审理附带民事诉讼。

十、第二审程序

二审程序又称上诉审程序,对第一审未生效的判决、裁定提出的上诉或抗诉进行审理的程序。

被告人、自诉人和他们的法定代理人,不服地方各级人民法院第一审的判决、裁定,有权用书状或者口头向上一级人民法院上诉。被告人的辩护人和近亲属,经被告人同意,可以提出上诉。附带民事诉讼的当事人和他们的法定代理人,可以对地方各级人民法院第一审的判决、裁定中的附带民事诉讼部分,提出上诉。对被告人的上诉权,不得以任何借口加以剥夺。地方各级人民检察院认为本级人民法院第一审的判决、裁定确有错误的时候,应当向上一级人民法院提出抗诉。不服判决的上诉和抗诉的期限为10日,不服裁定的上诉和抗诉的期限为5日。上诉可通过原审法院也可直接向上一级法院提出。地方各级人民检察院对同级人民法院第一审判决、裁定的抗诉,应当通过原审人民法院提出抗诉书,并且将抗诉书抄送上一级人民检察院。上级人民检察院如果认为抗诉不当,可以向同级人民法院撤回抗诉,并且通知下级人民检察院。

二审的审理依照两个原则,全面审查原则和上诉不加刑原则。全面审查即既要审查事实又要审查法律,既要审查上诉或抗诉部分又要审查没有上诉或抗诉部分,共同犯罪中上诉的被告人死亡,其他被告人未上诉的,第二审人民法院仍应对全案进行审查。经审查,死亡的被告人不构成犯罪的,应当宣告无罪;构成犯罪的,应当终止审理。对其他同案被告人仍应作出判决、裁定。

附带民事诉讼的案件也要对全案进行审查。上诉不加刑是只有在被告上诉的时候,二审法院才不得对被告判处比原判更重的刑罚。

上诉、抗诉案件,经过审理后,应当按照下列情形分别处理:①原判决认定事实和适用法律正确、量刑适当的,应当裁定驳回上诉或者抗诉,维持原判;②原判决认定事实没有错误,但适用法律有错误,或者量刑不当的,应当改判;③原判决事实不清楚或者证据不足的,可以在查清事实后改判;也可以裁定撤销原判,发回原审人民法院重新审判。第二审人民法院发现第一审人民法院的审理有下列违反法律规定的诉讼程序的情形之一的,应当裁定撤销原判,发回原审人民法院重新审判:①违反《刑事诉讼法》有关公开审判的规定的;②违反回避制度的;③剥夺或者限制了当事人的法定诉讼权利,可能影响公正审判的;④审判组织的组成不合法的;⑤其他违反法律规定的诉讼程序,可能影响公正审判的。

第二审人民法院受理上诉、抗诉案件,应当在2个月以内审结。对于可能判处死刑的案件或者附带民事诉讼的案件,以及有《刑事诉讼法》第156条规定情形之一的,经省、自治区、直辖市高级人民法院批准或者决定,可以延长1个月;因特殊情况还需要延长的,报请最高人民法院批准。

十一、审判监督程序

(一)审判监督程序的启动机制

审判监督程序是人民法院对已经生效的判决和裁定,发现其在认定事实上或适用法律上确有错误,依法再审的诉讼程序。审判监督程序包括法院依职权启动再审、当事人申请再审以及检察院抗诉再审三种类型。

(二)再审的事由

法院依职权启动再审的事由,是已经发生法律效力的判决、裁定确有错误。

当事人对判决、裁定申请再审的事由,根据《刑事诉讼法》第242条及《刑诉法解释》的相关规定,包括如下情形:①有新的证据证明原判决、裁定认定的事实确有错误,可能影响定罪量刑的;②据以定罪量刑的证据不确实、不充分、依法应当予以排除,或者证明案件事实的主要证据之间存在矛盾的;③原判决、裁定适用法律确有错误的;④主要事实依据被依法变更或者撤销的;⑤认定罪名错误的;⑥量刑明显不当的;⑦违反法律关于溯及力规定的;⑧违反法律规定的诉讼程序,可能影响公正审判的;⑨审判人员在审理该案件的时候,有贪污受贿,徇私舞弊,枉法裁判行为的。

人民检察院针对已经发生法律效力的、认为确有错误的判决、裁定可以提出抗诉,包括以下情形:①有新的证据证明原判决、裁定认定的事实确有错误的;②据以定罪量刑的证据不确实、不充分或者证明案件事实的主要证据之间存在矛盾的;③原判决、裁定适用法律确有错误的;④审判人员在审理该案件的时候,有贪污受贿、徇私舞弊、枉法裁判行为的。

（三）审判监督程序的运行

各级人民法院院长对本院已经发生法律效力的判决和裁定,如果发现在认定事实上或者在适用法律上确有错误,必须提交审判委员会处理。最高人民法院对各级人民法院已经发生法律效力的判决和裁定,上级人民法院对下级人民法院已经发生法律效力的判决和裁定,如果发现确有错误,有权提审或者指令下级人民法院再审。

最高人民检察院对各级人民法院已经发生法律效力的判决和裁定,上级人民检察院对下级人民法院已经发生法律效力的判决和裁定,如果发现确有错误,有权按照审判监督程序向同级人民法院提出抗诉。

人民检察院抗诉的案件,接受抗诉的人民法院应当组成合议庭重新审理,对于原判决事实不清楚或者证据不足的,可以指令下级人民法院再审。

上级人民法院指令下级人民法院再审的,应当指令原审人民法院以外的下级人民法院审理,由原审人民法院审理更为适宜的,也可以指令原审人民法院审理。

人民法院按照审判监督程序重新审判的案件,由原审人民法院审理的,应当另行组成合议庭进行。如果原来是第一审案件,应当依照第一审程序进行审判,所作的判决、裁定,可以上诉、抗诉;如果原来是第二审案件,或者是上级人民法院提审的案件,应当依照第二审程序进行审判,所作的判决、裁定,是终审的判决、裁定。

人民法院决定再审的案件,需要对被告人采取强制措施的,由人民法院依法决定;人民检察院提出抗诉的再审案件,需要对被告人采取强制措施的,由人民检察院依法决定。

人民法院按照审判监督程序审判的案件,可以决定中止原判决、裁定的执行。

再审应当在作出提审、再审决定之日起 3 个月以内审结,需要延长期限的,不得超过 6 个月,接受抗诉的人民法院按照审判监督程序审判抗诉的案件,审理期限亦同。对需要指令下级人民法院再审的,应当自接受抗诉之日起 1 个月以内作出决定,下级人民法院审理案件的期限亦同。

十二、特别程序

（一）当事人和解的公诉案件诉讼程序

《刑事诉讼法》第 277 条规定了当事人和解的公诉案件的范围:①因民间纠纷引起,涉嫌刑法分则第 4 章、第 5 章规定的犯罪案件,可能判处 3 年有期徒刑以下刑罚的;②除渎职犯罪以外的可能判处 7 年有期徒刑以下刑罚的过失犯罪案件。当事人和解的公诉案件还需要满足以下积极条件和消极条件:①犯罪嫌疑人、被告人真诚悔罪,通过向被害人赔偿损失、赔礼道歉等方式获得被害人谅解,被害人自愿和解;②犯罪嫌疑人、被告人在 5 年以内未曾经故意犯罪。

双方当事人和解的,公安机关、人民检察院、人民法院应当听取当事人和其他有关人员的意见,对和解的自愿性、合法性进行审查,并主持制作和解协议书。

对于达成和解协议的案件,公安机关可以向人民检察院提出从宽处理的建议。人民检察院可以向人民法院提出从宽处罚的建议;对于犯罪情节轻微,不需要判处刑罚的,可以作出不起诉的决定。人民法院可以依法对被告人从宽处罚。

(二)犯罪嫌疑人、被告人逃匿、死亡案件违法所得的没收程序

《刑事诉讼法》规定对于贪污贿赂犯罪、恐怖活动犯罪等重大犯罪案件,犯罪嫌疑人、被告人逃匿,在通缉一年后不能到案,或者犯罪嫌疑人、被告人死亡,依照刑法规定应当追缴其违法所得及其他涉案财产的,人民检察院可以向人民法院提出没收违法所得的申请。由此可见,这一程序不以犯罪嫌疑人、被告人定罪为前提,注重诉讼效率,防止因诉讼拖延而使得国有资产进一步流失。

(三)依法不负刑事责任的精神病人的强制医疗程序

人民法院可以决定对实施暴力行为,危害公共安全或者严重危害公民人身安全,经法定程序鉴定依法不负刑事责任的精神病人,若有继续危害社会可能的,予以强制医疗。

公安机关发现精神病人符合强制医疗条件的,应当写出强制医疗意见书,移送人民检察院。对于公安机关移送的或者在审查起诉过程中发现的精神病人符合强制医疗条件的,人民检察院应当向人民法院提出强制医疗的申请。人民法院在审理案件过程中发现被告人符合强制医疗条件的,可以作出强制医疗的决定。对实施暴力行为的精神病人,在人民法院决定强制医疗前,公安机关可以采取临时的保护性约束措施。

强制医疗机构应当定期对被强制医疗的人进行诊断评估。对于已不具有人身危险性,不需要继续强制医疗的,应当及时提出解除意见,报决定强制医疗的人民法院批准。被强制医疗的人及其近亲属有权申请解除强制医疗。人民检察院对强制医疗的决定和执行实行监督。

附：

卫生执法监督相关的主要法律条文（节选）

《中华人民共和国行政处罚法》

第三条 公民、法人或者其他组织违反行政管理秩序的行为，应当给予行政处罚的，依照本法由法律、法规或者规章规定，并由行政机关依照本法规定的程序实施。

没有法定依据或者不遵守法定程序的，行政处罚无效。

第三十条 公民、法人或者其他组织违反行政管理秩序的行为，依法应当给予行政处罚的，行政机关必须查明事实；违法事实不清的，不得给予行政处罚。

第三十一条 行政机关在作出行政处罚决定之前，应当告知当事人作出行政处罚决定的事实、理由及依据，并告知当事人依法享有的权利。

第三十二条 当事人有权进行陈述和申辩。行政机关必须充分听取当事人的意见，对当事人提出的事实、理由和证据，应当进行复核；当事人提出的事实、理由或者证据成立的，行政机关应当采纳。

行政机关不得因当事人申辩而加重处罚。

第三十七条 行政机关在调查或者进行检查时，执法人员不得少于两人，并应当向当事人或者有关人员出示证件。当事人或者有关人员应当如实回答询问，并协助调查或者检查，不得阻挠。询问或者检查应当制作笔录。

行政机关在收集证据时，可以采取抽样取证的方法；在证据可能灭失或者以后难以取得的情况下，经行政机关负责人批准，可以先行登记保存，并应当在七日内及时作出处理决定，在此期间，当事人或者有关人员不得销毁或者转移证据。

执法人员与当事人有直接利害关系的，应当回避。

第四十一条 行政机关及其执法人员在作出行政处罚决定之前，不依照本法第三十一条、第三十二条的规定向当事人告知给予行政处罚的事实、理由和依据，或者拒绝听取当事人的陈述、申辩，行政处罚决定不能成立；当事人放弃陈述或者申辩权利的除外。

第四十二条　行政机关作出责令停产停业、吊销许可证或者执照、较大数额罚款等行政处罚决定之前，应当告知当事人有要求举行听证的权利；当事人要求听证的，行政机关应当组织听证。当事人不承担行政机关组织听证的费用。听证依照以下程序组织：

（一）当事人要求听证的，应当在行政机关告知后三日内提出；

（二）行政机关应当在听证的七日前，通知当事人举行听证的时间、地点；

（三）除涉及国家秘密、商业秘密或者个人隐私外，听证公开举行；

（四）听证由行政机关指定的非本案调查人员主持；当事人认为主持人与本案有直接利害关系的，有权申请回避；

（五）当事人可以亲自参加听证，也可以委托一至二人代理；

（六）举行听证时，调查人员提出当事人违法的事实、证据和行政处罚建议；当事人进行申辩和质证；

（七）听证应当制作笔录；笔录应当交当事人审核无误后签字或者盖章。

当事人对限制人身自由的行政处罚有异议的，依照治安管理处罚法有关规定执行。

《中华人民共和国行政强制法》

第十七条　行政强制措施由法律、法规规定的行政机关在法定职权范围内实施。行政强制措施权不得委托。

依据《中华人民共和国行政处罚法》的规定行使相对集中行政处罚权的行政机关，可以实施法律、法规规定的与行政处罚权有关的行政强制措施。

行政强制措施应当由行政机关具备资格的行政执法人员实施，其他人员不得实施。

第十八条　行政机关实施行政强制措施应当遵守下列规定：

（一）实施前须向行政机关负责人报告并经批准；

（二）由两名以上行政执法人员实施；

（三）出示执法身份证件；

（四）通知当事人到场；

（五）当场告知当事人采取行政强制措施的理由、依据以及当事人依法享有的权利、救济途径；

（六）听取当事人的陈述和申辩；

（七）制作现场笔录；

（八）现场笔录由当事人和行政执法人员签名或者盖章，当事人拒绝的，在笔录中予以注明；

（九）当事人不到场的，邀请见证人到场，由见证人和行政执法人员在现场笔录上签名或者盖章；

（十）法律、法规规定的其他程序。

《中华人民共和国行政许可法》

第八条 公民、法人或者其他组织依法取得的行政许可受法律保护，行政机关不得擅自改变已经生效的行政许可。

行政许可所依据的法律、法规、规章修改或者废止，或者准予行政许可所依据的客观情况发生重大变化的，为了公共利益的需要，行政机关可以依法变更或者撤回已经生效的行政许可。由此给公民、法人或者其他组织造成财产损失的，行政机关应当依法给予补偿。

第四十二条 除可以当场作出行政许可决定的外，行政机关应当自受理行政许可申请之日起二十日内作出行政许可决定。二十日内不能作出决定的，经本行政机关负责人批准，可以延长十日，并应当将延长期限的理由告知申请人。但是，法律、法规另有规定的，依照其规定。

依照本法第二十六条的规定，行政许可采取统一办理或者联合办理、集中办理的，办理的时间不得超过四十五日；四十五日内不能办结的，经本级人民政府负责人批准，可以延长十五日，并应当将延长期限的理由告知申请人。

第四十三条 依法应当先经下级行政机关审查后报上级行政机关决定的行政许可，下级行政机关应当自其受理行政许可申请之日起二十日内审查完毕。但是，法律、法规另有规定的，依照其规定。

《中华人民共和国人口与计划生育法》

第三十六条 违反本法规定，有下列行为之一的，由计划生育行政部门或者卫生行政部门依据职权责令改正，给予警告，没收违法所得；违法所得一万元以上的，处违法所得二倍以上六倍以下的罚款；没有违法所得或者违法所得不足一万元的，处一万元以上三万元以下的罚款；情节严重的，由原发证机关吊销执业证书；构成犯罪的，依法追究刑事责任：

（一）非法为他人施行计划生育手术的；

（二）利用超声技术和其他技术手段为他人进行非医学需要的胎儿性别鉴定或者选择性别的人工终止妊娠的；

（三）进行假医学鉴定、出具假计划生育证明的。

《中华人民共和国计划生育技术服务管理条例》

第三十一条 国务院计划生育行政部门负责全国计划生育技术服务的监督管理工作。县级以上地方人民政府计划生育行政部门负责本行政区域内计划生育技术服务的监督管理工作。

县级以上人民政府卫生行政部门依据本条例的规定,负责对从事计划生育技术服务的医疗、保健机构的监督管理工作。

第三十五条 计划生育技术服务机构违反本条例的规定,未经批准擅自从事产前诊断和使用辅助生育技术治疗不育症的,由县级以上地方人民政府卫生行政部门会同计划生育行政部门依据职权,责令改正,给予警告,没收违法所得和有关药品、医疗器械;违法所得5000元以上的,并处违法所得2倍以上5倍以下的罚款;没有违法所得或者违法所得不足5000元的,并处5000元以上2万元以下的罚款;情节严重的,并由原发证部门吊销计划生育技术服务的执业资格。

第四十条 从事计划生育技术服务的机构违反本条例的规定,使用没有依法取得相应的医师资格的人员从事与计划生育技术服务有关的临床医疗服务的,由县级以上人民政府卫生行政部门依据职权,责令改正,没收违法所得;违法所得3000元以上的,并处违法所得1倍以上3倍以下的罚款;没有违法所得或者违法所得不足3000元的,并处3000元以上5000元以下的罚款;情节严重的,并由原发证部门吊销计划生育技术服务的执业资格。

《中华人民共和国母婴保健法》

第四条 国务院卫生行政部门主管全国母婴保健工作,根据不同地区情况提出分级分类指导原则,并对全国母婴保健工作实施监督管理。

国务院其他有关部门在各自职责范围内,配合卫生行政部门做好母婴保健工作。

第三十五条 未取得国家颁发的有关合格证书的,有下列行为之一,县级以上地方人民政府卫生行政部门应当予以制止,并可以根据情节给予警告或者处以罚款:

(一)从事婚前医学检查、遗传病诊断、产前诊断或者医学技术鉴定的;

(二)施行终止妊娠手术的;

(三)出具本法规定的有关医学证明的。

上款第(三)项出具的有关医学证明无效。

第三十六条 未取得国家颁发的有关合格证书，施行终止妊娠手术或者采取其他方法终止妊娠，致人死亡、残疾、丧失或者基本丧失劳动能力的，依照刑法有关规定追究刑事责任。

第三十七条 从事母婴保健工作的人员违反本法规定，出具有关虚假医学证明或者进行胎儿性别鉴定的，由医疗保健机构或者卫生行政部门根据情节给予行政处分；情节严重的，依法取消执业资格。

《中华人民共和国传染病防治法》

第五十三条 县级以上人民政府卫生行政部门对传染病防治工作履行下列监督检查职责：

（一）对下级人民政府卫生行政部门履行本法规定的传染病防治职责进行监督检查；

（二）对疾病预防控制机构、医疗机构的传染病防治工作进行监督检查；

（三）对采供血机构的采供血活动进行监督检查；

（四）对用于传染病防治的消毒产品及其生产单位进行监督检查，并对饮用水供水单位从事生产或者供应活动以及涉及饮用水卫生安全的产品进行监督检查；

（五）对传染病菌种、毒种和传染病检测样本的采集、保藏、携带、运输、使用进行监督检查；

（六）对公共场所和有关单位的卫生条件和传染病预防、控制措施进行监督检查。

省级以上人民政府卫生行政部门负责组织对传染病防治重大事项的处理。

第五十四条 县级以上人民政府卫生行政部门在履行监督检查职责时，有权进入被检查单位和传染病疫情发生现场调查取证，查阅或者复制有关的资料和采集样本。被检查单位应当予以配合，不得拒绝、阻挠。

第五十五条 县级以上地方人民政府卫生行政部门在履行监督检查职责时，发现被传染病病原体污染的公共饮用水源、食品以及相关物品，如不及时采取控制措施可能导致传染病传播、流行的，可以采取封闭公共饮用水源、封存食品以及相关物品或者暂停销售的临时控制措施，并予以检验或者进行消毒。经检验，属于被污染的食品，应当予以销毁；对未被污染的食品或者经消毒后可以使用的物品，应当解除控制措施。

第五十六条 卫生行政部门工作人员依法执行职务时，应当不少于两人，并出示执法证件，填写卫生执法文书。

卫生执法文书经核对无误后，应当由卫生执法人员和当事人签名。当事人拒绝签名的，卫生执法人员应当注明情况。

第六十九条 医疗机构违反本法规定，有下列情形之一的，由县级以上人民政府卫生行政部门责令改正，通报批评，给予警告；造成传染病传播、流行或者其他严重后果的，对负有责任的主管人员和其他直接责任人员，依法给予降级、撤职、开除的处分，并可以依法吊销有关责任人员的执业证书；构成犯罪的，依法追究刑事责任：

（一）未按照规定承担本单位的传染病预防、控制工作、医院感染控制任务和责任区域内的传染病预防工作的；

（二）未按照规定报告传染病疫情，或者隐瞒、谎报、缓报传染病疫情的；

（三）发现传染病疫情时，未按照规定对传染病病人、疑似传染病病人提供医疗救护、现场救援、接诊、转诊的，或者拒绝接受转诊的；

（四）未按照规定对本单位内被传染病病原体污染的场所、物品以及医疗废物实施消毒或者无害化处置的；

（五）未按照规定对医疗器械进行消毒，或者对按照规定一次使用的医疗器具未予销毁，再次使用的；

（六）在医疗救治过程中未按照规定保管医学记录资料的；

（七）故意泄露传染病病人、病原携带者、疑似传染病病人、密切接触者涉及个人隐私的有关信息、资料的。

第七十条 采供血机构未按照规定报告传染病疫情，或者隐瞒、谎报、缓报传染病疫情，或者未执行国家有关规定，导致因输入血液引起经血液传播疾病发生的，由县级以上人民政府卫生行政部门责令改正，通报批评，给予警告；造成传染病传播、流行或者其他严重后果的，对负有责任的主管人员和其他直接责任人员，依法给予降级、撤职、开除的处分，并可以依法吊销采供血机构的执业许可证；构成犯罪的，依法追究刑事责任。

非法采集血液或者组织他人出卖血液的，由县级以上人民政府卫生行政部门予以取缔，没收违法所得，可以并处十万元以下的罚款；构成犯罪的，依法追究刑事责任。

第七十三条 违反本法规定，有下列情形之一，导致或者可能导致传染病传播、流行的，由县级以上人民政府卫生行政部门责令限期改正，没收违法所得，可以并处五万元以下的罚款；已取得许可证的，原发证部门可以依法暂扣或者吊销许可证；构成犯罪的，依法追究刑事责任：

（一）饮用水供水单位供应的饮用水不符合国家卫生标准和卫生规范的；

（二）涉及饮用水卫生安全的产品不符合国家卫生标准和卫生规范的；

（三）用于传染病防治的消毒产品不符合国家卫生标准和卫生规范的；

（四）出售、运输疫区中被传染病病原体污染或者可能被传染病病原体污染的物品，未进行消毒处理的；

（五）生物制品生产单位生产的血液制品不符合国家质量标准的。

第七十四条 违反本法规定，有下列情形之一的，由县级以上地方人民政府卫生行政部门责令改正，通报批评，给予警告，已取得许可证的，可以依法暂扣或者吊销许可证；造成传染病传播、流行以及其他严重后果的，对负有责任的主管人员和其他直接责任人员，依法给予降级、撤职、开除的处分，并可以依法吊销有关责任人员的执业证书；构成犯罪的，依法追究刑事责任：

（一）疾病预防控制机构、医疗机构和从事病原微生物实验的单位，不符合国家规定的条件和技术标准，对传染病病原体样本未按照规定进行严格管理，造成实验室感染和病原微生物扩散的；

（二）违反国家有关规定，采集、保藏、携带、运输和使用传染病菌种、毒种和传染病检测样本的；

（三）疾病预防控制机构、医疗机构未执行国家有关规定，导致因输入血液、使用血液制品引起经血液传播疾病发生的。

第七十六条 在国家确认的自然疫源地兴建水利、交通、旅游、能源等大型建设项目，未经卫生调查进行施工的，或者未按照疾病预防控制机构的意见采取必要的传染病预防、控制措施的，由县级以上人民政府卫生行政部门责令限期改正，给予警告，处五千元以上三万元以下的罚款；逾期不改正的，处三万元以上十万元以下的罚款，并可以提请有关人民政府依据职责权限，责令停建、关闭。

《中华人民共和国突发公共卫生事件应急条例》

第二十二条 接到报告的地方人民政府、卫生行政主管部门依照本条例规定报告的同时，应当立即组织力量对报告事项调查核实、确证，采取必要的控制措施，并及时报告调查情况。

第三十四条 突发事件应急处理指挥部根据突发事件应急处理的需要，可以对食物和水源采取控制措施。

县级以上地方人民政府卫生行政主管部门应当对突发事件现场等采取控制措施，宣传突发事件防治知识，及时对易受感染的人群和其他易受损害的人群采取应急接种、预防性投药、群体防护等措施。

第三十五条 参加突发事件应急处理的工作人员，应当按照预案的规定，采取卫生防护措施，并在专业人员的指导下进行工作。

第三十六条 国务院卫生行政主管部门或者其他有关部门指定的专业技

术机构,有权进入突发事件现场进行调查、采样、技术分析和检验,对地方突发事件的应急处理工作进行技术指导,有关单位和个人应当予以配合;任何单位和个人不得以任何理由予以拒绝。

第三十八条 交通工具上发现根据国务院卫生行政主管部门的规定需要采取应急控制措施的传染病病人、疑似传染病病人,其负责人应当以最快的方式通知前方停靠点,并向交通工具的营运单位报告。交通工具的前方停靠点和营运单位应当立即向交通工具营运单位行政主管部门和县级以上地方人民政府卫生行政主管部门报告。卫生行政主管部门接到报告后,应当立即组织有关人员采取相应的医学处置措施。

交通工具上的传染病病人密切接触者,由交通工具停靠点的县级以上各级人民政府卫生行政主管部门或者铁路、交通、民用航空行政主管部门,根据各自的职责,依照传染病防治法律、行政法规的规定,采取控制措施。

涉及国境口岸和入出境的人员、交通工具、货物、集装箱、行李、邮包等需要采取传染病应急控制措施的,依照国境卫生检疫法律、行政法规的规定办理。

第五十条 医疗卫生机构有下列行为之一的,由卫生行政主管部门责令改正、通报批评、给予警告;情节严重的,吊销《医疗机构执业许可证》;对主要负责人、负有责任的主管人员和其他直接责任人员依法给予降级或者撤职的纪律处分;造成传染病传播、流行或者对社会公众健康造成其他严重危害后果,构成犯罪的,依法追究刑事责任:

(一)未依照本条例的规定履行报告职责,隐瞒、缓报或者谎报的;

(二)未依照本条例的规定及时采取控制措施的;

(三)未依照本条例的规定履行突发事件监测职责的;

(四)拒绝接诊病人的;

(五)拒不服从突发事件应急处理指挥部调度的。

第五十一条 在突发事件应急处理工作中,有关单位和个人未依照本条例的规定履行报告职责,隐瞒、缓报或者谎报,阻碍突发事件应急处理工作人员执行职务,拒绝国务院卫生行政主管部门或者其他有关部门指定的专业技术机构进入突发事件现场,或者不配合调查、采样、技术分析和检验的,对有关责任人员依法给予行政处分或者纪律处分;触犯《中华人民共和国治安管理处罚条例》,构成违反治安管理行为的,由公安机关依法予以处罚;构成犯罪的,依法追究刑事责任。

《公共场所卫生管理条例》

第十条 各级卫生防疫机构,负责管辖范围内的公共场所卫生监督工作。

民航、铁路、交通、厂（场）矿卫生防疫机构对管辖范围内的公共场所，施行卫生监督，并接受当地卫生防疫机构的业务指导。

第十一条 卫生防疫机构根据需要设立公共场所卫生监督员，执行卫生防疫机构交给的任务。公共场所卫生监督员由同级人民政府发给证书。

民航、铁路、交通、工矿企业卫生防疫机构的公共场所卫生监督员，由其上级主管部门发给证书。

第十二条 卫生防疫机构对公共场所的卫生监督职责：

（一）对公共场所进行卫生监测和卫生技术指导；

（二）监督从业人员健康检查，指导有关部门对从业人员进行卫生知识的教育和培训；

（三）对新建、扩建、改建的公共场所的选址和设计进行卫生审查，并参加竣工验收。

第十三条 卫生监督员有权对公共场所进行现场检查，索取有关资料，经营单位不得拒绝或隐瞒。卫生监督员对所提供的技术资料有保密的责任。

公共场所卫生监督员在执行任务时，应佩戴证章、出示证件。

第十四条 凡有下列行为之一的单位或者个人，卫生防疫机构以根据情节轻重，给予警告、罚款、停业整顿、吊销"卫生许可证"的行政处罚：

（一）卫生质量不符合国家卫生标准和要求，而继续营业的；

（二）未获得"健康合格证"，而从事直接为顾客服务的；

（三）拒绝卫生监督的；

（四）未取得"卫生许可证"，擅自营业的。

罚款一律上交国库。

《中华人民共和国国内交通卫生检疫条例》

第六条 对出入检疫传染病疫区的交通工具及其乘运的人员、物资，县级以上地方人民政府卫生行政部门或者铁路、交通、民用航空行政主管部门的卫生主管机构根据各自的职责，有权采取下列相应的交通卫生检疫措施：

（一）对出入检疫传染病疫区的人员、交通工具及其承运的物资进行查验；

（二）对检疫传染病病人、病原携带者、疑似检疫传染病病人和与其密切接触者，实施临时隔离、医学检查及其他应急医学措施；

（三）对被检疫传染病病原体污染或者可能被污染的物品，实施控制和卫生处理；

（四）对通过该疫区的交通工具及其停靠场所，实施紧急卫生处理；

（五）需要采取的其他卫生检疫措施。

采取前款所列交通卫生检疫措施的期间自决定实施时起至决定解除时止。

第七条 非检疫传染病疫区的交通工具上发现下列情形之一时，县级以上地方人民政府卫生行政部门或者铁路、交通、民用航空行政主管部门的卫生主管机构根据各自的职责，有权对交通工具及其乘运的人员、物资实施交通卫生检疫：

（一）发现有感染鼠疫的啮齿类动物或者啮齿类动物反常死亡，并且死因不明；

（二）发现鼠疫、霍乱病人、病原携带者和疑似鼠疫、霍乱病人；

（三）发现国务院确定并公布的需要实施国内交通卫生检疫的其他传染病。

跨省、自治区、直辖市在非检疫传染病疫区运行的列车、船舶、航空器上发现前款所列情形之一时，国务院卫生行政部门分别会同国务院铁路、交通、民用航空行政主管部门，可以决定对该列车、船舶、航空器实施交通卫生检疫和指令列车、船舶、航空器不得停靠或者通过港口、机场、车站；但是，因实施交通卫生检疫导致中断干线交通或者封锁国境的，须由国务院决定。

第九条 县级以上地方人民政府卫生行政部门或者铁路、交通、民用航空行政主管部门的卫生主管机构，根据各自的职责，对出入检疫传染病疫区的或者在非检疫传染病疫区发现检疫传染病疫情的交通工具及其乘运的人员、物资，实施交通卫生检疫；经检疫合格的，签发检疫合格证明。交通工具及其乘运的人员、物资凭检疫合格证明，方可通行。

检疫合格证明的格式，由国务院卫生行政部门商国务院铁路、交通、民用航空行政主管部门制定。

第十条 对拒绝隔离、治疗、留验的检疫传染病病人、病原携带者、疑似检疫传染病病人和与其密切接触者，以及拒绝检查和卫生处理的可能传播检疫传染病的交通工具、停靠场所及物资，县级以上地方人民政府卫生行政部门或者铁路、交通、民用航空行政主管部门的卫生主管机构根据各自的职责，应当依照传染病防治法的规定，采取强制检疫措施；必要时，由当地县级以上人民政府组织公安部门予以协助。

第十四条 在非检疫传染病疫区的交通工具上发现检疫传染病病人、病原携带者、疑似检疫传染病病人时，交通工具负责人未依照本条例规定采取措施的，由县级以上地方人民政府卫生行政部门或者铁路、交通、民用航空行政主管部门的卫生主管机构，根据各自的职责，责令改正，给予警告，并处 1000 元以上 5000 元以下的罚款；情节严重，引起检疫传染病传播或者有传播严重危险，构成犯罪的，依法追究刑事责任。

《中华人民共和国血吸虫病防治条例》

第三十九条 县级以上人民政府卫生主管部门负责血吸虫病监测、预防、控制、治疗和疫情的管理工作，对杀灭钉螺药物的使用情况进行监督检查。

第四十三条 县级以上人民政府卫生、农业或者兽医、水利、林业主管部门在监督检查过程中，发现违反或者不执行本条例规定的，应当责令有关单位和个人及时改正并依法予以处理；属于其他部门职责范围的，应当移送有监督管理职责的部门依法处理；涉及多个部门职责的，应当共同处理。

第四十四条 县级以上人民政府卫生、农业或者兽医、水利、林业主管部门在履行血吸虫病防治监督检查职责时，有权进入被检查单位和血吸虫病疫情发生现场调查取证，查阅、复制有关资料和采集样本。被检查单位应当予以配合，不得拒绝、阻挠。

第四十九条 医疗机构、疾病预防控制机构、动物防疫监督机构或者植物检疫机构违反本条例规定，有下列情形之一的，由县级以上人民政府卫生主管部门、农业或者兽医主管部门依据各自职责责令限期改正，通报批评，给予警告；逾期不改正，造成血吸虫病传播、流行或者其他严重后果的，对负有责任的主管人员和其他直接责任人员依法给予降级、撤职、开除的处分，并可以依法吊销有关责任人员的执业证书；负有责任的主管人员和其他直接责任人员构成犯罪的，依法追究刑事责任：

（一）未依照本条例规定开展血吸虫病防治工作的；

（二）未定期对其工作人员进行血吸虫病防治知识、技能培训和考核的；

（三）发现急性血吸虫病疫情或者接到急性血吸虫病暴发、流行报告时，未及时采取措施的；

（四）未对本行政区域内出售、外运的家畜或者植物进行血吸虫病检疫的；

（五）未对经检疫发现的患血吸虫病的家畜实施药物治疗，或者未对发现的携带钉螺的植物实施杀灭钉螺的。

第五十条 建设单位在血吸虫病防治地区兴建水利、交通、旅游、能源等大型建设项目，未事先提请省级以上疾病预防控制机构进行卫生调查，或者未根据疾病预防控制机构的意见，采取必要的血吸虫病预防、控制措施的，由县级以上人民政府卫生主管部门责令限期改正，给予警告，处 5000 元以上 3 万元以下的罚款；逾期不改正的，处 3 万元以上 10 万元以下的罚款，并可以提请有关人民政府依据职责权限，责令停建、关闭；造成血吸虫病疫情扩散或者其他严重后果的，对负有责任的主管人员和其他直接责任人员依法给予处分。

第五十一条 单位和个人损坏或者擅自移动有钉螺地带警示标志的，由乡（镇）人民政府责令修复或者赔偿损失，给予警告；情节严重的，对单位处1000元以上3000元以下的罚款，对个人处50元以上200元以下的罚款。

第五十二条 违反本条例规定，有下列情形之一的，由县级以上人民政府卫生、农业或者兽医、水利、林业主管部门依据各自职责责令改正，给予警告，对单位处1000元以上1万元以下的罚款，对个人处50元以上500元以下的罚款，并没收用于违法活动的工具和物品；造成血吸虫病疫情扩散或者其他严重后果的，对负有责任的主管人员和其他直接责任人员依法给予处分：

（一）单位未依照本条例的规定对因生产、工作必须接触疫水的人员采取防护措施，或者未定期组织进行血吸虫病的专项体检的；

（二）对政府有关部门采取的预防、控制措施不予配合的；

（三）使用国家明令禁止使用的药物杀灭钉螺的；

（四）引种在有钉螺地带培育的芦苇等植物或者农作物的种子、种苗等繁殖材料的；

（五）在血吸虫病防治地区施用未经无害化处理粪便的。

《中华人民共和国艾滋病防治条例》

第四十条 县级以上人民政府卫生主管部门和出入境检验检疫机构可以封存有证据证明可能被艾滋病病毒污染的物品，并予以检验或者进行消毒。经检验，属于被艾滋病病毒污染的物品，应当进行卫生处理或者予以销毁；对未被艾滋病病毒污染的物品或者经消毒后可以使用的物品，应当及时解除封存。

第五十五条 医疗卫生机构未依照本条例规定履行职责，有下列情形之一的，由县级以上人民政府卫生主管部门责令限期改正，通报批评，给予警告；造成艾滋病传播、流行或者其他严重后果的，对负有责任的主管人员和其他直接责任人员依法给予降级、撤职、开除的处分，并可以依法吊销有关机构或者责任人员的执业许可证件；构成犯罪的，依法追究刑事责任：

（一）未履行艾滋病监测职责的；

（二）未按照规定免费提供咨询和初筛检测的；

（三）对临时应急采集的血液未进行艾滋病检测，对临床用血艾滋病检测结果未进行核查，或者将艾滋病检测阳性的血液用于临床的；

（四）未遵守标准防护原则，或者未执行操作规程和消毒管理制度，发生艾滋病医院感染或者医源性感染的；

（五）未采取有效的卫生防护措施和医疗保健措施的；

（六）推诿、拒绝治疗艾滋病病毒感染者或者艾滋病病人的其他疾病，或者对艾滋病病毒感染者、艾滋病病人未提供咨询、诊断和治疗服务的；

（七）未对艾滋病病毒感染者或者艾滋病病人进行医学随访的；

（八）未按照规定对感染艾滋病病毒的孕产妇及其婴儿提供预防艾滋病母婴传播技术指导的。

出入境检验检疫机构有前款第（一）项、第（四）项、第（五）项规定情形的，由其上级主管部门依照前款规定予以处罚。

《中华人民共和国执业医师法》

第三十六条 以不正当手段取得医师执业证书的，由发给证书的卫生行政部门予以吊销；对负有直接责任的主管人员和其他直接责任人员，依法给予行政处分。

第三十七条 医师在执业活动中，违反本法规定，有下列行为之一的，由县级以上人民政府卫生行政部门给予警告或者责令暂停六个月以上一年以下执业活动；情节严重的，吊销其执业证书；构成犯罪的，依法追究刑事责任：

（一）违反卫生行政规章制度或者技术操作规范，造成严重后果的；

（二）由于不负责任延误急危患者的抢救和诊治，造成严重后果的；

（三）造成医疗责任事故的；

（四）未经亲自诊查、调查，签署诊断、治疗、流行病学等证明文件或者有关出生、死亡等证明文件的；

（五）隐匿、伪造或者擅自销毁医学文书及有关资料的；

（六）使用未经批准使用的药品、消毒药剂和医疗器械的；

（七）不按照规定使用麻醉药品、医疗用毒性药品、精神药品和放射性药品的；

（八）未经患者或者其家属同意，对患者进行实验性临床医疗的；

（九）泄露患者隐私，造成严重后果的；

（十）利用职务之便，索取、非法收受患者财物或者牟取其他不正当利益的；

（十一）发生自然灾害、传染病流行、突发重大伤亡事故以及其他严重威胁人民生命健康的紧急情况时，不服从卫生行政部门调遣的；

（十二）发生医疗事故或者发现传染病疫情，患者涉嫌伤害事件或者非正常死亡，不按照规定报告的。

第三十九条 未经批准擅自开办医疗机构行医或者非医师行医的，由县级以上人民政府卫生行政部门予以取缔，没收其违法所得及其药品、器械，并处十万元以下的罚款；对医师吊销其执业证书；给患者造成损害的，依法承担赔偿责任;构成犯罪的,依法追究刑事责任。

第四十一条 医疗、预防、保健机构未依照本法第十六条的规定履行报告职责,导致严重后果的,由县级以上人民政府卫生行政部门给予警告;并对该机构的行政负责人依法给予行政处分。

第四十二条 卫生行政部门工作人员或者医疗、预防、保健机构工作人员违反本法有关规定,弄虚作假、玩忽职守、滥用职权、徇私舞弊,尚不构成犯罪的,依法给予行政处分;构成犯罪的,依法追究刑事责任。

《中华人民共和国乡村医生从业管理条例》

第十八条 乡村医生有下列情形之一的,由原注册的卫生行政主管部门注销执业注册,收回乡村医生执业证书:

(一)死亡或者被宣告失踪的;

(二)受刑事处罚的;

(三)中止执业活动满2年的;

(四)考核不合格,逾期未提出再次考核申请或者经再次考核仍不合格的。

第三十八条 乡村医生在执业活动中,违反本条例规定,有下列行为之一的,由县级人民政府卫生行政主管部门责令限期改正,给予警告;逾期不改正的,责令暂停3个月以上6个月以下执业活动;情节严重的,由原发证部门暂扣乡村医生执业证书:

(一)执业活动超出规定的执业范围,或者未按照规定进行转诊的;

(二)违反规定使用乡村医生基本用药目录以外的处方药品的;

(三)违反规定出具医学证明,或者伪造卫生统计资料的;

(四)发现传染病疫情、中毒事件不按规定报告的。

第三十九条 乡村医生在执业活动中,违反规定进行实验性临床医疗活动,或者重复使用一次性医疗器械和卫生材料的,由县级人民政府卫生行政主管部门责令停止违法行为,给予警告,可以并处1000元以下的罚款;情节严重的,由原发证部门暂扣或者吊销乡村医生执业证书。

第四十条 乡村医生变更执业的村医疗卫生机构,未办理变更执业注册手续的,由县级人民政府卫生行政主管部门给予警告,责令限期办理变更注册手续。

第四十一条 以不正当手段取得乡村医生执业证书的,由发证部门收缴乡村医生执业证书;造成患者人身损害的,依法承担民事赔偿责任;构成犯罪的,依法追究刑事责任。

第四十二条 未经注册在村医疗卫生机构从事医疗活动的,由县级以上地方人民政府卫生行政主管部门予以取缔，没收其违法所得以及药品、医疗器械，违法所得5000元以上的，并处违法所得1倍以上3倍以下的罚款；没有违法所得或者违法所得不足5000元的，并处1000元以上3000元以下的罚款；造成患者人身损害的，依法承担民事赔偿责任；构成犯罪的，依法追究刑事责任。

第四十三条　县级人民政府卫生行政主管部门未按照乡村医生培训规划、计划组织乡村医生培训的，由本级人民政府或者上一级人民政府卫生行政主管部门责令改正；情节严重的，对直接负责的主管人员和其他直接责任人员依法给予行政处分。

第四十四条　县级人民政府卫生行政主管部门，对不符合本条例规定条件的人员发给乡村医生执业证书，或者对符合条件的人员不发给乡村医生执业证书的，由本级人民政府或者上一级人民政府卫生行政主管部门责令改正，收回或者补发乡村医生执业证书，并对直接负责的主管人员和其他直接责任人员依法给予行政处分。

第四十五条　县级人民政府卫生行政主管部门对乡村医生执业注册或者再注册申请，未在规定时间内完成审核工作的，或者未按照规定将准予执业注册、再注册和注销注册的人员名单向村民予以公告的，由本级人民政府或者上一级人民政府卫生行政主管部门责令限期改正；逾期不改正的，对直接负责的主管人员和其他直接责任人员依法给予行政处分。

第四十六条　卫生行政主管部门对村民和乡村医生反映的办理乡村医生执业注册、再注册、注销注册的违法活动未及时核实、调查处理或者未公布调查处理结果的，由本级人民政府或者上一级人民政府卫生行政主管部门责令限期改正；逾期不改正的，对直接负责的主管人员和其他直接责任人员依法给予行政处分。

《中华人民共和国疫苗流通和预防接种管理条例》

第五十条　县级以上人民政府卫生主管部门在各自职责范围内履行下列监督检查职责：

（一）对医疗卫生机构实施国家免疫规划的情况进行监督检查；

（二）对疾病预防控制机构开展与预防接种相关的宣传、培训、技术指导等工作进行监督检查；

（三）对医疗卫生机构分发和购买疫苗的情况进行监督检查。

卫生主管部门应当主要通过对医疗卫生机构依照本条例规定所作的疫苗分发、储存、运输和接种等记录进行检查，履行监督管理职责；必要时，可以进

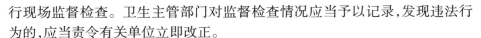

行现场监督检查。卫生主管部门对监督检查情况应当予以记录,发现违法行为的,应当责令有关单位立即改正。

第五十一条　卫生主管部门、药品监督管理部门的工作人员依法履行监督检查职责时,不得少于 2 人,并出示证明文件;对被检查人的商业秘密应当保密。

第五十二条　卫生主管部门、药品监督管理部门发现疫苗质量问题和预防接种异常反应以及其他情况时,应当及时互相通报,实现信息共享。

第五十八条　疾病预防控制机构有下列情形之一的,由县级以上人民政府卫生主管部门责令改正,通报批评,给予警告;有违法所得的,没收违法所得;拒不改正的,对主要负责人、直接负责的主管人员和其他直接责任人员依法给予警告至降级的处分:

（一）未按照使用计划将第一类疫苗分发到下级疾病预防控制机构、接种单位、乡级医疗卫生机构的;

（二）未依照规定建立并保存疫苗购进、储存、分发、供应记录的;

（三）接收或者购进疫苗时未依照规定索要温度监测记录,接收、购进不符合要求的疫苗,或者未依照规定报告的。

乡级医疗卫生机构未依照本条例规定将第一类疫苗分发到承担预防接种工作的村医疗卫生机构的,依照前款的规定给予处罚。

第五十九条　接种单位有下列情形之一的,由所在地的县级人民政府卫生主管部门责令改正,给予警告;拒不改正的,对主要负责人、直接负责的主管人员依法给予警告至降级的处分,对负有责任的医疗卫生人员责令暂停 3 个月以上 6 个月以下的执业活动:

（一）接收或者购进疫苗时未依照规定索要温度监测记录,接收、购进不符合要求的疫苗,或者未依照规定报告的;

（二）未依照规定建立并保存真实、完整的疫苗接收或者购进记录的;

（三）未在其接种场所的显著位置公示第一类疫苗的品种和接种方法的;

（四）医疗卫生人员在接种前,未依照本条例规定告知、询问受种者或者其监护人有关情况的;

（五）实施预防接种的医疗卫生人员未依照规定填写并保存接种记录的;

（六）未依照规定对接种疫苗的情况进行登记并报告的。

第六十条　疾病预防控制机构、接种单位有下列情形之一的,由县级以上地方人民政府卫生主管部门责令改正,给予警告;有违法所得的,没收违法所得;拒不改正的,对主要负责人、直接负责的主管人员和其他直接责任人员依法给予警告至撤职的处分;造成受种者人身损害或者其他严重后果的,对主要负责人、直接负责的主管人员依法给予开除的处分,并由原发证部门吊销负有责任的医疗卫生人员的执业证书；构成犯罪的，依法追究刑事责任：

（一）违反本条例规定，未通过省级公共资源交易平台采购疫苗的；

（二）违反本条例规定，从疫苗生产企业、县级疾病预防控制机构以外的单位或者个人购进第二类疫苗的；

（三）接种疫苗未遵守预防接种工作规范、免疫程序、疫苗使用指导原则、接种方案的；

（四）发现预防接种异常反应或者疑似预防接种异常反应，未依照规定及时处理或者报告的；

（五）擅自进行群体性预防接种的；

（六）未依照规定对包装无法识别、超过有效期、脱离冷链、经检验不符合标准、来源不明的疫苗进行登记、报告，或者未依照规定记录销毁情况的。

第六十一条　疾病预防控制机构、接种单位在疫苗分发、供应和接种过程中违反本条例规定收取费用的，由所在地的县级人民政府卫生主管部门监督其将违法收取的费用退还给原缴费的单位或者个人，并由县级以上人民政府价格主管部门依法给予处罚。

《中华人民共和国献血法》

第十八条　有下列行为之一的，由县级以上地方人民政府卫生行政部门予以取缔，没收违法所得，可以并处十万元以下的罚款；构成犯罪的，依法追究刑事责任：

（一）非法采集血液的；

（二）血站、医疗机构出售无偿献血的血液的；

（三）非法组织他人出卖血液的。

第十九条　血站违反有关操作规程和制度采集血液，由县级以上地方人民政府卫生行政部门责令改正；给献血者健康造成损害的，应当依法赔偿，对直接负责的主管人员和其他直接责任人员，依法给予行政处分；构成犯罪的，依法追究刑事责任。

第二十条　临床用血的包装、储运、运输，不符合国家规定的卫生标准和要求的，由县级以上地方人民政府卫生行政部门责令改下，给予警告，可以并处一万元以下的罚款。

第二十一条　血站违反本法的规定，向医疗机构提供不符合国家规定标准的血液的，由县级以上人民政府卫生行政部门责令改正；情节严重，造成经血液途径传播的疾病传播或者有传播严重危险的，限期整顿，对直接负责的主管人员和其他直接责任人员，依法给予行政处分；构成犯罪的，依法追究刑事责任。

　　第二十二条　医疗机构的医务人员违反本法规定,将不符合国家规定标准的血液用于患者的,由县级以上地方人民政府卫生行政部门责令改正;给患者健康造成损害的,应当依法赔偿,对直接负责的主管人员和其他直接责任人员,依法给予行政处分;构成犯罪的,依法追究刑事责任。

《中华人民共和国血液制品管理条例》

　　第三十条　县级以上各级人民政府卫生行政部门依照本条例的规定负责本行政区域内的单采血浆站、供血浆者、原料血浆的采集及血液制品经营单位的监督管理。

　　省、自治区、直辖市人民政府卫生行政部门依照本条例的规定负责本行政区域内的血液制品生产单位的监督管理。

　　县级以上地方各级人民政府卫生行政部门的监督人员执行职务时,可以按照国家有关规定抽取样品和索取有关资料,有关单位不得拒绝和隐瞒。

　　第三十一条　省、自治区、直辖市人民政府卫生行政部门每年组织一次对本行政区域内单采血浆站的监督检查并进行年度注册。

　　设区的市、自治州人民政府卫生行政部门或者省、自治区人民政府设立的派出机关的卫生行政机构每半年对本行政区域内的单采血浆站进行一次检查。

　　第三十二条　国家药品生物制品检定机构及国务院卫生行政部门指定的省级药品检验机构,应当依照本条例和国家规定的标准和要求,对血液制品生产单位生产的产品定期进行检定。

　　第三十三条　国务院卫生行政部门负责全国进出口血液制品的审批及监督管理。

　　第三十四条　违反本条例规定,未取得省、自治区、直辖市人民政府卫生行政部门核发的《单采血浆许可证》,非法从事组织、采集、供应、倒卖原料血浆活动的,由县级以上地方人民政府卫生行政部门予以取缔,没收违法所得和从事活动的器材、设备,并处违法所得5倍以上10倍以下的罚款;没有违法所得的,并处5万元以上10万元以下的罚款;造成经血液途径传播的疾病传播、人身伤害等危害,构成犯罪的,依法追究刑事责任。

　　第三十五条　单采血浆站有下列行为之一的,由县级以上地方人民政府卫生行政部门责令限期改正,处5万元以上10万元以下的罚款;有第八项所列行为的,或者有下列其他行为并且情节严重的,由省、自治区、直辖市人民政府卫生行政部门吊销《单采血浆许可证》;构成犯罪的,对负有直接责任的主管人员和其他直接责任人员依法追究刑事责任：

（一）采血浆前，未按照国务院卫生行政部门颁布的健康检查标准对供血浆者进行健康检查和血液化验的；

（二）采集非划定区域内的供血浆者或者其他人员的血浆的，或者不对供血浆者进行身份识别，采集冒名顶替者，健康检查不合格者或者无《供血浆证》者的血浆的；

（三）违反国务院卫生行政部门制定的血浆采集技术操作标准和程序，过频过量采集血浆的；

（四）向医疗机构直接供应原料血浆或者擅自采集血液的；

（五）未使用单采血浆机械进行血浆采集的；

（六）未使用有产品批准文号并经国家药品生物制品检定机构逐批检定合格的体外诊断试剂以及合格的一次性采血浆器材的；

（七）未按照国家规定的卫生标准和要求包装、储存、运输原料血浆的；

（八）对国家规定检测项目检测结果呈阳性的血浆不清除、不及时上报的；

（九）对污染的注射器、采血浆器材及不合格血浆等不经消毒处理，擅自倾倒，污染环境，造成社会危害的；

（十）重复使用一次性采血浆器材的；

（十一）向与其签订质量责任书的血液制品生产单位以外的其他单位供应原料血浆的。

第三十六条　单采血浆站已知其采集的血浆检测结果呈阳性，仍向血液制品生产单位供应的，由省、自治区、直辖市人民政府卫生行政部门吊销《单采血浆许可证》，由县级以上地方人民政府卫生行政部门没收违法所得，并处 10 万元以上 30 万元以下的罚款；造成经血液途径传播的疾病传播、人身伤害等危害，构成犯罪的，对负责有直接责任的主管人员和其他直接责任人员依法追究刑事责任。

第三十七条　涂改、伪造、转让《供血许可证》的，由县级人民政府卫生行政部门收缴《供血浆证》，没收违法所得，并处违法所得 3 倍以上 5 倍以下的罚款，没有违法所得的，并处 1 万元以下的罚款；构成犯罪的，依法追究刑事责任。

第三十八条　血制品生产单位有下列行为之一的，由省级人民政府卫生行政部门依照药品管理法及其实施办法等有关规定，按照生产假药、劣药予以处罚；构成犯罪的，对负有直接责任的主管人员和其他直接责任人员依法追究刑事责任：

（一）使用无《单采血浆许可证》的单采血浆站或者未与其签订质量责任书的单采血浆站及其他任何单位供应的原料血浆的，或者非法采集原料血

浆的;

(二)投料生产前未对原料血浆进行复检的,或者使用没有产品批准文号或者未经国家药品生物制品检定机构逐批检定合格的体外诊断试剂进行复检的,或者将检测不合格的原料血浆投入生产的;

(三)擅自更改生产工艺和质量标准的,或者将检验不合格的产品出厂的;

(四)与他人共用产品批准文号的。

第三十九条 血液制品生产单位违反本条例规定,擅自向其他单位出让、出租、出借以及与他人共用《药品生产企业许可证》、产品批准文号或者供应原料血浆的,由省级以上人民政府卫生行政部门没收违法所得,并处违法所得 5 倍以上 10 倍以下的罚款,没有违法所得的,并处 5 万元以上 10 万元以下的罚款。

第四十条 违反本条例规定,血液制品生产经营单位生产、包装、储存、运输、经营血液制品不符合国家规定的卫生标准和要求的,由省、自治区、直辖市人民政府卫生行政部门责令改正,可以处 1 万元以下的罚款。

第四十一条 在血液制品生产单位成品库待出厂的产品中,经抽检有一批次达不到国家规定的指标,经复检仍不合格的,由国务院卫生行政部门撤销血液制品批准文号。

第四十二条 违反本条例规定,擅自进出口血液制品或者出口原料血浆的,由省级以上人民政府卫生行政部门没收所进出口的血液制品或者所出口的原料血浆和违法所得,并处所进出口的血液制品或者所出口的原料血浆总值 3 倍以上 5 倍以下的罚款。

《中华人民共和国人体器官移植条例》

第二十六条 违反本条例规定,买卖人体器官或者从事与买卖人体器官有关活动的,由设区的市级以上地方人民政府卫生主管部门依照职责分工没收违法所得,并处交易额 8 倍以上 10 倍以下的罚款;医疗机构参与上述活动的,还应当对负有责任的主管人员和其他直接责任人员依法给予处分,并由原登记部门撤销该医疗机构人体器官移植诊疗科目登记,该医疗机构 3 年内不得再申请人体器官移植诊疗科目登记;医务人员参与上述活动的,由原发证部门吊销其执业证书。

国家工作人员参与买卖人体器官或者从事与买卖人体器官有关活动的,由有关国家机关依据职权依法给予撤职、开除的处分。

第二十八条 医务人员有下列情形之一的,依法给予处分;情节严重的,由县级以上地方人民政府卫生主管部门依照职责分工暂停其 6 个月以上 1 年以下执业活动;情节特别严重的,由原发证部门吊销其执业证书:

（一）未经人体器官移植技术临床应用与伦理委员会审查同意摘取人体器官的；

（二）摘取活体器官前未依照本条例第十九条的规定履行说明、查验、确认义务的；

（三）对摘取器官完毕的尸体未进行符合伦理原则的医学处理，恢复尸体原貌的。

第二十九条 医疗机构有下列情形之一的，对负有责任的主管人员和其他直接责任人员依法给予处分；情节严重的，由原登记部门撤销该医疗机构人体器官移植诊疗科目登记，该医疗机构3年内不得再申请人体器官移植诊疗科目登记：

（一）不再具备本条例第十一条规定条件，仍从事人体器官移植的；

（二）未经人体器官移植技术临床应用与伦理委员会审查同意，做出摘取人体器官的决定，或者胁迫医务人员违反本条例规定摘取人体器官的；

（三）有本条例第二十八条第（二）项、第（三）项列举的情形的。

医疗机构未定期将实施人体器官移植的情况向所在地省、自治区、直辖市人民政府卫生主管部门报告的，由所在地省、自治区、直辖市人民政府卫生主管部门责令限期改正；逾期不改正的，对负有责任的主管人员和其他直接责任人员依法给予处分。

第三十条 从事人体器官移植的医务人员参与尸体器官捐献人的死亡判定的，由县级以上地方人民政府卫生主管部门依照职责分工暂停其6个月以上1年以下执业活动；情节严重的，由原发证部门吊销其执业证书。

《中华人民共和国精神卫生法》

第八条 国务院卫生行政部门主管全国的精神卫生工作。县级以上地方人民政府卫生行政部门主管本行政区域的精神卫生工作。

第五十条 县级以上地方人民政府卫生行政部门应当定期就下列事项对本行政区域内从事精神障碍诊断、治疗的医疗机构进行检查：

（一）相关人员、设施、设备是否符合本法要求；

（二）诊疗行为是否符合本法以及诊断标准、治疗规范的规定；

（三）对精神障碍患者实施住院治疗的程序是否符合本法规定；

（四）是否依法维护精神障碍患者的合法权益。

县级以上地方人民政府卫生行政部门进行前款规定的检查，应当听取精神障碍患者及其监护人的意见；发现存在违反本法行为的，应当立即制止或者责令改正，并依法作出处理。

县级以上人民政府司法行政、民政、公安、教育、人力资源社会保障等部门在各自职责范围内负责有关的精神卫生工作。

第七十四条 医疗机构及其工作人员有下列行为之一的，由县级以上人民政府卫生行政部门责令改正，给予警告；情节严重的，对直接负责的主管人员和其他直接责任人员依法给予或者责令给予降低岗位等级或者撤职、开除的处分，并可以责令有关医务人员暂停一个月以上六个月以下执业活动：

（一）拒绝对送诊的疑似精神障碍患者作出诊断的；

（二）对依照本法第三十条第二款规定实施住院治疗的患者未及时进行检查评估或者未根据评估结果作出处理的。

第七十五条 医疗机构及其工作人员有下列行为之一的，由县级以上人民政府卫生行政部门责令改正，对直接负责的主管人员和其他直接责任人员依法给予或者责令给予降低岗位等级或者撤职的处分；对有关医务人员，暂停六个月以上一年以下执业活动；情节严重的，给予或者责令给予开除的处分，并吊销有关医务人员的执业证书：

（一）违反本法规定实施约束、隔离等保护性医疗措施的；

（二）违反本法规定，强迫精神障碍患者劳动的；

（三）违反本法规定对精神障碍患者实施外科手术或者实验性临床医疗的；

（四）违反本法规定，侵害精神障碍患者的通讯和会见探访者等权利的；

（五）违反精神障碍诊断标准，将非精神障碍患者诊断为精神障碍患者的。

第七十六条 有下列情形之一的，由县级以上人民政府卫生行政部门、工商行政管理部门依据各自职责责令改正，给予警告，并处五千元以上一万元以下罚款，有违法所得的，没收违法所得；造成严重后果的，责令暂停六个月以上一年以下执业活动，直至吊销执业证书或者营业执照：

（一）心理咨询人员从事心理治疗或者精神障碍的诊断、治疗的；

（二）从事心理治疗的人员在医疗机构以外开展心理治疗活动的；

（三）专门从事心理治疗的人员从事精神障碍的诊断的；

（四）专门从事心理治疗的人员为精神障碍患者开具处方或者提供外科治疗的。

心理咨询人员、专门从事心理治疗的人员在心理咨询、心理治疗活动中造成他人人身、财产或者其他损害的，依法承担民事责任。

《中华人民共和国职业病防治法》

第十二条 有关防治职业病的国家职业卫生标准，由国务院卫生行政部门组织制定并公布。

国务院卫生行政部门应当组织开展重点职业病监测和专项调查，对职业健康风险进行评估，为制定职业卫生标准和职业病防治政策提供科学依据。

县级以上地方人民政府卫生行政部门应当定期对本行政区域的职业病防治情况进行统计和调查分析。

第五十条　用人单位和医疗卫生机构发现职业病病人或者疑似职业病病人时，应当及时向所在地卫生行政部门和安全生产监督管理部门报告。确诊为职业病的，用人单位还应当向所在地劳动保障行政部门报告。接到报告的部门应当依法作出处理。

第五十一条　县级以上地方人民政府卫生行政部门负责本行政区域内的职业病统计报告的管理工作，并按照规定上报。

第六十二条　县级以上人民政府职业卫生监督管理部门依照职业病防治法律、法规、国家职业卫生标准和卫生要求，依据职责划分，对职业病防治工作进行监督检查。

第六十九条　建设单位违反本法规定，有下列行为之一的，由安全生产监督管理部门和卫生行政部门依据职责分工给予警告，责令限期改正；逾期不改正的，处十万元以上五十万元以下的罚款；情节严重的，责令停止产生职业病危害的作业，或者提请有关人民政府按照国务院规定的权限责令停建、关闭：

（一）未按照规定进行职业病危害预评价的；

（二）医疗机构可能产生放射性职业病危害的建设项目未按照规定提交放射性职业病危害预评价报告，或者放射性职业病危害预评价报告未经卫生行政部门审核同意，开工建设的；

（三）建设项目的职业病防护设施未按照规定与主体工程同时设计、同时施工、同时投入生产和使用的；

（四）建设项目的职业病防护设施设计不符合国家职业卫生标准和卫生要求，或者医疗机构放射性职业病危害严重的建设项目的防护设施设计未经卫生行政部门审查同意擅自施工的；

（五）未按照规定对职业病防护设施进行职业病危害控制效果评价的；

（六）建设项目竣工投入生产和使用前，职业病防护设施未按照规定验收合格的。

第七十九条　未取得职业卫生技术服务资质认可擅自从事职业卫生技术服务的，或者医疗卫生机构未经批准擅自从事职业病诊断的，由安全生产监督管理部门和卫生行政部门依据职责分工责令立即停止违法行为，没收违法所得；违法所得五千元以上的，并处违法所得二倍以上十倍以下的罚款；没有违法所得或者违法所得不足五千元的，并处五千元以上五万元以下的罚款；情节严重的,对直接负责的主管人员和其他直接责任人员,依法给予降级、撤职或者开除的处分。

第八十条 从事职业卫生技术服务的机构和承担职业病诊断的医疗卫生机构违反本法规定,有下列行为之一的,由安全生产监督管理部门和卫生行政部门依据职责分工责令立即停止违法行为,给予警告,没收违法所得;违法所得五千元以上的,并处违法所得二倍以上五倍以下的罚款;没有违法所得或者违法所得不足五千元的,并处五千元以上二万元以下的罚款;情节严重的,由原认可或者批准机关取消其相应的资格;对直接负责的主管人员和其他直接责任人员,依法给予降级、撤职或者开除的处分;构成犯罪的,依法追究刑事责任:

(一)超出资质认可或者批准范围从事职业卫生技术服务或者职业病诊断的;

(二)不按照本法规定履行法定职责的;

(三)出具虚假证明文件的。

第八十一条 职业病诊断鉴定委员会组成人员收受职业病诊断争议当事人的财物或者其他好处的,给予警告,没收收受的财物,可以并处三千元以上五万元以下的罚款,取消其担任职业病诊断鉴定委员会组成人员的资格,并从省、自治区、直辖市人民政府卫生行政部门设立的专家库中予以除名。

《中华人民共和国药品管理法》

第九十条 药品的生产企业、经营企业的负责人、采购人员等有关人员在药品购销中收受其他生产企业、经营企业或者其代理人给予的财物或者其他利益的,依法给予处分,没收违法所得;构成犯罪的,依法追究刑事责任。

医疗机构的负责人、药品采购人员、医师等有关人员收受药品生产企业、药品经营企业或者其代理人给予的财物或者其他利益的,由卫生行政部门或者本单位给予处分,没收违法所得;对违法行为情节严重的执业医师,由卫生行政部门吊销其执业证书;构成犯罪的,依法追究刑事责任。

《中华人民共和国医疗用毒性药品管理办法》

第十一条 对违反本办法的规定,擅自生产、收购、经营毒性药品的单位或者个人,由县以上卫生行政部门没收其全部毒性药品,并处以警告或按非法所得的 5 至 10 倍罚款。情节严重、致人伤残或死亡,构成犯罪的,由司法机关依法追究其刑事责任。

《中华人民共和国病原微生物实验室生物安全管理条例》

第四十九条 县级以上地方人民政府卫生主管部门、兽医主管部门依照各自分工,履行下列职责:

(一)对病原微生物菌(毒)种、样本的采集、运输、储存进行监督检查;

(二)对从事高致病性病原微生物相关实验活动的实验室是否符合本条例规定的条件进行监督检查;

(三)对实验室或者实验室的设立单位培训、考核其工作人员以及上岗人员的情况进行监督检查;

(四)对实验室是否按照有关国家标准、技术规范和操作规程从事病原微生物相关实验活动进行监督检查。

县级以上地方人民政府卫生主管部门、兽医主管部门,应当主要通过检查反映实验室执行国家有关法律、行政法规以及国家标准和要求的记录、档案、报告,切实履行监督管理职责。

第五十条 县级以上人民政府卫生主管部门、兽医主管部门、环境保护主管部门在履行监督检查职责时,有权进入被检查单位和病原微生物泄漏或者扩散现场调查取证、采集样品,查阅复制有关资料。需要进入从事高致病性病原微生物相关实验活动的实验室调查取证、采集样品的,应当指定或者委托专业机构实施。被检查单位应当予以配合,不得拒绝、阻挠。

第五十二条 卫生主管部门、兽医主管部门、环境保护主管部门应当依据法定的职权和程序履行职责,做到公正、公平、公开、文明、高效。

第五十三条 卫生主管部门、兽医主管部门、环境保护主管部门的执法人员执行职务时,应当有2名以上执法人员参加,出示执法证件,并依照规定填写执法文书。

现场检查笔录、采样记录等文书经核对无误后,应当由执法人员和被检查人、被采样人签名。被检查人、被采样人拒绝签名的,执法人员应当在自己签名后注明情况。

第五十六条 三级、四级实验室未依照本条例的规定取得从事高致病性病原微生物实验活动的资格证书,或者已经取得相关资格证书但是未经批准从事某种高致病性病原微生物或者疑似高致病性病原微生物实验活动的,由县级以上地方人民政府卫生主管部门、兽医主管部门依照各自职责,责令停止有关活动,监督其将用于实验活动的病原微生物销毁或者送交保藏机构,并给予警告;造成传染病传播、流行或者其他严重后果的,由实验室的设立单位对主要负责人、直接负责的主管人员和其他直接责任人员,依法给予撤职、开除的处分；有资格证书的，应当吊销其资格证书；构成犯罪的，依法追究刑事责任。

第五十九条 违反本条例规定，在不符合相应生物安全要求的实验室从事病原微生物相关实验活动的，由县级以上地方人民政府卫生主管部门、兽医主管部门依照各自职责，责令停止有关活动，监督其将用于实验活动的病原微生物销毁或者送交保藏机构，并给予警告；造成传染病传播、流行或者其他严重后果的，由实验室的设立单位对主要负责人、直接负责的主管人员和其他直接责任人员，依法给予撤职、开除的处分；构成犯罪的，依法追究刑事责任。

第六十条 实验室有下列行为之一的，由县级以上地方人民政府卫生主管部门、兽医主管部门依照各自职责，责令限期改正，给予警告；逾期不改正的，由实验室的设立单位对主要负责人、直接负责的主管人员和其他直接责任人员，依法给予撤职、开除的处分；有许可证件的，并由原发证部门吊销有关许可证件：

（一）未依照规定在明显位置标示国务院卫生主管部门和兽医主管部门规定的生物危险标识和生物安全实验室级别标志的；

（二）未向原批准部门报告实验活动结果以及工作情况的；

（三）未依照规定采集病原微生物样本，或者对所采集样本的来源、采集过程和方法等未作详细记录的；

（四）新建、改建或者扩建一级、二级实验室未向设区的市级人民政府卫生主管部门或者兽医主管部门备案的；

（五）未依照规定定期对工作人员进行培训，或者工作人员考核不合格允许其上岗，或者批准未采取防护措施的人员进入实验室的；

（六）实验室工作人员未遵守实验室生物安全技术规范和操作规程的；

（七）未依照规定建立或者保存实验档案的；

（八）未依照规定制定实验室感染应急处置预案并备案的。

第六十一条 经依法批准从事高致病性病原微生物相关实验活动的实验室的设立单位未建立健全安全保卫制度，或者未采取安全保卫措施的，由县级以上地方人民政府卫生主管部门、兽医主管部门依照各自职责，责令限期改正；逾期不改正，导致高致病性病原微生物菌（毒）种、样本被盗、被抢或者造成其他严重后果的，由原发证部门吊销该实验室从事高致病性病原微生物相关实验活动的资格证书；造成传染病传播、流行的，该实验室设立单位的主管部门还应当对该实验室的设立单位的直接负责的主管人员和其他直接责任人员，依法给予降级、撤职、开除的处分；构成犯罪的，依法追究刑事责任。

第六十二条 未经批准运输高致病性病原微生物菌（毒）种或者样本，或者承运单位经批准运输高致病性病原微生物菌（毒）种或者样本未履行保护义务,导致高致病性病原微生物菌(毒)种或者样本被盗、被抢、丢失、泄漏的,由县级以上地方人民政府卫生主管部门、兽医主管部门依照各自职责,责令采取措施,消除隐患,给予警告;造成传染病传播、流行或者其他严重后果的,由托运单位和承运单位的主管部门对主要负责人、直接负责的主管人员和其他直接责任人员,依法给予撤职、开除的处分;构成犯罪的,依法追究刑事责任。

第六十三条 有下列行为之一的,由实验室所在地的设区的市级以上地方人民政府卫生主管部门、兽医主管部门依照各自职责,责令有关单位立即停止违法活动,监督其将病原微生物销毁或者送交保藏机构;造成传染病传播、流行或者其他严重后果的,由其所在单位或者其上级主管部门对主要负责人、直接负责的主管人员和其他直接责任人员,依法给予撤职、开除的处分;有许可证件的,并由原发证部门吊销有关许可证件;构成犯罪的,依法追究刑事责任:

(一)实验室在相关实验活动结束后,未依照规定及时将病原微生物菌(毒)种和样本就地销毁或者送交保藏机构保管的;

(二)实验室使用新技术、新方法从事高致病性病原微生物相关实验活动未经国家病原微生物实验室生物安全专家委员会论证的;

(三)未经批准擅自从事在我国尚未发现或者已经宣布消灭的病原微生物相关实验活动的;

(四)在未经指定的专业实验室从事在我国尚未发现或者已经宣布消灭的病原微生物相关实验活动的;

(五)在同一个实验室的同一个独立安全区域内同时从事两种或者两种以上高致病性病原微生物的相关实验活动的。

第六十五条 实验室工作人员出现该实验室从事的病原微生物相关实验活动有关的感染临床症状或者体征,以及实验室发生高致病性病原微生物泄漏时,实验室负责人、实验室工作人员、负责实验室感染控制的专门机构或者人员未依照规定报告,或者未依照规定采取控制措施的,由县级以上地方人民政府卫生主管部门、兽医主管部门依照各自职责,责令限期改正,给予警告;造成传染病传播、流行或者其他严重后果的,由其设立单位对实验室主要负责人、直接负责的主管人员和其他直接责任人员,依法给予撤职、开除的处分;有许可证件的,并由原发证部门吊销有关许可证件;构成犯罪的,依法追究刑事责任。

第六十六条 拒绝接受卫生主管部门、兽医主管部门依法开展有关高致病性病原微生物扩散的调查取证、采集样品等活动或者依照本条例规定采取有关预防、控制措施的,由县级以上人民政府卫生主管部门、兽医主管部门依照各自职责,责令改正,给予警告;造成传染病传播、流行以及其他严重后果的，由实验室的设立单位对实验室主要负责人、直接负责的主管人员和其他直接责任人员，依法给予降级、撤职、开除的处分；有许可证件的，并由原发证部门吊销有关许可证件；构成犯罪的，依法追究刑事责任。

第六十七条 发生病原微生物被盗、被抢、丢失、泄漏，承运单位、护送人、保藏机构和实验室的设立单位未依照本条例的规定报告的，由所在地的县级人民政府卫生主管部门或者兽医主管部门给予警告；造成传染病传播、流行或者其他严重后果的，由实验室的设立单位或者承运单位、保藏机构的上级主管部门对主要负责人、直接负责的主管人员和其他直接责任人员，依法给予撤职、开除的处分；构成犯罪的，依法追究刑事责任。

第六十八条 保藏机构未依照规定储存实验室送交的菌（毒）种和样本，或者未依照规定提供菌（毒）种和样本的，由其指定部门责令限期改正，收回违法提供的菌（毒）种和样本，并给予警告；造成传染病传播、流行或者其他严重后果的，由其所在单位或者其上级主管部门对主要负责人、直接负责的主管人员和其他直接责任人员，依法给予撤职、开除的处分；构成犯罪的，依法追究刑事责任。

《中华人民共和国行政诉讼法》

第二条 公民、法人或者其他组织认为行政机关和行政机关工作人员的行政行为侵犯其合法权益，有权依照本法向人民法院提起诉讼。

前款所称行政行为，包括法律、法规、规章授权的组织作出的行政行为。

第十二条 人民法院受理公民、法人或者其他组织提起的下列诉讼：

（一）对行政拘留、暂扣或者吊销许可证和执照、责令停产停业、没收违法所得、没收非法财物、罚款、警告等行政处罚不服的；

（二）对限制人身自由或者对财产的查封、扣押、冻结等行政强制措施和行政强制执行不服的；

（三）申请行政许可，行政机关拒绝或者在法定期限内不予答复，或者对行政机关作出的有关行政许可的其他决定不服的；

（四）对行政机关作出的关于确认土地、矿藏、水流、森林、山岭、草原、荒地、滩涂、海域等自然资源的所有权或者使用权的决定不服的；

（五）对征收、征用决定及其补偿决定不服的；

（六）申请行政机关履行保护人身权、财产权等合法权益的法定职责，行政机关拒绝履行或者不予答复的；

（七）认为行政机关侵犯其经营自主权或者农村土地承包经营权、农村土地经营权的；

（八）认为行政机关滥用行政权力排除或者限制竞争的；

（九）认为行政机关违法集资、摊派费用或者违法要求履行其他义务的；

（十）认为行政机关没有依法支付抚恤金、最低生活保障待遇或者社会保险待遇的；

（十一）认为行政机关不依法履行、未按照约定履行或者违法变更、解除政府特许经营协议、土地房屋征收补偿协议等协议的；

（十二）认为行政机关侵犯其他人身权、财产权等合法权益的。

除前款规定外，人民法院受理法律、法规规定可以提起诉讼的其他行政案件。

第十三条 人民法院不受理公民、法人或者其他组织对下列事项提起的诉讼：

（一）国防、外交等国家行为；

（二）行政法规、规章或者行政机关制定、发布的具有普遍约束力的决定、命令；

（三）行政机关对行政机关工作人员的奖惩、任免等决定；

（四）法律规定由行政机关最终裁决的行政行为。

《中华人民共和国行政复议法》

第二条 公民、法人或者其他组织认为具体行政行为侵犯其合法权益，向行政机关提出行政复议申请，行政机关受理行政复议申请、作出行政复议决定，适用本法。

第六条 有下列情形之一的，公民、法人或者其他组织可以依照本法申请行政复议：

（一）对行政机关作出的警告、罚款、没收违法所得、没收非法财物、责令停产停业、暂扣或者吊销许可证、暂扣或者吊销执照、行政拘留等行政处罚决定不服的；

（二）对行政机关作出的限制人身自由或者查封、扣押、冻结财产等行政强制措施决定不服的；

（三）对行政机关作出的有关许可证、执照、资质证、资格证等证书变更、中止、撤销的决定不服的；

（四）对行政机关作出的关于确认土地、矿藏、水流、森林、山岭、草原、荒地、滩涂、海域等自然资源的所有权或者使用权的决定不服的；

（五）认为行政机关侵犯合法的经营自主权的；

（六）认为行政机关变更或者废止农业承包合同，侵犯其合法权益的；

（七）认为行政机关违法集资、征收财物、摊派费用或者违法要求履行其他义务的；

（八）认为符合法定条件，申请行政机关颁发许可证、执照、资质证、资格证等证书，或者申请行政机关审批、登记有关事项，行政机关没有依法办理的；

（九）申请行政机关履行保护人身权利、财产权利、受教育权利的法定职责，行政机关没有依法履行的；

（十）申请行政机关依法发放抚恤金、社会保险金或者最低生活保障费，行政机关没有依法发放的；

（十一）认为行政机关的其他具体行政行为侵犯其合法权益的。

第七条 公民、法人或者其他组织认为行政机关的具体行政行为所依据的下列规定不合法，在对具体行政行为申请行政复议时，可以一并向行政复议机关提出对该规定的审查申请：

（一）国务院部门的规定；

（二）县级以上地方各级人民政府及其工作部门的规定；

（三）乡、镇人民政府的规定。

前款所列规定不含国务院部、委员会规章和地方人民政府规章。规章的审查依照法律、行政法规办理。

第八条 不服行政机关作出的行政处分或者其他人事处理决定的，依照有关法律、行政法规的规定提出申诉。

不服行政机关对民事纠纷作出的调解或者其他处理，依法申请仲裁或者向人民法院提起诉讼。

《中华人民共和国国家赔偿法》

第三条 行政机关及其工作人员在行使行政职权时有下列侵犯人身权情形之一的，受害人有取得赔偿的权利：

（一）违法拘留或者违法采取限制公民人身自由的行政强制措施的；

（二）非法拘禁或者以其他方法非法剥夺公民人身自由的；

（三）以殴打、虐待等行为或者唆使、放纵他人以殴打、虐待等行为造成公民身体伤害或者死亡的；

（四）违法使用武器、警械造成公民身体伤害或者死亡的；

（五）造成公民身体伤害或者死亡的其他违法行为。

第四条 行政机关及其工作人员在行使行政职权时有下列侵犯财产权情形之一的，受害人有取得赔偿的权利：

（一）违法实施罚款、吊销许可证和执照、责令停产停业、没收财物等行政处罚的；

（二）违法对财产采取查封、扣押、冻结等行政强制措施的；

（三）违法征收、征用财产的；

（四）造成财产损害的其他违法行为。

第五条　属于下列情形之一的，国家不承担赔偿责任：

（一）行政机关工作人员与行使职权无关的个人行为；

（二）因公民、法人和其他组织自己的行为致使损害发生的；

（三）法律规定的其他情形。

《中华人民共和国政府信息公开条例》

第二条　本条例所称政府信息，是指行政机关在履行职责过程中制作或者获取的，以一定形式记录、保存的信息。

第十三条　除本条例第九条、第十条、第十一条、第十二条规定的行政机关主动公开的政府信息外，公民、法人或者其他组织还可以根据自身生产、生活、科研等特殊需要，向国务院部门、地方各级人民政府及县级以上地方人民政府部门申请获取相关政府信息。

《中华人民共和国民法总则》（摘录）

第二条　民法调整平等主体的自然人、法人和非法人组织之间的人身关系和财产关系。

第三条　民事主体的人身权利、财产权利以及其他合法权益受法律保护，任何组织或者个人不得侵犯。

第四条　民事主体在民事活动中的法律地位一律平等。

第五条　民事主体从事民事活动，应当遵循自愿原则，按照自己的意思设立、变更、终止民事法律关系。

第六条　民事主体从事民事活动，应当遵循公平原则，合理确定各方的权利和义务。

第七条　民事主体从事民事活动，应当遵循诚信原则，秉持诚实，恪守承诺。

第八条　民事主体从事民事活动，不得违反法律，不得违背公序良俗。

第九条　民事主体从事民事活动，应当有利于节约资源、保护生态环境。

第十条　处理民事纠纷，应当依照法律；法律没有规定的，可以适用习惯，但是不得违背公序良俗。

第十三条　自然人从出生时起到死亡时止,具有民事权利能力,依法享有民事权利,承担民事义务。

第十四条　自然人的民事权利能力一律平等。

第十五条　自然人的出生时间和死亡时间,以出生证明、死亡证明记载的时间为准;没有出生证明、死亡证明的,以户籍登记或者其他有效身份登记记载的时间为准。有其他证据足以推翻以上记载时间的,以该证据证明的时间为准。

第十六条　涉及遗产继承、接受赠与等胎儿利益保护的,胎儿视为具有民事权利能力。但是胎儿娩出时为死体的,其民事权利能力自始不存在。

第十七条　十八周岁以上的自然人为成年人。不满十八周岁的自然人为未成年人。

第十八条　成年人为完全民事行为能力人,可以独立实施民事法律行为。

十六周岁以上的未成年人,以自己的劳动收入为主要生活来源的,视为完全民事行为能力人。

第十九条　八周岁以上的未成年人为限制民事行为能力人,实施民事法律行为由其法定代理人代理或者经其法定代理人同意、追认,但是可以独立实施纯获利益的民事法律行为或者与其年龄、智力相适应的民事法律行为。

第二十条　不满八周岁的未成年人为无民事行为能力人,由其法定代理人代理实施民事法律行为。

第二十一条　不能辨认自己行为的成年人为无民事行为能力人,由其法定代理人代理实施民事法律行为。

八周岁以上的未成年人不能辨认自己行为的,适用前款规定。

第二十二条　不能完全辨认自己行为的成年人为限制民事行为能力人,实施民事法律行为由其法定代理人代理或者经其法定代理人同意、追认,但是可以独立实施纯获利益的民事法律行为或者与其智力、精神健康状况相适应的民事法律行为。

第二十三条　无民事行为能力人、限制民事行为能力人的监护人是其法定代理人。

第二十七条　父母是未成年子女的监护人。

未成年人的父母已经死亡或者没有监护能力的,由下列有监护能力的人按顺序担任监护人:(一)祖父母、外祖父母;(二)兄、姐;(三)其他愿意担任监护人的个人或者组织,但是须经未成年人住所地的居民委员会、村民委员会或者民政部门同意。

第二十八条　无民事行为能力或者限制民事行为能力的成年人,由下列有监护能力的人按顺序担任监护人:(一)配偶;(二)父母、子女;(三)其他近亲属;(四)其他愿意担任监护人的个人或者组织,但是须经被监护人住所地的居民委员会、村民委员会或者民政部门同意。

第二十九条 被监护人的父母担任监护人的,可以通过遗嘱指定监护人。

第三十条 依法具有监护资格的人之间可以协议确定监护人。协议确定监护人应当尊重被监护人的真实意愿。

第三十一条 对监护人的确定有争议的,由被监护人住所地的居民委员会、村民委员会或者民政部门指定监护人,有关当事人对指定不服的,可以向人民法院申请指定监护人;有关当事人也可以直接向人民法院申请指定监护人。

居民委员会、村民委员会、民政部门或者人民法院应当尊重被监护人的真实意愿,按照最有利于被监护人的原则在依法具有监护资格的人中指定监护人。

第五十七条 法人是具有民事权利能力和民事行为能力,依法独立享有民事权利和承担民事义务的组织。

第五十八条 法人应当依法成立。

法人应当有自己的名称、组织机构、住所、财产或者经费。法人成立的具体条件和程序,依照法律、行政法规的规定。

设立法人,法律、行政法规规定须经有关机关批准的,依照其规定。

第五十九条 法人的民事权利能力和民事行为能力,从法人成立时产生,到法人终止时消灭。

第六十条 法人以其全部财产独立承担民事责任。

第六十七条 以取得利润并分配给股东等出资人为目的成立的法人,为营利法人。

营利法人包括有限责任公司、股份有限公司和其他企业法人等。

第六十八条 依法设立的营利法人,由登记机关发给营利法人营业执照。营业执照签发日期为营利法人的成立日期。

第八十七条 为公益目的或者其他非营利目的成立,不向出资人、设立人或者会员分配所取得利润的法人,为非营利法人。

非营利法人包括事业单位、社会团体、基金会、社会服务机构等。

第一百〇二条 非法人组织是不具有法人资格,但是能够依法以自己的名义从事民事活动的组织。

非法人组织包括个人独资企业、合伙企业、不具有法人资格的专业服务机构等。

第一百〇四条 非法人组织的财产不足以清偿债务的,其出资人或者设立人承担无限责任。法律另有规定的,依照其规定。

第一百〇九条 自然人的人身自由、人格尊严受法律保护。

第一百一十条　自然人享有生命权、身体权、健康权、姓名权、肖像权、名誉权、荣誉权、隐私权、婚姻自主权等权利。

法人、非法人组织享有名称权、名誉权、荣誉权等权利。

第一百一十一条　自然人的个人信息受法律保护。任何组织和个人需要获取他人个人信息的，应当依法取得并确保信息安全，不得非法收集、使用、加工、传输他人个人信息，不得非法买卖、提供或者公开他人个人信息。

第一百三十三条　民事法律行为是民事主体通过意思表示设立、变更、终止民事法律关系的行为。

第一百三十四条　民事法律行为可以基于双方或者多方的意思表示一致成立，也可以基于单方的意思表示成立。

法人、非法人组织依照法律或者章程规定的议事方式和表决程序作出决议的，该决议行为成立。

第一百三十七条　以对话方式作出的意思表示，相对人知道其内容时生效。

以非对话方式作出的意思表示，到达相对人时生效。以非对话方式作出的采用数据电文形式的意思表示，相对人指定特定系统接收数据电文的，该数据电文进入该特定系统时生效；未指定特定系统的，相对人知道或者应当知道该数据电文进入其系统时生效。当事人对采用数据电文形式的意思表示的生效时间另有约定的，按照其约定。

第一百三十八条　无相对人的意思表示，表示完成时生效。法律另有规定的，依照其规定。

第一百四十条　行为人可以明示或者默示作出意思表示。

沉默只在有法律规定、当事人约定或者符合当事人之间的交易习惯时，才可以视为意思表示。

第一百四十一条　行为人可以撤回意思表示。撤回意思表示的通知应当在意思表示到达相对人前或者与意思表示同时到达相对人。

第一百四十二条　有相对人的意思表示的解释，应当按照所使用的词句，结合相关条款、行为的性质和目的、习惯以及诚信原则，确定意思表示的含义。

无相对人的意思表示的解释，不能完全拘泥于所使用的词句，而应当结合相关条款、行为的性质和目的、习惯以及诚信原则，确定行为人的真实意思。

第一百四十三条　具备下列条件的民事法律行为有效：（一）行为人具有相应的民事行为能力；（二）意思表示真实；（三）不违反法律、行政法规的强制性规定，不违背公序良俗。

第一百四十四条　无民事行为能力人实施的民事法律行为无效。

第一百四十五条　限制民事行为能力人实施的纯获利益的民事法律行为或者与其年龄、智力、精神健康状况相适应的民事法律行为有效；实施的其他民事法律行为经法定代理人同意或者追认后有效。

相对人可以催告法定代理人自收到通知之日起一个月内予以追认。法定代理人未作表示的,视为拒绝追认。民事法律行为被追认前,善意相对人有撤销的权利。撤销应当以通知的方式作出。

第一百四十六条 行为人与相对人以虚假的意思表示实施的民事法律行为无效。

以虚假的意思表示隐藏的民事法律行为的效力,依照有关法律规定处理。

第一百四十七条 基于重大误解实施的民事法律行为,行为人有权请求人民法院或者仲裁机构予以撤销。

第一百四十八条 一方以欺诈手段,使对方在违背真实意思的情况下实施的民事法律行为,受欺诈方有权请求人民法院或者仲裁机构予以撤销。

第一百四十九条 第三人实施欺诈行为,使一方在违背真实意思的情况下实施的民事法律行为,对方知道或者应当知道该欺诈行为的,受欺诈方有权请求人民法院或者仲裁机构予以撤销。

第一百五十条 一方或者第三人以胁迫手段,使对方在违背真实意思的情况下实施的民事法律行为,受胁迫方有权请求人民法院或者仲裁机构予以撤销。

第一百五十一条 一方利用对方处于危困状态、缺乏判断能力等情形,致使民事法律行为成立时显失公平的,受损害方有权请求人民法院或者仲裁机构予以撤销。

第一百五十二条 有下列情形之一的,撤销权消灭:(一)当事人自知道或者应当知道撤销事由之日起一年内、重大误解的当事人自知道或者应当知道撤销事由之日起三个月内没有行使撤销权;(二)当事人受胁迫,自胁迫行为终止之日起一年内没有行使撤销权;(三)当事人知道撤销事由后明确表示或者以自己的行为表明放弃撤销权。当事人自民事法律行为发生之日起五年内没有行使撤销权的,撤销权消灭。

第一百五十三条 违反法律、行政法规的强制性规定的民事法律行为无效,但是该强制性规定不导致该民事法律行为无效的除外。

违背公序良俗的民事法律行为无效。

第一百五十四条 行为人与相对人恶意串通,损害他人合法权益的民事法律行为无效。

第一百五十五条 无效的或者被撤销的民事法律行为自始没有法律约束力。

第一百五十六条 民事法律行为部分无效,不影响其他部分效力的,其他部分仍然有效。

第一百五十七条 民事法律行为无效、被撤销或者确定不发生效力后，行为人因该行为取得的财产，应当予以返还；不能返还或者没有必要返还的，应当折价补偿。有过错的一方应当赔偿对方由此所受到的损失；各方都有过错的，应当各自承担相应的责任。法律另有规定的，依照其规定。

第一百六十一条 民事主体可以通过代理人实施民事法律行为。

依照法律规定、当事人约定或者民事法律行为的性质，应当由本人亲自实施的民事法律行为，不得代理。

第一百六十二条 代理人在代理权限内，以被代理人名义实施的民事法律行为，对被代理人发生效力。

第一百六十八条 代理人不得以被代理人的名义与自己实施民事法律行为，但是被代理人同意或者追认的除外。

代理人不得以被代理人的名义与自己同时代理的其他人实施民事法律行为，但是被代理的双方同意或者追认的除外。

第一百六十九条 代理人需要转委托第三人代理的，应当取得被代理人的同意或者追认。

转委托代理经被代理人同意或者追认的，被代理人可以就代理事务直接指示转委托的第三人，代理人仅就第三人的选任以及对第三人的指示承担责任。

转委托代理未经被代理人同意或者追认的，代理人应当对转委托的第三人的行为承担责任，但是在紧急情况下代理人为了维护被代理人的利益需要转委托第三人代理的除外。

第一百七十条 执行法人或者非法人组织工作任务的人员，就其职权范围内的事项，以法人或者非法人组织的名义实施民事法律行为，对法人或者非法人组织发生效力。

法人或者非法人组织对执行其工作任务的人员职权范围的限制，不得对抗善意相对人。

第一百七十一条 行为人没有代理权、超越代理权或者代理权终止后，仍然实施代理行为，未经被代理人追认的，对被代理人不发生效力。

相对人可以催告被代理人自收到通知之日起一个月内予以追认。被代理人未作表示的，视为拒绝追认。行为人实施的行为被追认前，善意相对人有撤销的权利。撤销应当以通知的方式作出。

行为人实施的行为未被追认的，善意相对人有权请求行为人履行债务或者就其受到的损害请求行为人赔偿，但是赔偿的范围不得超过被代理人追认时相对人所能获得的利益。

相对人知道或者应当知道行为人无权代理的，相对人和行为人按照各自的过错承担责任。

第一百七十二条 行为人没有代理权、超越代理权或者代理权终止后,仍然实施代理行为,相对人有理由相信行为人有代理权的,代理行为有效。

第一百八十八条 向人民法院请求保护民事权利的诉讼时效期间为三年。法律另有规定的,依照其规定。

诉讼时效期间自权利人知道或者应当知道权利受到损害以及义务人之日起计算。法律另有规定的,依照其规定。但是自权利受到损害之日起超过二十年的,人民法院不予保护;有特殊情况的,人民法院可以根据权利人的申请决定延长。

第一百八十九条 当事人约定同一债务分期履行的,诉讼时效期间自最后一期履行期限届满之日起计算。

第一百九十条 无民事行为能力人对其法定代理人的请求权的诉讼时效期间,自该法定代理终止之日起计算。

第一百九十一条 未成年人遭受性侵害的损害赔偿请求权的诉讼时效期间,自受害人年满十八周岁之日起计算。

第一百九十二条 诉讼时效期间届满的,义务人可以提出不履行义务的抗辩。

诉讼时效期间届满后,义务人同意履行的,不得以诉讼时效期间届满为由抗辩;义务人已自愿履行的,不得请求返还。

第一百九十三条 人民法院不得主动适用诉讼时效的规定。

第一百九十四条 在诉讼时效期间的最后六个月内,因下列障碍,不能行使请求权的,诉讼时效中止:(一)不可抗力;(二)无民事行为能力人或者限制民事行为能力人没有法定代理人,或者法定代理人死亡、丧失民事行为能力、丧失代理权;(三)继承开始后未确定继承人或者遗产管理人;(四)权利人被义务人或者其他人控制;(五)其他导致权利人不能行使请求权的障碍。

自中止时效的原因消除之日起满六个月,诉讼时效期间届满。

第一百九十五条 有下列情形之一的,诉讼时效中断,从中断、有关程序终结时起,诉讼时效期间重新计算:(一)权利人向义务人提出履行请求;(二)义务人同意履行义务;(三)权利人提起诉讼或者申请仲裁;(四)与提起诉讼或者申请仲裁具有同等效力的其他情形。

第一百九十六条 下列请求权不适用诉讼时效的规定:(一)请求停止侵害、排除妨碍、消除危险;(二)不动产物权和登记的动产物权的权利人请求返还财产;(三)请求支付抚养费、赡养费或者扶养费;(四)依法不适用诉讼时效的其他请求权。

第一百九十七条 诉讼时效的期间、计算方法以及中止、中断的事由由法律规定,当事人约定无效。

当事人对诉讼时效利益的预先放弃无效。

第一百九十八条 法律对仲裁时效有规定的,依照其规定;没有规定的,适用诉讼时效的规定。

第一百九十九条 法律规定或者当事人约定的撤销权、解除权等权利的存续期间,除法律另有规定外,自权利人知道或者应当知道权利产生之日起计算,不适用有关诉讼时效中止、中断和延长的规定。存续期间届满,撤销权、解除权等权利消灭。

《中华人民共和国合同法》(摘录)

第二条 本法所称合同是平等主体的自然人、法人、其他组织之间设立、变更、终止民事权利义务关系的协议。

婚姻、收养、监护等有关身份关系的协议,适用其他法律的规定。

第十三条 当事人订立合同,采取要约、承诺方式。

第十四条 要约是希望和他人订立合同的意思表示,该意思表示应当符合下列规定:(一)内容具体确定;(二)表明经受要约人承诺,要约人即受该意思表示约束。

第十五条 要约邀请是希望他人向自己发出要约的意思表示。寄送的价目表、拍卖公告、招标公告、招股说明书、商业广告等为要约邀请。

商业广告的内容符合要约规定的,视为要约。

第十六条 要约到达受要约人时生效。

采用数据电文形式订立合同,收件人指定特定系统接收数据电文的,该数据电文进入该特定系统的时间,视为到达时间;未指定特定系统的,该数据电文进入收件人的任何系统的首次时间,视为到达时间。

第十七条 要约可以撤回。撤回要约的通知应当在要约到达受要约人之前或者与要约同时到达受要约人。

第十八条 要约可以撤销。撤销要约的通知应当在受要约人发出承诺通知之前到达受要约人。

第十九条 有下列情形之一的,要约不得撤销:(一)要约人确定了承诺期限或者以其他形式明示要约不可撤销;(二)受要约人有理由认为要约是不可撤销的,并已经为履行合同作了准备工作。

第二十条 有下列情形之一的,要约失效:(一)拒绝要约的通知到达要约人;(二)要约人依法撤销要约;(三)承诺期限届满,受要约人未作出承诺;(四)受要约人对要约的内容作出实质性变更。

第二十一条　承诺是受要约人同意要约的意思表示。

第二十二条　承诺应当以通知的方式作出,但根据交易习惯或者要约表明可以通过行为作出承诺的除外。

第二十三条　承诺应当在要约确定的期限内到达要约人。

要约没有确定承诺期限的,承诺应当依照下列规定到达:(一)要约以对话方式作出的,应当即时作出承诺,但当事人另有约定的除外;(二)要约以非对话方式作出的,承诺应当在合理期限内到达。

第二十四条　要约以信件或者电报作出的,承诺期限自信件载明的日期或者电报交发之日开始计算。信件未载明日期的,自投寄该信件的邮戳日期开始计算。要约以电话、传真等快速通讯方式作出的,承诺期限自要约到达受要约人时开始计算。

第二十五条　承诺生效时合同成立。

第二十六条　承诺通知到达要约人时生效。承诺不需要通知的,根据交易习惯或者要约的要求作出承诺的行为时生效。

采用数据电文形式订立合同的,承诺到达的时间适用本法第十六条第二款的规定。

第二十七条　承诺可以撤回。撤回承诺的通知应当在承诺通知到达要约人之前或者与承诺通知同时到达要约人。

第二十八条　受要约人超过承诺期限发出承诺的,除要约人及时通知受要约人该承诺有效的以外,为新要约。

第二十九条　受要约人在承诺期限内发出承诺,按照通常情形能够及时到达要约人,但因其他原因承诺到达要约人时超过承诺期限的,除要约人及时通知受要约人因承诺超过期限不接受该承诺的以外,该承诺有效。

第三十条　承诺的内容应当与要约的内容一致。受要约人对要约的内容作出实质性变更的,为新要约。有关合同标的、数量、质量、价款或者报酬、履行期限、履行地点和方式、违约责任和解决争议方法等的变更,是对要约内容的实质性变更。

第三十一条　承诺对要约的内容作出非实质性变更的,除要约人及时表示反对或者要约表明承诺不得对要约的内容作出任何变更的以外,该承诺有效,合同的内容以承诺的内容为准。

第六十条　当事人应当按照约定全面履行自己的义务。

当事人应当遵循诚实信用原则,根据合同的性质、目的和交易习惯履行通知、协助、保密等义务。

第六十一条　合同生效后,当事人就质量、价款或者报酬、履行地点等内容没有约定或者约定不明确的,可以协议补充;不能达成补充协议的,按照合同有关条款或者交易习惯确定。

第六十二条 当事人就有关合同内容约定不明确,依照本法第 61 条的规定仍不能确定的,适用下列规定:(一)质量要求不明确的,按照国家标准、行业标准履行;没有国家标准、行业标准的,按照通常标准或者符合合同目的的特定标准履行。(二)价款或者报酬不明确的,按照订立合同时履行地的市场价格履行;依法应当执行政府定价或者政府指导价的,按照规定履行。(三)履行地点不明确,给付货币的,在接受货币一方所在地履行;交付不动产的,在不动产所在地履行;其他标的,在履行义务一方所在地履行。(四)履行期限不明确的,债务人可以随时履行,债权人也可以随时要求履行,但应当给对方必要的准备时间。(五)履行方式不明确的,按照有利于实现合同目的的方式履行。(六)履行费用的负担不明确的,由履行义务一方负担。

第六十四条 当事人约定由债务人向第三人履行债务的,债务人未向第三人履行债务或者履行债务不符合约定,应当向债权人承担违约责任。

第六十五条 当事人约定由第三人向债权人履行债务,第三人不履行债务或者履行债务不符合约定,债务人应当向债权人承担违约责任。

第六十九条 债权人可以将合同的权利全部或者部分转让给第三人,但有下列情形之一的除外:(一)根据合同性质不得转让;(二)按照当事人约定不得转让;(三)依照法律规定不得转让。

第八十条 债权人转让权利的,应当通知债务人。未经通知,该转让对债务人不发生效力。

债权人转让权利的通知不得撤销,但经受让人同意的除外。

第八十一条 债权人转让权利的,受让人取得与债权有关的从权利,但该从权利专属于债权人自身的除外。

第八十二条 债务人接到债权转让通知后,债务人对让与人的抗辩,可以向受让人主张。

第八十三条 债务人接到债权转让通知时,债务人对让与人享有债权,并且债务人的债权先于转让的债权到期或者同时到期的,债务人可以向受让人主张抵销。

第八十四条 债务人将合同的义务全部或者部分转移给第三人的,应当经债权人同意。

第八十五条 债务人转移义务的,新债务人可以主张原债务人对债权人的抗辩。

第八十六条 债务人转移义务的,新债务人应当承担与主债务有关的从债务,但该从债务专属于原债务人自身的除外。

第八十七条 法律、行政法规规定转让权利或者转移义务应当办理批准、登记等手续的,依照其规定。

第八十八条 当事人一方经对方同意,可以将自己在合同中的权利和义务一并转让给第三人。

第八十九条 权利和义务一并转让的,适用本法第七十九条、第八十一条至第八十三条、第八十五条至第八十七条的规定。

第九十条 当事人订立合同后合并的,由合并后的法人或者其他组织行使合同权利,履行合同义务。当事人订立合同后分立的,除债权人和债务人另有约定的以外,由分立的法人或者其他组织对合同的权利和义务享有连带债权,承担连带债务。

第九十一条 有下列情形之一的,合同的权利义务终止:(一)债务已经按照约定履行;(二)合同解除;(三)债务相互抵销;(四)债务人依法将标的物提存;(五)债权人免除债务;(六)债权债务同归于一人;(七)法律规定或者当事人约定终止的其他情形。

第九十二条 合同的权利义务终止后,当事人应当遵循诚实信用原则,根据交易习惯履行通知、协助、保密等义务。

第九十九条 当事人互负到期债务,该债务的标的物种类、品质相同的,任何一方可以将自己的债务与对方的债务抵销,但依照法律规定或者按照合同性质不得抵销的除外。

当事人主张抵销的,应当通知对方。通知自到达对方时生效。抵销不得附条件或者附期限。

第一百条 当事人互负债务,标的物种类、品质不相同的,经双方协商一致,也可以抵销。

第一百〇一条 有下列情形之一,难以履行债务的,债务人可以将标的物提存:(一)债权人无正当理由拒绝受领;(二)债权人下落不明;(三)债权人死亡未确定继承人或者丧失民事行为能力未确定监护人;(四)法律规定的其他情形。

标的物不适于提存或者提存费用过高的,债务人依法可以拍卖或者变卖标的物,提存所得的价款。

第一百〇二条 标的物提存后,除债权人下落不明的以外,债务人应当及时通知债权人或者债权人的继承人、监护人。

第一百〇三条 标的物提存后,毁损、灭失的风险由债权人承担。提存期间,标的物的孳息归债权人所有。提存费用由债权人负担。

第一百〇四条 债权人可以随时领取提存物,但债权人对债务人负有到期债务的,在债权人未履行债务或者提供担保之前,提存部门根据债务人的要求应当拒绝其领取提存物。

债权人领取提存物的权利，自提存之日起五年内不行使而消灭，提存物扣除提存费用后归国家所有。

第一百○五条　债权人免除债务人部分或者全部债务的，合同的权利义务部分或者全部终止。

第一百○六条　债权和债务同归于一人的，合同的权利义务终止，但涉及第三人利益的除外。

《中华人民共和国侵权责任法》（摘录）

第一条　为保护民事主体的合法权益，明确侵权责任，预防并制裁侵权行为，促进社会和谐稳定，制定本法。

第二条　侵害民事权益，应当依照本法承担侵权责任。

本法所称民事权益，包括生命权、健康权、姓名权、名誉权、荣誉权、肖像权、隐私权、婚姻自主权、监护权、所有权、用益物权、担保物权、著作权、专利权、商标专用权、发现权、股权、继承权等人身、财产权益。

第四条　侵权人因同一行为应当承担行政责任或者刑事责任的，不影响依法承担侵权责任。

因同一行为应当承担侵权责任和行政责任、刑事责任，侵权人的财产不足以支付的，先承担侵权责任。

第六条　行为人因过错侵害他人民事权益，应当承担侵权责任。

根据法律规定推定行为人有过错，行为人不能证明自己没有过错的，应当承担侵权责任。

第七条　行为人损害他人民事权益，不论行为人有无过错，法律规定应当承担侵权责任的，依照其规定。

第八条　二人以上共同实施侵权行为，造成他人损害的，应当承担连带责任。

第九条　教唆、帮助他人实施侵权行为的，应当与行为人承担连带责任。

教唆、帮助无民事行为能力人、限制民事行为能力人实施侵权行为的，应当承担侵权责任；该无民事行为能力人、限制民事行为能力人的监护人未尽到监护责任的，应当承担相应的责任。

第十条　二人以上实施危及他人人身、财产安全的行为，其中一人或者数人的行为造成他人损害，能够确定具体侵权人的，由侵权人承担责任；不能确定具体侵权人的，行为人承担连带责任。

第十一条　二人以上分别实施侵权行为造成同一损害，每个人的侵权行为都足以造成全部损害的，行为人承担连带责任。

第十二条　二人以上分别实施侵权行为造成同一损害,能够确定责任大小的,各自承担相应的责任;难以确定责任大小的,平均承担赔偿责任。

第十三条　法律规定承担连带责任的,被侵权人有权请求部分或者全部连带责任人承担责任。

第十四条　连带责任人根据各自责任大小确定相应的赔偿数额;难以确定责任大小的,平均承担赔偿责任。

支付超出自己赔偿数额的连带责任人,有权向其他连带责任人追偿。

第十五条　侵害他人造成人身损害的,应当赔偿医疗费、护理费、交通费等为治疗和康复支出的合理费用,以及因误工减少的收入。造成残疾的,还应当赔偿残疾生活辅助具费和残疾赔偿金。造成死亡的,还应当赔偿丧葬费和死亡赔偿金。

第十七条　因同一侵权行为造成多人死亡的,可以以相同数额确定死亡赔偿金。

第十八条　被侵权人死亡的,其近亲属有权请求侵权人承担侵权责任。被侵权人为单位,该单位分立、合并的,承继权利的单位有权请求侵权人承担侵权责任。

被侵权人死亡的,支付被侵权人医疗费、丧葬费等合理费用的人有权请求侵权人赔偿费用,但侵权人已支付该费用的除外。

第十九条　侵害他人财产的,财产损失按照损失发生时的市场价格或者其他方式计算。

第二十条　侵害他人人身权益造成财产损失的,按照被侵权人因此受到的损失赔偿;被侵权人的损失难以确定,侵权人因此获得利益的,按照其获得的利益赔偿;侵权人因此获得的利益难以确定,被侵权人和侵权人就赔偿数额协商不一致,向人民法院提起诉讼的,由人民法院根据实际情况确定赔偿数额。

第二十一条　侵权行为危及他人人身、财产安全的,被侵权人可以请求侵权人承担停止侵害、排除妨碍、消除危险等侵权责任。

第二十二条　侵害他人人身权益,造成他人严重精神损害的,被侵权人可以请求精神损害赔偿。

第二十三条　因防止、制止他人民事权益被侵害而使自己受到损害的,由侵权人承担责任。侵权人逃逸或者无力承担责任,被侵权人请求补偿的,受益人应当给予适当补偿。

第二十四条　受害人和行为人对损害的发生都没有过错的,可以根据实际情况,由双方分担损失。

第三十四条　用人单位的工作人员因执行工作任务造成他人损害的,由用人单位承担侵权责任。

劳务派遣期间,被派遣的工作人员因执行工作任务造成他人损害的,由接受劳务派遣的用工单位承担侵权责任;劳务派遣单位有过错的,承担相应的补充责任。

第三十五条 个人之间形成劳务关系,提供劳务一方因劳务造成他人损害的,由接受劳务一方承担侵权责任。提供劳务一方因劳务自己受到损害的,根据双方各自的过错承担相应的责任。

第四十一条 因产品存在缺陷造成他人损害的,生产者应当承担侵权责任。

第四十二条 因销售者的过错使产品存在缺陷,造成他人损害的,销售者应当承担侵权责任。

销售者不能指明缺陷产品的生产者也不能指明缺陷产品的供货者的,销售者应当承担侵权责任。

第四十三条 因产品存在缺陷造成损害的,被侵权人可以向产品的生产者请求赔偿,也可以向产品的销售者请求赔偿。

产品缺陷由生产者造成的,销售者赔偿后,有权向生产者追偿。

因销售者的过错使产品存在缺陷的,生产者赔偿后,有权向销售者追偿。

第四十四条 因运输者、仓储者等第三人的过错使产品存在缺陷,造成他人损害的,产品的生产者、销售者赔偿后,有权向第三人追偿。

第四十五条 因产品缺陷危及他人人身、财产安全的,被侵权人有权请求生产者、销售者承担排除妨碍、消除危险等侵权责任。

第四十六条 产品投入流通后发现存在缺陷的,生产者、销售者应当及时采取警示、召回等补救措施。未及时采取补救措施或者补救措施不力造成损害的,应当承担侵权责任。

第四十七条 明知产品存在缺陷仍然生产、销售,造成他人死亡或者健康严重损害的,被侵权人有权请求相应的惩罚性赔偿。

第五十四条 患者在诊疗活动中受到损害,医疗机构及其医务人员有过错的,由医疗机构承担赔偿责任。

第五十五条 医务人员在诊疗活动中应当向患者说明病情和医疗措施。需要实施手术、特殊检查、特殊治疗的,医务人员应当及时向患者说明医疗风险、替代医疗方案等情况,并取得其书面同意;不宜向患者说明的,应当向患者的近亲属说明,并取得其书面同意。

医务人员未尽到前款义务,造成患者损害的,医疗机构应当承担赔偿责任。

第五十六条 因抢救生命垂危的患者等紧急情况,不能取得患者或者其近亲属意见的,经医疗机构负责人或者授权的负责人批准,可以立即实施相应的医疗措施。

第五十七条 医务人员在诊疗活动中未尽到与当时的医疗水平相应的诊疗义务，造成患者损害的，医疗机构应当承担赔偿责任。

第五十八条 患者有损害，因下列情形之一的，推定医疗机构有过错：（一）违反法律、行政法规、规章以及其他有关诊疗规范的规定；（二）隐匿或者拒绝提供与纠纷有关的病历资料；（三）伪造、篡改或者销毁病历资料。

第五十九条 因药品、消毒药剂、医疗器械的缺陷，或者输入不合格的血液造成患者损害的，患者可以向生产者或者血液提供机构请求赔偿，也可以向医疗机构请求赔偿。患者向医疗机构请求赔偿的，医疗机构赔偿后，有权向负有责任的生产者或者血液提供机构追偿。

第六十条 患者有损害，因下列情形之一的，医疗机构不承担赔偿责任：（一）患者或者其近亲属不配合医疗机构进行符合诊疗规范的诊疗；（二）医务人员在抢救生命垂危的患者等紧急情况下已经尽到合理诊疗义务；（三）限于当时的医疗水平难以诊疗。

前款第（一）项情形中，医疗机构及其医务人员也有过错的，应当承担相应的赔偿责任。

第六十一条 医疗机构及其医务人员应当按照规定填写并妥善保管住院志、医嘱单、检验报告、手术及麻醉记录、病理资料、护理记录、医疗费用等病历资料。

患者要求查阅、复制前款规定的病历资料的，医疗机构应当提供。

第六十二条 医疗机构及其医务人员应当对患者的隐私保密。泄露患者隐私或者未经患者同意公开其病历资料，造成患者损害的，应当承担侵权责任。

第六十三条 医疗机构及其医务人员不得违反诊疗规范实施不必要的检查。

第六十四条 医疗机构及其医务人员的合法权益受法律保护。干扰医疗秩序，妨害医务人员工作、生活的，应当依法承担法律责任。

《中华人民共和国刑法》（摘录）

第三条 法律明文规定为犯罪行为的，依照法律定罪处刑；法律没有明文规定为犯罪行为的，不得定罪处刑。

第四条 对任何人犯罪，在适用法律上一律平等。不允许任何人有超越法律的特权。

第五条 刑罚的轻重，应当与犯罪分子所犯罪行和承担的刑事责任相适应。

第十四条 明知自己的行为会发生危害社会的结果,并且希望或者放任这种结果发生,因而构成犯罪的,是故意犯罪。

故意犯罪,应当负刑事责任。

第十五条 应当预见自己的行为可能发生危害社会的结果,因为疏忽大意而没有预见,或者已经预见而轻信能够避免,以致发生这种结果的,是过失犯罪。

过失犯罪,法律有规定的才负刑事责任。

第十六条 行为在客观上虽然造成了损害结果,但是不是出于故意或者过失,而是由于不能抗拒或者不能预见的原因所引起的,不是犯罪。

第十七条 已满十六周岁的人犯罪,应当负刑事责任。

已满十四周岁不满十六周岁的人,犯故意杀人、故意伤害致人重伤或者死亡、强奸、抢劫、贩卖毒品、放火、爆炸、投毒罪的,应当负刑事责任。

已满十四周岁不满十八周岁的人犯罪,应当从轻或者减轻处罚。

因不满十六周岁不予刑事处罚的,责令他的家长或者监护人加以管教;在必要的时候,也可以由政府收容教养。

第十七条之一 已满七十五周岁的人故意犯罪的,可以从轻或者减轻处罚;过失犯罪的,应当从轻或者减轻处罚。

第十八条 精神病人在不能辨认或者不能控制自己行为的时候造成危害结果,经法定程序鉴定确认的,不负刑事责任,但是应当责令他的家属或者监护人严加看管和医疗;在必要的时候,由政府强制医疗。

间歇性的精神病人在精神正常的时候犯罪,应当负刑事责任。

尚未完全丧失辨认或者控制自己行为能力的精神病人犯罪的,应当负刑事责任,但是可以从轻或者减轻处罚。

醉酒的人犯罪,应当负刑事责任。

第十九条 又聋又哑的人或者盲人犯罪,可以从轻、减轻或者免除处罚。

第二十条 为了使国家、公共利益、本人或者他人的人身、财产和其他权利免受正在进行的不法侵害,而采取的制止不法侵害的行为,对不法侵害人造成损害的,属于正当防卫,不负刑事责任。

正当防卫明显超过必要限度造成重大损害的,应当负刑事责任,但是应当减轻或者免除处罚。

对正在进行行凶、杀人、抢劫、强奸、绑架以及其他严重危及人身安全的暴力犯罪,采取防卫行为,造成不法侵害人伤亡的,不属于防卫过当,不负刑事责任。

第二十一条 为了使国家、公共利益、本人或者他人的人身、财产和其他权利免受正在发生的危险,不得已采取的紧急避险行为,造成损害的,不负刑事责任。

紧急避险超过必要限度造成不应有的损害的,应当负刑事责任,但是应当减轻或者免除处罚。

第一款中关于避免本人危险的规定,不适用于职务上、业务上负有特定责任的人。

第一百四十一条 生产、销售假药的,处三年以下有期徒刑或者拘役,并处罚金;对人体健康造成严重危害或者有其他严重情节的,处三年以上十年以下有期徒刑,并处罚金;致人死亡或者有其他特别严重情节的,处十年以上有期徒刑、无期徒刑或者死刑,并处罚金或者没收财产。

本条所称假药,是指依照《中华人民共和国药品管理法》的规定属于假药和按假药处理的药品、非药品。

第一百四十二条 生产、销售劣药,对人体健康造成严重危害的,处三年以上十年以下有期徒刑,并处销售金额百分之五十以上二倍以下罚金;后果特别严重的,处十年以上有期徒刑或者无期徒刑,并处销售金额百分之五十以上二倍以下罚金或者没收财产。

本条所称劣药,是指依照《中华人民共和国药品管理法》的规定属于劣药的药品。

第一百四十五条 生产不符合保障人体健康的国家标准、行业标准的医疗器械、医用卫生材料,或者销售明知是不符合保障人体健康的国家标准、行业标准的医疗器械、医用卫生材料,足以严重危害人体健康的,处三年以下有期徒刑或者拘役,并处销售金额百分之五十以上二倍以下罚金;对人体健康造成严重危害的,处三年以上十年以下有期徒刑,并处销售金额百分之五十以上二倍以下罚金;后果特别严重的,处十年以上有期徒刑或者无期徒刑,并处销售金额百分之五十以上二倍以下罚金或者没收财产。

第三百三十条 违反传染病防治法的规定,有下列情形之一,引起甲类传染病传播或者有传播严重危险的,处三年以下有期徒刑或者拘役;后果特别严重的,处三年以上七年以下有期徒刑:

(一)供水单位供应的饮用水不符合国家规定的卫生标准的;

(二)拒绝按照卫生防疫机构提出的卫生要求,对传染病病原体污染的污水、污物、粪便进行消毒处理的;

(三)准许或者纵容传染病病人、病原携带者和疑似传染病病人从事国务院卫生行政部门规定禁止从事的易使该传染病扩散的工作的;

(四)拒绝执行卫生防疫机构依照传染病防治法提出的预防、控制措施的。

单位犯前款罪的,对单位判处罚金,并对其直接负责的主管人员和其他直接责任人员,依照前款的规定处罚。

甲类传染病的范围,依照《中华人民共和国传染病防治法》和国务院有关规定确定。

第三百三十一条　从事实验、保藏、携带、运输传染病菌种、毒种的人员,违反国务院卫生行政部门的有关规定,造成传染病菌种、毒种扩散,后果严重的,处三年以下有期徒刑或者拘役;后果特别严重的,处三年以上七年以下有期徒刑。

第三百三十二条　违反国境卫生检疫规定,引起检疫传染病传播或者有传播严重危险的,处三年以下有期徒刑或者拘役,并处或者单处罚金。

单位犯前款罪的,对单位判处罚金,并对其直接负责的主管人员和其他直接责任人员,依照前款的规定处罚。

第三百三十三条　非法组织他人出卖血液的,处五年以下有期徒刑,并处罚金;以暴力、威胁方法强迫他人出卖血液的,处五年以上十年以下有期徒刑,并处罚金。

有前款行为,对他人造成伤害的,依照本法第二百三十四条的规定定罪处罚。

第三百三十四条　非法采集、供应血液或者制作、供应血液制品,不符合国家规定的标准,足以危害人体健康的,处五年以下有期徒刑或者拘役,并处罚金;对人体健康造成严重危害的,处五年以上十年以下有期徒刑,并处罚金;造成特别严重后果的,处十年以上有期徒刑或者无期徒刑,并处罚金或者没收财产。

经国家主管部门批准采集、供应血液或者制作、供应血液制品的部门,不依照规定进行检测或者违背其他操作规定,造成危害他人身体健康后果的,对单位判处罚金,并对其直接负责的主管人员和其他直接责任人员,处五年以下有期徒刑或者拘役。

第三百三十五条　医务人员由于严重不负责任,造成就诊人死亡或者严重损害就诊人身体健康的,处三年以下有期徒刑或者拘役。

第三百三十六条　未取得医生执业资格的人非法行医,情节严重的,处三年以下有期徒刑、拘役或者管制,并处或者单处罚金;严重损害就诊人身体健康的,处三年以上十年以下有期徒刑,并处罚金;造成就诊人死亡的,处十年以上有期徒刑,并处罚金。

未取得医生执业资格的人擅自为他人进行节育复通手术、假节育手术、终止妊娠手术或者摘取宫内节育器,情节严重的,处三年以下有期徒刑、拘役或者管制,并处或者单处罚金;严重损害就诊人身体健康的,处三年以上十年以下有期徒刑,并处罚金;造成就诊人死亡的,处十年以上有期徒刑,并处罚金。

第三百三十七条 违反有关动植物防疫、检疫的国家规定,引起重大动植物疫情的,或者有引起重大动植物疫情危险,情节严重的,处三年以下有期徒刑或者拘役,并处或者单处罚金。

单位犯前款罪的,对单位判处罚金,并对其直接负责的主管人员和其他直接责任人员,依照前款的规定处罚。

第三百八十二条 国家工作人员利用职务上的便利,侵吞、窃取、骗取或者以其他手段非法占有公共财物的,是贪污罪。

受国家机关、国有公司、企业、事业单位、人民团体委托管理、经营国有财产的人员,利用职务上的便利,侵吞、窃取、骗取或者以其他手段非法占有国有财物的,以贪污论处。

与前两款所列人员勾结,伙同贪污的,以共犯论处。

第三百八十三条 对犯贪污罪的,根据情节轻重,分别依照下列规定处罚:

(一)贪污数额较大或者有其他较重情节的,处三年以下有期徒刑或者拘役,并处罚金。

(二)贪污数额巨大或者有其他严重情节的,处三年以上十年以下有期徒刑,并处罚金或者没收财产。

(三)贪污数额特别巨大或者有其他特别严重情节的,处十年以上有期徒刑或者无期徒刑,并处罚金或者没收财产;数额特别巨大,并使国家和人民利益遭受特别重大损失的,处无期徒刑或者死刑,并处没收财产。

对多次贪污未经处理的,按照累计贪污数额处罚。

犯第一款罪,在提起公诉前如实供述自己罪行、真诚悔罪、积极退赃,避免、减少损害结果的发生,有第一项规定情形的,可以从轻、减轻或者免除处罚;有第二项、第三项规定情形的,可以从轻处罚。

犯第一款罪,有第三项规定情形被判处死刑缓期执行的,人民法院根据犯罪情节等情况可以同时决定在其死刑缓期执行二年期满依法减为无期徒刑后,终身监禁,不得减刑、假释。

第三百八十五条 国家工作人员利用职务上的便利,索取他人财物的,或者非法收受他人财物,为他人谋取利益的,是受贿罪。

国家工作人员在经济往来中,违反国家规定,收受各种名义的回扣、手续费,归个人所有的,以受贿论处。

第三百八十六条 对犯受贿罪的,根据受贿所得数额及情节,依照本法第三百八十三条的规定处罚。索贿的从重处罚。

第三百八十七条　国家机关、国有公司、企业、事业单位、人民团体，索取、非法收受他人财物，为他人谋取利益，情节严重的，对单位判处罚金，并对其直接负责的主管人员和其他直接责任人员，处五年以下有期徒刑或者拘役。

前款所列单位，在经济往来中，在账外暗中收受各种名义的回扣、手续费的，以受贿论，依照前款的规定处罚。

第三百八十八条　国家工作人员利用本人职权或者地位形成的便利条件，通过其他国家工作人员职务上的行为，为请托人谋取不正当利益，索取请托人财物或者收受请托人财物的，以受贿论处。

第三百八十八条之一　国家工作人员的近亲属或者其他与该国家工作人员关系密切的人，通过该国家工作人员职务上的行为，或者利用该国家工作人员职权或者地位形成的便利条件，通过其他国家工作人员职务上的行为，为请托人谋取不正当利益，索取请托人财物或者收受请托人财物，数额较大或者有其他较重情节的，处三年以下有期徒刑或者拘役，并处罚金；数额巨大或者有其他严重情节的，处三年以上七年以下有期徒刑，并处罚金；数额特别巨大或者有其他特别严重情节的，处七年以上有期徒刑，并处罚金或者没收财产。

离职的国家工作人员或者其近亲属以及其他与其关系密切的人，利用该离职的国家工作人员原职权或者地位形成的便利条件实施前款行为的，依照前款的规定定罪处罚。

第三百九十七条　国家机关工作人员滥用职权或者玩忽职守，致使公共财产、国家和人民利益遭受重大损失的，处三年以下有期徒刑或者拘役；情节特别严重的，处三年以上七年以下有期徒刑。本法另有规定的，依照规定。

国家机关工作人员徇私舞弊，犯前款罪的，处五年以下有期徒刑或者拘役；情节特别严重的，处五年以上十年以下有期徒刑。本法另有规定的，依照规定。

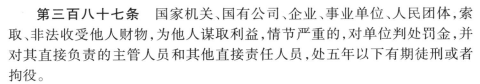

《民事诉讼法》

第七章　期间、送达
第一节　期　　间

第八十二条　期间包括法定期间和人民法院指定的期间。

期间以时、日、月、年计算。期间开始的时和日，不计算在期间内。

期间届满的最后一日是节假日的，以节假日后的第一日为期间届满的日期。

期间不包括在途时间,诉讼文书在期满前交邮的,不算过期。

第八十三条 当事人因不可抗拒的事由或者其他正当理由耽误期限的,在障碍消除后的十日内,可以申请顺延期限,是否准许,由人民法院决定。

第二节 送 达

第八十四条 送达诉讼文书必须有送达回证,由受送达人在送达回证上记明收到日期,签名或者盖章。

受送达人在送达回证上的签收日期为送达日期。

第八十五条 送达诉讼文书,应当直接送交受送达人。受送达人是公民的,本人不在交他的同住成年家属签收;受送达人是法人或者其他组织的,应当由法人的法定代表人、其他组织的主要负责人或者该法人、组织负责收件的人签收;受送达人有诉讼代理人的,可以送交其代理人签收;受送达人已向人民法院指定代收人的,送交代收人签收。

受送达人的同住成年家属,法人或者其他组织的负责收件的人,诉讼代理人或者代收人在送达回证上签收的日期为送达日期。

第八十六条 受送达人或者他的同住成年家属拒绝接收诉讼文书的,送达人可以邀请有关基层组织或者所在单位的代表到场,说明情况,在送达回证上记明拒收事由和日期,由送达人、见证人签名或者盖章,把诉讼文书留在受送达人的住所;也可以把诉讼文书留在受送达人的住所,并采用拍照、录像等方式记录送达过程,即视为送达。

第八十七条 经受送达人同意,人民法院可以采用传真、电子邮件等能够确认其收悉的方式送达诉讼文书,但判决书、裁定书、调解书除外。

采用前款方式送达的,以传真、电子邮件等到达受送达人特定系统的日期为送达日期。

第八十八条 直接送达诉讼文书有困难的,可以委托其他人民法院代为送达,或者邮寄送达。邮寄送达的,以回执上注明的收件日期为送达日期。

第八十九条 受送达人是军人的,通过其所在部队团以上单位的政治机关转交。

第九十条 受送达人被监禁的,通过其所在监所转交。

受送达人被采取强制性教育措施的,通过其所在强制性教育机构转交。

第九十一条 代为转交的机关、单位收到诉讼文书后,必须立即交受送达人签收,以在送达回证上的签收日期,为送达日期。

第九十二条 受送达人下落不明,或者用本节规定的其他方式无法送达的,公告送达。自发出公告之日起,经过六十日,即视为送达。

公告送达,应当在案卷中记明原因和经过。

《最高人民法院关于适用〈中华人民共和国民事诉讼法〉的解释》（法释〔2015〕5 号）

五、期间和送达

第一百二十五条 依照民事诉讼法第八十二条第二款规定，民事诉讼中以时起算的期间从次时起算；以日、月、年计算的期间从次日起算。

第一百二十六条 民事诉讼法第一百二十三条规定的立案期限，因起诉状内容欠缺通知原告补正的，从补正后交人民法院的次日起算。由上级人民法院转交下级人民法院立案的案件，从受诉人民法院收到起诉状的次日起算。

第一百二十七条 民事诉讼法第五十六条第三款、第二百零五条以及本解释第三百七十四条、第三百八十四条、第四百零一条、第四百二十二条、第四百二十三条规定的六个月，民事诉讼法第二百二十三条规定的一年，为不变期间，不适用诉讼时效中止、中断、延长的规定。

第一百三十条 向法人或者其他组织送达诉讼文书，应当由法人的法定代表人、该组织的主要负责人或者办公室、收发室、值班室等负责收件的人签收或者盖章，拒绝签收或者盖章的，适用留置送达。

民事诉讼法第八十六条规定的有关基层组织和所在单位的代表，可以是受送达人住所地的居民委员会、村民委员会的工作人员以及受送达人所在单位的工作人员。

第一百三十一条 人民法院直接送达诉讼文书的，可以通知当事人到人民法院领取。当事人到达人民法院，拒绝签署送达回证的，视为送达。审判人员、书记员应当在送达回证上注明送达情况并签名。

人民法院可以在当事人住所地以外向当事人直接送达诉讼文书。当事人拒绝签署送达回证的，采用拍照、录像等方式记录送达过程即视为送达。审判人员、书记员应当在送达回证上注明送达情况并签名。

第一百三十二条 受送达人有诉讼代理人的，人民法院既可以向受送达人送达，也可以向其诉讼代理人送达。受送达人指定诉讼代理人为代收人的，向诉讼代理人送达时，适用留置送达。

第一百三十三条 调解书应当直接送达当事人本人，不适用留置送达。当事人本人因故不能签收的，可由其指定的代收人签收。

第一百三十四条 依照民事诉讼法第八十八条规定，委托其他人民法院代为送达的，委托法院应当出具委托函，并附需要送达的诉讼文书和送达回证，以受送达人在送达回证上签收的日期为送达日期。

委托送达的,受委托人民法院应当自收到委托函及相关诉讼文书之日起十日内代为送达。

第一百三十五条 电子送达可以采用传真、电子邮件、移动通信等即时收悉的特定系统作为送达媒介。

民事诉讼法第八十七条第二款规定的到达受送达人特定系统的日期,为人民法院对应系统显示发送成功的日期,但受送达人证明到达其特定系统的日期与人民法院对应系统显示发送成功的日期不一致的,以受送达人证明到达其特定系统的日期为准。

第一百三十六条 受送达人同意采用电子方式送达的,应当在送达地址确认书中予以确认。

第一百三十七条 当事人在提起上诉、申请再审、申请执行时未书面变更送达地址的,其在第一审程序中确认的送达地址可以作为第二审程序、审判监督程序、执行程序的送达地址。

第一百三十八条 公告送达可以在法院的公告栏和受送达人住所地张贴公告,也可以在报纸、信息网络等媒体上刊登公告,发出公告日期以最后张贴或者刊登的日期为准。对公告送达方式有特殊要求的,应当按要求的方式进行。公告期满,即视为送达。

人民法院在受送达人住所地张贴公告的,应当采取拍照、录像等方式记录张贴过程。

第一百三十九条 公告送达应当说明公告送达的原因;公告送达起诉状或者上诉状副本的,应当说明起诉或者上诉要点,受送达人答辩期限及逾期不答辩的法律后果;公告送达传票,应当说明出庭的时间和地点及逾期不出庭的法律后果;公告送达判决书、裁定书的,应当说明裁判主要内容,当事人有权上诉的,还应当说明上诉权利、上诉期限和上诉的人民法院。

最高人民法院《关于进一步加强民事送达工作的若干意见》
（法发〔2017〕19号）

送达是民事案件审理过程中的重要程序事项,是保障人民法院依法公正审理民事案件、及时维护当事人合法权益的基础。近年来,随着我国社会经济的发展和人民群众司法需求的提高,送达问题已经成为制约民事审判公正与效率的瓶颈之一。为此,各级人民法院要切实改进和加强送达工作,在法律和司法解释的框架内,创新工作机制和方法,全面推进当事人送达地址确认制度,统一送达地址确认书格式,规范送达地址确认书内容,提升民事送达的质量和效率,将司法为民切实落到实处。

一、送达地址确认书是当事人送达地址确认制度的基础。送达地址确认书应当包括当事人提供的送达地址、人民法院告知事项、当事人对送达地址的确认、送达地址确认书的适用范围和变更方式等内容。

二、当事人提供的送达地址应当包括邮政编码、详细地址以及受送达人的联系电话等。同意电子送达的，应当提供并确认接收民事诉讼文书的传真号、电子信箱、微信号等电子送达地址。当事人委托诉讼代理人的，诉讼代理人确认的送达地址视为当事人的送达地址。

三、为保障当事人的诉讼权利，人民法院应当告知送达地址确认书的填写要求和注意事项以及拒绝提供送达地址、提供虚假地址或者提供地址不准确的法律后果。

四、人民法院应当要求当事人对其填写的送达地址及法律后果等事项进行确认。当事人确认的内容应当包括当事人已知晓人民法院告知的事项及送达地址确认书的法律后果，保证送达地址准确、有效，同意人民法院通过其确认的地址送达诉讼文书等，并由当事人或者诉讼代理人签名、盖章或者捺印。

五、人民法院应当在登记立案时要求当事人确认送达地址。当事人拒绝确认送达地址的，依照《最高人民法院关于登记立案若干问题的规定》第七条的规定处理。

六、当事人在送达地址确认书中确认的送达地址，适用于第一审程序、第二审程序和执行程序。当事人变更送达地址，应当以书面方式告知人民法院。当事人未书面变更的，以其确认的地址为送达地址。

七、因当事人提供的送达地址不准确、拒不提供送达地址、送达地址变更未书面告知人民法院，导致民事诉讼文书未能被受送达人实际接收的，直接送达的，民事诉讼文书留在该地址之日为送达之日；邮寄送达的，文书被退回之日为送达之日。

八、当事人拒绝确认送达地址或以拒绝应诉、拒接电话、避而不见送达人员、搬离原住所等躲避、规避送达，人民法院不能或无法要求其确认送达地址的，可以分别以下列情形处理：

（一）当事人在诉讼所涉及的合同、往来函件中对送达地址有明确约定的，以约定的地址为送达地址；

（二）没有约定的，以当事人在诉讼中提交的书面材料中载明的自己的地址为送达地址；

（三）没有约定、当事人也未提交书面材料或者书面材料中未载明地址的，以一年内进行其他诉讼、仲裁案件中提供的地址为送达地址；

（四）无以上情形的，以当事人一年内进行民事活动时经常使用的地址为送达地址。

人民法院按照上述地址进行送达的，可以同时以电话、微信等方式通知受送达人。

九、依第八条规定仍不能确认送达地址的，自然人以其户籍登记的住所或者在经常居住地登记的住址为送达地址，法人或者其他组织以其工商登记或其他依法登记、备案的住所地为送达地址。

十、在严格遵守民事诉讼法和民事诉讼法司法解释关于电子送达适用条件的前提下，积极主动探索电子送达及送达凭证保全的有效方式、方法。有条件的法院可以建立专门的电子送达平台，或以诉讼服务平台为依托进行电子送达，或者采取与大型门户网站、通信运营商合作的方式，通过专门的电子邮箱、特定的通信号码、信息公众号等方式进行送达。

十一、采用传真、电子邮件方式送达的，送达人员应记录传真发送和接收号码、电子邮件发送和接收邮箱、发送时间、送达诉讼文书名称，并打印传真发送确认单、电子邮件发送成功网页，存卷备查。

十二、采用短信、微信等方式送达的，送达人员应记录收发手机号码、发送时间、送达诉讼文书名称，并将短信、微信等送达内容拍摄照片，存卷备查。

十三、可以根据实际情况，有针对性地探索提高送达质量和效率的工作机制，确定由专门的送达机构或者由各审判、执行部门进行送达。在不违反法律、司法解释规定的前提下，可以积极探索创新行之有效的工作方法。

十四、对于移动通信工具能够接通但无法直接送达、邮寄送达的，除判决书、裁定书、调解书外，可以采取电话送达的方式，由送达人员告知当事人诉讼文书内容，并记录拨打、接听电话号码、通话时间、送达诉讼文书内容，通话过程应当录音以存卷备查。

十五、要严格适用民事诉讼法关于公告送达的规定，加强对公告送达的管理，充分保障当事人的诉讼权利。只有在受送达人下落不明，或者用民事诉讼法第一编第七章第二节规定的其他方式无法送达的，才能适用公告送达。

十六、在送达工作中，可以借助基层组织的力量和社会力量，加强与基层组织和有关部门的沟通、协调，为做好送达工作创造良好的外部环境。有条件的地方可以要求基层组织协助送达，并可适当支付费用。

十七、要树立全国法院一盘棋意识，对于其他法院委托送达的诉讼文书，要认真、及时进行送达。鼓励法院之间建立委托送达协作机制，节约送达成本，提高送达效率。

最高人民法院、最高人民检察院、公安部《关于办理刑事案件收集提取和审查判断电子数据若干问题的规定》(法发〔2016〕22号)

二、电子数据的收集与提取

第七条 收集、提取电子数据,应当由二名以上侦查人员进行。取证方法应当符合相关技术标准。

第八条 收集、提取电子数据,能够扣押电子数据原始存储介质的,应当扣押、封存原始存储介质,并制作笔录,记录原始存储介质的封存状态。

封存电子数据原始存储介质,应当保证在不解除封存状态的情况下,无法增加、删除、修改电子数据。封存前后应当拍摄被封存原始存储介质的照片,清晰反映封口或者张贴封条处的状况。

封存手机等具有无线通信功能的存储介质,应当采取信号屏蔽、信号阻断或者切断电源等措施。

第九条 具有下列情形之一,无法扣押原始存储介质的,可以提取电子数据,但应当在笔录中注明不能扣押原始存储介质的原因、原始存储介质的存放地点或者电子数据的来源等情况,并计算电子数据的完整性校验值:

(一)原始存储介质不便封存的;

(二)提取计算机内存数据、网络传输数据等不是存储在存储介质上的电子数据的;

(三)原始存储介质位于境外的;

(四)其他无法扣押原始存储介质的情形。

对于原始存储介质位于境外或者远程计算机信息系统上的电子数据,可以通过网络在线提取。

为进一步查明有关情况,必要时,可以对远程计算机信息系统进行网络远程勘验。进行网络远程勘验,需要采取技术侦查措施的,应当依法经过严格的批准手续。

第十条 由于客观原因无法或者不宜依据第八条、第九条的规定收集、提取电子数据的,可以采取打印、拍照或者录像等方式固定相关证据,并在笔录中说明原因。

第十一条 具有下列情形之一的,经县级以上公安机关负责人或者检察长批准,可以对电子数据进行冻结:

(一)数据量大,无法或者不便提取的;

(二)提取时间长,可能造成电子数据被篡改或者灭失的;

（三）通过网络应用可以更为直观地展示电子数据的；

（四）其他需要冻结的情形。

第十二条 冻结电子数据，应当制作协助冻结通知书，注明冻结电子数据的网络应用账号等信息，送交电子数据持有人、网络服务提供者或者有关部门协助办理。解除冻结的，应当在三日内制作协助解除冻结通知书，送交电子数据持有人、网络服务提供者或者有关部门协助办理。

冻结电子数据，应当采取以下一种或者几种方法：

（一）计算电子数据的完整性校验值；

（二）锁定网络应用账号；

（三）其他防止增加、删除、修改电子数据的措施。

第十三条 调取电子数据，应当制作调取证据通知书，注明需要调取电子数据的相关信息，通知电子数据持有人、网络服务提供者或者有关部门执行。

第十四条 收集、提取电子数据，应当制作笔录，记录案由、对象、内容、收集、提取电子数据的时间、地点、方法、过程，并附电子数据清单，注明类别、文件格式、完整性校验值等，由侦查人员、电子数据持有人（提供人）签名或者盖章；电子数据持有人（提供人）无法签名或者拒绝签名的，应当在笔录中注明，由见证人签名或者盖章。有条件的，应当对相关活动进行录像。

第十五条 收集、提取电子数据，应当根据刑事诉讼法的规定，由符合条件的人员担任见证人。由于客观原因无法由符合条件的人员担任见证人的，应当在笔录中注明情况，并对相关活动进行录像。

针对同一现场多个计算机信息系统收集、提取电子数据的，可以由一名见证人见证。

第十六条 对扣押的原始存储介质或者提取的电子数据，可以通过恢复、破解、统计、关联、比对等方式进行检查。必要时，可以进行侦查实验。

电子数据检查，应当对电子数据存储介质拆封过程进行录像，并将电子数据存储介质通过写保护设备接入到检查设备进行检查；有条件的，应当制作电子数据备份，对备份进行检查；无法使用写保护设备且无法制作备份的，应当注明原因，并对相关活动进行录像。

电子数据检查应当制作笔录，注明检查方法、过程和结果，由有关人员签名或者盖章。进行侦查实验的，应当制作侦查实验笔录，注明侦查实验的条件、经过和结果，由参加实验的人员签名或者盖章。

第十七条 对电子数据涉及的专门性问题难以确定的，由司法鉴定机构出具鉴定意见，或者由公安部指定的机构出具报告。对于人民检察院直接受理的案件，也可以由最高人民检察院指定的机构出具报告。

具体办法由公安部、最高人民检察院分别制定。

《中华人民共和国护士条例》

第二十八条 医疗卫生机构有下列情形之一的,由县级以上地方人民政府卫生主管部门依据职责分工责令限期改正,给予警告;逾期不改正的,根据国务院卫生主管部门规定的护士配备标准和在医疗卫生机构合法执业的护士数量核减其诊疗科目,或者暂停其 6 个月以上 1 年以下执业活动;国家举办的医疗卫生机构有下列情形之一、情节严重的,还应当对负有责任的主管人员和其他直接责任人员依法给予处分:

（一）违反本条例规定,护士的配备数量低于国务院卫生主管部门规定的护士配备标准的;

（二）允许未取得护士执业证书的人员或者允许未依照本条例规定办理执业地点变更手续、延续执业注册有效期的护士在本机构从事诊疗技术规范规定的护理活动的。

第三十条 医疗卫生机构有下列情形之一的,由县级以上地方人民政府卫生主管部门依据职责分工责令限期改正,给予警告:

（一）未制定、实施本机构护士在职培训计划或者未保证护士接受培训的;

（二）未依照本条例规定履行护士管理职责的。

第三十一条 护士在执业活动中有下列情形之一的,由县级以上地方人民政府卫生主管部门依据职责分工责令改正,给予警告;情节严重的,暂停其 6 个月以上 1 年以下执业活动,直至由原发证部门吊销其护士执业证书:

（一）发现患者病情危急未立即通知医师的;

（二）发现医嘱违反法律、法规、规章或者诊疗技术规范的规定,未依照本条例第十七条的规定提出或者报告的;

（三）泄露患者隐私的;

（四）发生自然灾害、公共卫生事件等严重威胁公众生命健康的突发事件,不服从安排参加医疗救护的。

护士在执业活动中造成医疗事故的,依照医疗事故处理的有关规定承担法律责任。

08检